CB047309

Zumbido

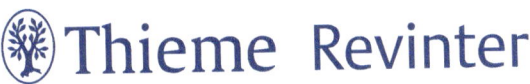

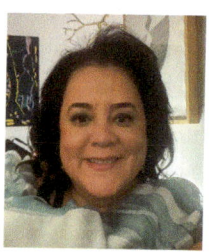

Jeanne Oiticica
Chefe do Grupo de Pesquisa em Zumbido do Departamento de Otorrinolaringologia do Hospital das Clínicas da Faculdade de Medicina da Universidade de São Paulo (HCFMUSP)
Doutora em Otorrinolaringologia pela Faculdade de Medicina da Universidade de São Paulo (FMUSP)
Médica Assistente Concursada do HCFMUSP

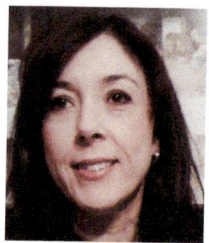

Raquel Mezzalira
Doutora em Medicina pela Faculdade de Medicina da Universidade de São Paulo (FMUSP)
Coordenadora Associada do Setor de Otoneurologia da Divisão de Otorrinolaringologia e Cirurgia de Cabeça e Pescoço da Universidade Estadual de Campinas (UNICAMP)

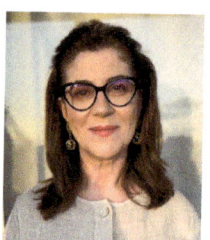

Rita de Cássia Cassou Guimarães
Mestre em Medicina pela Universidade Federal do Paraná (UFPR)
Docente da Especialização de Otorrinolaringologia do Hospital de Clínicas da UFPR
Coordenadora dos Ambulatórios de Otoneurologia e de Zumbido do Serviço de Otorrinolaringologia do Hospital de Clínicas da UFPR

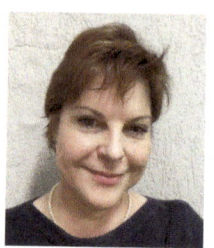

Roseli Saraiva Moreira Bittar
Doutora em Medicina pela Faculdade de Medicina da Universidade de São Paulo (FMUSP)
Professora Assistente do Setor de Otoneurologia do Hospital das Clínicas da Faculdade de Medicina da Universidade de São Paulo (HCFMUSP)

Zumbido

Jeanne Oiticica
Raquel Mezzalira
Rita de Cássia Cassou Guimarães
Roseli Saraiva Moreira Bittar

Thieme
Rio de Janeiro • Stuttgart • New York • Delhi

Dados Internacionais de Catalogação na Publicação (CIP)
(eDOC BRASIL, Belo Horizonte/MG)

Z94

   Zumbido/Jeanne Oiticica... [et al.]. – Rio de Janeiro, RJ: Thieme Revinter, 2023.

   16 x 23 cm.
   Inclui bibliografia
   ISBN   978-65-5572-182-9
   eISBN 978-65-5572-183-6

   1. Zumbido. 2. Neurologia. 3. Otorrinolaringologia. I. Oiticica, Jeanne. II. Mezzalira, Raquel. III. Guimarães, Rita de Cássia Cassou. IV. Bittar, Roseli Saraiva Moreira.

CDD 617.8

Elaborado por
Maurício Amormino Júnior – CRB6/2422

©2023 Associação Brasileira de Otorrinolaringologia e Cirurgia Cérvico-Facial – ABORL-CCF
Todos os diretos reservados.

Thieme Revinter Publicações Ltda.
Rua do Matoso, 170, Tijuca
20270-135, Rio de Janeiro – RJ, Brasil
http://www.ThiemeRevinter.com.br

Thieme Medical Publishers
http://www.thieme.com
Capa: Thieme Revinter Publicações Ltda.

Créditos Imagem da Capa: imagem da capa combinada pela Thieme usando a imagem a seguir: Figura 16-4.

Impresso no Brasil por
Hawaii Gráfica e Editora Ltda.

5 4 3 2 1
ISBN 978-65-5572-182-9

Também disponível como eBook:
eISBN 978-65-5572-183-6

Nota: O conhecimento médico está em constante evolução. À medida que a pesquisa e a experiência clínica ampliam o nosso saber, pode ser necessário alterar os métodos de tratamento e medicação. Os autores e editores deste material consultaram fontes tidas como confiáveis, a fim de fornecer informações completas e de acordo com os padrões aceitos no momento da publicação. No entanto, em vista da possibilidade de erro humano por parte dos autores, dos editores ou da casa editorial que traz à luz este trabalho, ou ainda de alterações no conhecimento médico durante a produção deste livro, nem os autores, nem os editores, nem a casa editorial, nem qualquer outra parte que se tenha envolvido na elaboração deste material garantem que as informações aqui contidas sejam totalmente precisas ou completas; tampouco se responsabilizam por quaisquer erros ou omissões ou pelos resultados obtidos em consequência do uso de tais informações. É aconselhável que os leitores confirmem em outras fontes as informações aqui contidas. Alguns dos nomes de produtos, patentes e design a que nos referimos neste livro são, na verdade, marcas registradas ou nomes protegidos pela legislação referente à propriedade intelectual, ainda que nem sempre o texto faça menção específica a esse fato. Portanto, a ocorrência de um nome sem a designação de sua propriedade não deve ser interpretada como uma indicação, por parte da editora, de que ele se encontra em domínio público.

Os autores de forma espontânea cederem todos os direitos, inclusive sobre as receitas de comercialização da obra, a favor da Associação Brasileira de Otorrinolaringologia e Cirurgia Cérvico-Facial.

Todos os direitos reservados. Nenhuma parte desta publicação poderá ser reproduzida ou transmitida por nenhum meio, impresso, eletrônico ou mecânico, incluindo fotocópia, gravação ou qualquer outro tipo de sistema de armazenamento e transmissão de informação, sem prévia autorização por escrito.

DEDICATÓRIA

A todos aqueles que se dedicam a entender e tratar o zumbido. Que essa obra possa guiar a melhor compreensão sobre o tema!

AGRADECIMENTOS

Essa jornada chega a seu desfecho final. Assim, gostaríamos muito de agradecer o especial empenho e participação de todos os envolvidos, autores, editores, revisores, ilustradores, diagramadores. Nosso respeito por todo trabalho que culmina agora com a confecção e publicação desta obra. Estamos honrados com a participação de todos na concretização desse desafio. Nossa gratidão ao Sr. Carlos Roberto da Silva por seu precioso apoio na finalização deste livro.

Agradecemos especialmente ao Prof. Dr. Luiz Ubirajara Sennes que durante a sua gestão à frente da presidência da Associação Brasileira de Otorrinolaringologia e Cirurgia Cérvico-Facial (ABORL-CCF) deu o aval para o início dessa obra. Aos Profs. Eduardo Baptistella (Presidente 2021) e Renato Roithmann (Presidente 2022) cujas gestões foram responsáveis pela liberação e pela publicação deste conteúdo.

APRESENTAÇÃO

Sempre foi nosso sonho desenvolver um trabalho que abordasse um dos mais complexos temas da clínica otoneurológica, o zumbido. Enfim, é o momento de colocá-lo no papel.

PREFÁCIO

O sintoma zumbido é um dos maiores incidentes na população global. Cerca de 800 milhões de pessoas no mundo apresentam tal queixa clínica. Não sendo doença, ele sempre foi um grande desafio para os médicos de forma geral, e principalmente para os especialistas. Nos últimos anos houve grande desenvolvimento no seu diagnóstico e tratamento, principalmente a partir de abordagem multidisciplinar, com envolvimento de vários profissionais de saúde (médicos, fonoaudiólogos, psicólogos, fisioterapeutas, terapeutas ocupacionais, nutricionistas entre outros).

Ao longo dos meus 40 anos de prática otorrinolaringológica, pude testemunhar o avanço obtido nessa área, que mudou a antiga abordagem em que o profissional dizia ao paciente "aprenda a conviver, pois ele não vai te largar", para várias soluções clínicas. Estas vão desde abordagens psicológicas, novos métodos de diagnóstico, fisioterapia, mudança de hábitos, tratamento com novas drogas, aparelhos auditivos, mas principalmente fazer o paciente entender seu sintoma e melhorar sua qualidade de vida.

Muito oportuno a ABORL-CCF ter a iniciativa de lançar um livro que esgota o assunto e escolhido um "time" de primeira linha no estudo desse sintoma no Brasil. As Dras. Jeanne Oiticica, Raquel Mezzalira, Rita de Cassia Cassou Guimarães e Roseli Saraiva Moreira Bittar organizaram um dos principais e mais atualizados manuais do mundo, pela qualidade da escolha dos capítulos e dos colaboradores, mostrando com isso que nosso país está na vanguarda.

Todo colega especialista e profissional de saúde deveria ler este livro, uma vez que em sua prática diária terá, sem dúvida, muitos casos durante a vida.

Agradeço à honra e ao privilégio de prefaciar essa obra e parabenizo seus autores e colaboradores e nossa querida Associação Brasileira de Otorrinolaringologia e Cirurgia Cérvico-Facial por mais essa iniciativa que a torna uma das principais associações médicas do nosso país.

Boa leitura a todos.

Prof. Dr. Ricardo Ferreira Bento
Professor Titular da Disciplina de Otorrinolaringologia da Faculdade de Medicina da Universidade de São Paulo (FMUSP)
Presidente do Comitê de Otologia e Otoneurologia da IFOS – International Federation of Otorhinolaryngological Societies

PREFÁCIO

Aprendi com uma das autoras deste livro que o "atendimento de um paciente com zumbido pode levar a várias consultas", ou também, como dizia o poeta espanhol, Antonio Machado, "o caminho se faz caminhando".

Zumbido é um sintoma bastante complexo, definido atualmente como uma "sensação desagradável", com alguma frequência associado a transtornos físicos e mentais, que tornam esses pacientes por vezes difíceis, exigindo, assim, uma demanda maior do tempo do médico para que haja uma orientação adequada.

Até 1990, tínhamos a ideia de que a culpada era a cóclea, onde o zumbido começava e se perpetuava. Foi graças ao modelo neurofisiológico de Jastreboff que passamos a entender um pouco melhor sobre as vias de associação que fazem com que ele se perpetue – e, felizmente, esse modelo também nos ajudou no tratamento de alguns pacientes.

As autoras conseguem nos dar uma visão bem abrangente do assunto, inclusive subsídios para o adequado atendimento tanto na avaliação e nos exames a serem solicitados, quanto no seu tratamento adequado. Descrevem muito bem a caracterização do zumbido, através da qual podemos destacar os rítmicos *versus* não rítmicos – um divisor de águas em que podemos diferenciar algumas patologias, como as de origem vascular.

Destacam, ainda, a importância da coleta de informações cruciais durante a história clínica, como, por exemplo, o tempo do início do sintoma, o que implicaria uma neuroplasticidade errática, valorizando cuidadosamente a piora dos sintomas em ambientes silenciosos, relacionada à "Teoria das Cargas" perceptual e cognitiva (ou seja, menos estímulos naquele ambiente, sobraria mais carga perceptual); e ainda atentam para fatores de risco, como o uso excessivo de xantinas, açúcar e jejum prolongado, lembrando que a orelha interna não tem a capacidade de armazenamento energético.

A valorização da otoscopia e da ausculta cervical, bem como do exame atento da articulação temporomandibular, como parte do exame físico, merece nossa atenção – além da Nasofibrolaringoscopia –, para o diagnóstico dos zumbidos somatossensoriais de origem muscular ou de uma tuba patente. Além disso, ressalta-se a importância de uma completa avaliação auditiva, com ênfase ao *Loudness Discomfort Level*, naqueles pacientes com misofonia e fonofobia, sem esquecer, é claro, dos exames laboratoriais e de imagens.

O principal e efetivo tratamento, aqui resumido, seria a orientação dada ao paciente por uma equipe multiprofissional. "Abrir a janela e ouvir o som da natureza" talvez seja a melhor terapia sonora associada a uma terapia cognitiva comportamental.

Dessa maneira, esta obra tem a capacidade de sensibilizar o âmago de qualquer leitor a quem interesse o tema. E, fundamentalmente, possibilita o despertar de um sentimento que é muitas vezes inexplicável, mas que está universalmente presente em nós, médicos – a empatia para com os nossos pacientes.

Francisco Carlos Zuma e Maia
MD; PhD
Médico Otorrinolaringologista
Mestre e Doutor pela Universidade Federal do Rio Grande do Sul (UFRGS)
Membro da Barany Society

COLABORADORES

ALESSANDRA RAMOS VENOSA
Médica Otorrinolaringologista pela Universidade de São Paulo (USP)
PhD pela USP
Professora Adjunta da Faculdade de Medicina da Universidade de Brasília (UNB)

ALEXANDRE RABELLO
Graduação em Fisioterapia pela Faculdade de Ciências Médicas de Minas Gerais
Especialização em Fisioterapia em RPG/Reposturarse-Reestruturação Postural pela Faculdade de Ciências Médicas de Minas Gerais
Especialização em Osteopatia pela Escuela de Osteopatia de Madrid
Certificação Internacional em Osteopatia, Scientific European Federation of Osteopaths, Espanha
Professor de Cursos de Pós-Graduação na Faculdade de Ciências Médicas de Minas Gerais (Período de 2007-2018)
Docente da Escuela de Osteopatia de Madrid
Colaborador do Grupo de Pesquisa em Zumbido do Hospital da Clínica

AMADEU LUÍS ALCÂNTARA RIBEIRO
Otorrinolaringologista pela Universidade Federal de Juiz de Fora (UFJF)
Título de Especialista pela Associação Brasileira de Otorrinolaringologia e Cirurgia Cérvio-Facial (ABORL-CCF)
Médico do Sono pelo Instituto do Sono, SP
Certificado de Área de Atuação em Medicina do Sono pela AMB
Estágio em Otoneurologia no Hospital das Clínicas da Faculdade de Medicina da Universidade de São Paulo (HCFMUSP)

ANA CARLA BATISSOCO
Farmacêutica-Bioquímica pela Universidade Federal de Alfenas (UNIFAL)
Pós-Doutora em Genética Humana e Otorrinolaringologia pela Universidade de São Paulo (USP)
Pesquisadora Assistente do Laboratório de Investigação Médica-LIM 32 do Departamento de Otorrinolaringologia da FMUSP

ANDRÉIA APARECIDA DE AZEVEDO
Médica Otorrinolaringologista, OTOSUL, Otorrinolaringologia Sul-Fluminense, RJ
Membro do Pharmagroup e Tinnitus Database Network do Tinnitus Research Initiative
Doutor em Ciências – Otorrinolaringologia pela Universidade Federal de São Paulo (Unifesp)

ARNAUD DEVEZE
MD, PhD – Ramsay Santé, Hospital Particular Clairval, 13009 Marselha, França

COLABORADORES

CAMILA DE GIACOMO CARNEIRO
Professora Doutora da Divisão de Otorrinolaringologia do Departamento de Oftalmologia, Otorrinolaringologia e Cirurgia de Cabeça e Pescoço da Faculdade de Medicina de Ribeirão Preto da Universidade de São Paulo (FMRP-USP)
Coordenadora do Ambulatório de Otoneurologia do Hospital das Clínicas da FMRP-USP

CARINA BEZERRA ROCHA
Fisioterapeuta
Mestre e Doutora pela Universidade de São Paulo (USP)

CIBELE BRUGNERA
Fonoaudióloga
Mestre em Ciências pela Faculdade de Medicina da Universidade de São Paulo (USP)
Terapeuta de Reabilitação Vestibular do Setor de Otoneurologia do Hospital das Clínicas da Faculdade de Medicina da USP

CLARICE MARIA SABA SILVA
Coordenadora do Programa de Zumbido e Intolerância a Sons e Preceptora da Residência Médica em Otorrinolaringologia do Hospital Santa Izabel – Santa Casa de Misericórdia da Bahia
Ex-Fellow do Jackson Memorial Hospital – USA e no Groninghen Zienkenhuis, Holanda

EKTOR TSUNEO ONISHI
Professor Afiliado e Chefe do Ambulatório de Zumbido da Disciplina de Otologia e Otoneurologia da Escola Paulista de Medicina da Universidade Federal de São Paulo (EPM-Unifesp)
Acupunturista pelo Colégio Médico Brasileiro de Acupuntura e Associação Médica Brasileira
Líder do Grupo de Estudo e Pesquisa em Zumbido e Sensibilidade a Sons Prof. Yotaka Fukuda

ELAINE MIWA WATANABE
Otorrinolaringologista
Médica Pesquisadora do Grupo de Pesquisa em Zumbido do Hospital das Clínicas da Faculdade de Medicina da Universidade de São Paulo (HCFMUSP)

FÁTIMA CRISTINA ALVES BRANCO-BARREIRO
Fonoaudióloga
Professora Adjunta do Curso de Fonoaudiologia da Universidade Federal de São Paulo (Unifesp)
Membro da *TRT Association*

FATIMA T. HUSAIN
Department of Speech and Hearing Science, Neuroscience Program and Beckman Institute for Advanced Science and Technology, University of Illinois at Urbana-Champaign, Champaign, IL, USA

GABRIEL FELIPE GARIPPO PEIXOTO
Graduação pela Universidade Estadual de Maringá (UEM)
Residência Médica em Otorrinolaringologia pelo Hospital CEMA, SP
Fellowship em Zumbido pelo Hospital das Clínicas da Faculdade de Medicina da Universidade de São Paulo (HCFMUSP)

GISELE MUNHÕES DOS SANTOS
Doutora em Ciências pela Faculdade de Medicina da Universidade de São Paulo (FMUSP)
Mestre em Fisiopatologia Experimental pela FMUSP
Diretora de Marketing e Produtos da WS Audiology

ÍTALO ROBERTO TORRES DE MEDEIROS
Doutor em Medicina pela Faculdade de Medicina da Universidade de São Paulo (FMUSP)
Médico do Serviço de Otoneurologia do Departamento de Otorrinolaringologia e Diretor Técnico de Serviço de Saúde do Hospital das Clínicas da FMUSP
Especialista em *Tinnitus Retraining Therapy* (TRT)

COLABORADORES

JACQUES MAGNAN MD
Professor Emérito na University of Aix-Marseille
Ex-Chefe de ORL e Cirurgia de Cabeça e Pescoço, Hospital Nord, 13915 Marselha, França

JEANNE OITICICA
Chefe do Grupo de Pesquisa em Zumbido do Departamento de Otorrinolaringologia do Hospital das Clínicas da Faculdade de Medicina da Universidade de São Paulo (HCFMUSP)
Coordenadora do Ambulatório de Surdez Genética do HCFMUSP
Chefe do Laboratório de Investigação Médica – LIM 32 do HCFMUSP
Doutora em Otorrinolaringologia pela FMUSP
Médica Assistente Concursada do HCFMUSP

JENNIFER J. GANS
Doutora em Psicologia
CEO/Fundadora do MindfulTinnitusRelief.com
Pesquisadora do Departamento de Audiologia Clínica da Universidade da Califórnia de São Francisco (UCSF); cuja linha de pesquisa principal é Redução do Estresse do Zumbido por meio de Atenção Plena – *Mindfulness-Based Tinnitus Stress Reduction* (MBTSR)

JULIANA ANAUATE ALVES DE AGUIAR
Doutora em Otorrinolaringologia pela Faculdade de Medicina da Universidade de São Paulo (FMUSP)
Médica Otorrinolaringologista

KARINA LEZIROVITZ MANDELBAUM
Especialista em Genética Molecular Humana
Pesquisadora Científica VI; LIM-32 – Laboratório de Otorrinolaringologia – Hospital das Clínicas Faculdade de Medicina Universidade de São Paulo (HCFMUSP)

LAURA GARCIA ESPARTOSA VASCONCELOS
Fonoaudióloga Especializada em Motricidade Oral pelo CEFAC
Fonoaudióloga do Grupo de Pesquisa em Zumbido no Hospital das Clínicas Faculdade de Medicina Universidade de São Paulo (HCFMUSP)
Fonoaudióloga da Liga de Prevenção à Surdez de Graduandos em Medicina do HCFMUSP

MÁRCIA AKEMI KII
Doutora em Ciências pela Disciplina de Otorrinolaringologia da Faculdade de Medicina da Universidade de São Paulo (FMUSP)
Médica-Sócia do Instituto Ganz Sanchez, SP

MÁRCIO CAVALCANTE SALMITO
Médico Otorrinolaringologista
Especialização em Otoneurologia
Mestre e Doutor em Ciências pela Universidade Federal de São Paulo (Unifesp)
Coordenador do Departamento de Otoneurologia da Associação Brasileira de Otorrinolaringologia e Cirurgia Cérvico-Facial (ABORL-CCF)
Fundador e Coordenador do Núcleo de Tontura do Hospital Alemão Oswaldo Cruz

MAURÍCIO MALAVASI GANANÇA
Professor Titular de Otorrinolaringologia da Escola Paulista de Medicina da Universidade Federal de São Paulo (EPM-Unifesp)

MIRELLA BOAGLIO HORIUTI
Bacharel em Fonoaudiologia pela Pontifícia Universidade Católica de São Paulo (PUC-SP)
Mestre em Ciências Otorrinolaringológicas pela Escola Paulista de Medicina da Universidade Federal de São Paulo (EPM-Unifesp)
Doutoranda em Ciências pelo Departamento de Otorrinolaringologia da Faculdade de Medicina da Universidade de São Paulo (FMUSP)

MÔNICA ALCANTARA DE OLIVEIRA SANTOS
Mestre e Doutora pela Faculdade de Ciências Médicas da Santa Casa de São Paulo
Professora Assistente da Faculdade de Ciências Médicas da Santa Casa de São Paulo
Médica Assistente do Hospital do Servidor Público Estadual (IAMSPE)

PATRICIA CIMINELLI LINHARES PINTO
Residência, Mestrado e Doutorado pela Universidade Federal do Rio de Janeiro (UFRJ)
Chefe do Ambulatório de Otoneurologia e Zumbido do Hospital Universitário da UFRJ e do Hospital Federal da Lagoa, RJ

PATRICIA SIMONETTI
Doutora em Ciências pela Faculdade de Medicina da Universidade de São Paulo (FMUSP)
Mestre em Fonoaudiologia pela Pontifícia Universidade Católica de São Paulo (PUC-SP)
Fonoaudióloga Especialista em Reabilitação Auditiva

PAULA TARDIM LOPES
Médica Otorrinolaringologista
Subespecialização em Otologia e Neurotologia pela Faculdade de Medicina da Universidade de São Paulo (FMUSP)
Doutora em Ciências Médicas pela FMUSP

RAQUEL MEZZALIRA
Doutora em Medicina
Coordenadora Associada do Setor de Otoneurologia da Divisão de Otorrinolaringologia e Cirurgia de Cabeça e Pescoço da Universidade Estadual de Campinas (Unicamp)

RENATA DE ALMEIDA MARCONDES
Residência e Doutorado pela Faculdade de Medicina da Universidade de São Paulo (FMUSP)
Professora Colaboradora da Faculdade de Medicina de Jundiaí

RICARDO FERREIRA BENTO
Professor Titular e Chefe do Departamento de Otorrinolaringologia da Faculdade de Medicina da Universidade de São Paulo (FMUSP)
Pós-Doutor em Ciências Médicas pela FMUSP

RICARDO RODRIGUES FIGUEIREDO
Médico Otorrinolaringologista, OTOSUL, Otorrinolaringologia Sul-fluminense, Volta Redonda, RJ
Professor Adjunto de ORL, Medicina, Centro de Ensino Superior de Valença, RJ
Membro do *Pharmagroup* e *Tinnitus Database Network* do *Tinnitus Research Initiative*
Doutor em Ciências – Otorrinolaringologia pela Universidade Federal de São Paulo (USP)
Mestre em Cirurgia Geral – Otorrinolaringologia pela Universidade Federal do Rio de Janeiro (UFRJ)

RITA DE CÁSSIA CASSOU GUIMARÃES
Médica Otorrinolaringologista
Mestre em Medicina (Clínica Cirúrgica) pela Universidade Federal do Paraná (UFPR)
Docente e Preceptora da Especialização de Otorrinolaringologia do Complexo Hospital de Clínicas da Universidade Federal do Paraná (UFPR)
Coordenadora dos Ambulatórios de Otoneurologia e de Zumbido do Complexo Hospital de Clínicas da UFPR

ROBERT AARON LEVINE
Department of Otolaryngology, Tel Aviv Medical Center, Tel Aviv, Israel

ROBERTO MIQUELINO DE OLIVEIRA BECK
Médico Otorrinolaringologista – AMB/ABORL-CCF
Doutor pela Faculdade de Medicina da Universidade de São Paulo (FMUSP)
Fellowship em Eletroneurofisiologia pela FMUSP
Médico Assistente da Disciplina de ORL do Hospital das Clínicas da FMUSP

ROBINSON KOJI TSUJI
Médico Otorrinolaringologista Assistente do Departamento de Otorrinolaringologia e Chefe do Ambulatório de Implante Coclear do Hospital das Clínicas de São Paulo
Doutorado em Ciências Médicas pela Faculdade de Medicina da Universidade de São Paulo (USP)

RONALDO KENNEDY DE PAULA MOREIRA
Residência Médica em Otorrinolaringologia pela Santa Casa de Belo Horizonte
Preceptor da Residência de Otorrinolaringologia da Santa Casa de Belo Horizonte
Mestrado Acadêmico pelo Instituto de Ensino e Pesquisa da Santa Casa de Belo Horizonte
Doutorando pela Faculdade de Ciências Fonoaudiológicas da Universidade Federal de Minas Gerais (UFMG)

ROSELI SARAIVA MOREIRA BITTAR
Doutora em Medicina pela Faculdade de Medicina da Universidade de São Paulo (FMUSP)
Professora Assistente do Setor de Otoneurologia do Hospital das Clínicas da FMUSP

RUBENS VUONO DE BRITO NETO
Professor Livre-Docente e Associado da Disciplina de Otorrinolaringologia da Faculdade de Medicina da Universidade de São Paulo (FMUSP)
Professor da Disciplina de Otorrinolaringologia do Curso de Fonoaudiologia da USP, Bauru
Coordenador da Residência Médica do HRAC-USP
Doutor em Otorrinolaringologia pela USP
Pós-Doutorado no Departamento de Cirurgia da FMUSP

SHERIF ELAINI
Professor Geral Principal
Chefe de ORL e do Departamento de Cirurgia de Cabeça e pescoço, Maadi Hospital, Colégio de Medicina das Forças Armadas, Egito

SIGNE SCHUSTER GRASEL
Responsável pelo Setor de Eletrofisiologia da Clínica Otorrinolaringológica do Hospital das Clínicas Faculdade de Medicina da USP (HCFMUSP)
Doutora em Medicina pela Universidade de Bonn, Alemanha
Doutora em Medicina pela Faculdade de Medicina da USP

TANIT GANZ SANCHEZ
Professora Associada da Disciplina de Otorrinolaringologia da Faculdade de Medicina da Universidade de São Paulo
Diretora do Instituto Ganz Sanchez

SUMÁRIO

1 INTRODUÇÃO 1
   Alessandra Ramos Venosa

2 MODELOS NEUROFISIOLÓGICOS DO ZUMBIDO 3
   Tanit Ganz Sanchez ▪ Márcia Akemi Kii

3 CLASSIFICAÇÃO 11
   Ektor Tsuneo Onishi

4 EPIDEMIOLOGIA DO ZUMBIDO 19
   Roseli Bittar ▪ Jeanne Oiticica

5 ETIOLOGIA 25
   Elaine Miwa Watanabe ▪ Raquel Mezzalira

6 PASSO A PASSO DA AVALIAÇÃO CLÍNICA, EXAMES COMPLEMENTARES E DIAGNÓSTICO 33
   Jeanne Oiticica ▪ Elaine Miwa Watanabe

7 ZUMBIDO DE ORIGEM GENÉTICA 37
   Ana Carla Batissoco ▪ Karina Lezirovitz ▪ Jeanne Oiticica

8 QUESTIONÁRIOS UTILIZADOS NA AVALIAÇÃO E SEGUIMENTO DE PACIENTES COM ZUMBIDO 77
   Elaine Miwa Watanabe ▪ Jeanne Oiticica

9 AUDIOMETRIA DE ALTAS FREQUÊNCIAS 99
   Laura Garcia Espartosa Vasconcelos ▪ Márcio Cavalcante Salmito

10 MEDIDAS PSICOACÚSTICAS DO ZUMBIDO 103
    Laura Garcia Espartosa Vasconcelos ▪ Márcio Cavalcante Salmito

11 LIMIAR DE DESCONFORTO AUDITIVO 109
    Laura Garcia Espartosa Vasconcelos ▪ Márcio Cavalcante Salmito

12 POTENCIAL EVOCADO AUDITIVO DE TRONCO ENCEFÁLICO (PEATE) 113
    Signe Schuster Grasel ▪ Roberto Miquelino de Oliveira Beck

13 EMISSÕES OTOACÚSTICAS 121
    Roberto Miquelino de Oliveira Beck ▪ Signe Schuster Grasel

14 ELETROCOCLEOGRAFIA 129
Signe Schuster Grasel • Roberto Miquelino de Oliveira Beck

15 POTENCIAL EVOCADO MIOGÊNICO VESTIBULAR (VEMP) 135
Roberto Miquelino de Oliveira Beck • Signe Schuster Grasel

16 NEUROIMAGEM CEREBRAL EM PORTADORES DE ZUMBIDO.................................. 143
Fatima T. Husain • Patricia Simonetti • Jeanne Oiticica

17 AVALIAÇÃO COGNITIVA EM PORTADORES DE ZUMBIDO 155
Mirella Boaglio Horiuti • Jeanne Oiticica

18 ZUMBIDO METABÓLICO 173
Alessandra Ramos Venosa • Raquel Mezzalira

19 ZUMBIDO SOMATOSSENSORIAL... 181
Carina Bezerra Rocha • Maurício Malavasi Ganança

20 ZUMBIDO E DISFUNÇÃO TEMPOROMANDIBULAR 191
Marcos Venturini Ferreira • Tanit Ganz Sanchez

21 ZUMBIDO NEUROPULSÁTIL: COMPRESSÃO DO NERVO COCLEAR, OU SOMATOSSENSORIAL POR DISFUNÇÃO MIOFASCIAL EM CABEÇA E PESCOÇO, OU AMBOS?.. 199
Robert Aaron Levine

22 ALÇAS VASCULARES, CONFLITO NEUROVASCULAR E ZUMBIDO......................... 209
Rita de Cássia Cassou Guimarães

23 TRATAMENTO OSTEOPÁTICO EM PORTADORES DE ZUMBIDO – QUAIS SÃO AS EVIDÊNCIAS? 223
Alexandre Rabello • Jeanne Oiticica

24 SÍNDROME TÔNICA DO TENSOR DO TÍMPANO 233
Clarice Maria Saba Silva • Tanit Ganz Sanchez

25 ZUMBIDO OBJETIVO.. 237
Camila de Giacomo Carneiro • Mônica Alcantara de Oliveira Santos

26 HIPERACUSIA E TRANSTORNOS DA PERCEPÇÃO DOS SONS 243
Elaine Miwa Watanabe • Jeanne Oiticica

27 MISOFONIA E FONOFOBIA 253
Tanit Ganz Sanchez • Márcia Akemi Kii

28 ZUMBIDO MÁQUINA DE ESCREVER (TYPEWRITER TINNITUS): RESPONSIVO À CARBAMAZEPINA E PATOGNOMÔNICO DE COMPRESSÃO DO NERVO COCLEAR........ 259
Robert Aaron Levine

29 ZUMBIDO UNILATERAL BREVE SÚBITO COM INTENSIDADE DECRESCENTE (SBUTT) ... 267
Robert Aaron Levine

30 ZUMBIDO PULSÁTIL: UM SOMATOSSOM OU UM NEUROSSOM? 273
Robert Aaron Levine

31 AMPLIFICAÇÃO SONORA.. 279
Patricia Simonetti • Mauricio Malavasi Ganança

SUMÁRIO

32 TERAPIA DE RETREINAMENTO DO ZUMBIDO (*TINNITUS RETRAINING THERAPY* – TRT) 289
Fátima Cristina Alves Branco-Barreiro ▪ Jeanne Oiticica

33 ATIVIDADES DE TRATAMENTO DO ZUMBIDO 295
Gabriel Felipe Garippo Peixoto ▪ Jeanne Oiticica

34 TONS FRACTAIS E ZUMBIDO...301
Patricia Simonetti ▪ Jeanne Oiticica

35 TERAPIA *NOTCH* COMO OPÇÃO PARA O ZUMBIDO TONAL..307
Gisele Munhóes dos Santos ▪ Mauricio Malavasi Ganança

36 MUSICOTERAPIA PARA O ZUMBIDO...313
Ronaldo Kennedy de Paula Moreira

37 MASCARAMENTO PARA O ZUMBIDO 321
Gisele Munhóes dos Santos ▪ Italo Roberto Torres de Medeiros

38 TRATAMENTO FARMACOLÓGICO DO ZUMBIDO 327
Ricardo Rodrigues Figueiredo ▪ Andréia Aparecida de Azevedo

39 TRATAMENTO CIRÚRGICO DO PORTADOR DE ZUMBIDO..339
Ricardo Ferreira Bento ▪ Rubens Vuono de Brito Neto ▪ Robinson Koji Tsuji ▪ Paula Tardim Lopes

40 MANEJO DE ZUMBIDO INDUZIDO POR COMPRESSÃO VASCULAR 345
Jacques Magnan ▪ Sherif Elaini ▪ Arnaud Deveze

41 TRATAMENTO FISIOTERAPÊUTICO DO ZUMBIDO SOMATOSSENSORIAL......................357
Carina Bezerra Rocha ▪ Juliana Anauate Alves de Aguiar ▪ Jeanne Oiticica

42 AGULHAMENTO A SECO NO TRATAMENTO DO ZUMBIDO..365
Juliana Anauate Alves de Aguiar ▪ Jeanne Oiticica

43 PSICOTERAPIA E TERAPIA COGNITIVA COMPORTAMENTAL..375
Elaine Miwa Watanabe ▪ Maurício Malavasi Ganança

44 MODULAÇÃO E SUBSTITUIÇÃO SENSORIAL 381
Roseli Bittar ▪ Cibele Brugnera

45 *MINDFULNESS* (ATENÇÃO PLENA) COMO TERAPIA PARA REDUÇÃO DO ZUMBIDO 389
Jennifer J. Gans

46 ESTIMULAÇÃO MAGNÉTICA TRANSCRANIANA NO TRATAMENTO DO ZUMBIDO 393
Patricia Ciminelli Linhares Pinto ▪ Renata de Almeida Marcondes

47 ACUPUNTURA 399
Ektor Tsuneo Onishi

48 INSÔNIA E ZUMBIDO...405
Amadeu Luís Alcântara Ribeiro ▪ Ítalo Roberto Torres de Medeiros

49 INTOLERÂNCIA À HISTAMINA...413
Gabriel Felipe Garippo Peixoto ▪ Jeanne Oiticica

ÍNDICE REMISSIVO 421

Zumbido

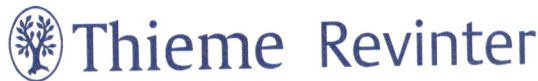

INTRODUÇÃO

CAPÍTULO 1

Alessandra Ramos Venosa

O zumbido é definido como a percepção consciente de um som, na ausência de uma fonte sonora externa e pode ser classificado de formas variadas:

- **Subjetivo**, quando percebido exclusivamente pelo paciente ou **objetivo**, quando o examinador também é capaz de escutar o som;
- **Primário**, quando idiopático ou associado a perdas **auditivas** e **secundário** ou **para-auditivo**, quando atribuído a uma causa orgânica identificável, que não uma perda auditiva;
- **Agudo**, quando a duração é inferior a seis meses ou **crônico**, quando a duração é superior a esse período;
- **Rítmico**, quando apresenta um padrão de cadência sonora ou **não rítmico**.[1]

Trata-se de um sintoma importante tanto do ponto de vista quantitativo, por atingir um grande número de pessoas, como pelo qualitativo, por trazer impacto importante na qualidade de vida dos seus portadores.

De acordo com dados da Organização Mundial da Saúde, o zumbido afeta aproximadamente 15% da população e sua prevalência aumenta com a idade, ocorrendo em cerca de 35% dos indivíduos com mais de 60 anos.[1] O aumento da expectativa de vida atual aponta para uma tendência de disparo no número de casos nos próximos anos. Uma publicação nacional determinou a prevalência de 22% dos indivíduos acometidos na cidade de São Paulo. Atinge mais as mulheres e mostra crescimento progressivo com o aumento da idade. O mesmo estudo apresenta dados sobre a presença de incômodo relacionado ao zumbido; 64% dos afetados referem incômodo, enquanto 36% não apresentam qualquer queixa relacionada ao sintoma.[2]

Aproximadamente 10% dos afetados apresentam impacto de moderado a severo em sua qualidade de vida, podendo apresentar associação de sintomas (ansiedade, depressão, dificuldades de memória e concentração, insônia e outras alterações psicoemocionais). Tal cortejo de sintomas pode causar incapacidade, em graus variáveis, para tarefas rotineiras, inclusive profissionais, além de interferir nos relacionamentos sociais e familiares.[3]

A apresentação do zumbido na população é bastante heterogênea e está associada a diversas etiologias, fenótipos e comorbidades. A tendência atual é estudar o zumbido em subgrupos de pacientes, respeitar essa heterogenicidade e ter como objetivo um melhor entendimento de sua complexidade. Só assim será possível se alcançar a excelência terapêutica.[4,5]

A presente publicação aborda de forma ampla aspectos diversos do zumbido, sua fisiopatologia, apresentação clínica e diagnóstico, incluindo exames complementares e abordagens terapêuticas.

REFERÊNCIAS BIBLIOGRÁFICAS

1. Onishi ET, Coelho CCB, Oiticica J, et al. Tinnitus and sound intolerance: evidence and experience of a Brazilian group. Braz J Otorhinolaryngol. 2018;84(2):135-49.
2. Oiticica J, Bittar RS. Tinnitus prevalence in the city of São Paulo. Braz J Otorhinolaryngol. 2015;81(2):167-76.
3. Trochidis I, Lugo A, Borroni E, et al. Systematic Review on Healthcare and Societal Costs of Tinnitus. Int J Environ Res Public Health. 2021;18(13):6881.
4. Beukes EW, Manchaiah V, Allen PM, et al. Exploring tinnitus heterogeneity. Prog Brain Res. 2021;260:79-99.
5. Schoisswohl S, Langguth B, Schecklmann M, et al. Unification of Treatments and Interventions for Tinnitus Patients (UNITI): a study protocol for a multi-center randomized clinical trial. Trials. 2021;22(1):875.

MODELOS NEUROFISIOLÓGICOS DO ZUMBIDO

CAPÍTULO 2

Tanit Ganz Sanchez
Márcia Akemi Kii

INTRODUÇÃO

Os mecanismos envolvidos no aparecimento, percepção e desconforto causados pelo zumbido são complexos. Além de ser um sintoma subjetivo na maior parte dos casos e influenciado por múltiplos fatores, este leva a reações emocionais diferentes em cada indivíduo, dispara sua atenção de maneira distinta – com impactos de graus variados no dia a dia de cada paciente.

Assim, a identificação e o entendimento dos mecanismos neurais, que levam ao aparecimento do zumbido, além de muito necessários, são desafiadores.

Vários estudos têm surgido, porém, muitas das questões relacionadas ao zumbido ainda carecem respostas e várias hipóteses têm sido traçadas para explicar a sua geração, percepção e manutenção.

Este capítulo pretende abordar os possíveis mecanismos neurais implicados, além de permear noções da neurofisiologia, como aprendizagem, atenção, memória e emoção.

OS MODELOS NEUROFISIOLÓGICOS

O zumbido está mais frequentemente associado às disfunções otológicas. Por isso por muito tempo acreditou-se que sua etiologia seria puramente auditiva.[1]

No sistema auditivo fisiológico acredita-se que o aumento na atividade neural espontânea, em resposta aos estímulos sonoros, seja a base para a percepção do som. Os modelos neurofisiológicos propostos sugerem um aumento desta atividade neural espontânea na ausência de estímulo acústico específico. Este seria um dos mecanismos por trás do aparecimento do zumbido. Qualquer que seja o local de sua origem, muito provavelmente, este aumento da atividade neural será transmitido e a elevação na taxa de disparos espontâneos atinge também o córtex auditivo.[2]

Entretanto, reações e repercussões discrepantes, entre indivíduos cujo zumbido cursa com características psicoacústicas* semelhantes e perfis audiológicos idênticos, não podiam ser explicadas unicamente pelos modelos iniciais baseados exclusivamente nas vias auditivas. Nasceu então a necessidade de estudos que explicassem não só como o sintoma surge, mas também como ocorre a sua percepção, manutenção e os diferentes cursos que toma em cada indivíduo.

---

* Características psicoacústicas do zumbido: *loudness* (intensidade); *pitch* (frequência); limiar mínimo de mascaramento ou *minimal masking level* (MML). São avaliadas durante o teste de acufenometria.

Os modelos neurofisiológicos do zumbido surgiram sob diversos aspectos, alguns abordaram topografia anatômica, disfunções fisiológicas e outros, propuseram mecanismos mais amplos: aumento da atividade espontânea no nervo coclear; desacoplamento dos estereocílios das células ciliadas externas da membrana tectória;[3] *cross-talk* entre fibras nervosas com sincronia interneural;[4,5] ativação heterogênea do sistema eferente (redução da atividade inibitória de contrações rápidas das células ciliadas externas);[6] emissões otoacústicas espontâneas;[4] hiperatividade das vias auditivas; hiperatividade no núcleo coclear dorsal;[2] reorganização tonotópica do córtex auditivo.[7]

Adicionalmente, acumulam-se evidências que sugerem que as vias neuronais envolvidas nesta condição são mais complexas, envolvem interações entre múltiplas modalidades sensoriais, como o sistema sensório-motor, conexões neurocognitivas, além das vias cerebrais envolvidas no processamento das reações emocionais (p. ex.: *gaze-evoked tinnitus*, *cutaneous-evoked tinnitus*, zumbidos somatossensoriais, modulação do zumbido por movimentos do pescoço, orofaciais e da articulação temporomandibular).[1]

A contribuição de Pawel Jastreboff, em 1990, foi fundamental para a compreensão destes mecanismos fisiopatológicos complexos do zumbido. Em seu modelo neurofisiológico, ele propõe a participação das vias auditivas e não auditivas na percepção do zumbido clinicamente significativo. Com base neste modelo surgiu a TRT (*Tinnitus Retraining Therapy*) como opção de tratamento, baseada nas propriedades de neuroplasticidade (habituação da reação e habituação da percepção do zumbido).

O MODELO NEUROFISIOLÓGICO DE JASTREBOFF

Nesse modelo o zumbido é resultado da inter-relação dinâmica entre as vias auditivas, não auditivas e diversas áreas do sistema nervoso central (SNC). Embora a causa inicial possa ser coclear, este fato não é o determinante para gravidade ou prognóstico do zumbido. É possível que a disfunção coclear funcione como um deflagrador do zumbido, ou seja, um "gatilho" que, ao gerar mudanças na atividade das vias neuronais envolvidas, contribui para que este sintoma comece a ser percebido. A partir daí, o curso do mesmo dependerá das múltiplas interconexões.[8]

O zumbido, do surgimento até sua percepção, passa por três (3) etapas: geração, detecção e percepção (Fig. 2-1).

Geração

Ocorre geralmente nas vias auditivas periféricas (na maioria, cóclea e nervo coclear) embora as vias auditivas centrais possam estar envolvidas.

A atividade neuronal anormal é incrementada pelas vias auditivas e, assim, percebida como zumbido. Como já citado, isto pode decorrer de alguns mecanismos, como:
A) Dano desproporcional de células ciliadas externas (CCE) e internas (CCI);
B) *Cross-talk* entre as fibras nervosas do VIII par craniano;
C) Desequilíbrio iônico na cóclea;
D) Disfunção no sistema de neurotransmissores da cóclea;
E) Ativação heterogênea do sistema eferente;
F) Ativação heterogênea da aferência coclear (tipos I e II).[8]

Segundo Jastreboff, a existência de dano desproporcional das CCE em relação às CCI explicaria a presença de zumbido em indivíduos com audiograma normal. Nestes, embora os danos em CCE existam, as CCI estariam intactas e o *pitch* do zumbido corresponderia ao local de ocorrência destes danos das CCE.[8]

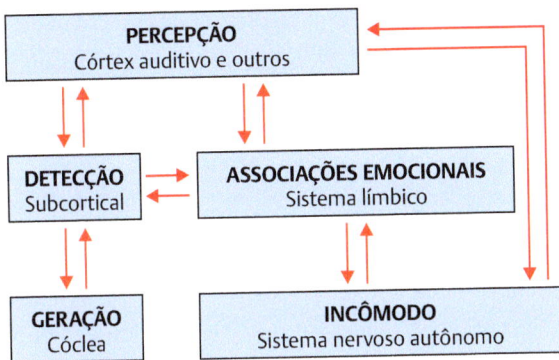

Fig. 2-1. O Modelo Neurofisiológico de Jastreboff que demonstra a conexão de vias auditivas com o sistema límbico e o sistema nervoso autônomo.

Detecção

Ocorre nas regiões subcorticais (princípio de reconhecimento de padrões).

O sistema auditivo central possui a capacidade de extrair estímulos com base em critérios predefinidos (detecção), encaminha os sons importantes, independentemente de sua intensidade. Concomitantemente, ignora outros sons ambientais, ainda que estes sejam fortes.

Observa-se a participação de outros processos, como decodificação de informações com base em redes neurais e na plasticidade do sistema nervoso.

Percepção

Ocorre no córtex auditivo, com participação do sistema límbico (emoções), córtex pré-frontal entre outros.

Considera-se que a percepção é a capacidade de dar significado e integração às sensações, gerar conceitos sobre nós e o mundo que nos rodeia. Nem todas as informações sensoriais tornam-se conscientes para a nossa percepção.

Neste modelo, Jastreboff introduz o conceito de que centros neurais não auditivos participam e influenciam a percepção do zumbido.

NEUROPLASTICIDADE

A neuroplasticidade (ou plasticidade) é a capacidade constante do SNC de modificar-se e reorganizar-se, com o objetivo de adaptar-se às mudanças do ambiente externo (inclui não só modificações decorrentes de restrições anatômicas e lesões destrutivas, mas também aquelas consequentes da aprendizagem e memória). Significa que a circuitaria neural não é estática: molda-se dinâmica e constantemente por toda a vida. Cada vez que um estímulo proveniente do ambiente externo atinge o SNC, deixa uma marca (memória) e modifica-se de acordo com a experiência.

Circuitos neuronais são construídos, outros são desativados, e participam de fenômenos, como habituação, sensibilização, tolerância a medicamentos e recuperação após lesão neuronal. Estas alterações neuroplásticas são frequentemente observadas após anormalidades no SNC durante o desenvolvimento, mas também podem ocorrer em adultos e idosos, com apreciável relevância clínica.[9]

Durante o desenvolvimento do SNC, a neuroplasticidade é do tipo "estrutural", ou seja, podem ser observadas alterações, como: modificações no número de receptores para um determinado neurotransmissor ou na síntese de algumas proteínas; reconfigurações adaptativas das sinapses; migração neuronal e neurogênese.

A neurogênese é um processo observado principalmente durante o desenvolvimento do cérebro, há a formação de novos neurônios. Recentemente, vários estudos têm mostrado a ocorrência deste processo também no cérebro adulto, prioritariamente na região do hipocampo (neurogênese hipocampal). O hipocampo é uma estrutura cortical localizada no lobo temporal (região medial) e está relacionado aos processos de memória.

Vale ressaltar que o hipocampo é uma das regiões cerebrais mais afetadas nos transtornos depressivos induzidos por estresse, em especial devido aos altos níveis de glicocorticoides nestas situações (neuroinflamação). A baixa capacidade de neurogênese hipocampal vem sendo associada a alguns distúrbios psiquiátricos, como esquizofrenia, ansiedade e depressão.[10]

A baixa capacidade de neurogênese hipocampal é observada tanto em animais com depressão, como naqueles com zumbido, previamente expostos a ruído. Sugere-se que a neurogênese hipocampal reduzida diminui a capacidade de neuroplasticidade e prejudica a habilidade do hipocampo em lidar com novidades. Essa situação leva ao processamento inadequado das aferências e interfere negativamente no mecanismo de adaptação, clareamento mental, controle emocional.[11]

A neuroplasticidade pode ser do tipo "funcional" e aqui depende de dois processos: aprendizado e memória. Durante esses processos, ocorrem mudanças permanentes na eficiência sináptica entre neurônios por ajustes estruturais ou bioquímicos do ambiente intracelular. As modificações nas conexões neurais preexistentes são consequência das respostas e das alterações que ocorreram na entrada do estímulo (aferência) ou na demanda (eferência).[12]

Exposto a diversos estímulos e vivências, o SNC está em constante aperfeiçoamento. A neuroplasticidade pode levar a diferentes impactos: um efeito benéfico (plasticidade adaptativa) ou maus resultados frente às tarefas e experiências sensoriais nocivas (desadaptativo). Assim, é fundamental a compreensão desses mecanismos implicados na percepção do zumbido para viabilizar a elaboração de procedimentos que utilizem a plasticidade neuronal a favor da melhora dos sintomas (e não contra).[9]

Desta forma, as causas que levam ao zumbido podem ocorrer em qualquer topografia, desde o canal auditivo até o córtex auditivo. Graças aos estudos sobre neuroplasticidade, acredita-se que a deaferentação coclear funcione como o gatilho para o zumbido, enquanto que as alterações subsequentes no SNC são consideradas como responsáveis pela manutenção do sintoma.[13]

Capacidade de Seleção de Estímulos

Apesar das propriedades e complexidade do SNC, o cérebro é incapaz de processar várias tarefas conscientes ao mesmo tempo. Uma infinita quantidade de estímulos sensoriais chega ao corpo a todo momento. Estas informações são avaliadas, classificadas, e boa parte delas é descartada. O sistema leva em consideração não só a intensidade, mas principalmente o significado.

A região subcortical funciona como um verdadeiro filtro. Cada informação que alcança esta região será analisada e qualificada segundo sua importância. Os estímulos relevantes seguirão para o córtex cerebral, onde serão percebidos conscientemente. Os irrelevantes serão descartados sem que tomemos conhecimento. Um exemplo interessante é de uma mãe que dorme tranquilamente em uma noite chuvosa e ruidosa. O som da chuva forte não a acorda. Entretanto, quando o seu bebê suspira, tal som será capaz de acordá-la. Portanto, nota-se que o significado do estímulo sonoro é um fator determinante na reação do indivíduo (e não apenas suas características psicoacústicas).

O significado dado a um determinado estímulo externo é decorrente das experiências prévias e envolve um processo de aprendizagem e memória.

Eric Kandel, em 2000, descreveu três (3) formas de aprendizagem após observação comportamental da Aplysia (invertebrado marinho com sistema nervoso simples). Todas envolvem também operações de memória.

Habituação

A diminuição da reação a um estímulo repetitivo e inócuo ocorre devido a um fenômeno de plasticidade do SNC denominado **habituação**. É considerada a forma mais simples de aprendizado. O processo de habituação a um determinado estímulo sonoro ocorre quando este som é neutro, ou seja, quando não gera associações emocionais negativas para o indivíduo.

Com base neste tipo de aprendizagem, a utilização de sons neutros na TRT tem o objetivo de promover a diminuição das reações (emocionais ou autonômicas) frente ao estímulo do zumbido. Assim, gradativamente, possibilita a redução da percepção do sintoma (habituação da percepção) (Fig. 2-2).

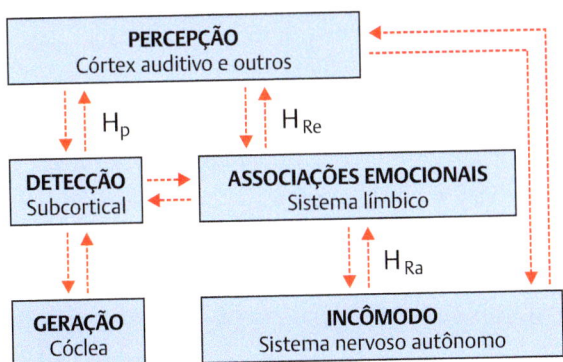

Fig. 2-2. O modelo clássico de Jastreboff após TRT (*Tinnitus Retraining Therapy*) que demonstra o cenário após a habituação. Inicialmente ocorre a habituação da reação às emoções (HRe) e do sistem nervoso autônomo (HRa: Habituação da reação autonômica) e, na sequência, habituação da percepção do zumbido (HP).

Sensibilização

Quando o estímulo é forte ou nocivo, pode desencadear o fenômeno da **sensibilização**, ou seja, se a experiência inicial for ruim, observaremos um aumento na resposta àquele estímulo, mesmo que sua intensidade seja menor desta vez.[14]

Suponha um paciente cujo zumbido causa grande incômodo e muitas repercussões em suas atividades: no dia seguinte, ao perceber a presença do sintoma, mesmo em intensidade menor, é possível que "aprenda" a reagir cada vez mais, incomodar-se cada vez mais. Tudo depende de suas vivências, em especial se não houver orientação adequada. Entendemos, portanto, a importância da desmistificação e orientação para o tratamento e boa evolução do quadro.

Condicionamento Clássico

Ao aplicarmos um estímulo forte imediatamente após um estímulo neutro, observaremos uma reação. Se repetirmos este procedimento várias vezes, notamos que a aplicação isolada do estímulo neutro provocará a mesma reação vista com o estímulo forte (reflexo condicionado). Este é o **condicionamento clássico** – uma forma de **aprendizagem associativa** (pois envolve mais de um estímulo).

Um exemplo é sermos expostos a um som neutro suficientemente intenso a ponto de nos causar dor. Estes estímulos serão seguidos de uma resposta reflexa de afastamento e desconforto. Ao repetirmos este processo diversas vezes, é possível que o som, antes neutro, mesmo em uma intensidade menor passe a nos causar o mesmo desconforto (como se o corpo ficasse alerta, à espera do som mais intenso).

A habituação e a sensibilização são formas de **aprendizagem não associativa**. Neste tipo de aprendizagem, está em questão apenas um único estímulo que perde ou ganha eficácia.

Observamos, do ponto de vista clínico, que para parte dos indivíduos, o zumbido é percebido esporadicamente e possui um significado neutro. Desta maneira, estes são os indivíduos com condições favoráveis para que o processo de habituação ocorra de forma espontânea, naturalmente.

Entretanto, naqueles casos em que o zumbido está associado a situações gatilho cujo significado seja negativo, como transtorno de estresse pós-trauma, medo, irritabilidade, compulsão, obsessão, aversão, perigo, raiva, descontrole e incapacidade, o sistema límbico é ativado e, como consequência, os sistemas nervoso autônomo* e endócrino**. O sistema límbico controla a atividade elétrica cerebral, o armazenamento e a evocação da memória, os estados emocionais e a motivação. Assim, o processo de habituação é dificultado, e o sintoma passa a ser percebido continuamente, com suas diversas repercussões no cotidiano do paciente e em sua qualidade de vida.

PAPEL DO TRONCO CEREBRAL

O tronco cerebral inclui bulbo, ponte e mesencéfalo e possui diversos núcleos auditivos e não auditivos que recebem aferências diretas e indiretas do VIII nervo e de outros

---

* Durante as reações de defesa aos estímulos aversivos, a ativação do sistema nervoso autônomo leva ao aumento de pressão arterial, aumento de frequências cardíaca e respiratória, sudorese, por exemplo.
** No sistema endócrino, podemos observar a liberação de adrenalina, hormônio adrenocorticotrófico entre outros.

pares cranianos. Além dos núcleos do trigêmeo, solitário, vestibular, cuneiforme e grácil, estão localizados no tronco cerebral o núcleo do sistema ativador reticular ascendente (responsável pela ativação cortical e vigília), *locus coeruleus* (envolvido na liberação de noradrenalina, excitação e vigília), núcleo pedunculopontino tegmentar (ligado à atenção e processamentos motor e emocional), núcleos da rafe (secreção de serotonina, humor) e núcleos que controlam funções autonômicas. Supõe-se que vários destes núcleos participem do mecanismo de geração e modulação do zumbido.

A percepção do zumbido foi associada à participação das regiões subcorticais e do córtex por diversos autores. Com frequência, as respostas cognitivas e reações emocionais ao zumbido são atribuídas à ação do córtex e da percepção consciente.[15,16] Entretanto, embora o córtex desempenhe múltiplas funções no zumbido, acredita-se que o tronco cerebral também exerça papel importante na elaboração de reações emocionais e no direcionamento da atenção. Um exemplo é o colículo inferior, localizado no mesencéfalo, que encaminha estímulos auditivos ascendentes ao núcleo geniculado medial (no tálamo) e córtex temporal, mas também distingue os estímulos auditivos aversivos/ameaçadores dos normais (núcleo central), e influencia respostas comportamentais. Uma vez identificado como nocivo, o estímulo sonoro é encaminhado ao tálamo e amígdala*, e gera respostas típicas de defesa.

As vias não auditivas do tronco cerebral interagem direta ou indiretamente com vias auditivas e influenciam a maneira como os sinais geradores de zumbido afetam o estado emocional e cognitivo do paciente.[17] Por outro lado, a contribuição na modulação do zumbido por distúrbios não auditivos (p. ex., ansiedade e insônia) ainda merece estudos.

As modulações do zumbido relacionadas às disfunções somáticas estão descritas e são frequentemente atribuídas à neuroplasticidade da região cortical, cujo gatilho pode advir de alteração no tronco cerebral.[18]

Além dessa participação do tronco cerebral na geração do zumbido e nas reações emocionais e cognitivas, é possível que o sintoma esteja também relacionado às alterações desadaptativas que acabam por resultar na persistência e elevado incômodo ao mesmo.

Atenção Auditiva

Não é raro que pacientes com queixa de zumbido persistente relatem que este sintoma não os incomoda ou incomoda menos durante o momento em que estão atentos em suas atividades diárias. A atenção tem sido relacionada como um fator que influencia o aparecimento e a modulação do zumbido.

O modelo cortical de zumbido, sugerido por Roberts, Husain e Eggermont, em 2013, propõe a influência da atenção auditiva na geração e modulação da percepção do zumbido. Observou-se que alterações nas vias neurais relacionadas à atenção ocorrem em indivíduos com zumbido.[19]

Searchfield, Morrison-Low e Wise propuseram um modelo que inclui a atenção, a análise da cena auditiva e outras vias cognitivas. Segundo o modelo, a atividade neuronal aberrante associada ao zumbido seria o resultado da integração anormal das aferências auditivas na região subcortical, que levaria à percepção consciente.[20]

---

* Amígdala (ou complexo amigdaloide) está localizada no lobo temporal e funciona como um disparador de toda experiência emocional ao receber projeções dos sistemas sensoriais e conectar-se com hipotálamo.

Cada vez mais se considera a possibilidade de essas vias não auditivas (emoção e atenção) contribuírem para a percepção do zumbido. Muitos destes modelos propostos procuram esclarecer a forma que os estímulos geradores de zumbido afetam os estados cognitivos e emocionais e vice-versa.

Assim, percebe-se que o sistema auditivo, isoladamente, tem papel restrito nos casos de zumbidos clinicamente significativos. Todo o quadro de incômodo e redução na qualidade de vida dos pacientes decorre da ativação inadequada do sistema límbico, sistema nervoso autônomo e de outras estruturas não auditivas.

O conhecimento dos modelos neurofisiológicos e das possíveis conexões intermodais das vias auditivas e não auditivas fornece ferramentas adicionais que auxiliam na elaboração de protocolos de tratamento (medicamentosos e não medicamentosos) do paciente com zumbido e buscam bem-estar e maior eficácia terapêutica.

REFERÊNCIAS BIBLIOGRÁFICAS

1. Cacace AT. Expanding the biological basis of tinnitus: cross modal origins and the role of neuroplasticity. Hear Res. 2003;175(1-2):112-32.
2. Kaltenbach JA, Zhang J, Zacharek MA. Neural correlates of tinnitus. In: Snow JB. (Ed.). Tinnitus: Theory and Management. London: BC Decker Inc. 2004. p. 141-61.
3. Tonndorf J. Stereociliary dysfunction: a case of sensory hearing loss, recruitment, poor speech discrimination and tinnitus. Acta Otolaryngol. 1981;91:469-79.
4. Tyler R S. Neurophysiological models, psychological models, and treatments for tinnitus. In: Tyler RS. (Ed.). Tinnitus Treatment: Clinical Protocols. New York: Thieme. 2006. p. 1-22.
5. Eggermont JJ, Roberts LE. The neuroscience of tinnitus. Trends Neurosci. 2004;27:676-82.
6. Hazell JWP. Tinnitus masking therapy. In: Hazell JWP. (Ed.). Tinnitus. London: Churchill Livingston. 1987. p. 96-117.
7. Theodoroff SM, Kaltenbach JA. The Role of the Brainstem in Generating and Modulating Tinnitus. Am J Audiol. 2019;28(1S):225-38.
8. Jastreboff PJ. Phantom auditory perception (tinnitus): mechanisms of generation and perception. Neurosci Res. 1990;8:221-54.
9. Sharma N, Classen J, Cohen LG. Neural plasticity and its contribution to functional recovery. Handb Clin Neurol. 2013;110:3-12.
10. Wu Z, Xiao L, Wang H, Wang G. Neurogenic hypothesis of positive psychology in stress-induced depression: Adult hippocampal neurogenesis, neuroinflammation, and stress resilience. Int Immunopharmacol. 2021;97:107653.
11. Langguth B, Landgrebe M, Kleinjung T, et al. Tinnitus and depression. The World Journal of Biological Psychiatry. 2011;12(7):489-500.
12. Pascual-Leone A, Amedi A, Fregni F, Merabet LB. The plastic human brain cortex. Annual Review of Neuroscience. 2005;28(1):377-401.
13. Wang K, Tang D, Ma J, Sun S. Auditory Neural Plasticity in Tinnitus Mechanisms and Management. Neural Plasticity. 2020:1-17.
14. Peeke HVS, Petrinovich L. Approaches, constructs, and terminology for the study of response change in the intact organism. In: Peeke HVS, Petrinovich L. (Eds.). Habituation, sensitization, and behavior. Montreal, Canada: Academic Press. 1984. p. 1-14.
15. Eggermont JJ. Can animal models contribute to understanding tinnitus heterogeneity in humans? Frontiers in Aging Neuroscience. 2016;8:265.
16. Elgoyhen AB, Langguth B, De Ridder D, Vanneste S. Tinnitus: Perspectives from human neuroimaging. Nature Reviews Neuroscience. 2015;(10):632-42.
17. Shore SE, Roberts LE, Langguth B. Maladaptive plasticity in tinnitus—Triggers, mechanisms and treatment. Nature Reviews Neurology. 2016;12(3):150-60.
18. Sanchez TG, Rocha CB. Diagnosis and management of somatosensory tinnitus: Review article. Clinics. 2011;66(6):1089-94.

CLASSIFICAÇÃO

CAPÍTULO 3

Ektor Tsuneo Onishi

INTRODUÇÃO

A anamnese do paciente com zumbido costuma ser demorada, trabalhosa e requer que o profissional colha várias informações. A organização desses dados de modo a classificar o zumbido pode auxiliar não apenas na melhor descrição do sintoma, mas também na definição da propedêutica e roteiro de investigação.

Inúmeras classificações já foram propostas por vários autores com a intenção de desenvolver instrumentos capazes de organizar dados, padronizar a nomenclatura e possibilitar a comparação de resultados de tratamentos e ensaios clínicos.[1,2]

Por muito tempo a caracterização do tipo de zumbido foi considerada como um meio de classificar e em alguns casos sugerir a etiologia e até mesmo seu prognóstico. A análise das características psicoacústicas do zumbido (intensidade, frequência) inicialmente não se mostrou útil nesse sentido. Mais recentemente foi demonstrado que pacientes com zumbido do tipo ruído (chiado) pontuaram mais alto na Escala Visual Analógica mesmo com menor *loudness* (intensidade) na acufenometria em comparação aos pacientes com zumbido em tom puro.[3] É possível que o aprofundamento desses achados possam revelar outros detalhes e aplicabilidades clínicas em novas pesquisas.

TIPOS DE CLASSIFICAÇÃO

Alguns termos que até podem ser utilizados como classificações são úteis para o entendimento e serão apresentados a seguir.[4-6]

Classificação quanto à Duração da Queixa

- *Zumbido agudo*: início do sintoma há menos de 6 meses;
- *Zumbido crônico*: sintoma há 6 meses ou mais (alguns estudos adotam 3 meses como tempo para definição de cronicidade).

Classificação quanto à Percepção do Som

- *Zumbido subjetivo*: só percebido pelo paciente;
- *Zumbido objetivo*: pode ser percebido também pelo examinador;
- *Zumbido pulsátil ou rítmico*: constitui uma das características mais importantes e que deve ser questionada logo no início da anamnese, pois determinará o raciocínio clínico, propedêutica e exames subsidiários que deverão ser direcionados à identificação da causa conforme Figura 3-1. A definição da sincronicidade com os batimentos cardíacos sugere

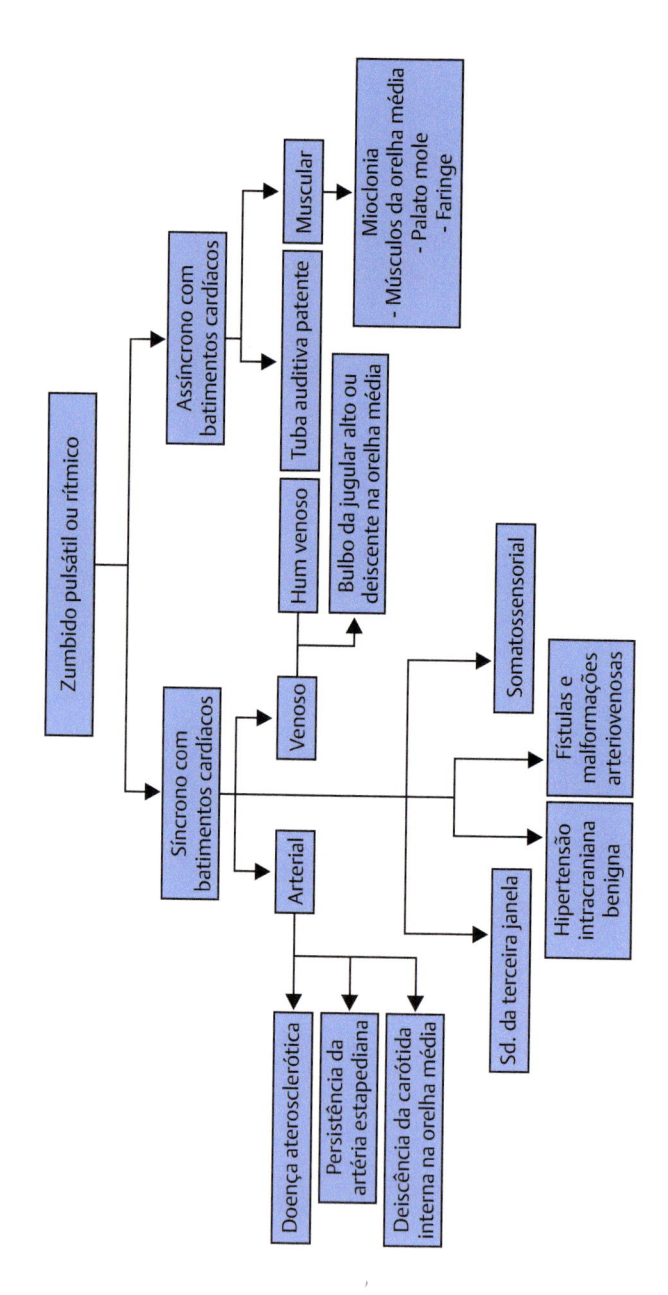

```
Zumbido pulsátil ou rítmico
├── Sincrono com batimentos cardíacos
│   ├── Venoso
│   │   ├── Hum venoso
│   │   └── Bulbo da jugular alto ou deiscente na orelha média
│   └── Arterial
│       ├── Doença aterosclerótica
│       ├── Persistência da artéria estapediana
│       ├── Deiscência da carótida interna na orelha média
│       ├── Sd. da terceira janela
│       ├── Fístulas e malformações arteriovenosas
│       └── Hipertensão intracraniana benigna
└── Assíncrono com batimentos cardíacos
    ├── Muscular
    │   ├── Tuba auditiva patente
    │   └── Mioclonia
    │       - Músculos da orelha média
    │       - Palato mole
    │       - Faringe
    └── Somatossensorial
```

Fig. 3-1. Fluxograma de diagnóstico do zumbido pulsátil ou rítmico.

zumbido de origem vascular. Por outro lado, zumbidos de ritmos irregular e inconstantes, intermitentes, não contínuos, ocasionais sugerem origem muscular (mioclonias); a associação à respiração nasal, movimentos de inspiração e expiração sugerem relação com a tuba auditiva (patente).

Classificação quanto à Topografia da Geração

Uma das classificações mais conhecidas, didáticas e ainda bastante utilizadas devido à sua simplicidade divide o zumbido em dois tipos, segundo a topografia da geração: periótico (ou para-auditivo) e neurossensorial (Quadro 3-1):[7]

- *Zumbido periótico*: gerado nas estruturas ao redor do sistema auditivo. Pode ser de origem muscular, vascular ou da tuba auditiva;
- *Zumbido neurossensorial*: gerado em qualquer parte da cóclea, nervo auditivo ou do sistema nervoso central.

Quadro 3-1. Zumbidos Periótico e Neurossensorial

Zumbido Periótico

- Muscular: mioclonias
  • Tensor do tímpano
  • Estapédio
  • Palato mole
  • Faringe
- Vascular
  • Arterial
  • Venoso
  • Tumores vasculares
  • Fístulas e malformações arteriovenosas
- Tuba auditiva patente (ou patulosa)

Zumbido Neurossensorial

- Disfunções da orelha interna
  • Células ciliadas
  • Cóclea
  • Mecanismo de transdução
- Nervo auditivo
  • Hiperatividade ou mecanismo de *cross-talk*
  • Tumores
- Sistema Nervoso Central
  • Doenças desmielinizantes

Classificação quanto à Etiologia

À medida que o conhecimento sobre mecanismos fisiopatológicos progrediu, novas classificações foram surgindo de modo a contemplar novas causas.

O *guideline* da Academia Americana de Otorrinolaringologia (AAO-HNS)[4] propôs uma classificação simples e ao mesmo tempo abrangente que tem sido utilizada inclusive no Brasil[8] e se divide em zumbidos primário e secundário (Quadro 3-2):

- *Zumbido primário*: engloba os zumbidos sem causa determinada (idiopáticos), com ou sem perda auditiva associada;
- *Zumbido secundário*: reúne zumbidos com causas determinadas, exceto a perda auditiva, que podem estar relacionadas ao sistema auditivo (doença de Ménière, otosclerose, alterações da orelha média, disfunções da tuba auditiva, tumores do ângulo pontocerebelar) ou não (origem muscular, vascular, outras doenças do sistema nervoso central).

Quadro 3-2. Zumbidos Primário e Secundário

Zumbido primário
Idiopático, associado ou não à perda auditiva

Zumbido secundário
- Alterações da orelha externa: cerume, corpos estranhos etc.
- Alterações da orelha média: perfuração da membrana timpânica, otosclerose, disfunção da tuba auditiva
- Alterações da orelha interna: doença de Ménière,
- Tumores do ângulo ponto cerebelar, doenças desmielinizantes do sistema nervoso central
- Vascular
- Muscular

DIVISÃO POR SUBGRUPOS

Independente da classificação escolhida, a seguir apresentaremos as características de alguns grupos e aspectos da semiologia, etiopatogenia e quadro clínico para melhor entendimento do mecanismo de geração do zumbido.

Zumbido Neurossensorial

A princípio, qualquer alteração das delicadas estruturas da orelha interna é capaz de afetar a transdução mecanoelétrica ou o potencial endococlear e levar a distúrbios que podem ser interpretados como zumbido. A principal causa de zumbido neurossensorial é a perda auditiva, mas pacientes com limiares auditivos normais à audiometria tonal convencional também podem apresentá-lo. Parte destes pacientes pode ter alterações em exames mais sensíveis, como as emissões otoacústicas, indicando disfunção coclear inicial ou alteração do mecanismo de controle do sistema eferente inibitório.[9,10] Apesar de não haver padronização dos critérios de normalidade, a audiometria de altas frequências auxilia na monitorização e acompanhamento da ototoxicidade, surdez súbita e zumbidos unilaterais.

A tendência atual é de considerar apenas os pacientes com zumbido idiopático, com perda auditiva ou não, como portadores de zumbido primário.[4]

Zumbido Muscular

As contrações rítmicas e involuntárias de músculos da orelha média (tensor do tímpano ou estapédio), do palato mole ou da faringe mobilizam e são transmitidas pela cadeia ossicular, gerando sons que se assemelham ao "bater de asas de insetos". Muitas vezes a preocupação em ter um corpo estranho animado no conduto auditivo leva o paciente ao pronto atendimento. A mioclonia geralmente surge ou está associada a períodos de estresse e chega inclusive a causar estalidos que podem ser ouvidos pelo examinador, constituindo o denominado zumbido objetivo. As contrações do palato mole e faringe podem ser observadas à oroscopia, mas, em alguns casos, a realização da nasofibroscopia talvez seja necessária, pois há a possibilidade de os movimentos serem abolidos/inibidos com a abertura da boca, dificultando seu diagnóstico. Quando apresenta características de *flutter* timpânico associadas à queixa de plenitude aural, otalgia, cefaleia, deve-se aventar a possibilidade de síndrome tônica do tensor do tímpano.[11]

Zumbido Vascular

A característica principal é ser pulsátil e síncrono com o batimento cardíaco e variar com as alterações da frequência cardíaca. Caso o paciente tenha dúvidas da sincronicidade, é possível levá-lo a um local silencioso ou pedir para que reproduza o ritmo, enquanto o examinador compara a seu pulso periférico.

Ainda fazem parte da propedêutica do zumbido pulsátil vascular:

- Palpação cervical com pesquisa de frêmitos e variações da percepção da intensidade do zumbido pelo paciente à compressão cervical na altura dos grandes vasos (anteriormente ao músculo esternoclidomastóideo). A redução ou abolição do zumbido pode sugerir causa venosa;
- Ausculta da região cervical e outros pontos da cabeça próximos ao processo mastóideo em busca de sopros.

O zumbido vascular requer investigação com exames de imagem, como ultrassonografia com Doppler de carótidas e vertebrais, tomografia computadorizada de alta resolução, ressonância magnética e angiorressonância. Pode ser de origem citada a seguir.

Arterial

- Doença aterosclerótica da artéria carótida interna com alteração da luz arterial e mudança do fluxo endovascular de laminar para turbulento com geração de som. A íntima relação entre a carótida interna e a cóclea na orelha média pode ser um fator facilitador da transmissão e percepção do som;
- Variações anatômicas de posicionamento ou deiscência da carótida interna na orelha média;
- Persistência da artéria estapediana que não regride no período embrionário e seu posicionamento entre as crura do estribo transmite o som gerado pela passagem do sangue diretamente na platina e janela oval.

Venosa

- Bulbo da jugular interno alto;
- Deiscência da jugular interna na orelha média;

- "Hum" venoso: ocorre por conta da compressão da veia jugular pelo processo lateral da segunda vértebra cervical (C2). A relação entre essas estruturas durante o movimento de rotação da cabeça muda a intensidade do zumbido, diminuindo quando o paciente roda sua cabeça para o mesmo lado do zumbido (diminuindo a compressão da jugular pelo processo lateral de C2) e aumentando com a rotação para o lado contralateral ao zumbido. Trata-se de diagnóstico de exclusão.

Tumores, Fístulas e Malformações

- Paraganglioma timpânico ou jugulotimpânico;
- Fístulas arteriovenosas;
- Malformações arteriovenosas.

Zumbido Somatossensorial

Alguns pacientes com zumbido somatossensorial podem apresentar zumbido pulsátil síncrono com o batimento cardíaco. O mecanismo ainda é controverso e pode estar relacionado à ativação da via auditiva central ou na falha do sistema nervoso central em suprimir os sons gerados pelo sistema cardiovascular.[12,13] O diagnóstico e o tratamento do zumbido somatossensorial necessitam de avaliação especializada multiprofissional e serão tratados com mais detalhes em outro capítulo.

Zumbido por Tuba Auditiva Patente (ou Patulosa)

A perda do tecido de sustentação que envolve a tuba auditiva (após perda de peso por dietas drásticas, cirurgias bariátricas, doenças consumptivas) pode fazer com que ela fique permanentemente aberta, comunicando a fenda timpânica com a nasofaringe. O ar que passa a cada movimento respiratório provoca o movimento de abaulamento e retração da membrana timpânica e pode ser percebido pelo paciente e observado à otoscopia.[14,15]

CONCLUSÃO

Consideramos a classificação do zumbido uma medida para padronização da nomenclatura que torna possível a comparação e compartilhamento de resultados e tratamentos. Também é importante instrumento didático que permite o raciocínio clínico para determinação das possíveis causas do zumbido.

A grande diversidade de fatores etiológicos torna imprescindível a colaboração e participação de diversos profissionais da área de saúde (otorrinolaringologista, fonoaudiólogo, fisioterapeuta, dentista, neurologista, radiologista) para que trabalhem sinergicamente numa abordagem interdisciplinar para definição diagnóstica mais precisa e melhor assistência ao paciente com zumbido.

REFERÊNCIAS BIBLIOGRÁFICAS

1. Heller AJ. Classification and epidemiology of tinnitus. Vol. 36. Otolaryngologic Clinics of North America. 2003. p. 239-48.
2. Nodar RH. Tinnitus reclassified: New oil in an old lamp. Otolaryngol – Head Neck Surg. 1996;114:582-5.
3. Suzuki FAB, Suzuki FA, Onishi ET, Penido NO. Psychoacoustic classification of persistent tinnitus. Braz J Otorhinolaryngol. 2018;84:583-90.
4. Tunkel DE, Bauer CA, Sun GH, et al. Clinical Practice Guideline: Tinnitus. Otolaryngol -- Head Neck Surg. 2014;151:S1-40.

5. Shulman A, Goldstein B. Principles of tinnitology: Tinnitus diagnosis and treatment a tinnitus-targeted therapy. Int Tinnitus J. 2010;16:73-85.
6. Paula Erika Alves F, Cunha F, Onishi E T, et al. Tinnitus Handicap Inventory: cross-cultural adaptation to Brazilian Portuguese | Tinnitus handicap inventory: adaptação cultural para o Português Brasileiro. Pro Fono. 2005;17:303-10.
7. Fukuda Y. Zumbido: diagnóstico e tratamento. Rev Bras Med. 1997;4:39-43.
8. Onishi ET, Coelho CCB, Oiticica J, et al. Tinnitus and sound intolerance: evidence and experience of a Brazilian group. Braz J Otorhinolaryngol. 2018;84:135-49.
9. Onishi ET, Fukuda Y, Suzuki FA. Distortion product otoacoustic emissions in tinnitus patients. Int Tinnitus J. 2004;10:13-6.
10. Fávero ML, Sanchez TG, Bento RF, Nascimento AF. Contralateral suppression of otoacoustic emission in patients with tinnitus. Braz J Otorhinolaryngol. 2006;72:223-6.
11. Westcott M, Sanchez TG, Diges I, et al. Tonic tensor tympani syndrome in tinnitus and hyperacusis patients: a multi-clinic prevalence study. Noise Health. 2013;15:117-28.
12. Levine RA. Somatosensory Pulsatile Tinnitus Syndrome (SSPT) Revisited. Int Tinnitus J. 2021;25:39-45.
13. Levine RA, Nam EC, Melcher J. Somatosensory Pulsatile Tinnitus Syndrome: Somatic Testing Identifies a Pulsatile Tinnitus Subtype That Implicates the Somatosensory System. Trends Amplif. 2008;12:242-53.
14. Ikeda R, Kikuchi T, Oshima H, Kobayashi T. Management of Patulous Eustachian Tube. JMA J. 2020;3:101-8.
15. Ikeda R, Kikuchi T, Oshima H, Kobayashi T. Diagnosis of the Patulous Eustachian Tube. Ear, Nose Throat J. 2020;1-7.

EPIDEMIOLOGIA DO ZUMBIDO

Roseli Bittar
Jeanne Oiticica

INTRODUÇÃO

Entender a prevalência do zumbido é crucial quando o objetivo é traçar estratégias para abordagem, tratamento e prevenção do sintoma do ponto de vista populacional. A identificação de fatores de risco é utilizada na elaboração de hipóteses fisiopatológicas, bem como no desenvolvimento de novos tratamentos para o sintoma. Metrópoles apresentam alto nível de ruído e maiores níveis de ansiedade da população e, portanto, devem apresentar maior incidência de pessoas com zumbido quando comparadas a zonas rurais e com baixa densidade populacional. As características populacionais apresentam importância fundamental, pois o aumento de longevidade, doenças crônicas, a utilização cada vez maior de dispositivos musicais individuais e exposição ao ruído ambiental favorecem o aumento da prevalência do zumbido no futuro. Com base nessas informações, as autoridades de saúde podem implantar e monitorar programas de prevenção e políticas públicas que previnam o aumento de sua incidência.

PREVALÊNCIA

Uma ampla revisão sistemática de 875 artigos, abordando a prevalência e severidade do zumbido, foi publicada por McCormack *et al.*, em 2016. Os autores relataram dados, em sua maioria, não só do continente Europeu, mas também das Américas, Pacífico, Ásia e África.[1] A prevalência encontrada do zumbido foi ampla e variou de 5,1% a 42,7%. Como a definição do zumbido variou nos diversos estudos, os autores reduziram a amostra para os dados de prevalência em artigos que usaram a mesma definição, que então ficou entre 11,9% a 30,3%. Já incômodo do zumbido com repercussão na qualidade de vida variou de 3% a 30,9%. De modo geral os estudos concordam que há crescimento exponencial do sintoma com o avançar da idade, e uma prevalência maior no gênero masculino em relação ao feminino.[1]

INCIDÊNCIA

Para avaliar a incidência do zumbido, um amplo estudo avaliou a população adulta regularmente assistida nos ambulatórios de clínica geral do Reino Unido entre 2000 e 2016. Foram identificados 109.783 novos casos de zumbido durante esse período.[2] A idade média dos indivíduos por ocasião do diagnóstico foi de 54,7 anos, e 2/3 dos casos tinham entre 40 e 69 anos de idade. A incidência calculada de zumbido foi de 24,3 por 10.000 habitantes por ano. No mesmo estudo, foi documentado crescimento substancial do sintoma com o passar dos anos, que saltou de 18,3 para 34,2 por 10.000 ao final do acompanhamento. Os autores atribuem esse crescimento ao aumento da exposição a sons, em especial o uso de dispositivos eletrônicos pessoais por adolescentes e adultos jovens. Nos idosos, o aumento na expectativa de vida, as expectativas de saúde mais exigentes e a maior consciência dos sintomas ao longo do tempo parecem ser os fatores de risco associados.

Ainda no Reino Unido, em outro estudo observacional por 10 anos, foram acompanhados cidadãos com menos de 85 anos e risco de desenvolvimento de zumbido clinicamente significativo.[3] A incidência média de zumbido foi de 5,4 casos novos por 10.000 habitantes/ano. A taxa aumenta com o avançar da idade e apresenta pico (11,4 por 10.000) entre aqueles com 60 a 69 anos. A incidência sofreu oscilação com o passar do tempo: em 2002 era 4,5 por 10.000 e pulou para 6,6 por 10.000, em 2011. Os achados demonstram que existem fatores que devem influenciar diretamente o aumento da incidência do zumbido na população com o passar do tempo.

Tendo em vista os estudos anteriores, podemos dizer que a incidência do sintoma aumenta de acordo com idade e fatores ambientais, como a exposição a ruídos e a presença de comorbidades. Indivíduos portadores de insônia, ansiedade e depressão apresentaram maior risco de desenvolver zumbido com o passar do tempo. O risco também se mostrou aumentado para os portadores da síndrome do intestino irritável e fibromialgia.[2] No mesmo estudo, não foi possível determinar relação entre zumbido e fatores, como obesidade, tabagismo e alcoolismo, apesar de a literatura atribuir o maior risco de zumbido à presença desses mesmos fatores.

Como era esperado, as doenças vestibulares e da orelha foram comorbidades positivamente associadas a um maior risco de desenvolver zumbido.[2] A maior associação ocorreu com a disacusia sensorioneural, seguida da neurite vestibular aguda, otite média, labirintite, perda auditiva condutiva, VPPB, cerume, otite externa. As doenças de cabeça e pescoço também apresentaram correlação significaiva com o risco de desenvolver zumbido, cefaleia tensional, concussão cefálica, distúrbios da ATM, *whiplash* ou lesão do tipo chicote, cervicalgia, migrânea, disfunção de nervo craniano (Fig. 4-1).

Diagnóstico	Odds ratio
Depressão	1,31
Ansiedade	1,39
Insônia	1,45
Fibromialgia	1,54
Síndrome do intestino irritável	1,56
Disfunção de nervo craniano	4,33
Migrânea	4,38
Cervicalgia	5,04
Wiplash (lesão tipo chicote)	5,39
Disfunção de ATM	6,63
Concussão cefálica	8,45
Otite externa	9,87
Cerumen	11,56
Cefaleia tensional	11,71
VPPB	12,94
Disacusia condutiva	19,51
Labirintite	20,19
Otite média	22,82
Neurite vestibular	34,14
Disacusia neurossensorial	161,7

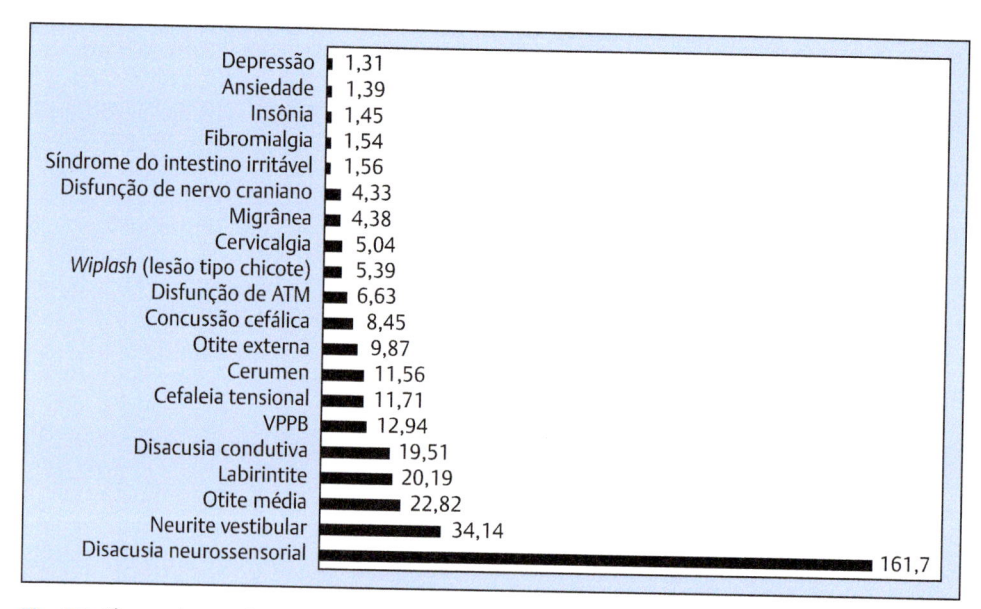

Fig. 4-1. Chance de associação (*odds ratio*) dos diagnósticos e o zumbido[2] (OR significante > 1).

EVOLUÇÃO

Uma extensa amostra de 168.348 sujeitos entre 40 e 69 anos, em estudo retrospectivo no Reino Unido, avaliou as mudanças referidas por portadores de zumbido ao longo de 4 anos.[4] Na referida amostra a predisposição ao zumbido foi maior no gênero masculino. Entretanto o gênero feminino está associado ao maior risco de incômodo severo do zumbido. Durante o acompanhamento, 18,3% dos pacientes evoluíram para cura. Dentre aqueles que persistiram com o sintoma após os 4 anos de acompanhamento, 9% referiram atenuação do sintoma, 9% perceberam piora, e os restantes 81,8% não observaram mudança na percepção. A perda auditiva foi um dos fatores associados ao incômodo do zumbido; à menor chance de resolução/melhora do zumbido ao longo dos 4 anos; e à probabilidade reduzida de o zumbido se tornar menos incômodo com o passar do tempo. Já o uso de medicamentos ototóxicos, diretamente associados à prevalência, incômodo e severidade do zumbido, não apresentou correlação com sua incidência ou variação do incômodo ao longo do tempo.

INCÔMODO DO SINTOMA

Como documentado, a prevalência do zumbido aumenta com a idade, e o incômodo de sua presença também parece se acentuar com a idade.[5] O zumbido tende a ser mais severo quanto mais longa for a sua duração.[6] É sabido de longa data que o zumbido apresenta íntima associação ao estresse e disfunções do eixo adrenal-pituitária-hipotálamo. Níveis muito elevados de estresse em portadores de zumbido estão associados ao pico de hormônios, como noroepinefrina e serotonina. A prevalência de transtornos de ansiedade afeta cerca de 45% dos portadores de zumbido, e a taxa de tentativa de suicídio associada ao sintoma chega a 7,2% nos casos severos.

Um estudo populacional de campo, realizado com 2.000 habitantes por meio de entrevistas em domicílio no município de São Paulo – SP, englobou todos os setores censitários e de todas as regiões da cidade.[7] Com o apoio financeiro da FAPESP e realizado por empresa especializada em pesquisas de campo, detectou-se que 22% da população da cidade apresenta zumbido. A prevalência foi maior no sexo feminino, prevalência essa que triplica entre idosos com mais de 65 anos (Fig. 4-2). Em 68% dos sujeitos, o zumbido foi caracterizado como intermitente, e seu incômodo ocorreu em 64% dos casos. O zumbido interfere nas atividades diárias em 18% dos indivíduos que referem o sintoma. O grau de incômodo mensurado pela escala visual analógica mostrou que o zumbido é moderado com escore médio de 6,3 (Fig. 4-3).

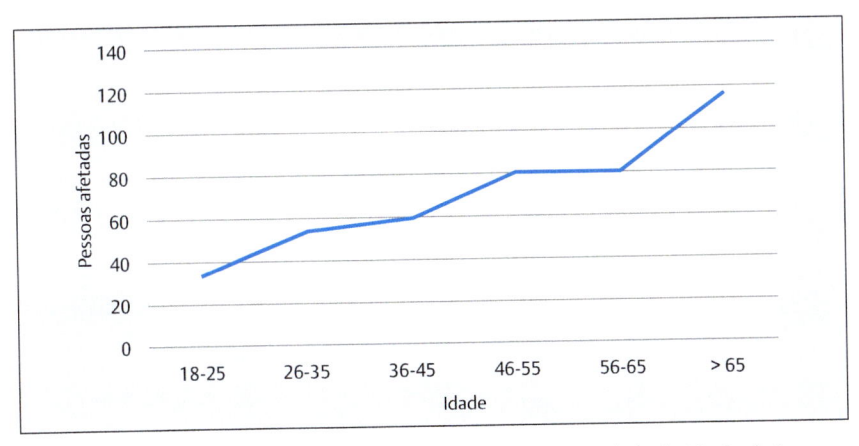

Fig. 4-2. Prevalência do zumbido em número de sujeitos por idade na cidade de São Paulo.[7]

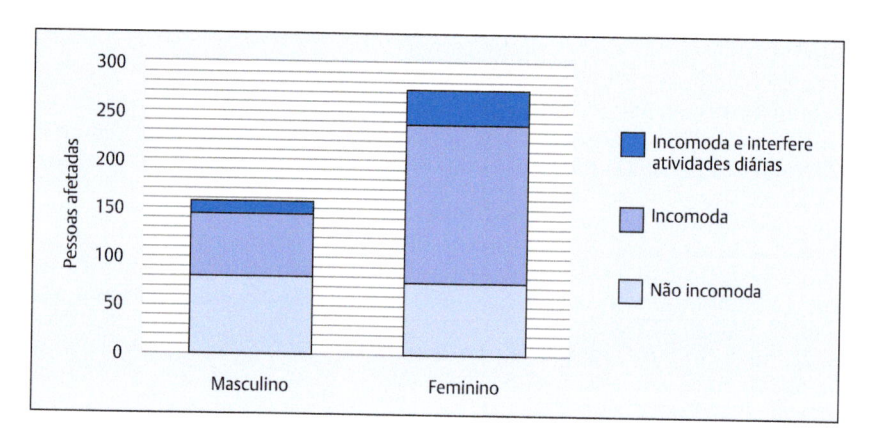

Fig. 4-3. Prevalência do incômodo do zumbido em número de sujeitos por gênero na cidade de São Paulo.[7]

Em nossa população observamos que o incômodo do zumbido é significativamente maior em mulheres – 73%, do que em homens – 50%[7] (Fig. 4-3). A hipótese sugerida atribui esse incômodo à variação hormonal no sexo feminino, gatilhos esses não vivenciados pelos homens. Essa ideia é reforçada por estudo epidemiológico com 4.633 mulheres na pré-menopausa, na Coreia.[8] Os autores observaram que tanto o zumbido é mais prevalente, como mais severo, quanto mais longa for a irregularidade dos ciclos menstruais. Dessa forma, mulheres com ciclo menstrual irregular por período maior que 3 meses tendem a apresentar zumbido mais severo que as demais. Outros estudos reforçam a hipótese hormonal na fisiopatologia do zumbido, quando demonstram a maior prevalência deste sintoma em grávidas quando comparadas a mulheres não grávidas.

Crianças

Quando considerados crianças e adolescentes, as características do zumbido não parecem diferir dos adultos. Em revisão sistemática de 1.032 artigos a prevalência estimada de zumbido entre menores de 5 a 19 anos variou de 4,7% a 46%, independentemente de haver perda auditiva associada ou não. A prevalência aumenta consideravelmente se considerados apenas os casos com perda auditiva associada (23,5% a 62,2%).[9] A prevalência de hiperacusia varia de 3,2% a 17,1% sem predominância de gênero, meninas ou meninos. Quando consideradas as comorbidades associadas, 32% das crianças e adolescentes apresentaram transtorno de ansiedade possível/provável e 14,5% depressão possível/provável. Houve predominância do gênero feminino nos transtornos de ansiedade (49%), em contraponto ao gênero masculino (26%). Na faixa etária entre 12-18 anos a prevalência de zumbido mostrou-se maior quando comparada àqueles entre 19 e 49 anos. No entanto, na faixa etária mais jovem o sintoma é menos incômodo e impacta menos na qualidade de vida. Os autores inferem que a plasticidade atribuída à idade e à tendência em aceitar novas experiências seja os prováveis fatores determinantes para o achado.

A prevalência do zumbido mostra-se maior ou menor não apenas em decorrência da população e do ambiente estudados, mas também dos critérios de avaliação escolhidos pelos autores. O que parece ser unanimidade é o aumento da prevalência em função da idade e exposição ao ruído. As principais comorbidades associadas são aquelas de características somatopsíquicas, as disfunções das orelhas interna e média, lesões pós-traumáticas e neurais. O incômodo provocado pelo zumbido é maior no sexo feminino, muito provavelmente em decorrência da flutuação hormonal característica do gênero.

REFERÊNCIAS BIBLIOGRÁFICAS

1. McCormack A, Edmondson-Jones M, Somerset S, Hall D. A systematic review of the reporting of tinnitus prevalence and severity. Hear Res. 2016;337:70-9.
2. Stohler NA, Reinau D, Jick SS, et al. A study on the epidemiology of tinnitus in the United Kingdom. Clin Epidemiol. 2019;11:855-71.
3. Martinez C, Wallenhorst C, McFerran D, Hall DA. Incidence rates of clinically significant tinnitus: 10-year trend from a cohort study in England. Ear Hear. 2015;36(3):e69-75.
4. Dawes P, Newall J, Stockdale D, et al. Natural history of tinnitus in adults: a cross-sectional and longitudinal analysis. BMJ Open. 2020;10: e041290.
5. Kim HJ, Lee HJ, An SY, et al. Analysis of the prevalence and associated risk factors of tinnitus in adults. PLoS One. 2015;10(5):e0127578.
6. Gopinath B, McMahon CM, Rochtchina E, et al. Incidence, persistence, and progression of tinnitus symptoms in older adults: the Blue Mountains Hearing Study. Ear Hear. 2010;31(3):407-12.
7. Oiticica J, Bittar RS. Tinnitus prevalence in the city of São Paulo. Braz J Otorhinolaryngol. 2015;81(2):167-76.
8. Yu JN, Nam GE, Han K, et al. Association between menstrual cycle irregularity and tinnitus: a nationwide population-based study. Sci Rep. 2019;9:14038.
9. Rosing SN, Schmidt JH, Wedderkopp N, Baguley DM. Prevalence of tinnitus and hyperacusis in children and adolescents: a systematic review. BMJ Open. 2016;6(6):e010596.

ETIOLOGIA

CAPÍTULO 5

Elaine Miwa Watanabe
Raquel Mezzalira

INTRODUÇÃO

Com o propósito de facilitar o entendimento da etiologia do zumbido adotamos a classificação que o categoriza em **subjetivo** e **objetivo**. O primeiro, mais comum, tem em geral origem neurossensorial cuja disfunção se encontra em algum ponto do sistema auditivo, entre a orelha e o córtex.[1] Entretanto, sabe-se que estruturas extra-auditivas, como o sistema límbico, também podem estar envolvidas.[2] Já o zumbido objetivo será desenvolvido em outro capítulo e refere-se a sons produzidos por alguma atividade vibratória do corpo, percebida pelas vias auditivas (*somatosounds* ou *body sounds*) cuja origem pode ser em estruturas musculares, vasculares, esqueléticas, respiratórias e até idiopáticas.[1]

O zumbido subjetivo e as alucinações musicais são mais comumente relacionados a lesões cocleares e neurológicas. Enquanto a alucinação auditiva verbal é mais frequentemente relacionada a distúrbios psiquiátricos. No caso da esquizofrenia, por exemplo, a alucinação se caracterizada por vozes, palavras ou frases ouvidas tipicamente em tom agressivo e punitivo. Esses distúrbios não são o nosso foco, mas é imprenscindível caracterizar o som percebido e saber diferenciar o zumbido subjetivo de um possível transtorno psicótico.

É frequente o otorrinolaringologista se deparar com pacientes com algum zumbido subjetivo: chiados parecidos com panela de pressão, rádio fora de sintonia, barulho de ondas do mar, o zunido de abelhas ou cigarras, chuva, cachoeira, vibração de metais, apito, barulho de motor, sirene e outros.

Diversas condições otológicas podem produzir zumbido: cerume impactado, presbiacusia, otosclerose, otites, surdez súbita, perda auditiva induzida pelo ruído, doença de Ménière, infecções (meningite, doença de Lyme, sífilis), drogas ototóxicas (salicilatos, anti-inflamatórios, antibiótico aminoglicosídeo, diuréticos de alça, agentes antineoplásicos) e até doenças autoimunes.

Outros fatores de risco, como obesidade, fumo, consumo de bebidas alcoólicas, traumatismos cranioencefálicos, hipertensão arterial, alterações musculoesqueléticas, sobretudo em cabeça e pescoço, disfunções da tireoide, oscilações hormonais, diabetes, hiperinsulinemia, síndrome convulsiva, ansiedade, depressão, traumas emocionais e genética, sugerem predisposição ao aparecimento do zumbido.[3]

A seguir serão discutidos os principais grupos etiológicos.

DISTÚRBIOS AUDIOVESTIBULARES

Oclusão do conduto auditivo externo por rolha de cerume, corpo estranho ou exostoses, infecções das orelhas externa e média, perfurações timpânicas infecciosas ou traumáticas, bem como o barotrauma são situações que causam eco ou uma percepção distorcida dos sons e podem levar ao aparecimento do zumbido.

Estima-se que 60% a 90% dos pacientes com otosclerose têm zumbido que pode anteceder a perda auditiva. E paralelamente aos fatores genéticos, considera-se na sua etiopatogenia o papel dos fatores inflamatórios locais, metabólicos e imunológicos da doença.[4]

Ainda que se considere a perda auditiva como principal fator de risco para o zumbido, essa associação não é tão simples assim. O zumbido pode ser extremamente incômodo em indivíduos com audição normal, e em contraposição há pessoas com perda auditiva sem zumbido.[3]

Por outro lado, uma audiometria "normal" não significa necessariamente ausência de alterações. Nas doenças cocleares é possível haver alterações estruturais sem necessariamente ter dano aparente na audiometria convencional (até 8.000 Hz). Uma demonstração disso é a redução da amplitude na onda I do Potencial Evocado Auditivo em Tronco Encefálico (PEATE) em indivíduos com zumbido e audiometria convencional normal. O que pode ser visto em pacientes com algum grau de deaferentação detectável em audiometria de altas frequências.[5]

Uma das hipóteses é que disfunções na atividade neuronal espontânea do sistema auditivo acrescidas de uma reorganização cortical levariam à percepção do zumbido. Seguindo esse raciocínio, sabe-se que pacientes com surdez congênita não relatam zumbido, e o motivo seria a ausência de uma "memória" tonotópica das frequências danificadas. Uma vez "adormecidas" por nunca terem sido estimuladas, não ocorre nenhum tipo de reorganização cortical a partir da qual o sintoma venha se manifestar.

Já na doença de Ménière, além da conhecida flutuabilidade tanto da audição, como do zumbido, observou-se uma possível mudança na sua percepção em casos em que a simpatectomia foi realizada, o que demonstra a possibilidade de outros mecanismos estarem envolvidos.

DROGAS

Entre as principais drogas que causam zumbido estão os aminoglicosídeos, antimaláricos, diuréticos de alça, antineoplásicos, anti-inflamatórios. Os mecanismos podem ser tanto periféricos, como centrais. No Quadro 5-1, estão alguns exemplos de medicações que não são necessariamente ototóxicas, mas que causam zumbido.

Embora os antidepressivos sejam utilizados para o tratamento de zumbido, há estudos que os apontam como gerador deste, tanto com seu uso regular (fenelzina, amitriptilina, doxepina, imipramina, fluoxetina, trazodona, bupropiona, venlafaxina), como associado a sua descontinuidade (venlafaxina e sertralina).[6]

No caso da cisplatina, utilizada na quimioterapia, sabe-se que ocasiona lesão seletiva das células ciliadas externas e induz a hiperatividade do núcleo coclear dorsal.[1]

Outra associação do zumbido é com o uso dos canabinoides, porém seus mecanismos ainda não estão bem estabelecidos. Tanto os naturais, como os sintéticos interagem com os receptores de canabidiol do tipo 1 (CB1) presentes no núcleo coclear ventral. Estudos em modelos animais sugerem que a regulação negativa desses receptores possa estar envolvida no desenvolvimento do zumbido.

Quadro 5-1. Medicações que podem causar Zumbido

Classe farmacológica	Tipo de medicamento
Antagonista não seletivo do receptor β-adrenérgico	- Timolol
Antibióticos	- Aminoglicosídeos: Estreptomicina, Amicacina, Gentamicina, Netilmicina, Tobramicina - Cefalosporinas: Cefepime - Glicopeptídeos: Teicoplamina, Vancomicina - Lincosamidas: Lincomicina - Macrolídeos: Azitromicina, Claritromicina, Eritromicina - Sulfonamidas: Cotrimoxazol, Sufadiazina - Tetraciclinas: Minociclina, Doxiciclina - Quinolonas: Lomefloxacino, Moxifloxacino
Anticonvulsivantes	- Ácido Valproico
Antidepressivos	- Antidepressivos Tricíclicos: Amitriptilina - Antidepressivos inibidores seletivos da recaptação de serotonina: Fluoxetina, Citalopram
Anti-histamínicos	- Clorfenamina, Doxilamina, Hidroxizine, Prometazina
Antineoplásicos	- Compostos de platina: Cisplatina, Carboplatina - Imunomoduladores: Muronomab CD3
Anti-inflamatórios	- AINEs: Ácido acetilsalicílico, Diclofenaco, Cetoprofeno, Indometacina - Corticoide: Metilprednisolona
Antivirais	- Lopinavir, Ritonavir
β-bloqueador	- Propranolol
Bifosfonatos	- Risedronato
Bloqueador de canal de cálcio	- Nicardipina
Diuréticos de alça	- Furosemida
Droga de ação antirreumática e intestinal	- Sulfasalazina
Drogas de ação antiparasitárias	- Hidroxicloroquina, Sulfadoxina-pirimetamina, Quinino
Inibidores de enzima conversora da angiotensina	- Enalapril

Há também fortes evidências de associações entre zumbido, fumo e deficiência auditiva. Cianeto de hidrogênio, tolueno e estireno, compostos ototóxicos, são encontrados no cigarro. A nicotina influencia na transmissão acústica da informação por interferência de neurotransmissores liberados em várias áreas do sistema nervoso central.

O abuso do álcool tem sido associado à perda auditiva irreversível, enquanto o uso esporádico, à disfunção auditiva temporária. Vários mecanismos podem influenciar a atividade das vias auditivas: o comprometimento vascular da cóclea por hipóxia ou lesão isquêmica, estresse oxidativo, disfunção mitocondrial, perda de células ciliadas, neurodegeneração das vias auditivas centrais. Entretanto pode haver diferença entre os tipos de bebidas alcoólicas já que o consumo de vinho está associado a fatores protetores (antioxidante, vasorrelaxante, antiagregação plaquetária). Já a cerveja está associada, por exemplo, ao aumento de ácido úrico mais do que o vinho e o licor.

Há pouca evidência na correlação entre o uso da cocaína e início do zumbido.

Anti-inflamatórios, como ibuprofeno e naproxeno, estão associados à reversibilidade da perda auditiva e do zumbido algumas semanas depois de cessado o tratamento.

Contraceptivos orais também podem ser associados ao aparecimento de zumbido e perda auditiva por ototoxicidade e alteração do sistema vascular.

Tem sido discutido o provável efeito da cafeína sobre o sistema coclear. Porém, em estudo recente com pacientes sob alto consumo de cafeína não foi demonstrado sua associação ao zumbido, pelo contrário, observou-se uma possível ação protetora.[7] Ademais, uma revisão sistemática sobre os efeitos da cafeína no zumbido concluiu que não está claro seu papel no desenvolvimento ou redução do zumbido. É possível que seus efeitos sejam dose-dependentes e que estejam restritos ao sistema nervoso central.

INFECÇÕES

Infecções que cursam com disacusia neurossensorial estão frequentemente relacionadas ao zumbido: meningite, borreliose, sífilis, caxumba, herpes-zóster e síndrome de Ramsay Hunt.

A caxumba, causada pelo Paramyxovirus, pode evoluir com perda auditiva em 4-5 dias de sintomas *flu-like* e parotidite. O vírus tem sido detectado tanto na endolinfa, como na perilinfa. Estudos demonstram lesões em estria vascular, nas células ciliadas internas do órgão de Corti, na bainha de mielina do nervo vestibulococlear, além de cerebrais.

Na infecção pelo vírus da imunodeficiência humana (HIV) a prevalência de sintomas auditivos varia entre 14% a 49%. O zumbido pode estar presente no indivíduo soropositivo já no início da infecção, mesmo sem nenhuma outra manifestação da doença. Pode ser decorrente de efeito direto da infecção ou do aumento da suscetibilidade às infecções oportunistas na orelha média e cérebro. Há evidência de lesões das vias auditivas centrais, como também nas células ciliadas, ao longo da membrana tectória e do nervo auditivo. Além disso, existe a terapia antirretroviral altamente eficaz (HAART: *Highly active antirretroviral therapy*) que pode ter potencial efeito ototóxico.

Nas infecções por herpes-zóster podem ser observados comprometimentos coclear e retrococlear no PEATE. Os achados podem variar de hemorragia no nervo coclear, destruição do ápice do órgão de Corti e alterações das células do gânglio espiral geniculado. No caso da síndrome de Ramsay Hunt ocorre também lesão no nervo facial. Em geral 24% dos pacientes com a síndrome apresentam perda auditiva neurossensorial, 30% referem tontura, e 48% relatam zumbido.

DOENÇAS AUTOIMUNES

As doenças autoimunes podem-se manifestar com zumbido, perda auditiva e sintomas vestibulares. Os prováveis mecanismos implicados são produção de anticorpos circulantes contra as células da orelha interna, o que pode levar à reação de citotoxicidade dependente de anticorpo, ativação do sistema de imunocomplexo com ação direta das células T citotóxicas e/ou lesão por deposição de imunocomplexos. Esta última teria um papel de destaque na origem das vasculites da orelha interna que causam lesão das células ciliadas internas e do gânglio espiral. A perda auditiva é geralmente neurossensorial, rapidamente progressiva, flutuante e bilateral. A evolução em geral é de meses.

Várias doenças autoimunes têm sido associadas ao zumbido, como lúpus eritematoso sistêmico, síndrome de Cogan, sarcoidose, artrite reumatoide, síndrome antifosfolípide, poliarterite nodosa, doença de Behçet, arterite de Takayasu, policondrite recidivante, granulomatose de Wegener, síndrome de Susac, síndrome de Sjögren, *miastenia gravis*, esclerose múltipla, tireoidite de Hashimoto, crioglobulinemia mista, arterite de células gigantes, doença de Vogt-Koyonagi-Harada, colite ulcerativa entre outras.

ALTERAÇÕES NEUROLÓGICAS

Muito se fala do caráter central do zumbido uma vez que mesmo após secção do nervo auditivo sua percepção é mantida[3] sem que haja aumento da atividade neuronal espontânea no colículo inferior.[8]

Teoriza-se que o zumbido de origem coclear possa ser mascarado por sons, e os "não mascaráveis" tenham origem central. E que até mesmo zumbidos causados por lesões cocleares teriam sua origem no sistema auditivo central,[1] tornando-os bem mais complexos.

As causas neurológicas mais comuns são traumatismos cranioencefálicos, *whiplash*, esclerose múltipla, tumores do ângulo pontocerebelar, como meningioma, schwannoma vestibular ou do acústico. Estes devem ser suspeitados principalmente nos casos de zumbido unilateral.

Na crise de enxaqueca, especialmente na enxaqueca basilar, o paciente apresenta frequentemente sintomas, como fonofobia, hiperacusia, zumbido, flutuação na audição. Uma possível explicação para esses sintomas é que sejam consequência da inflamação neurogênica trigeminal adjacentes aos vasos cocleares.[9]

Em pacientes com esclerose múltipla tem sido observada alteração na resposta eletrofisiológica, indicativa de desmielinização, mesmo na ausência de lesão nos exames de imagem. O que pode contribuir para a presença de zumbido e perda auditiva na fase inicial da doença.

No caso do *whiplash*, comum em acidentes automobilísticos, o trauma cervical ocorre por movimento de chicote com flexão e hiperextensão bruscas do pescoço. E o zumbido é decorrente da modulação da aferência somatossensorial sobre a hiperatividade do núcleo coclear dorsal.[1]

NEUROTRANSMISSORES

O glutamato é o principal neurotransmissor excitatório da via auditiva sendo capaz de gerar zumbido[10] por excitabilidade do nervo auditivo.[11] Sabe-se que em elevadas concentrações atua como potente neurotoxina, o que pode induzir a graves danos nos neurônios-alvo. Isso pode ser observado em várias doenças neurodegenerativas: epilepsia, hipóxia, traumatismo craniano, doença de Alzheimer, esclerose lateral amiotrófica, doença de Parkinson, doença de Huntington e encefalopatias, como as induzidas pelo HIV e hepática.[12]

Já a depleção de serotonina, que ocorre nos quadros depressivos, pode-se manifestar com o zumbido como um dos seus primeiros sintomas. Outros sintomas associados à redução nos níveis de serotonina são a hipersensibilidade auditiva e a diminuição do estágio REM do sono (fase de movimentos rápidos oculares).[11]

CONFLITO NEUROVASCULAR

É muito variável a anatomia do complexo neurovascular no ângulo pontocerebelar. Essa variabilidade é atribuída ao desenvolvimento tardio da artéria cerebelar anteroinferior (ACAI) e da artéria cerebelar posteroinferior, ambas anastomoses da artéria vertebrobasilar.

A compressão vascular da alça da ACAI sob o nervo vestibulococlear pode levar a diferentes sintomas, incluindo zumbido subjetivo e/ou objetivo (pulsátil), perda auditiva, tontura e desequilíbrio.[13] A pulsação compressiva resultaria em desmielinização do nervo e/ou fixação da artéria no nervo por adesão aracnoide. Contudo, os estudos demonstram que a presença do conflito neurovascular por si só não é obrigatoriamente correlacionado à presença de zumbido.[13]

TRANSTORNOS PSIQUIÁTRICOS E ASPECTOS EMOCIONAIS

É comum a associação de zumbido em pacientes com depressão maior principalmente em casos severos, com piora na qualidade de vida e no grau de incômodo. O sistema límbico, mediador das emoções, tem sido enfatizado na sua relação com o zumbido, assim como o córtex pré-frontal.

Mas além da depressão, outros transtornos psiquiátricos cursam comumente com zumbido, como o obsessivo compulsivo, do humor, de conversão, do sono, somatoforme, psicóticos, cognitivos, de ansiedade, de abuso de drogas, sexual, de personalidade e alimentares. Alguns autores chegam a citar uma taxa de suicídio 10 vezes maior em pacientes com zumbido.[14]

ZUMBIDO SUBJETIVO SOMATOSSENSORIAL

Outro tipo de zumbido subjetivo é o somatossensorial, que possui algumas particularidades. Diferentemente do subjetivo cujas causas são consideradas neurossensoriais e centrais, no somático suas propriedades psicoacústicas, isto é, a frequência (*pitch*), a intensidade (*loudness*) e/ou a localização do zumbido sofrem modulação por movimentos ativos ou passivos, em especial em topografia de cabeça e pescoço. Exemplo disso é o paciente com bruxismo referir o zumbido mais alto ao acordar.[15]

GENÉTICA

Alguns estudos apontam relação do zumbido com variantes dos genes do fator neurotrófico derivado das células gliais (GDNF: *glial cell-derived neurotrophic factor*) e fator neurotrófico cerebral (BDNF: *brain-derived neurotrophic factor*). O gene *BDNF Val66Met* tem sido amplamente estudado em relação à sensibilidade e adaptação ao estresse. Além disso parece apresentar um papel no processamento da informação das vias auditivas e na severidade do zumbido em mulheres. Em um estudo recente a descoberta de uma duplicação genômica foi detectada como causa de perda auditiva autossômica dominante, e 80% dos 20 membros afetados da mesma família apresentavam zumbido associado.[16]

METABOLISMO

A orelha interna possui irrigação terminal que fornece sangue para a estria vascular e células ciliadas, sendo extremamente suscetível a eventos vasculares.[17] Diversas condições podem afetar o fluxo sanguíneo e a homeostase da orelha interna e, consequentemente, gerar zumbido. São exemplos destas condições as dislipidemias, os distúrbios do metabolismo glicêmico, alterações de hormônios tireoidianos e ovarianos, deficiências de vitaminas, sobretudo, D e B12 e zinco.

A hiperlipidemia, por exemplo, através da arteriosclerose, pode determinar hipoperfusão e comprometimento do órgão de Corti.[18]

No *diabetes mellitus*, estudos histopatológicos relatam atrofia do gânglio espiral por microangiopatia, dano às células ciliadas no órgão de Corti, neuropatia do nervo auditivo, desmielinização e alterações nas vias auditivas centrais.[19] É comum a associação entre zumbido e diabetes, apesar dos estudos contraditórios.[19,20]

REFERÊNCIAS BIBLIOGRÁFICAS

1. Henry J A, Roberts LE, Caspary DM, et al. Underlying mechanisms of tinnitus: review and clinical implications. J Am Acad Audiol. 2014;25(1):5-22.
2. Lockwood AH, Wack DS, Burkard RF, et al. The functional anatomy of gaze-evoked tinnitus and sustained lateral gaze. Neurology. 2001;56:472-80.
3. Baguley D, McFerran D, Hall D. Tinnitus. Lancet. 2013;382(9904):1600-7.
4. Skarzynski PH, Dziendziel B, Gos E, et al. Prevalence and Severity of Tinnitus in Otosclerosis: Preliminary Findings from Validated Questionnaires. The journal of international advanced otology. 2019;15(2):277-82.
5. Schaette R, McAlpine D. Tinnitus with a normal audiogram: physiological evidence for hidden hearing loss and computational model. J Neurosci. 2011;31(38):13452-7.
6. Robinson SK, Viirre ES, Stein MB. Antidepressant therapy in tinnitus. Hear Res. 2007;226:221-31.
7. Figueiredo R R, Azevedo A A, Penido N O. Tinnitus features according to caffeine consumption. In: Langguth B, Kleinjung T, De Ridder D, Schlee W, Vanneste S. (Eds.). Progress in Brain Research. 2021. p. 335-44.
8. Robertson D, Bester C, Vogler D, Mulders WH. Spontaneous hyperactivity in the auditory midbrain: relationship to afferent input. Hear Res. 2013;295:124-9.
9. Vass Z, Steyger PS, Hordichok AJ, et al. Capsaicin stimulation of the cochlea and electric stimulation of the trigeminal ganglion mediate vascular permeability in cochlear and vertebro-basilar arteries: a potential cause of inner ear dysfunction in headache. Neuroscience. 2001;103:189-201.
10. Onishi ET, Coelho CC, Oiticica J, et al. Tinnitus and sound intolerance: evidence and experience of a Brazilian group. Braz J Otorhinolaryngol. 2018;84(2):135-49.
11. Han BI, Lee HW, Ryu S, Kim JS. Tinnitus Update. J Clin Neurol 2021;17(1):1-10.
12. Valli LG, Sobrinho JA. Mecanismo de ação do glutamato no sistema nervoso central e relação com doenças neurovegetativas. Rev Bras de Neurol e Psiquiatr. 2014;18(1);58-67.
13. Peters T, van den Berge M, Free RH, et al. The Relation Between Tinnitus and a Neurovascular Conflict of the Cochleovestibular Nerve on Magnetic Resonance Imaging. Otology & neurotology: official publication of the American Otological Society, American Neurotology Society [and] European Academy of Otology and Neurotology. 2020;41(1).
14. Salviati M, Bersani FS, Valeriani G, et al. A brain centred view of psychiatric comorbidity in tinnitus: from otology to hodology. Neural plasticity. 2014:817852.
15. Han BI, Lee HW, Kim TY, et al. Tinnitus: characteristics, causes, mechanisms, and treatments. J Clin Neurol. 2009;5(1):11-19.
16. Lezirovitz K, Vieira-Silva GA, Batissoco AC, et al. A rare genomic duplication in 2p14 underlies autosomal dominant hearing loss DFNA58. Human molecular genetics. 2020;29(9):1520-36.
17. Avci D. Increased Serum Lipid Levels in Patients with Subjective Tinnitus Iranian Journal of Otorhinolaryngology. 2021;33(1):114.
18. Dawes P, Cruickshanks KJ, Marsden A, et al. Relationship Between Diet, Tinnitus, and Hearing Difficulties. Ear and Hearing. 2020;41(2):289-99.
19. Kocyigit M, Bezgin SU, Cakabay T, et al. An Investigation of Hearing (250-20.000 Hz) in Children with Endocrine Diseases and Evaluation of Tinnitus and Vertigo Symptoms. International archives of otorhinolaryngology. 2020;24(2):e198-e205.
20. Gibrin PCD, Melo JJ, Marchiori LLM. Prevalência de queixa de zumbido e prováveis associações com perda auditiva, diabetes mellitus e hipertensão arterial em pessoas idosas. CoDAS. 2013;25(2):176-80.

PASSO A PASSO DA AVALIAÇÃO CLÍNICA, EXAMES COMPLEMENTARES E DIAGNÓSTICO

CAPÍTULO 6

Jeanne Oiticica
Elaine Miwa Watanabe

GUIA DE AVALIAÇÃO E DIAGNÓSTICO PARA PACIENTES COM ZUMBIDO[1]

Avaliação Clínica: HDA – História da Doença Atual

HDA	EXAME FÍSICO	AVALIAÇÃO AUDIOLÓGICA / OTONEUROLÓGICA
• História Clínica • THI • EVA • HHIA	• ORL Geral • Pesquisa de Pares Cranianos • Pesquisa de Pontos Gatilho Miofasciais • Teste Somático para Pesquisa de Modulação • Exame Funcional da ATM • Ausculta Cabeça e Pescoço • Cabeça e Pescoço	• Audiometria • Altas Frequências • Acufenometria/Medidas Psicoacústicas do Zumbido • OEA • PEATE • ECoG/Eletro-oculografia/Vídeo-oculografia • PAC

THI: questionário Tinnitus Handicap Inventory; EVA: Escala Visual Analógica; HHIA: questionário Hearing Handicap for Adults; ATM: Articulação Temporomandibular; OEA: Otoemissões Acústicas; PEATE: Potencial Evocado Auditivo de Tronco Encefálico; ECoG: Eletrococleografia; PAC: Processamento Auditivo Central.

Diagnóstico

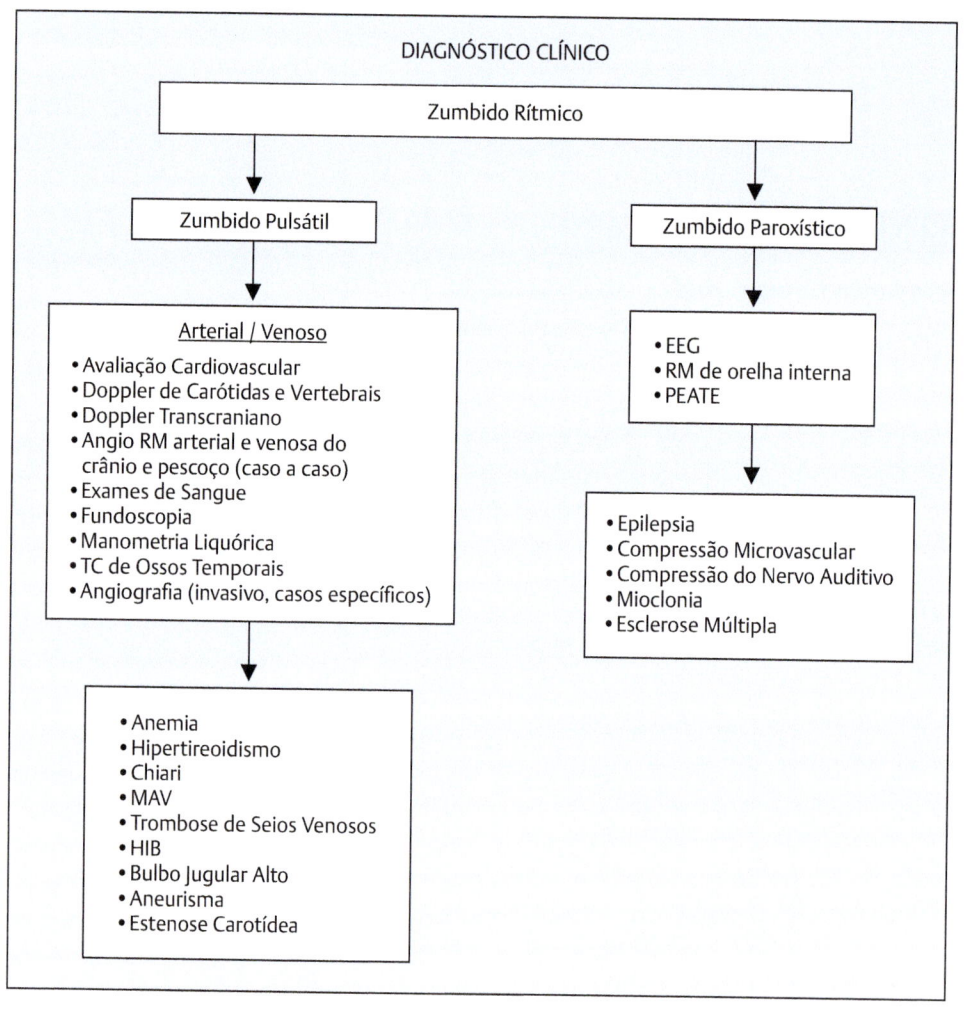

```
                    DIAGNÓSTICO CLÍNICO
                      Zumbido Rítmico
                    /                  \
          Zumbido Pulsátil        Zumbido Paroxístico
```

Zumbido Pulsátil → Arterial / Venoso
- Avaliação Cardiovascular
- Doppler de Carótidas e Vertebrais
- Doppler Transcraniano
- Angio RM arterial e venosa do crânio e pescoço (caso a caso)
- Exames de Sangue
- Fundoscopia
- Manometria Liquórica
- TC de Ossos Temporais
- Angiografia (invasivo, casos específicos)

Possíveis diagnósticos:
- Anemia
- Hipertireoidismo
- Chiari
- MAV
- Trombose de Seios Venosos
- HIB
- Bulbo Jugular Alto
- Aneurisma
- Estenose Carotídea

Zumbido Paroxístico
- EEG
- RM de orelha interna
- PEATE

Possíveis diagnósticos:
- Epilepsia
- Compressão Microvascular
- Compressão do Nervo Auditivo
- Mioclonia
- Esclerose Múltipla

TC: tomografia computadorizada; EEG: eletroencefalograma; RM: ressonância magnética; PEATE: Potencial Evocado Auditivo de Tronco Encefálico; HIB: hipertensão intracraniana benigna; MAV: malformação arteriovenosa.

DIAGNÓSTICO CLÍNICO

Zumbido Não Rítmico

Agudo (Surdez Súbita/Pós-Covid-19/Pós-Vacina Anti-Covid-19)
- Tratamento Agudo

Crônico Constante

+ Perda Auditiva

Neurossensorial
- OEA
- PEATE
- Exames de Sangue
- RM de orelha interna
- TC de Ossos Temporais

Causas:
- Trauma Acústico
- PAIR
- Presbiacusia
- Genética
- Infecções
- Ototoxicidade
- Tumor do VIII NC
- Barotrauma

Condutiva
- Audiometria
- TC de Ossos Temporais
- Exames de Sangue

Causas:
- Otoesclerose
- Otites
- Aplasia da Orelha
- Disfunção da Tuba Auditiva
- Rolha de Cerume
- Corpos Estranhos

+ Vertigem
- PEATE
- VEMP
- ECOG
- Eletro-Oculografia/Video-Oculografia
- RM de Orelha Interna
- Exames de Sangue

Causas:
- Hidropsia Endolinfática
- Deiscência de Canal Semicircular
- Tumor do VIII NC
- Compressão Micro-Vascular
- Doença de Meniere
- Fístula Perilinfática
- Migrânea Vestibular
- VPPB
- TPPP
- Paroxismia Vestibular
- Ototoxicose
- Barotrauma

+ Cefaleia
- Punção Lombar
- Teste da Furosemida
- RM de crânio

Causas:
- Impressão Basilar
- Migrânea
- Cefaleia Tensional
- Sd Arnoldi Chiari
- HIB
- Lesões Expansivas do SNC
- Intolerância à Histamina
- Disbioses / Intestino Permeável
- Doença Celíaca
- Intolerância à Lactose
- Diabetes ou Pré-Diabetes

+ Psiquiátrico
- Diagnóstico Psiquiátrico

Causas:
- Ansiedade
- Depressão
- Insônia
- TOC
- TEPT
- Bipolaridade
- Ideação suicida
- Desordem Somatoforme

+ Somatossensorial
- Exame ATM
- Exame Pescoço
- TC de coluna cervical
- TC de base de crânio
- RM de ATM

Causas:
- Disfunções Cervicais
- Síndrome Miofascial
- Pontos Gatilho Miofasciais
- Distonia Orofacial
- DTM
- Pós-tratamento Dentário
- Sd de Eagle

+ Pós Trauma
- Exame Pescoço
- TC cervical
- PEATE
- EEG
- Doppler Cervical

Causas:
- Concussão Cerebral
- Concussão coclear
- Fratura de Osso temporal
- Fístula Perilinfática
- Dissecção carotídea
- Trauma de Pescoço
- Barotrauma
- Epilepsia Pós-Trauma
- Desarticulação de Cadeia Ossicular

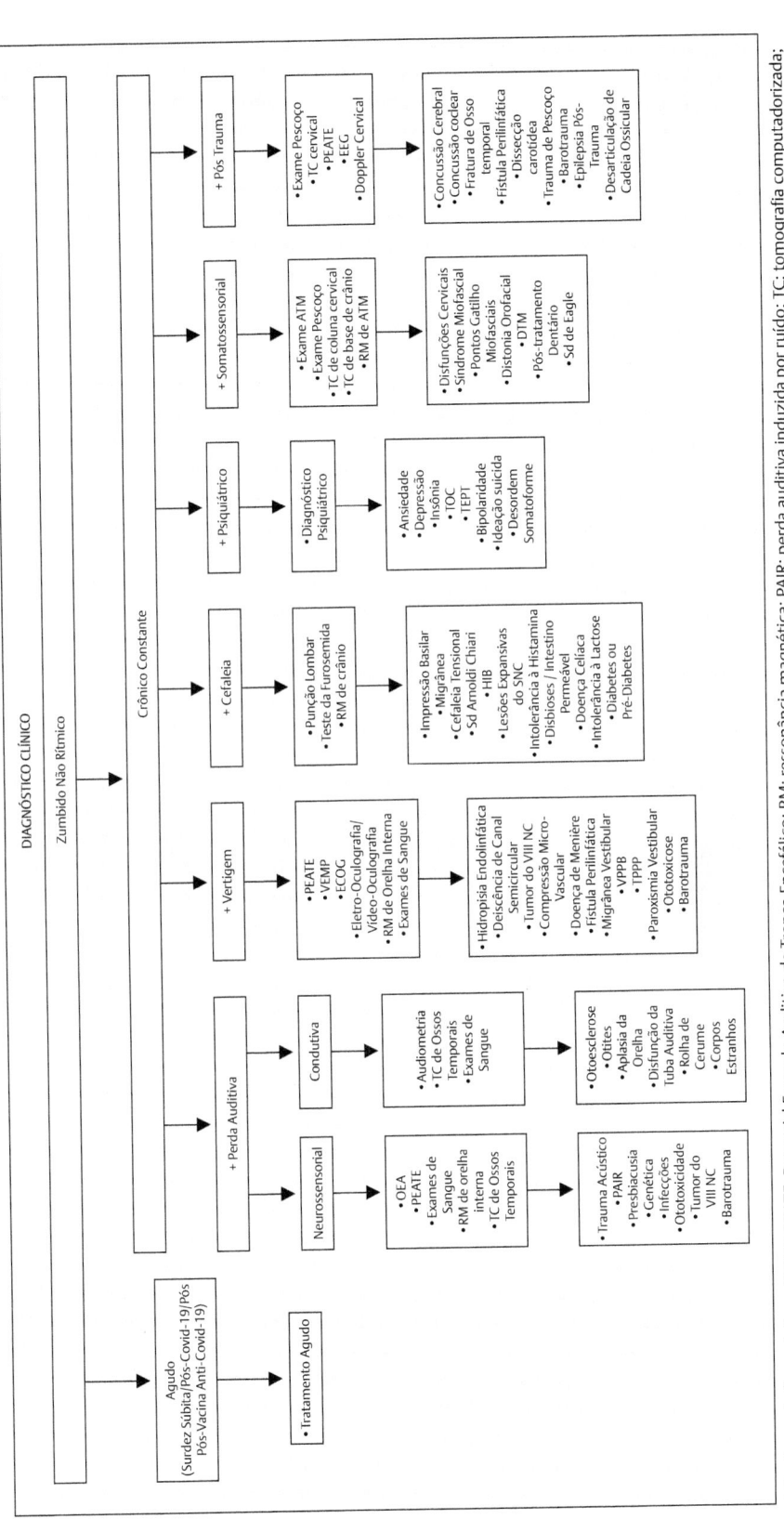

OEA: Otoemissões acústicas; PEATE: PEATE: Potencial Evocado Auditivo de Tronco Encefálico; RM: ressonância magnética; PAIR: perda auditiva induzida por ruído; TC: tomografia computadorizada; VPPB: Vertigem posicional paroxística benigna; TPPP: Tontura Postural Perceptual Persistente; TOC: Transtorno Obsessivo Compulsivo; TEPT: Transtorno de Estresse Pós-Traumático; ATM: Articulação Temporomandibular; DTM: Disfunção Temporomandibular; EEG: Eletroencefalograma; HIB: hipertensão intracraniana benigna; VEMP: potencial evocado miogênico vestibular.

Modificado e adaptado. "Tradução modificada do Guia de avaliação para pacientes com zumbido. Fonte: https://tinnitusresearch.net/images/files/migrated/TRI_Tinnitus_Flowchart.pdf"

REFERÊNCIA BIBLIOGRÁFICA
1. Biesinger E, Del Bo L, De Ridder D, et al. Algorithm for the Diagnostic & Therapeutic Management of Tinnitus.TRI Tinnitus Clinic Network 2008. Fonte: https://tinnitusresearch.net/images/files/migrated/TRI_Tinnitus_Flowchart.pdf"

ZUMBIDO DE ORIGEM GENÉTICA

CAPÍTULO 7

Ana Carla Batissoco
Karina Lezirovitz
Jeanne Oiticica

INTRODUÇÃO

O zumbido é uma condição complexa heterogênea advinda da interação de vários fatores de risco.[1-3] Curiosamente, boa parte dos fatores de risco reconhecidos em pacientes com zumbido pode estar presente naqueles sem tal sintoma; razão pela qual surge a hipótese de que haja uma predisposição genética.[1] No entanto, identificar genes diretamente associados a essa condição não se trata de tarefa trivial.

A associação entre fatores genéticos e zumbido carece de consenso. O reconhecimento de agregação familiar seguindo padrão mendeliano esbarra na escassez de documentação de zumbido de recorrência parental. Entretanto, alguns estudos foram publicados nos últimos anos, genes candidatos associados ao zumbido foram apontados, em alguns deles pode-se mensurar tal agregação.[6] Observações clínicas demonstraram que 60% dos indivíduos com mutações confirmadas no DNA mitocondrial (genes *MT-TS1 OMIM#590080* ou *MT-RNR1 OMIM#561000*) apresentam perda auditiva profunda acompanhada de zumbido.[7] Também já foi relatada a associação entre zumbido e perda auditiva neurossensorial devido a variantes patogênicas em diversos genes e/ou *loci* (Quadro 7-1).[8-86] Entretanto, é muito complexo tentar separar o efeito genético associado à perda auditiva, daquele associado apenas ao zumbido.

Condições genéticas complexas caracterizam-se por serem produto de variantes genéticas, relativamente comuns, em múltiplos genes (poligênicas); com efeito variável em magnitude. Posto isso, estas variantes predispõem, mas não causam diretamente o distúrbio.[87] As evidências apontam que o zumbido é um distúrbio poligênico, com até milhares de genes, cada um com tamanho de efeito < 0,02; assim como pode ocorrer com a perda auditiva.[88] Dessa forma, em diferentes pessoas, o conjunto de fatores genéticos predisponentes é distinto. Isso dificulta a identificação dos mesmos e torna necessário grandes amostras para reconhecimento de alguns deles. A herdabilidade do zumbido é uma porção da variância, explicada por fatores genéticos aditivos.[89] Os poucos estudos de herdabilidade do zumbido, realizados em populações predominantemente europeias, estimam uma contribuição de 40%-68% (Quadro 7-2).[90-94] Apesar da escassez de estudos sobre a etiologia genética do zumbido e, embora uma parte destes seja secundária à exposição ambiental, acredita-se que certas formas, especificamente o zumbido, incômodo debilitante bilateral, podem de fato ser hereditárias ou apresentar maior herdabilidade.[6,91,94-96] Apesar de não haver acordo sobre um viés de gênero, ao que parece a tendência é que homens sejam mais afetados do que mulheres.[1,97-100] Por outro lado, entre os mais jovens (menos de 40 anos), foi observado um índice maior de herdabilidade em mulheres.[91,94] Isso pode significar que as mulheres são menos suscetíveis e, desse modo, para que o zumbido se manifeste há a necessidade de maior número de fatores genéticos aditivos.

Dado que diversas vias e redes moleculares, associadas ou não à audição, devem estar implicadas no zumbido, delinear estudos que permitam desvendá-las é um desafio. Porém, ao conhecermos os fatores genéticos, incrementamos o entendimento da patogênese, e novas possibilidades de intervenção terapêutica podem emergir para melhorar a qualidade de vida do paciente. Diversas estratégias são propostas para investigar as bases genéticas do zumbido:

A) Estudos sobre as diferenças na prevalência de acordo com a origem étnica, agregação familiar e de maior concordância em gêmeos monozigóticos do que em gêmeos dizigóticos;
B) Seleção de pacientes de acordo com o fenótipo e/ou etiologia para controlar possíveis vieses e otimizar a produção de dados genéticos.[90-94]

Variantes polimórficas no genoma humano também podem contribuir para a identificação da etiologia genética de diversos distúrbios. Nesse caso, os estudos de associação de genes-alvo específicos ou de todo o genoma (**GWAS**, do inglês: *Genome-Wide Association Study* ou **WGAS**, do inglês: *Whole Genome Association Study*) podem permitir identificar *loci* genéticos ou variantes alélicas que colaboram para que o zumbido ocorra, tanto isoladamente, quanto em uma associação, conhecida como efeito pleiotrópico.[88] Entretanto, devido à contribuição diminuta de cada *loci*, amostras muito grandes de pacientes são necessárias para se atingir poder estatístico, e variantes mais raras podem não ser detectadas.[88,95-96] Já o sequenciamento de nova geração (**NGS**, do inglês: *Next Generation Sequencing*) exoma (**WES**, do inglês: *Whole Exome Sequencing*) pode revelar variantes funcionais diretamente relacionadas ao zumbido, desde que aplicado a amostras bem selecionadas quanto à caracterização clínica e escolha de controles ou bancos de dados adequados à população em estudo.[14]

ESTRATÉGIAS E EVIDÊNCIAS SOBRE OS FATORES GENÉTICOS DO ZUMBIDO

Seleção Adequada da População Analisada

A principal limitação da maioria dos estudos que buscam identificar uma etiologia genética para o zumbido é que o consideram como condição clínica única, quando na verdade existem vários subtipos de pacientes com zumbido que provavelmente apresentam mecanismos subjacentes diferentes.[95] Uma seleção precisa de pacientes com zumbido, com base em um fenótipo homogêneo, é o primeiro passo a ser definido para estudos de herdabilidade, uma vez que facilite a identificação de genes envolvidos na suscetibilidade ao seu desenvolvimento e/ou comorbidades relacionadas. Características clínicas do zumbido (agudo *vs.* crônico, objetivo *vs.* subjetivo, pulsátil *vs.* não pulsátil, constante *vs.* intermitente, lateral *vs.* bilateral), gravidade, etiologia, sexo do paciente, inicio de manifestação, histórico familiar entre outras condições devem ser avaliadas. Há ainda que se considerarem os sintomas concomitantes, independentemente do zumbido, como: perda auditiva, vertigem, dor de cabeça, transtornos psiquiátricos e somatossensoriais; bem como gatilhos (trauma sonoro, acidente, medicação, doença de Ménière etc.).[91,95-96]

Apesar de não haver consenso geral na literatura, existem algumas propostas para classificação do zumbido em subtipos, como, por exemplo, a *Tinnitus Holistic Simplified Classification*:[101]

A) *Zumbido auditivo*: alterações auditivas;
B) *Zumbido somatossensorial:* interações auditivo-somatossensoriais complexas;
C) *Zumbido psicossomático*: interações psicopatológico-auditivas;
D) *Zumbido combinado:* dois ou todos os mecanismos anteriores.

Existem também outras propostas que classificam o zumbido como proveniente do sistema auditivo (geralmente periférico, raramente central) ou do sistema somatossensorial (cabeça e pescoço), ou uma combinação dos dois.[102] Essa estratificação em subcategorias tem sido bem-sucedida na redução do ruído de fundo genético e heterogeneidade clínica. Auxilia na compreensão dos mecanismos fisiopatológicos e na identificação de variantes genéticas, além de ser útil no desenvolvimento de biomarcadores e na identificação de candidatos a medidas terapêuticas. O que se torna essencial para medir a herdabilidade do zumbido e estimar a agregação familiar de subtipos específicos, em estudos de concordância de gêmeos ou de risco de recorrência em irmãos.[95-96,103] Outra ferramenta importante na caracterização do zumbido, da audição e dos perfis psicológicos de uma casuística é o uso de questionários, que contribuem para reduzir a heterogeneidade do fenótipo e facilitar a comparação entre diferentes estudos.[6,103-104]

Estudos de Agregação Familiar

Estudos de agregação familiar são frequentemente usados em epidemiologia genética para estimar o risco de recorrência de uma condição entre parentes e são o passo inicial para identificar a hereditariedade. Uma abordagem dedicada a determinar se ter um parente com zumbido aumenta o risco de desenvolver o mesmo sintoma. No entanto, muitas dessas análises apresentam caracterização clínica limitada dos subtipos de zumbido, ou viés de seleção quanto à persistência (contínuo)/ocasionalidade (intermitente) do sintoma. Por isso, são poucos os estudos de agregação familiar relacionados à herdabilidade do zumbido.[105]

A ocorrência de zumbido familiar foi investigada em 198 famílias europeias, com ao menos três irmãos, totalizando 981 indivíduos. Foi identificada uma prevalência de zumbido de 21,2% e uma correlação familiar entre irmãos de 0,15. Tal achado ocorreu independente das diferenças de idade, sexo e limiar auditivo (Quadro 7-2). O risco de desenvolver zumbido foi estimado em 1,7 vez maior em irmãos com zumbido, do que entre aqueles provenientes de famílias sem zumbido, após correção para fatores de risco. Veio à luz o fato de que tal efeito poderia ter origens não genéticas, dado que parentes geralmente compartilham o mesmo ambiente; ou ser simplesmente pelo aumento da conscientização sobre o zumbido na família. Além disso, como nesse estudo a coleta de dados foi por meio de questionários, não houve caracterização adequada do zumbido ou de outras comorbidades.[92] Em uma coorte (dados obtidos por meio de questionário de autorrelato) composta por 51.574 indivíduos, com mais de 18 anos, do condado de Nord-Trøndelag, na Noruega; os pesquisadores identificaram correlação de 0,06-0,14 para irmãos, 0,01-0,07 para os progenitores e de 0,04 para os cônjuges, com uma taxa total de correlação de 0,11 (Quadro 7-2).[93] Estudo recente realizado na Suécia utilizou uma coorte de 186.598 voluntários, para estimar a recorrência de zumbido bilateral, unilateral, constante e severo, autorreferido entre as famílias. Identificou-se risco maior de recorrência entre irmãos, para zumbido severo, e suscetibilidade maior em mulheres do que em homens; o que sugere que o sexo pode interferir na contribuição genética para o sintoma (Quadro 7-2).[94] Tais achados reforçam a importância de considerar a severidade do zumbido e o sexo, no desenho de grandes estudos genéticos; e corroboram para explicar a baixa herdabilidade do zumbido em estudos anteriores.

Análises de Concordância em Gêmeos

Estudos, que comparam a concordância de uma condição entre gêmeos monozigóticos (idênticos) e gêmeos dizigóticos (fraternos), fornecem informações importantes sobre a contribuição de fatores genéticos para a etiologia do zumbido. Na maioria dos casos, o ambiente é semelhante, sejam monozigóticos ou dizigóticos. No entanto, gêmeos monozigóticos compartilham todos os seus alelos, enquanto os gêmeos dizigóticos compartilham, em média, metade desses. Como consequência, se uma maior concordância de zumbido for encontrada em monozigóticos, isso pode significar que fatores genéticos são importantes na etiologia do zumbido. Além disso, a inclusão de gêmeos do sexo oposto também é importante para determinar se diferentes conjuntos de genes, ou diferentes ambientes compartilhados, operam igualmente nos dois sexos.[106]

Com o objetivo de verificar se pessoas com deterioração auditiva apresentam maior risco de desenvolver zumbido, Bogo *et al.*, em 2016,[90] realizaram uma coorte longitudinal em gêmeos masculinos, ao longo de duas décadas (amostra de 1.114 indivíduos no início e de 583 ao final do acompanhamento). Foram utilizados modelos mistos para comparar as mudanças dos limiares auditivos, ajustados para a idade. A prevalência de zumbido foi de 13,5% no início do estudo (idade média de 50 anos) e 34,4% ao final do acompanhamento (idade média de 67 anos). No início do estudo, os limiares auditivos diferiram entre portadores de zumbido e controles em todas as frequências. Entretanto, durante o acompanhamento, dentre os casos novos de zumbido, foi observada uma mudança no limiar auditivo de alta frequência, em comparação ao grupo controle. Além disso, por meio de análise de comparação entre pares de gêmeos discordantes, foi identificada uma taxa de herdabilidade de 0,40 em ambos os momentos do estudo (Quadro 7-2). Os pesquisadores relataram ainda que a influência dos fatores genéticos no zumbido foi totalmente independente dos fatores genéticos para os limiares auditivos.

Em um estudo, com 10.464 pares de gêmeos concordantes (ambos com zumbido bilateral ou unilateral) e discordantes (apenas um dos irmãos com queixa de zumbido bilateral ou quando o outro gêmeo relatou o zumbido unilateral), na Suécia, verificou-se taxa geral de herdabilidade de 0,43. A herdabilidade para zumbido bilateral foi de 0,56, praticamente o dobro da observada para zumbido unilateral (0,27). Tais achados sugerem que o zumbido bilateral parece ter maior influência genética, o que pode constituir evidência inicial de um subtipo de zumbido hereditário. Outro dado interessante desse estudo é que o escore de herdabilidade se mostrou maior nos homens (0,68) do que nas mulheres (0,41). No entanto, quando pares de gêmeos do sexo feminino e com menos de 40 anos de idade foram selecionados, a herdabilidade do zumbido em mulheres aumentou para 0,62. Embora isso fosse bastante variável, a contribuição do ambiente compartilhado se mostrou mínima nesse grupo (Quadro 7-2).[91] Essas evidências demonstram novamente a heterogeneidade do zumbido; e reforçam que características, como idade de início, lateralidade e sexo, auxiliam na sua classificação, e podem, no futuro, com a abrangência dos estudos genótipo-fenótipo, direcionar novas abordagens terapêuticas.

Embora estudos adicionais independentes, de concordância em coortes de gêmeos, precisem ser realizados para validação de tais achados; os dados apontam para uma herdabilidade **moderada à alta** do zumbido bilateral entre homens, bem como em mulheres com menos de 40 anos de idade. Portanto, dado que o zumbido crônico e persistente entre jovens não é frequente, a seleção de famílias, com casos recorrentes de zumbido bilateral severo e de início precoce, deve ser priorizada nas análises genômicas. Outra razão para concentrar o trabalho genômico em indivíduos mais jovens é que as variações do número de cópias, e as mudanças estruturais no DNA, se acumulam com o envelhecimento. Fatos que podem aumentar o ruído de fundo dos conjuntos de dados de exoma, e favorecer a resultados falso-positivos, em especial quando os sujeitos do estudo são mais velhos.[107]

Estudos Genéticos
Pesquisa e Identificação de Genes Candidatos a Apresentarem Maior Suscetibilidade ao Zumbido

A identificação de fatores genéticos pode contribuir para elucidar a patogênese do zumbido, facilitar a compreensão de sua persistência e severidade, além de fomentar novas estratégias diagnósticas e terapêuticas. O Quadro 7-1 resume os estudos genéticos sobre zumbido, realizados em humanos. Está organizada de acordo com a função biológica dos genes estudados, suas variantes pesquisadas, critério de inclusão dos voluntários, origem e tamanho da amostra, comorbidades associadas, estratégia experimental e efeito observado (se foi ou não confirmada associação ao zumbido). Conforme discutido anteriormente, o desenho do estudo e a inclusão do paciente são particularmente importantes para um fenótipo clinicamente heterogêneo, como o zumbido. Igualmente importante é a seleção do método, para suportar a escala apropriada e a resolução dos dados para análise. Por isso, não é surpresa que vários estudos genéticos falharam em revelar associações consistentes a uma maior suscetibilidade ao zumbido. Muito provavelmente em razão do pequeno tamanho da amostra, critérios de seleção das variantes genéticas-alvo do estudo, escassez de caracterização dos dados clínicos dos pacientes, ou ausência de controles adequados.

Atualmente, por meio de GWAS, tem sido possível identificar associações consistentes de variantes genéticas com o zumbido, em ambas as amostras de um mesmo estudo (descoberta e replicação). O GWAS permite o estabelecimento da conexão entre genes e uma condição (zumbido), e a investigação do nível de variação genética entre casos e controles. Nesse caso, em vez de olhar para toda a sequência genômica, são investigados locais específicos em todo o genoma, em que já são esperadas tais variantes. Essas regiões são denominadas de **SNV** (do inglês, *Single Nucleotide Variants*) ou **SNP** (do inglês, *Single Nucleotide Polymoprhisms*), quando a variante mais rara tem frequência igual ou superior a 1% na população. Além disso, o GWAS permite determinar correlações entre o zumbido e outros distúrbios ou traços. No entanto, o GWAS exige coortes grandes e independentes, para que o estudo possa ser replicado, o que gera altos custos.[108] Sem dúvida, é necessário salientar que a presença de associação, não necessariamente implica em causalidade. Por exemplo, a associação pode ser decorrente de proximidade física, no cromossomo, entre a variante estudada e a variante causal. Também é interessante destacar que 90% das variantes (detectadas por meio de GWAS), associadas a doenças, encontram-se em regiões não codificadoras, relacionadas à regulação transcricional de promotores e à modulação de *enhancers*.[108,109] Dado que a presença de determinadas variantes gênicas pode ser usada como biomarcador, Haider *et al.*, em 2021,[110] realizaram revisão sistemática para a busca de marcadores biológicos que pudessem ser usados no zumbido.

Por definição, um **biomarcador** trata-se de característica plausível de ser mensurada e analisada objetivamente; como um indicador de:

A) Processo biológico normal;
B) Processo patogênico;
C) Resposta farmacológica a intervenções terapêuticas.[30]

Assim, as primeiras pesquisas focaram em encontrar variantes que distinguissem pessoas com zumbido daquelas sem tal sintoma; como, por exemplo, o estudo de genes associados à reciclagem de potássio (ver em Genes Associados à Reciclagem dos Íons Potássio), a fatores neurotróficos (ver em Fatores Neurotróficos), ou ao sistema cardiovascular (ver em Genes Associados ao Sistema Cardiovascular).

Os estudos do genoma completo, através de ensaios de associação ou sequenciamento NGS do exoma, evidenciaram um grande número de genes candidatos ou preditos como relacionados à patogênese do zumbido, pertencentes a diversas vias e funções biológicas (ver em Genes Associados a outras Vias ou Preditos). A seguir uma breve discussão sobre estes.

Genes Associados à Reciclagem dos Íons Potássio

Estudo de caso-controle, realizado na Polônia, investigou a contribuição, de 99 variantes (SNPs) em genes da via de reciclagem de potássio (*KCNJ10, KCNQ4, KCNE1* e *KCNQ1*) e de conexinas (Cx26/*GJB2*, Cx30/*GJB6*, Cx30.3/*GJB4*, Cx31/*GJB3* e Cx32/*GJB1*), na maior suscetibilidade ao zumbido. Amostra composta por 626 voluntários expostos ao ruído, dos quais 128 com zumbido e 498 sem zumbido. Ambos os grupos foram subclassificados como suscetíveis ou resistentes ao ruído. A variante rs915539, no gene *KCNE1*, foi associada ao desenvolvimento do zumbido, independentemente da perda auditiva. Porém, como não foi utilizado nenhum marcador informativo de ancestralidade, e como tal estudo não foi replicado em uma população independente, não foi possível confirmar associação genética de tal. Por outro lado, os pesquisadores identificaram, em pacientes com zumbido, a associação do polimorfismo rs915539, no gene *KCNE1*, com a resistência ao desenvolvimento de perda auditiva induzida por ruído (PAIR); enquanto o polimorfismo no gene *SLC12A2* (rs10089) foi associado à predisposição a PAIR (Quadro 7-1).[10]

Posteriormente, a associação entre polimorfismos gênicos e zumbido foi investigada em 186 músicos jovens.[11] Foram analisados 19 SNPs, nos seguintes genes *KCNE1, KCNQ1, CDH23, GJB2, GJB4, KCNJ10, CAT, HSP70, PCDH70, MYH14, GRM7, PON2* e *ESRRB*. Indivíduos com ao menos um alelo "T", do polimorfismo rs163171 (C > T), em *KCNQ1*, exibiam chances significativamente maiores de referir zumbido, do que sujeitos com os dois alelos "C". Também houve uma tendência (que não atingiu a significância estatística) de associação quanto ao polimorfismo rs2070358, em *KCNE1* (Quadro 7-1). Outros fatores de risco que mostraram correlação com o zumbido foram:

A) Histórico de infecção de orelha;
B) Intolerância ao som.

Exposição à música e sexo biológico também mostraram tendência à associação ao zumbido.

Fatores Neurotróficos

Fatores neurotróficos, como **BDNF** (*Brain-derived neurotrophic factor*) e **GDNF** (*Glial derived neurotrophic factor*), são essenciais na plasticidade neural, desempenham papel de destaque nas vias auditivas centrais, no crescimento neuronal e na diferenciação e sobrevivência desses na cóclea.[111-114] Também são responsáveis por mediar mudanças neuronais frente a eventos inflamatórios, em doenças neuroinflamatórias.[115] Já foi descrita correlação entre polimorfismos no gene *BDNF* (rs6265, rs2030324 e rs1491850), com baixos níveis séricos de BDNF, e alterações no teste de potenciais evocados auditivos.[25,113,116] Porém, apesar da estreita correlação, nem todos estudos genéticos identificaram uma associação significativa entre polimorfismos de BDNF e o zumbido (Quadro 7-1).[25,117-120]

Sand *et al.*, em 2012,[25] puderam estabelecer correlação entre o polimorfismo rs3812047, em *GDNF*, e o aumento da chance de zumbido em mulheres. A heterozigose para os polimorfismos rs1110149, em *GDNF*, se mostrou menor em portadores de zumbido, se comparados aos controles.[23] O mesmo grupo identificou diferenças estatisticamente significativas entre a metilação nas CpG (regiões localizadas nos promotores dos genes, que tem pelo menos 50% de conteúdo GC, e desempenham papel no silenciamento gênico, por meio de sua metilação), dos promotores dos genes *BDNF* e *GNDF*, no sangue de portadores de zumbido[24] (Quadro 7-1). É possível que os baixos níveis de BDNF, em pacientes com zumbido, estejam associados a esse padrão de metilação diferente. A metilação de promotores gênicos representa um dos vários mecanismos epigenéticos usados pelas células para controlar a expressão gênica. Embora o padrão de metilação no sangue possa diferir do que ocorre nos tecidos diretamente relacionados ao zumbido, outros estudos também mostraram boa correlação entre o sangue e o cérebro, no que se refere a estes padrões.[121,122]

Genes Associados ao Sistema Cardiovascular

Yüce *et al.*, em 2016,[44] estudaram polimorfismos nos genes *ACE* e *ADD1*. Encontraram um polimorfismo em *ADD1* (p.G460W), muito mais frequente em portadores de zumbido em relação a controles. Há 2,5 de risco de desenvolvimento de zumbido em seus portadores. O polimorfismo p.G460W já foi amplamente estudado em doença cardiovascular e hipertensão (Quadro 7-1).[123] Ao que se sabe, os sítios de lesão primária relacionados à hipertensão são o órgão de Corti e a estria vascular.[124]

Gene associado à Subunidade do Receptor de Glutamato

Haider *et al.*, em 2017,[30] investigaram variantes polimórficas nos genes *GRM7* (subtipo 7 do receptor de glutamato metabotrópico) e *NAT2* (N-acetiltransferase 2), em idosos com presbiacusia, com ou sem zumbido. Identificaram que pessoas com o genótipo T/T, quanto à variante rs11928865 em *GRM7*, têm uma redução de 33% do risco de desenvolver zumbido, em comparação aos genótipos A/A ou A/T. A chance de zumbido severo (*scoring* 56 no THI – *Tinnitus Handicap Inventory*) foi 14,2 maior em indivíduos com genótipo A/T comparado ao T/T.

Gene Associado à Subunidade do Receptor do Ácido γ-Aminobutírico Tipo B (GABA-B)

Sand *et al.*, em 2012a,[22] testaram a hipótese de que variações no gene *KCTD12*, que codifica as subunidades auxiliares dos receptores GABA-B, poderiam ajudar a prever o risco de desenvolvimento do zumbido. Pacientes com de zumbido crônico (n = 95) foram testados quanto a 14 variantes gênicas, três delas polimórficas (rs73237446, rs34544607 e rs41287030). As frequências alélicas foram comparadas à população de referência de ancestralidade europeia. A rs34544607 se mostrou associada ao zumbido. Porém, sem genótipo, não foi possível prever a gravidade do zumbido. Este trabalho ilustra as dificuldades de se estudar associação em uma condição poligênica. Outros estudos que demostrem a mesma associação, ou ao menos ao mesmo gene (outras variantes), são necessários para firmar este como parte das vias de predisposição ao zumbido.

Gene Associado ao Receptor/Transportador de Serotonina

O zumbido incômodo costuma ser acompanhado por comorbidades psicológicas (depressão, ansiedade e percepção aumentada de estresse). Por isso, alguns estudos já analisaram a relação do zumbido, com o produto de variantes genéticas em proteínas (p. ex., neurotransmissores). Embora uma associação tenha sido encontrada, entre as variantes alélicas do gene *SLC6A4* (que codifica o promotor do transportador de serotonina) e o sofrimento psicológico causado pelo zumbido, esses achados ainda não foram replicados em uma coorte independente (Quadro 7-1).[7] Gilles *et al.*, em 2017,[45] realizaram estudos de associação, em relação a polimorfismos, por todo o genoma (GWAS). Embora não tenham encontrado nada significativo, identificaram um enriquecimento significativo de genes que participam de vias biológicas como:

A) Estresse oxidativo;
B) Estresse do retículo endoplasmático;
C) Sinalização mediada por receptor de serotonina (Quadro 7-1).

De fato, estudo anterior já havia demonstrado que, **pacientes com zumbido apresentavam níveis séricos mais elevados de serotonina**, em relação aos sem zumbido.[125] A serotonina está presente nas células ciliadas, no nervo auditivo, no núcleo auditivo do tronco cerebral, no núcleo do lemnisco lateral, assim como no complexo olivar superior.[110]

Genes Associados a outras Vias ou Preditos

Mutações no gene *COCH* (DFNA9, OMIM#603196) causam perda auditiva neurossensorial não sindrômica, acompanhada de disfunção vestibular variável, e podem ter zumbido como efeito secundário. Por meio de análises de ligação, seguida de sequenciamento do exoma, identificou-se deleção extensa no gene *COCH*, em uma grande família com perda auditiva em agudos, de início tardio, assim como dois probandos com zumbido (Quadro 7-1).[32,33] Posteriormente, 23 casos familiares com perda auditiva não sindrômica autossômica dominante e 20 portadores de doença de Ménière de ascendência japonesa foram selecionados para triagem de variantes no gene *COCH*. Identificou-se uma nova variante patogênica, em sujeito afetado com perda auditiva e zumbido, sugerindo que a variação alélica no gene *COCH* pode influenciar o risco para o desenvolvimento de zumbido. No entanto, nenhuma variante foi identificada em pacientes com doença de Ménière.[34] Infelizmente, como a prevalência de zumbido na perda auditiva não sindrômica monogênica não foi estimada, é difícil determinar o efeito dessas variantes raras na geração do zumbido. Em uma coorte formada por 172.995 europeus do UK Biobank (Biobanco do Reino Unido) e por meio de GWAS, Clifford *et al.*, em 2020,[27] descreveram a associação genética ao zumbido, de 3 *loci* e 8 genes (Quadro 7-1). Tal associação foi replicada em outras duas grandes coortes independentes, dentro do mesmo estudo, também de ancestralidade europeia (260.832 do US Million Veteran Program, Programa de Veteranos do US Million). O GWAS permite o estabelecimento da conexão entre regiões cromossômicas e uma condição, como o zumbido; e investiga o nível de variação genética entre casos e controles. Nesse estudo, diversas SNV diferiram na comparação de sujeitos com e sem zumbido, explicando assim 6,3% da variância. Curiosamente, ao analisar dificuldades auditivas, como uma covariável, houve redução da herdabilidade do zumbido, **demonstrando que nem todos os casos de zumbido decorrem diretamente da perda auditiva**. Além disso, a correlação entre perda auditiva e zumbido se mostrou bidirecional, de modo que **os genes do zumbido podem levar à perda auditiva, da mesma forma que a perda auditiva pode levar ao zumbido**. Outro dado interessante nesse estudo foi que a maioria dos SNV identificados estavam localizados em regiões intrônicas (não codificantes) dos genes *AF131215.5*, *BLK*, *C8orf12*, *COL11A1*, *GRK6*, *MSRA*, *MFHAS1* e *XKR6* (associados às características e distúrbios mencionados acima). Investigar as propriedades desses elementos não codificantes é importante, para entender o contexto biológico do zumbido. Nos últimos anos, **essas funções regulatórias têm sido associadas a modificações epigenéticas do DNA, que são influenciadas por fatores ambientais**.

Amanat et al., em 2021,[14] estudaram três grupos de pacientes com zumbido classificado como severo/catastrófico, uma maneira de o grupo ser mais homogêneo quanto ao fenótipo, e por consequência quanto ao genótipo. O primeiro grupo seria de espanhóis com Ménière, o segundo com de zumbido e de origem sueca, e o terceiro de portadores de epilepsia generalizada e ancestralidade europeia. Além disso, quatro conjuntos de dados independentes foram usados como controles. O primeiro e o terceiro grupo de casos foram analisados por meio de WES, enquanto o segundo foi analisado com WGS. O zumbido foi considerado catastrófico se o escore do THI fosse igual ou maior que 76, e severo para escores entre 56 e 76. As primeiras análises focaram no grupo com zumbido catastrófico e Ménière; e testaram associação em relação a variantes específicas. Encontraram resultados significativos quanto a variantes nos genes *DAAM1* (chr14:59826182A>C; p.Asn875His; rs61740455; MAFcsvs = 0,002 e CADD = 17.85) e *MYH10* (chr17:8397065C>A; p.Ala1399Ser; rs149021341; MAFcsvs = 0,001, CADD = 22). Além disso, no primeiro grupo, foi detectado um enriquecimento de variantes raras, do tipo *missense*, em 24 genes cujos produtos estão relacionados às sinapses: *PRUNE2*, *AKAP9*, *SORBS1*, *ITGAX*, *ANK2*, *KIF20B* e *TSC2* (p < 2E04). Os genes *ANK2*, *AKAP9* e *TSC2* também se mostraram ligados ao grupo de zumbido sueco, sendo então validados como associados ao fenótipo de zumbido catastrófico.

Dois outros estudos recentes de WGS que buscaram por variantes associadas ao zumbido, por todo o genoma e com grandes coortes, também tiveram, como sujeitos do estudo, amostras do Biobanco do Reino Unido.[42,43] No primeiro caso (N = 91.424) três variantes em estreita proximidade no *locus RCOR1* mostraram resultados mais expressivos e significativos de associação entre outros.[43] O segundo estudo contou com a seguinte amostra: controle masculino (n = 7.315), zumbido masculino (n = 226), controle feminino (n = 11.732), zumbido feminino (n = 300). Resultados sugestivos de associação a zumbido incômodo foram detectados em relação a 17 SNP, contidos em 13 genes. Além disso, uma variante genética patogênica do tipo *missense* foi detectada como significativamente associada na coorte feminina, uma mutação que havia sido previamente implicada no funcionamento neuronal típico, através de migração axonal e reforço estrutural, bem como na síndrome de Bardet-Biedl-15, uma ciliopatia.[42]

CONSIDERAÇÕES FINAIS

Os estudos relatados neste capítulo demonstram o caráter complexo do zumbido. Vários fatores genéticos interagem, assim como na manifestação clínica (heterogeneidade de fatores etiológicos). Isso traz inúmeros desafios para a identificação de fatores genéticos:

A) Herança poligênica;
B) Heterogeneidade genética (diferentes pacientes têm diferentes genes predisponentes);
C) Fenocópias ambientais;
D) Penetrância incompleta;
E) Interação entre o genótipo e os fatores de risco ambientais.

Quadro 7-1. Estudos genéticos sobre zumbido e genes associados. Em negrito as variantes que identificaram correlação, em negrito e sublinhado as variantes e/ou genes que foram identificadas associação, mas que o zumbido é secundário

Critério de inclusão	Comorbidades associadas	Tamanho amostral (N)/Amostra	População	Estratégia experimental	Genes	Função do gene	Variante	Correlação	Ref
Reciclagem de íons K+									
Z. Crônico	--	201	Alemanha	Sanger	KCNE1	Subunidade regulatória 1 da subfamília E de canal de potássio voltagem-dependente	Todas, incluindo nova p.(Val47Ile)	Sem associação	Sand et al., 2010 [9]
Z	PAIR ocupacional	128	Polônia	Genotipagem de variantes em 10 genes de reciclagem de K+			**<u>rs915539</u>**	**<u>Associação independente da PA</u>**	Pawelczyk et al., 2012 [10]
Músicos jovens	PAIR	186	EUA	Genotipagem de variantes em 13 genes já associados à PAIR			rs2070358	Maior chance de zumbido	Baht et al., 2021 [11]
Z. Crônico	?	288	Alemanha	Sanger	KCNE3	Subunidade regulatória 3 da subfamília E de canal de potássio voltagem-dependente	rs34604640, rs17215444, rs17221826, rs17221833, rs11822977, T4A, V17M, R53H e R99H	Sem associação, baixo poder estatístico	Sand et al., 2011 [12]
Z	PAIR ocupacional	128	Polônia	Genotipagem de variantes em 10 genes de reciclagem de K+	SLC12A2	Membro 2 da Família 12 de carreador de soluto	rs10089	Zumbido e PAIR	Pawelczyk et al., 2012 [10]

Condição	N	País	Método	Gene	Proteína	Variante	Classificação	Referência
Músicos jovens / PAIR	186	EUA	Genotipagem de variantes em 13 genes já associados à PAIR	KCNQ1	Subfamília Q do canal controlado por voltagem de potássio Membro 1	rs163171	Maior chance de zumbido	Baht et al., 2021[11]
Secundário à PA não sindrômica de herança AD – DFNA2A	Famílias com vários afetados	--	--	**KCNQ4**	Canal de K+, voltagem dependente, membro 4 da subfamília	NM_004700.4: c.853G>T: p.Gly285Cys	**Gene causal**	Kubisch et al., 1999[13]
Ligação a canal iônico ou a íons								
Z isolado e Z Ménière	59/97	Espanha, Suécia	WES ou WGS	AKAP9	Proteína 9 ancorada a quinase, relacionada a sinapse	6 variantes	Gene forte candidato causal	Amanat et al., 2021[14]
Secundário à Ataxia episódica tipo II	1 paciente + seu pai	EUA/Canadá	MLPA	**CACNA1A**	Canal de cálcio dependente de voltagem tipo P Q, subunidade alfa-1a	Deleção éxons 39-40	**Gene causal**	Wan et al., 2011[15]
Secundário à Doença de Ménière Familial AD	Famílias com vários afetados	Espanha	WES	DTNA	Alfa distrobevina	chr18: 32462094G>T	Gene candidato causal	Requena et al., 2015[16]
Secundário à PA não sindrômica de herança AD – DFNA36	Famílias com vários afetados	China	WES	**TMC1**	Proteína Transmembrana Expressa pela Cóclea 1	c.1253A: p.(Met418Lys)	**Gene causal**	Zhao et al., 2014[17]

Quadro 7-1. *(Cont.)* Estudos genéticos sobre zumbido e genes associados. Em negrito as variantes que identificaram correlação, em negrito e sublinhado as variantes e/ou genes que foram identificadas associação, mas que o zumbido é secundário

Junções do tipo gap								
Secundário à PA não sindrômica AR (DFNB1) e AD (DFNA3A) e a síndrome de Surdez associada a anomalias de pele e unhas	Famílias ou casos esporádicos	China, Brasil	Sanger	*GJB2*	Conexina 26	Várias variantes recessivas, p.(Pro175His), p.(Arg75Gln)	Gene causal	Dodson et al., 2011 [18] Wang et al., 2017 [19]
Secundário à forma de PA não sindrômica AD (DFNA2A)	Famílias com vários afetados	China	Sanger	*GJB3*	Conexina 31	c.547G>A: p.(Glu183Lys)	Gene causal	Coucke et al., 1994 [20] Xia et al., 1998 [21]
Fatores Neurotróficos								
Z. Crônico	--	240	Alemanha	Genotipagem RFLP	*GDNF*	Fator neurotrófico derivado de células gliais	Apenas mulheres, maior chance de Z	Sand et al., 2012a [22]
Z. Crônico	--	52	Turquia	Genotipagem RFLP			Sem correlação, porém menor heterozigose de rs1110149 no Z	Orenay-Boyacioglu et al., 2016 [23]
Z. Crônico	--	60	Turquia	Metilação dos 12 sítios CpG do promotor			Diferenças significativas entre caso e controle	Orenay-Boyacioglu et al., 2019 [24]
Z. Crônico	--	240	Alemanha	Genotipagem	*BDNF*	Fator neurotrófico derivado de cérebro	Apenas mulheres, aumento de chance de Z	Sand et al., 2012b [25]
Z. Crônico	--	60	Turquia	Metilação dos 12 sítios CpG do promotor		Fator neurotrófico derivado de cérebro	Diferenças significativas entre caso e controle	Orenay-Boyacioglu et al., 2019 [24]

Values in column "rs" (variantes):
- 240 / Alemanha: rs1110149, rs884344, **rs3812047**
- 52 / Turquia: rs884344, rs3812047 e **rs1110149**
- 60 / Turquia: Metilação da CpG6 de *BDNF*
- 240 / Alemanha: rs2049046, rs6265
- 60 / Turquia: Metilação da CpG3-5-6 de *GDNF*

Proteína de Adesão Celular								
Secundário à doença de Ménière	--	Família com vários afetados	Irã	WES	LSAMP	Proteína de membrana associada ao sistema límbico	cr3:115561402T>C	Gene candidato causal	Mehrjoo et al., 2020[26]
Atividade do receptor de neuropeptídio								
Z	--	#	EUA	GWAS	SORCS3	Receptor 3 contendo domínio VPS10 relacionado à sortilina	rs72815660	Gene predito causal	Clifford et al., 2020[27]
Gravidade do zumbido (escore de 0 a 10)	~34% com exposição ocupacional ao ruído	179 (> 60 anos)	Brasil	RFLP	**TNF alfa**	Fator de necrose tumoral (atividade de citocina)	−308 G/A	**Alelo G menor chance de zumbido que alelo A**	Marchiori et al., 2018[28]
Z induzido por ruído	--	65 casos-233 controles (descoberta), 34 casos-379 controles (replicação)	China	GWAS	TNFRSF1A	Superfamília do receptor TNF membro 1A (atividade do receptor ativado pelo fator de necrose tumoral)	rs4149577 (intron do gene)	Gene candidato causal (odds ratio = 2,05)	Xie et al., 2021[29]
Z	--	#	EUA	GWAS	MEA1	Antígeno Potencial Masculino 1		Gene predito causal	Clifford et al., 2020[27]

Quadro 7-1. *(Cont.)* Estudos genéticos sobre zumbido e genes associados. Em negrito as variantes que identificaram correlação, em negrito e sublinhado as variantes e/ou genes que foram identificadas associação, mas que o zumbido é secundário

Relacionado a sinapses

Tipo	n	País	Método	Gene	Proteína/Função	Variante	Resultado	Referência
Z	Ménière	59	Espanha	WES ou WGS	*PRUNE2*	Homólogo 2 Prune com domínio BCH (pirofosfatase)	9 variantes	Gene candidato causal	Amanat et al., 2021 [14]
Z	Ménière	59	Espanha	WES ou WGS	*SORBS1*	Contendo Sorbina e Domínio SH3 1 (ligação ao citoesqueleto)	6 variantes	Gene candidato causal	Amanat et al., 2021 [14]
Z	Ménière	59	Espanha	WES ou WGS	*ITGAX*	Integrina Subunidade Alfa X	5 variantes	Gene candidato causal	Amanat et al., 2021 [14]

Receptor GABA

Tipo	n	País	Método	Gene	Proteína/Função	Variante	Resultado	Referência
Z. Crônico	Controladas	95	Alemanha	Genotipagem	**_KCTD12_**	Subunidade do receptor GABA	**rs34544607**	**Associação**	Sand et al., 2012b [25]

Receptor de Glutamato

Tipo	n	País	Método	Gene	Proteína/Função	Variante	Resultado	Referência
PA relacionada à idade c/ou s/Z	78 = 45 fem. + 33 masc.	Portugal		*GRM7*	Receptor de Glutamato Metabotrópico 7	rs11928865	Maior chance de Z no genótipo A/T	Haider et al., 2017 [30]

Receptor/Transportador de Serotonina

Tipo	n	País	Método	Gene	Proteína/Função	Variante	Resultado	Referência
Z. Crônico	Sintomas psicoacústicos	54	Turquia	Genotipagem	*SLC6A4*	Receptor/Transportador de Serotonina	Polimorfismo 5'-HTTLPR da região promotora	Associação aos sintomas neurofisiológicos de pacientes com Z	Deniz et al., 2010 [7]
Z. Crônico	--	88	Alemanha	Sanger	*HTR1A*	Receptor 1A de 5-hidroxitriptamina	rs1800043	Negativa	Kleinjung et al., 2006 [31]

ZUMBIDO DE ORIGEM GENÉTICA

	N	País	Método	Gene	Proteína	Variante	Classificação	Referência
Constituinte estrutural da bainha de mielina								
Z grave ou Z – Ménière	59, 34	Espanha, Suécia	WES ou WGS	MBP	Proteína Básica de Mielina			Amanat et al., 2021 [14]
Componente matriz extracelular/Espaço extracelular								
Secundário à PA não sindrômica AD (DFNA9) com sintomas de Ménière em alguns casos	Ao menos 4 famílias com vários afetados	Bélgica, Holanda, Coreia	WES/Sanger	**COCH**	Coclina	cr14:31346846C>T, cr14:31355 237_31355254del, cr14:31349796G>A	**Gene causal**	Fransen et al., 1999 [32] Gallant et al., 2013 [33] Kim et al., 2016 [34]
Secundário à osteogênese Imperfeita tipo I	42	Finlândia	?	**COL1A1 COL1A2**	Colágeno, tipo I, alfa-1, Colágeno, tipo I, alfa-2	Várias	**Gene causal**	Kuurila et al., 2003 [35]
Secundário à dentinogênese imperfeita com ou sem PA progressiva	3 famílias com vários afetados	China	Famílias	**DSPP**	Sialofosfoproteína Dentina	cr4:88533341G>A	**Gene causal**	Xiao et al., 2001 [36]
Z	#	EUA	GWAS	COL11A1	Colágeno tipo XI cadeira Alfa 1	rs143424888	Gene predito causal	Clifford et al., 2020 [27]
Secundário à síndrome de Ménière familial	Família com vários afetados	Espanha	WES	DPT	Dermatopontina	cr1:168665849G>A	Gene candidato causal	Martín-Sierra et al., 2017 [37]
Secundário à síndrome de ménière familial	Pacientes	Espanha	WES	OTOG	Otogelina	rs552304627	Gene candidato causal	Roman-Naranjo et al., 2020 [38]
Atividade de fosfoproteína fosfatase								
Z	#	EUA	GWAS	PPM1H	Proteína Fosfatase, Mg2+/Mn2+ dependente 1H	--	Gene predito causal	Clifford et al., 2020 [27]

Quadro 7-1. (Cont.) Estudos genéticos sobre zumbido e genes associados. Em negrito as variantes que identificaram correlação, em negrito e sublinhado as variantes e/ou genes que foram identificadas associação, mas que o zumbido é secundário

Atividade de receptor de citocina							
<u>**Secundário a PA não sindrômica AD (DFNA2C)**</u>	Família com vários afetados	China	WES	**_IFNLR1_**	Receptor de Interferon Lambda 1	c.296G>A (p.Arg99His)	**Gene causal**	Gao et al., 2018 [39]
Remodelação/Ligação a cromatina							
Z	#	EUA	GWAS	*GLTSCR1L*	Complexo de remodelação da cromatina com interação de BRD4 e proteínas associadas	--	Gene predito causal	Clifford et al. 2020 [27]
Z	#	EUA	GWAS	*KLHDC3*	Contendo Domínio Kelch 3	--	Gene predito causal	Clifford et al. 2020 [27]
Ligação ao DNA sequência específica							
<u>**Secundário à PA não sindrômica AD (DFNA7)**</u>	Família com vários afetados	Holanda	WES	**_LMX1A_**	Fator de transcrição 1 Alfa LIM Homeobox	c.721G>C (p.Val241Leu) c.290G>C (p.Cys97Ser)	**Gene causal**	Wesdorp et al., 2018 [40]
Secundário à Doença de Ménière de manifestação na infância (herança multialélica)	1 paciente e seu avô	Finlândia	WES	*HMX2*	Família 6 Homeobox 2		Gene candidato causal	Skarp et al., 2019 [41]
Via de sinalização Notch							
Z	#	EUA	GWAS	*DLK2*	Ligante NOTCH não canônico semelhante a Delta 2	--	Gene predito causal	Clifford et al, 2020 [27]
Z incômodo	--	Homens = 226 Mulheres = 300	Reino Unido	GWAS	*JAG2*	Ligante NOTCH canônico jagged	Inserção de 3 pb, rs75980785	Associação (gene predito causal)	Urbanek e Zuo, 2021 [42]

Regulação de transcrição/Ligação a ácidos nucleicos/Fator de transcrição

Z. autorreferido (UK Biobank)	--	91.424	Reino Unido	GWAS	*RCOR1*	REST Coexpressor 1 do componente de complexo correpressor envolvido na repressão/expressão de genes neuronais em células não neuronais	rs4906228, rs4900545, cr14: 103042287CT>C	Gene predito causal	Wells et al., 2021 [43]
Z. autorreferido (UK Biobank)	--	91.424	Reino Unido	GWAS	*ARID5B*	Domínio de interação 5B rico em AT	rs118053011	Gene predito causal	Wells et al., 2021 [43]
Z. autorreferido (UK Biobank)	--	91.424	Reino Unido	GWAS	*ZNF318*	Proteína zincer finger 318, proteína reguladora endócrina	rs553448379	Gene predito causal	Wells et al., 2021 [43]
Z. autorreferido (UK Biobank)	--	91.424	Reino Unido	GWAS	*E2F7*	Fator de Transcrição E2F 7	rs7314493	Gene predito causal	Wells et al., 2021 [43]
Z	--	#	EUA	GWAS	*RNPC3*	Região de ligação de RNA (RNP1, RRM) contendo 3	--	Gene predito causal	Clifford et al., 2020 [27]
Z induzido por ruído	--	65 casos-233 controles (descoberta), 34 casos-379 controles (replicação)	China	GWAS	*WNT11*	Família de sítios de integração MMTV *Wingless*, membro 11	rs2846071 (11q13.5)	Gene candidato causal (*odds ratio* = 2,14)	Xie et al., 2021 [29]

Quadro 7-1. *(Cont.)* Estudos genéticos sobre zumbido e genes associados. Em negrito as variantes que identificaram correlação, em negrito e sublinhado as variantes e/ou genes que foram identificadas associação, mas que o zumbido é secundário

Z incômodo	--	65 casos-233 controles (descoberta), 34 casos-379 controles (replicação)	Reino Unido	GWAS	SOX4	Fator 4 de transcrição SRY-Box	rs190902899	Gene candidato causal	Urbanek e Zuo, 2021[42]
Sistema Cardiovascular								
Z. crônico severo * Z. crônico severo*	--	89 casos–104 controles	Turquia	Genotipagem RFLP	ACE	Enzima conversora de angiotensina I	Polimorfismo de inserção/deleção	Sem associação	Yuce et al., 2016[44]
Z. crônico severo*	--	89 casos–104 controles	Turquia	Genotipagem RFLP	**ADD1**	Aducina I	p.(G460W)	**Associação**	Yuce et al., 2016[44]
Z	--	#	EUA	GWAS	YIPF3	Membro da família 3 do domínio Yip1, papel da hematopoiese	--	Gene predito causal	Clifford et al., 2020[27]
Secundário à doença de Ménière familial AD		Família com vários afetados	Espanha	WES	SEMA3D	Semaforina 3D	cr7:84642128G>A	Gene candidato causal	Martín-Sierra et al., 2017[37]
Via Metabólica								
Z	--	167 casos–749 controles	Bélgica	GWAS		Sem associação significativa, mas enriquecido com SNP de genes de estresse oxidativo, estresse do retículo endoplasmático e vias mediadas pelo receptor de serotonina			Gilles et al., 2017[45]
Z grave ou Z – Ménière		59/34	Espanha, Suécia	WES ou WGS	TSC2	Proteína Fosfatase 1, Subunidade Reguladora 160	4 variantes	Gene forte candidato causal	Amanat et al., 2021[14]

Componente estrutural/Ligação/Atividade de adaptador do citoesqueleto

Z, Z grave ou Z – Ménière	59/97	Espanha, Suécia	WES ou WGS	ANK2	Ankirina 2, relacionada a sinapses	4 variantes	Gene candidato causal	Amanat et al., 2021 [14]
Z grave ou Z – Ménière	59/34	Espanha, Suécia	WES ou WGS	NRCAM	Molécula de adesão de células neuronais/ligante de Ankirina	3 variantes	Gene candidato causal	Amanat et al., 2021 [14]

Secundário à PA não sindrômica (DFNA20/26)

	Famílias com vários afetados	Holanda	Sanger	ACTG1	Actina Gama 1	cr17:79479141C>T	<u>Gene causal</u>	de Heer et al., 2009 [46]

Secundário à neurofibromatose tipo 2

	Pacientes	Reino Unido	Sanger	<u>NF2</u>	Neurofibromina 2	várias	<u>Gene causal</u>	Evans et al., 1992 [47]
Z incômodo mulheres	Pacientes	Reino Unido	GWAS	WDPCP	Efetora de polaridade de células planas, que contém repetições WD	Do tipo *missense* (rs61734468)	Gene candidato causal	Urbanek e Zuo, 2021 [42]
Z incômodo	Pacientes	Reino Unido	GWAS	EHBP1	Proteína 1 de ligação ao domínio EH	rs78858847	Gene candidato causal	Urbanek e Zuo, 2021 [42]
Z incômodo	Pacientes	Reino Unido	GWAS	BAIAP2L2	Proteína-2 adaptadora contendo domínio BAR/IMD	rs13058731	Gene candidato causal	Urbanek e Zuo, 2021 [42]

Atividade motora/Organização do citoesqueleto relacionada aos microtúbulos

Zumbido	59	Espanha	WES ou WGS	KIF20B	Membro da Família Kinesina 20B	4 variantes	Gene candidato causal	Amanat et al., 2021 [14]

Quadro 7-1. *(Cont.)* Estudos genéticos sobre zumbido e genes associados. Em negrito as variantes que identificaram correlação, em negrito e sublinhado as variantes e/ou genes que foram identificadas associação, mas que o zumbido é secundário

Z incômodo	--	59	Reino Unido	GWAS	*RASSF8*	Membro da família 8 do domínio da associação Ras	rs143853626	Gene candidato causal	Urbanek e Zuo, 2021[42]
Ligação à alfa-actinina								
Z. autorreferido (UK Biobank)	--	91.424	Reino Unido	GWAS	*MAGI1*	Guanilato-quinase associada à membrana, proteína 1 contendo domínio WW e PDZ	rs557511691	Gene predito causal	Wells et al., 2021[43]
Ligante de actina								
Zumbido	--	59	Espanha	WES ou WGS	*MYO18A*	Domínio PDZ contendo Miosina	3 variantes	Gene candidato causal	Amanat et al., 2021[14]
Zumbido	--	59	Espanha	WES ou WGS	*MPRIP*	Proteína de interação Rho da fosfatase de miosina	3 variantes	Gene candidato causal	Amanat et al., 2021[14]
Secundário à PA não sindrômica AD DFNA58	Família com vários afetados		Brasil	WES	*PLEK*	Pleckstrina	duplicação genômica	Gene candidato causal	Lezirovitz et al., 2020[48]
Zumbido grave	Ménière	59	Espanha	WES ou WGS	*MYH10*	Miosina cadeia pesada 10	cr17:8397065C>A	Gene candidato causal	Amanat et al., 2021[14]
Secundário à doença de Ménière	Saco endolinfático humano c/e s/Ménière		Japão	RT-qPCR, Western blotting	*AQP2*	Aquaporina 2, Proteína de canal de água para ducto coletor renal	Expressão aumentada na amostra Ménière	Gene candidato causal	Maekawa et al., 2010[49]

Estereocílios								
Secundário à PA não sindrômica AR (DFNB16) com sintomas da Doença de Ménière	Família com vários afetados	Suécia-Noruega	WES	STRC	Estereocilina	c.4027 C>T, p.(Q1343*)	Gene candidato causal	Fryholm et al., 2018[50]
Apoptose/Ligante de receptor de morte								
Secundário à PA não sindrômica (AUNX1)	Famílias com vários afetados	China	WES	*AIFM1*	Fator indutor de apoptose associado à mitocôndria	várias	**Gene causal**	Wang et al., 2006[51]; Zong et al., 2015[52]
Secundário à PA não sindrômica (DFNA64)	Famílias com vários afetados	China	Análise de ligação, Sanger	*DIABLO*	Proteína Mitocondrial de Ligação Diablo IAP	c.12:12 2701355G>A	**Gene causal**	Cheng et al., 2011[53]
Z incômodo	--	Famílias com vários afetados	Reino Unido	GWAS	APAF1	Fator 1 de ativação da peptidase apoptótica	rs767754397	Gene candidato causal	Urbanek e Zuo, 2021[42]
Zumbido	--	59	Espanha	WES ou WGS	MADD	MAP-quinase ativante de domínio de morte	3 variantes	Gene candidato causal	Amanat et al., 2021[14]
Ligante de receptor de sinalização								
Z	--	#	EUA	GWAS	CNPY3	Regulador de sinalização 3 do Canopy FGF	--	Gene predito causal	Clifford et al., 2020[27]
Ligante de proteína idêntica								
Secundário à PA não sindrômica (DFNB4B)	Famílias com vários afetados	China	WES	*CEACAM16*	Molécula de adesão celular CEA 16, componente de membrana tectorial	cr19:45207410G>A	**Gene causal**	Wang et al., 2015[54]

Quadro 7-1. *(Cont.)* Estudos genéticos sobre zumbido e genes associados. Em negrito as variantes que identificaram correlação, em negrito e sublinhado as variantes e/ou genes que foram identificadas associação, mas que o zumbido é secundário

Associação ao retículo endoplasmático							
Z. autorreferido (UK Biobank)	91.424	Reino Unido	GWAS	UBAC2	Contendo Domínio UBA 2, proteína semelhante a fosfoglicerato desidrogenase 1	rs7336872	Gene predito causal	Wells et al., 2021 [43]
Atividade Fosfatase							
Z. autorreferido (UK Biobank)	91.424	Reino Unido	GWAS	PTPN13	Proteína Tirosina Fosfatase Não Receptor Tipo 13	rs113655471	Gene predito causal	Wells et al., 2021 [43]
Atividade peptidase/Atividade Tirosina Quinase/Atividade de transferase							
Z. autorreferido (UK Biobank)	91.424	Reino Unido	GWAS	F12/GRK6	Fator de coagulação 12/ Quinase 6 do receptor acoplado à proteína G	rs17876046	Gene predito causal	Wells et al., 2021 [43]
Z. autorreferido (UK Biobank)	91.424	Reino Unido	GWAS	MYO3B	Miosina IIIB	2:171146 084CTT>C	Gene predito causal	Wells et al., 2021 [43]
Z	#	EUA	GWAS	TTBK1	Tau Tubulina Quinase 1	--	Gene predito causal	Clifford et al., 2020 [27]
Secundário a policitemia vera							
	3 pacientes	Croácia	Genotipagem	**<u>JAK2</u>**	Quinase Janus 2	p. (Val617Phe)	**<u>Gene causal</u>**	Mihalj et al., 2013 [55]
Secundário à doença de Ménière familial AD (AAO-HNS)	Famílias com 2 homens afetados	Espanha	WES	PRKCB	Proteína Quinase C beta	cr16:23999898G>T	Gene candidato causal	Martín-Sierra et al., 2016 [56]
Z	#	EUA	GWAS	GNMT	Glicina N -Metiltransferase	--	Gene predito causal	Clifford et al., 2020 [27]

Z	#	EUA	GWAS	TMEM5	Ribitol-5-Fosfato Xilosiltransferase 1	--	Gene predito causal	Clifford et al., 2020[27]
Z	#	EUA	GWAS	BLK	BLK Proto-Oncogene, Família Src Tirosina Quinase	--	Gene predito causal	Clifford et al., 2020[27]
Ligante de proteína quinase								
Z	#	EUA	GWAS	CCND3	Ciclina D3	--	Gene predito causal	Clifford et al., 2020[27]
Z	#	EUA	GWAS	BANK1	Proteína de esqueleto de células B com repetições de anquirina	--	Gene predito causal	Clifford et al., 2020[27]
Atividade da proteína-glutamina gama-glutamiltransferase								
Z. autorreferido (UK Biobank)	91.424	Reino Unido	GWAS	TGM4	Transglutaminase 4	rs1532898	Gene predito causal	Wells et al., 2021[43]
Atividade de Transportador de membrana								
Z. autorreferido (UK Biobank)	91.424	Reino Unido	GWAS	XKR6	Família relacionada ao grupo sanguíneo X Kell, membro 6	rs4370496	Gene predito causal	Wells et al., 2021[43]
Z	#	EUA	GWAS	SLC22A7	Transportador de soluto da Família 22 membro 7	--	Gene predito causal	Clifford et al., 2020[27]

Quadro 7-1. (Cont.) Estudos genéticos sobre zumbido e genes associados. Em negrito as variantes que identificaram correlação, em negrito e sublinhado as variantes e/ou genes que foram identificadas associação, mas que o zumbido é secundário

Z	--	EUA	GWAS	SLC29A1	Transportador de Soluto Família 29 membro 1, atividade do transportador transmembranar de nucleosídeo	--	Gene predito causal	Clifford et al., 2020 [27]
Associado ao Ribossomo							
Z	--	EUA	GWAS	RRP36	Processamento de RNA ribossomal 36	--	Gene predito causal	Clifford et al., 2020 [27]
Z	--	EUA	GWAS	MRPS18A	Proteína Ribossomal Mitocondrial S18A/ Constituinte estrutural do ribossomo	--	Gene predito causal	Clifford et al., 2020 [27]
Z	--	EUA	GWAS	ERI1	Exon-ribonuclease I	--	Gene predito causal	Clifford et al., 2020 [27]
<u>Secundário à PA não sindrômica de herança mitocondrial</u>	Famílias com vários afetados	Japão, Espanha	Sanger, RFLP	**<u>MT-RNR1</u>**	RNA 12S codificado pela mitocondrial	m.1555A>G	**<u>Gene causal</u>**	Matsunaga et al., 2004 [57] Bravo et al., 2006 [58]

Atividade do ligante de fosfatidilinositol

Condição	Amostra	País	Método	Gene	Proteína	Variante	Classificação	Referência
Secundário à PA não sindrômica de herança AD DFNA41	Famílias com vários afetados	EUA, China	WES	**P2RX2**	Receptor purinérgico P2 X2	c.178G > T p.(Val60Leu)	**Gene causal**	Yan et al., 2013[39]
Secundário à doença de Ménière familial de manifestação na infância (herança multialélica)	1 paciente e seu avô	Finlândia	WES	PIP4P1 ou TMEM55B	Fosfatidilinositol-4,5-Bifosfato 4-Fosfatase 1	p.(Leu229Phe)	Gene candidato causal	Skarp et al., 2019[41]

Atividade do transportador transmembrana de fosfato inorgânico

Condição	Amostra	País	Método	Gene	Proteína	Variante	Classificação	Referência
Secundário à displasia craniometafiseal	Pacientes	Itália	Sanger	**ANKH**	Regulador de transporte de pirofosfato inorgânico ANKH	c.1001T>G p.(Leu334Arg)	**Gene causal**	Kornak et al., 2010[60]

Atividade ATPase

Condição	Amostra	País	Método	Gene	Proteína	Variante	Classificação	Referência
Secundário à enxaqueca basilar familial	Família com vários afetados	Itália	Genotipagem, Sanger	ATP1A2	Subunidade Alfa 2 de transporte de ATPase Na+/K+	c.1643G>A p.(Arg548His)	Gene candidato causal	Ambrosini et al., 2005[61]
Z	--	#	EUA	GWAS	ABCC10	Ligante de ATP Cassete Subfamília C Membro 10	--	Gene predito causal	Clifford et al., 2020[27]

Pequena ligação de GTPase

Condição	Amostra	País	Método	Gene	Proteína	Variante	Classificação	Referência
Zumbido grave	Ménière 59	Espanha	WES ou WGS	DAAM1	Ativador Desorganizado Associado da Morfogênese 1	cr14:59826182A>C	Gene predito causal	Amanat et al., 2021[14]

Ligante de proteína ligase ubiquitina

Condição	Amostra	País	Método	Gene	Proteína	Variante	Classificação	Referência
Z	--	#	EUA	GWAS	CUL9	Culina 9	--	Gene predito causal	Clifford et al., 2020[27]

Quadro 7-1. (Cont.) Estudos genéticos sobre zumbido e genes associados. Em negrito as variantes que identificaram correlação, em negrito e sublinhado as variantes e/ou genes que foram identificadas associação, mas que o zumbido é secundário

Secundário a Neuropatias sensorial e motor hereditária VI	Família com vários afetados	EUA	Sanger	**MFN2**	Mitofusina 2	?	**Gene causal** Voo et al., 2003 [62] OMIM#6 01152
Z	#	EUA	GWAS	MFHAS1	Regulador de sinalização multifuncional da família ROCO 1	--	Gene predito causal Clifford et al., 2020 [27]
Atividade de homodimerização de proteína							
Z	#	EUA	GWAS	DNPH1	2'-Desoxi- nucleosideo 5'-Fosfato N-Hidrolase 1	--	Gene predito causal Clifford et al., 2020 [27]
Secundário à doença de Fabry	Pacientes	França, Itália	Estudo clínico	**GLA**	Galactosidase alfa	Várias	**Gene causal** Germain et al., 2002 [63] Conti e Serig, 2003 [64]
Secundário à doença de Kanzaki	Pacientes	Japão	Sanger	**NAGA**	Alfa-N-acetilga- lactosaminidase	c.986G>A p.(Arg329Gln)	**Gene causal** Kodama et al., 2001 [65]
Secundário à PA não sindrômica DFNA11 e secundário à doença de Ménière	Várias famílias com muitos afetados	China, Espanha, Suíça	WES, Análise de Segregação	**MYO7A**	Miosina-VIIa Não convencional	Várias regiões codificadoras	**Gene causal** Sun et al., 2011 [66] Roman- Naranjo et al., 2021 [67]
Secundário à PA não sindrômica ligada ao X DFNX1	Família com vários afetados	China	Sanger	**PRPS1**	Fosforibosil Pirofosfato Sintetase 1	c.869T>C p.(Ile290Thr)	**Gene causal** Liu et al., 2010 [68]

Atividade Oxidorredutase

Zumbido pulsátil secundário aos Paragangliomas 4	--	#	Família com vários afetados	Holanda	Genotipagem	*SDHB*	Complexo Succinato Desidrogenase Ferro Enxofre Subunidade B	c.281G>A	**Gene causal** — Bayley et al., 2006[69]; Sagong et al., 2016[70]
Zumbido pulsátil secundário aos paragangliomas 3	--	#	Família com vários afetados	Alemanha	Sanger	*SDHC*	Complexo succinato desidrogenase, subunidade C	c.397C>T, p.(Arg133Ter)	**Gene causal** — Bickmann et al. 2014[71]
Zumbido pulsátil secundário aos paragangliomas 1_PA	--	#	Família com vários afetados	Austrália	Análise de Ligação, Sanger	*SDHD*	Succinato desidrogenase [Ubiquinona] Subunidade pequena do citocromo B, mitocondrial	Várias	**Gene causal** — Badenhop et al., 2001[72]; Tan et al. 2009[73]

Atividade de polimerase ou relacionada

Z	--	#		EUA	GWAS	*POLR1C*	Subunidade C de RNA polimerases I e III, Atividade de RNA polimerase III	--	Gene predito causal — Clifford et al., 2020[27]
Z	--	#		EUA	GWAS	*POLH*	DNA Polimerase Ligação a DNA danificado	--	Gene predito causal — Clifford et al., 2020[27]

Atividade NAD+ ADP-ribosiltransferase

Z	--	#		EUA	GWAS	*TNKS*	Tanquirase	--	Gene predito causal — Clifford et al., 2020[27]

Quadro 7-1. (Cont.) Estudos genéticos sobre zumbido e genes associados. Em negrito e sublinhado as variantes e/ou genes que foram identificadas associação, mas que o zumbido é secundário. Em negrito as variantes que identificaram correlação, em negrito e sublinhado as variantes e/ou genes que foram identificadas associação, mas que o zumbido é secundário

Z	#	País	Método	Gene	Descrição	Variante	Tipo de gene	Referência
Z	--	--	EUA	GWAS	C12orf6 ou PARP11	Membro da família 11 da Poly (ADP-Ribose) Polimerase	--	Gene predito causal	Clifford et al., 2020 [27]
Atividade redutase de peptídeo-metionina (S)-S-oxide								
Z	--	EUA	GWAS	MSRA	Metionina Sulfóxido Redutase A	--	Gene predito causal	Clifford et al., 2020 [27]
microRNA								
Secundário à PA não sindrômica AD DFNA50	1 família	Espanha	Análise de ligação	**MIR96**	MicroRNA 96	miR96(+14 C>A)	**Gene causal**	Modamio-Høybjør et al., 2004 [74] Mencía et al., 2009 [75]
RNAt ou ligação à RNAt								
Secundário à PA não sindrômica de herança mitocondrial	2 famílias com vários afetados	França	Sanger	**MT-TS1**	Codificado pela Mitocôndria RNAt-Serina	m.7511T>C	**Gene causal**	Chapiro et al., 2002 [76]
Z incômodo	--	2 famílias com vários afetados	Reino Unido	GWAS	CTU1	Subunidade 1 de tiouridilase citosólica	Tipo missense rs577015585	Gene candidato causal	Urbanek e Zuo, 2021 [42]
lncRNA (RNA longo não codificante)								
Secundário à PA não sindrômica AD DFNA58	Família com vários afetados	Brasil	WES	AC017083.3	lncRNA	Fuplicação genômica	Gene candidato causal	Lezirovitz et al., 2009 [77] Lezirovitz et al., 2020 [48]
Secundário à PA não sindrômica AD DFNA58	Família com vários afetados	Brasil	WES	LOC107985892	lncRNA	Duplicação genômica	Gene candidato causal	Lezirovitz et al., 2009 [77] Lezirovitz et al., 2020 [48]

Descrição	Amostra	País	Método	Gene/Locus	Tipo	Variante	Classificação	Referência
Secundário à PA não sindrômica AD DFNA58	Família com vários afetados	Brasil	WES	LOC102724389	lncRNA	Duplicação genômica	Gene candidato causal	Lezirovitz et al., 2009 [77]; Lezirovitz et al., 2020 [48]
Secundário à PA não sindrômica AD DFNA58	Família com vários afetados	Brasil	WES	LOC101927723/AC015969.1	lncRNA	Duplicação genômica	Gene candidato causal	Lezirovitz et al., 2009 [77]; Lezirovitz et al., 2020 [48]
Z. autorreferido (UK Biobank)	91.424	Reino Unido	GWAS	LINC02016	RNA lonog intergênico, não codificador de proteína, 2016	rs72960531	Gene predito causal	Wells et al., 2021 [43]
Z	#	EUA	GWAS	AF131215.5	lncRNA	--	Gene predito causal	Clifford et al., 2020 [27]
Z	#	EUA	GWAS	C8orf12	lncRNA	--	Gene predito causal	Clifford et al., 2020 [27]

Ligação à enzima

Descrição	Amostra	País	Método	Gene/Locus	Tipo	Variante	Classificação	Referência
Secundário à síndrome de von Hippel-Lindau	Todos c/ tumores do saco endolinfático	EUA	Genotipagem	VHL	Supressor de tumor Von Hippel-Lindau	--	Gene candidato causal	Butman et al., 2007 [78]

Ligação a calmodulina

Descrição	Amostra	País	Método	Gene/Locus	Tipo	Variante	Classificação	Referência
Secundário à forma de PA não sindrômica AD DFNA58	Família com vários afetados	Brasil	WES	PPP3R1	Proteína Fosfatase 3 Reguladora Subunidade B, Alfa	Duplicação genômica	Gene candidato causal	Lezirovitz et al., 2009 [77]; Lezirovitz et al., 2020 [48]
Secundário à forma de PA não sindrômica AD DFNA6/14/38	Família com vários afetados	Várias	Genotipagem, Sanger	WFS1	Glicoproteína transmembrana Wolframina ER	Várias	Gene candidato causal	Bespalova et al., 2001 [79]

Quadro 7-1. (Cont.) Estudos genéticos sobre zumbido e genes associados. Em negrito as variantes que identificaram correlação, em negrito e sublinhado as variantes e/ou genes que foram identificadas associação, mas que o zumbido é secundário

Z incômodo	--	Família com vários afetados	Reino Unido	GWAS	CAMKK1	Proteína quinase quinase dependente de cálcio/calmodulina 1	Tipo missense rs74582253, rs5610368	Gene candidato causal	Urbanek e Zuo, 2021 [42]
Secundário à PA não sindrômica AD		Família com vários afetados	Holanda, Polônia	WES	**ATP2B2**	ATPase, transporte de Ca ++, membrana plasmática 2	c.1963G>T (p.Glu655*); c.955delG (p.Ala319fs); c.397+1G>A (p.?), c.1998C>A (p.Cys666*); c.2329C>T (p.Arg777*)	**Gene causal**	Smits et al., 2019 [80]

Ligação ao receptor de canabinoide tipo 1

Secundário à PA não sindrômica AD DFNA58		Família com vários afetados	Brasil	WES	CNRIP1	Proteína 1 de interação ao receptor de canabinoide	duplicação genômica	Gene candidato causal	Lezirovitz et al., 2009 [77] Lezirovitz et al., 2020 [48]

Ligação e atividade de fator de troca de guanil-nucleotídeo ARF

Z	#		EUA	GWAS	MON2	Homólogo MON2, regulador do tráfico de endossomo para Golgi	--	Gene predito causal	Clifford et al., 2020 [27]

Atividade da molécula estrutural

Z incômodo	--	#	Reino Unido	GWAS	KRT4	Keratina 4	rs17119420	Gene candidato causal	Urbanek e Zuo, 2021 [42]

Clínica	Família	País	Método	Gene	Proteína	Variante	Classificação	Referência
Z incômodo	#	Reino Unido	GWAS	KRT78	Keratina 78	rs59439901, rs73106425	Gene candidato causal	Urbanek e Zuo, 2021[42]
Z incômodo	#	Reino Unido	GWAS	KRT79	Keratina 79	tipo missense rs73102423, rs73106411	gene candidato causal	Urbanek e Zuo, 2021[42]
Espermatogênese/Diferenciação celular								
Z incômodo	#	Reino Unido	GWAS	SPATA31A1	SPATA31 Subfamília A Membro 1	rs1199015110	gene candidato causal	Urbanek e Zuo, 2021[42]
Ligante de colesterol								
Secundário à PA não sindrômica de herança AD DFNA67	Família com vários afetados	Alemanha	Análise de Ligação, WES	**OSBPL2**	Proteína semelhante a ligante de Oxisterol 2	c.141_142delTG (p.Arg50Alafs*103)	gene causal	Xing et al., 2015[81]
Sem função conhecida								
Z	#	EUA	GWAS	C6orf226	Proteína não caracterizada	--	gene predito causal	Clifford et al., 2020[27]
Z	#	EUA	GWAS	PEX6	Fator de biogênese peroxissomal 6	--	gene predito causal	Clifford et al., 2020[27]
Z	#	EUA	GWAS	CRIP3	Proteína rica em cisteína 3	--	gene predito causal	Clifford et al., 2020[27]
Secundário à Doença de Ménière Familial AD	Família com vários afetados	Espanha	WES	FAM136A	Família com similaridade de sequência 136 membro A, lolização mitocondrial	cr2:70527974C>T	Gene candidato causal	Requena et al., 2015[16]
Secundário à PA não sindrômica AD DFNA16	Família com vários afetados	Japão	Análise de Ligação	Não identificado	--	--	Locus candidato	Fukushima et al., 1999[82]

Quadro 7-1. *(Cont.)* Estudos genéticos sobre zumbido e genes associados. Em negrito as variantes que identificaram correlação, em negrito e sublinhado as variantes e/ou genes que foram identificadas associação, mas que o zumbido é secundário

Secundário à PA não sindrômica AD DFNA33	Família com vários afetados	Alemanha	Análise de Ligação	Não identificado	--		*Locus* candidato	Bönsch et al., 2009 [83]
Secundário à forma de PA não sindrômica AD DFNA43	Família com vários afetados	Itália	Análise de Ligação	Não identificado	--		*Locus* candidato	Flex et al., 2003 [84]
Secundário à PA não sindrômica AD DFNA57	Família com vários afetados	Alemanha	Análise de Ligação	Não identificado	--		*Locus* candidato	Bönsch et al., 2008 [85]
Secundário à PA não sindrômica ligada ao Y DFNY1	Família com vários afetados	China	Análise de Ligação	Não identificado	--		*Locus* candidato	Wang et al., 2013 [86]
Z incômodo	Família com vários afetados	Reino Unido	GWAS	*PARGP1*	Poli (ADP-Ribose) Glico-hidrolase Pseudogene 1	rs1287648533	Gene candidato causal	Urbanek e Zuo, 2021 [42]

PA: Perda Auditiva, AD: Autossômica Dominante, AR: Autossômica recessiva.
* De acordo com respostas ao Strukturiertes Tinnitus-Interview and Tinnitus Handicap Inventory.

Quadro 7-2. Principais achados dos estudos com agregação familiar e gêmeos

Desenho do Estudo	Outras análises/Conclusões	Tamanho Amostral	Comparação entre Sujeitos/Fenótipo	Valores	Referência
Ocorrência de Z Familiar	Prevalência de zumbido: 21,2%	198 famílias europeias	CORR irmãos/Z	0,15	Hendrickx et al., 2007 [92]
Agregação Familiar	---	51.574	CORR irmãos/Z	0,06-0,14	Kvestad et al., 2010 [93]
			CORR pais-filhos/Z	0,01-0,07	
			CORR cônjuges/Z	0,04	
Gêmeos 52-96 anos, consulta + *follow-up* 18 anos depois	---	576 gêmeos homens	CONC MZ X DZ/Z leve	Sem diferença	Bogo et al., 2016 [90]
			CONC MZ X DZ/Z nas duas consultas	0,33-0,49	
	Diminuição significativa dos limiares auditivos entre as duas consultas – maior concordância entre MZ em relação à DZ, indicando fatores genéticos		HER geral	**0,4**	
Dados transversais do Registro de Gêmeos Suecos	---	10.464 pares de gêmeos de ambos os sexos	CONC MZ X DZ/Z	0,32 X 0,20	Maas et al., 2017 [91]
			CONC MZ X DZ/Z bilateral	0,49 X 0,30	
	Prevalência de zumbido: 14,9% Z bilateral tem etiologia genética		CONC MZ x DZ/mulheres jovens	0,39 X 0,20	
			HER geral homens	**0,68**	
			HER geral mulheres	**0,41**	
			HER mulheres jovens (<40 anos)	**0,62**	
Recorrência de Z familiar	---	186.598 Suecos	RR mulheres/Z grave	10,25	Trpchevska et al., 2020 [94]
			RR homens/Z grave	5,03	
			RR mulheres/Z constante	3,32	
			RR homens/Z constante	1,58	

Z: zumbido, CORR: correlação, CONC: Concordância, *RR: risco de recorrência*, HER: herdabilidade.

Por isso, para elaboração de novos estudos genéticos devem ser considerados os seguintes parâmetros:

A) Seleção criteriosa dos pacientes, tendo o fenótipo para zumbido bem definido, assim como as comorbidades, e outras condições clínicas associadas. Seria proveitoso identificar variantes raras associadas a um subgrupo específico de zumbido. Os estudos indicam que zumbidos severo e bilateral têm maior contribuição genética;

B) Uso de questionário padronizado e validado, composto por questões que auxiliem na caracterização clínica do zumbido, e na sua associação às principais comorbidades (perda auditiva, enxaqueca, distúrbios do sono, ansiedade entre outras). Além disso, a padronização dos questionários contribui para a comparação de estudos diferentes, e para a elaboração de metanálises;

C) Reprodutibilidade, ou seja, os achados genéticos devem ser replicados em uma população independente, para trazer à tona associações consistentes de genes candidatos ao zumbido, e para reduzir a produção de resultados falso-positivos.

Conforme exposto anteriormente e ilustrado no Quadro 7-1, há inúmeros genes potencialmente candidatos a participar de vários processos patológicos e vias biológicas capazes de predispor a manifestação do zumbido. Porém, estudos funcionais são essenciais para elucidar quais deles estão de fato relacionados à gênese do zumbido, quais podem ser usados como biomarcadores, e ainda quais podem representar alvos terapêuticos para amenizar o zumbido.

REFERÊNCIAS BIBLIOGRÁFICAS

1. Shargorodsky J, Curhan GC, Farwell WR. Prevalence and characteristics of tinnitus among US adults. Am J Med. 2010;123:711-18.
2. Yankaskas K. Prelude: noise-induced tinnitus and hearing loss in the military. Hear Res. 2013;295:3-8.
3. Kim HJ, Lee HJ, An SY, et al. Analysis of the prevalence and associated risk factors of tinnitus in adults. PLoS One. 2015;10(5):e0127578.
4. Baguley D, McFerran D, Hall D. Tinnitus. Lancet. 2013;382(9904):1600-7.
5. Langguth B, Kreuzer PM, Kleinjung T, De Ridder D. Tinnitus: causes and clinical management. Lancet Neurol. 2013;12(9):920-30.
6. Vona B, Nanda I, Shehata-Dieler W, Haaf T. Genetics of Tinnitus: Still in its Infancy. Front Neurosci. 2017;11:236.
7. Yano T, Nishio SY, Usami S. Deafness Gene Study Consortium. Frequency of mitochondrial mutations in non-syndromic hearing loss as well as possibly responsible variants found by whole mitochondrial genome screening. J Hum Genet. 2014;59:100-10.
8. Deniz M, Bayazit YA, Celenk F, et al. Significance of serotonin transporter gene polymorphism in tinnitus. Otol Neurotol. 2010;31:19-24.
9. Sand PG, Luettich A, Kleinjung T, et al. An examination of KCNE1 mutations and common variants in chronic tinnitus. Genes. 2010;1:23-37.
10. Pawelczyk M, Rajkowska E, Kotyło P, et al. Analysis of inner ear potassium recycling genes as potential factors associated with tinnitus. Int J Occup Med Environ Health. 2012;25:356-64.
11. Wan J, Mamsa H, Johnston JL, et al. Large Genomic Deletions in CACNA1A Cause Episodic Ataxia Type 2. Front Neurol. 2011;2:51.
12. Requena T, Cabrera S, Martín-Sierra C, et al. Identification of two novel mutations in FAM136A and DTNA genes in autosomal-dominant familial Meniere's disease. Hum Mol Genet. 2015;24(4):1119-26.
13. Zhao Y, Wang D, Zong L, et al. A novel DFNA36 mutation in TMC1 orthologous to the Beethoven (Bth) mouse associated with autosomal dominant hearing loss in a Chinese family. PLoS ONE. 2014;9:e97064.

14. Dodson KM, Blanton SH, Welch KO, et al. Vestibular dysfunction in DFNB1 deafness. Am J Med Genet A. 2011;155a:993-1000.
15. Wang H, Wu K Yu, L Xie L, et al. A novel dominant GJB2 (DFNA3) mutation in a Chinese family. Sci Rep. 2017;7:34425.
16. Coucke P, Van Camp G, Djoyodiharjo B, et al. Linkage of autosomal dominant hearing loss to the short arm of chromosome 1 in two families. N Engl J Med. 1994;331:425-31.
17. Xia JH, Liu CY, Tang BS, et al. Mutations in the gene encoding gap junction protein beta-3 associated with autosomal dominant hearing impairment. Nat Genet. 1998;20:370-3.
18. Sand PG, Langguth B, Schecklmann M, Kleinjung T. GDNF and BDNF gene interplay in chronic tinnitus. Int J Mol Epidemiol Genet. 2012a;3:245-51.
19. Orenay-Boyacioglu S, Coskunoglu A, Caki Z, Cam FS. Relationship between chronic tinnitus and glial cell line-derived Neurotrophic factor gene rs3812047, rs1110149, and rs884344 polymorphisms in a Turkish population. Biochem Genet. 2016;54:552-63.
20. Orenay-Boyacioglu S, Caliskan M, Boyacioglu O, et al. Chronic tinnitus and BDNF/GDNF CpG promoter methylations: a case–control study. Mol Biol Rep. 2019;46:3929-36.
21. Sand PG, Langguth B, Itzhacki J, et al. Resequencing of the auxiliary GABA(B) receptor subunit gene KCTD12 in chronic tinnitus. Front Syst Neurosci. 2012b;6:41.
22. Mehrjoo Z, Kahrizi K, Mohseni M, et al. Limbic System Associated Membrane Protein Mutation in an Iranian Family Diagnosed with Ménière's Disease. Arch Iran Med. 2020;23(5):319-25.
23. Clifford RE, Maihofer AX, Stein MB, et al. Novel risk loci in tinnitus and causal inference with neuropsychiatric disorders among adults of European ancestry. JAMA Otolaryngol Head Neck Surg. 2020;146:1015-25.
24. Marchiori LL, Dias AC, Gonçalves AS, et al. Association between polymorphism of tumor necrosis factor alpha (tnfa) in the region 308 g/a with tinnitus in the elderly with a history of occupational noise exposure. Noise Health. 2018;20:37-41.
25. Xie C, Niu Y, Ping J, et al. Genome-wide association study identifies new loci associated with noise-induced tinnitus in Chinese populations. BMC Genom Data. 2021;22(1):31.
26. Haider HF, Flook M, Aparicio M, et al. Biomarkers of Presbycusis and Tinnitus in a Portuguese Older Population. Front Aging Neurosci. 2017;9:346.
27. Kleinjung T, Langguth B, Fischer B, et al. Systematic screening of the serotonin receptor 1A (5-HT1A) gene in chronic tinnitus. J Otol. 2006;1:83-5.
28. Fransen E, Verstreken M, Verhagen WI, et al. High prevalence of symptoms of Ménière's disease in three families with a mutation in the COCH gene. Hum Mol Genet. 1999;8(8):1425-9.
29. Gallant E, Francey L, Fetting H, et al. Novel COCH mutation in a family with autosomal dominant late onset sensorineural hearing impairment and tinnitus. Am J Otolaryngol. 2013;34:230-5.
30. Kim BJ, Kim AR, Han KH, et al. Distinct vestibular phenotypes in DFNA9 families with COCH variants. Eur Arch Otorhinolaryngol. 2016;273:2993-3002.
31. Kuurila K, Kentala E, Karjalainen S, et al. Vestibular dysfunction in adult patients with osteogenesis imperfecta. Am J Med Genet A. 2003;120a:350-8.
32. Xiao S, Yu C, Chou X, et al. Dentinogenesis imperfecta 1 with or without progressive hearing loss is associated with distinct mutations in DSPP. Nat Genet. 2001;27:201-4.
33. Martín-Sierra C, Gallego-Martinez A, Requena T, et al. Variable expressivity and genetic heterogeneity involving DPT and SEMA3D genes in autosomal dominant familial Meniere's disease. Eur J Hum Genet. 2017;25(2):200-7.
34. Roman-Naranjo P, Gallego-Martinez A, Soto-Varela A, et al. Burden of Rare Variants in the OTOG Gene in Familial Meniere's Disease. Ear Hear. 2020;41(6):1598-605.
35. Gao X, Yuan YY, Lin QF, et al. Mutation of IFNLR1, an interferon lambda receptor 1, is associated with autosomal-dominant non-syndromic hearing loss. J Med Genet. 2018;55(5):298-306.

36. Wesdorp M, de Koning Gans PAM, Schraders M, et al. Heterozygous missense variants of LMX1A lead to nonsyndromic hearing impairment and vestibular dysfunction. Hum Genet. 2018;137(5):389-400.
37. Skarp S, Kanervo L, Kotimäki J, et al. Whole-exome sequencing suggests multiallelic inheritance for childhood-onset Ménière's disease. Ann Hum Genet 2019;83(6):389-96.
38. Urbanek ME, Zuo J. Genetic predisposition to tinnitus in the UK Biobank population. Sci Rep. 2021;11(1):18150.
39. Wells HRR, Abidin FNZ, Freidin MB, et al. Genome-wide association study suggests that variation at the RCOR1 locus is associated with tinnitus in UK Biobank. Sci Rep. 2021;11(1):6470.
40. Yüce S, Sancakdar E, Bağcı G, et al. Angiotensin-Converting Enzyme (ACE) I/D and Alpha-Adducin (ADD1) G460W gene polymorphisms in Turkish patients with severe chronic tinnitus. J Int Adv Otol. 2016;12:77-81.
41. Gilles A, Camp G, Van de Heyning P, Fransen E. A pilot genome-wide association study identifies potential metabolic pathways involved in tinnitus. Front Neurosci. 2017;11:1-10.
42. de Heer AM, Huygen PL, Collin RW, et al. Audiometric and vestibular features in a second Dutch DFNA20/26 family with a novel mutation in ACTG1. Ann. Otol. Rhinol. Laryngol. 2009;118:382-90.
43. Evans DG, Huson SM, Donnai D, et al. A clinical study of type 2 neurofibromatosis. Q J Med. 1992;84:603-18.
44. Lezirovitz K, Vieira-Silva GA, Batissoco AC, et al. A rare genomic duplication in 2p14 underlies autosomal dominant hearing loss DFNA58. Hum Mol Genet. 2020;29(9):1520-36.
45. Maekawa C, Kitahara T, Kizawa K, et al. Expression and translocation of aquaporin-2 in the endolymphatic sac in patients with Meniere's disease. J Neuroendocrinol. 2010;22(11):1157-64.
46. Frykholm C, Klar J, Tomanovic T, et al. Stereocilin gene variants associated with episodic vertigo: expansion of the DFNB16 phenotype. Eur J Hum Genet. 2018;26(12):1871-4.
47. Wang QJ, Li QZ, Rao SQ, et al. AUNX1, a novel locus responsible for X linked recessive auditory and peripheral neuropathy, maps to Xq23-27.3. J Med Genet. 2006;43:e33.
48. Zong L, Guan J, Ealy M, et al. Mutations in apoptosis-inducing factor cause X-linked recessive auditory neuropathy spectrum disorder. J Med Genet. 2015;52:523-31.
49. Cheng J, Zhu Y, He S, et al. Functional mutation of SMAC/DIABLO, encoding a mitochondrial proapoptotic protein, causes human progressive hearing loss DFNA64. Am J Hum Genet. 2011;89:56-66.
50. Wang H, Wang X, He C, et al. Exome sequencing identifies a novel CEACAM16 mutation associated with autosomal dominant nonsyndromic hearing loss DFNA4B in a Chinese family. J Hum Genet. 2015;60:119-26.
51. Mihalj M, Titlic M, Bonacin D, Dogaš Z. Sensomotor axonal peripheral neuropathy as a first complication of polycythemia rubra vera: a report of 3 cases. Am J Case Rep. 2013;14:385-7.
52. Martín-Sierra C, Requena T, Frejo L, et al. A novel missense variant in PRKCB segregates low-frequency hearing loss in an autosomal dominant family with Meniere's disease. Hum Mol Genet. 2016;25(16):3407-15.
53. Matsunaga T, Kumanomido H, Shiroma M, et al. Deafness due to A1555G mitochondrial mutation without use of aminoglycoside. Laryngoscope. 2004;114:1085-91.
54. Bravo O, Ballana E, Estivill X. Cochlear alterations in deaf and unaffected subjects carrying the deafness-associated A1555G mutation in the mitochondrial 12S rRNA gene. Biochem Biophys Res Commun. 2006;344:511-16.
55. Yan D, Zhu Y, Walsh T, et al. Mutation of the ATP-gated P2X receptor leads to progressive hearing loss and increased susceptibility to noise. Proc Natl Acad Sci (USA). 2013;110:2228-33.
56. Kornak U, Brancati F, Le Merrer M, et al. Three novel mutations in the ANK membrane protein cause craniometaphyseal dysplasia with variable conductive hearing loss. Am J Med Genet A. 2010;152a:870-4.

57. Ambrosini A, D'Onofrio M, Grieco GS, et al. Familial basilar migraine associated with a new mutation in the ATP1A2 gene. Neurology. 2005;65:1826-8.
58. Voo I, Allf BE, Udar N, et al. Hereditary motor and sensory neuropathy type VI with optic atrophy. Am J Ophthalmol. 2003;136:670-7.
59. Germain DP, Avan P, Chassaing A, Bonfils P. Patients affected with Fabry disease have an increased incidence of progressive hearing loss and sudden deafness: an investigation of twenty-two hemizygous male patients. BMC Med Genet. 2002;3:10.
60. Conti G, Sergi B. Auditory and vestibular findings in Fabry disease: a study of hemizygous males and heterozygous females. Acta Paediatr Suppl. 2003;92:33-7.
61. Kodama K, Kobayashi H, Abe R, et al. A new case of alpha-N-acetylgalactosaminidase deficiency with angiokeratoma corporis diffusum, with Meniere's syndrome and without mental retardation. Br J Dermatol. 2001;144:363-8.
62. Sun Y, Chen J, Sun H, et al. Novel missense mutations in MYO7A underlying postlingual high- or low-frequency non-syndromic hearing impairment in two large families from China. J Hum Genet. 2011;56:64-70.
63. Roman-Naranjo P, Moleon MDC, Aran I, et al. Rare coding variants involving MYO7A and other genes encoding stereocilia link proteins in familial meniere disease. Hear Res. 2021;409:108329.
64. Liu X, Han D, Li J, et al. Loss of- function mutations in the PRPS1 gene cause a type of nonsyndromic X-linked sensorineural deafness, DFN2. Am J Hum Genet. 2010;86:65-71.
65. Bayley JP, van Minderhout I, Weiss MM, et al. Mutation analysis of SDHB and SDHC: novel germline mutations in sporadic head and neck paraganglioma and familial paraganglioma and/or pheochromocytoma. BMC Med Genet. 2006;7:1.
66. Sagong B, Seo YJ, Lee HJ, et al. A mutation of the succinate dehydrogenase B gene in a Korean family with paraganglioma. Fam Cancer. 2016;15:601-6.
67. Bickmann JK, Sollfrank S, Schad A, et al. Phenotypic variability and risk of malignancy in SDHC linked paragangliomas: lessons from three unrelated cases with an identical germline mutation (p.Arg133*). J Clin Endocrinol Metab. 2014;99:E489-E496.
68. Badenhop RF, Cherian S, Lord RS, et al. Novel mutations in the SDHD gene in pedigrees with familial carotid body paraganglioma and sensorineural hearing loss. Genes Chromosomes Cancer. 2001;31:255-63.
69. Tan TM, Hatfield EC, Thakker RV, et al. A legacy of tinnitus: multiple head and neck paragangliomas. Rare Tumors. 2009;1:e29.
70. Modamio-Høybjør S, Moreno-Pelayo MA, Mencía A, et al. A novel locus for autosomal dominant nonsyndromic hearing loss, DFNA50, maps to chromosome 7q32 between the DFNB17 and DFNB13 deafness loci. J Med Genet. 2004;41:e14.
71. Mencía A, Modamio-Høybjør S, Redshaw N, et al. Mutations in the seed region of human miR-96 are responsible for nonsyndromic progressive hearing loss. Nat Genet. 2009;41:609-13.
72. Chapiro E, Feldmann D, Denoyelle F, et al. Two large French pedigrees with non syndromic sensorineural deafness and the mitochondrial DNA T7511C mutation: evidence for a modulatory factor. Eur J Hum Genet. 2002;10:851-6.
73. Lezirovitz K, Braga MC, Thiele-Aguiar RS, et al. A novel autosomal dominant deafness locus (DFNA58) maps to 2p12-p21. Clin Genet. 2009;75(5):490-3.
74. Butman JA, Kim HJ, Baggenstos M, et al. Mechanisms of morbid hearing loss associated with tumors of the endolymphatic sac in von Hippel-Lindau disease. JAMA. 2007;298:41-8.
75. Bespalova IN, Van Camp G, Bom SJ, et al. Mutations in the Wolfram syndrome 1 gene (WFS1) are a common cause of low frequency sensorineural hearing loss. Hum Mol Genet. 2001;10(22):2501-8.
76. Smits JJ, Oostrik J, Beynon AJ, et al. De novo and inherited loss-of-function variants of ATP2B2 are associated with rapidly progressive hearing impairment. Hum Genet. 2019;138(1):61-72.
77. Xing G, Yao J, Wu B, et al. Identification of OSBPL2 as a novel candidate gene for progressive nonsyndromic hearing loss by whole-exome sequencing. Genet Med. 2015;17:210-18.

78. Fukushima K, Kasai N, Ueki Y, et al. A gene for fluctuating, progressive autosomal dominant nonsyndromic hearing loss, DFNA16, maps to chromosome 2q23-24.3. Am J Hum Genet. 1999;65:141-50.
79. Bönsch D, Schmidt CM, Scheer P, et al. A new gene locus for an autosomal-dominant non-syndromic hearing impairment (DFNA 33) is situated on chromosome 13q34-qter]. HNO. 2009;57(4):371-6.
80. Flex E, Mangino M, Mazzoli M, et al. Mapping of a new autosomal dominant non-syndromic hearing loss locus (DFNA43) to chromosome 2p12. J Med Genet. 2003;40:278-81.
81. Bönsch D, Schmidt CM, Scheer P, et al. A new locus for an autosomal dominant, non-syndromic hearing impairment (DFNA57) located on chromosome 19p13.2 and overlapping with DFNB15. HNO. 2008;56(2):177-82.
82. Wang Q, Xue Y, Zhang Y, et al. Genetic basis of Y-linked hearing impairment. Am J Hum Genet. 2013;92:301-6.
83. Zondervan KT, Cardon LR. Designing candidate gene and genome-wide case-control association studies. Nat Protoc. 2007;2:2492-501.
84. Boussaty EC, Friedman RA. Million Veteran Program, Clifford RE. Hearing loss and tinnitus: association studies for complex-hearing disorders in mouse and man. Hum Genet. 2021.
85. Shearer AE, Hildebrand MS, Smith RJH. Hereditary Hearing Loss and Deafness Overview; [Internet]. 2017.
86. Bogo R, Farah A, Karlsson KK, et al. Prevalence, incidence proportion, and heritability for tinnitus: a longitudinal twin study. Ear Hear. 2017;38:292-300.
87. Maas IL, Brüggemann P, Requena T, et al. Genetic susceptibility to bilateral tinnitus in a Swedish twin co-hort. Genet Med. 2017;19:1007-12.
88. Hendrickx JJ, Huyghe JR, Demeester K, et al. Familial aggregation of tinnitus: a European multicentre study. B-ENT. 2007;3(7):51-60.
89. Kvestad E, Czajkowski N, Engdahl B, et al. Low heritability of tinnitus: results from the second Nord-Trondelag health study. Arch Otolaryngol Head Neck Surg. 2010;136(2):178-82.
90. Trpchevska N, Bulla J, Prada Hellberg M, et al. Sex-Dependent Aggregation of Tinnitus in Swedish Families. J Clin Med. 2020;9(12):3812.
91. Lopez-Escamez JA, Bibas T, Cima RF, et al. Genetics of tinnitus: an emerging area for molecular diagnosis and drug development. Front Neurosci. 2016;10:377.
92. Lopez-Escamez JA, Amanat S. Heritability and Genetics Contribution to Tinnitus. Otolaryngol Clin North Am. 2020;53(4):501-13.
93. Park B, Choi, HG, Lee HJ, et al. Analysis of the prevalence of and risk factors for tinnitus in a young population. Otol Neurotol. 2014;35:1218-22.
94. McCormack A, Edmondson-Jones M, Somerset S, Hall D. A systematic review of the reporting of tinnitus prevalence and severity. Hear Res. 2016;337:70-9.
95. Gallus S, Lugo A, Garavello W, et al. Prevalence and Determinants of Tinnitus in the Italian Adult Population. Neuroepidemiology. 2015;45(1):12-9.
96. Oiticica J, Bittar RS. Tinnitus prevalence in the city of Sao Paulo. Braz J Otorhinolaryngol. 2015;81(2):167-76.
97. Cianfrone G, Mazzei F, Salviati M, et al. Tinnitus Holistic Simplified Classification (THoSC): A New Assessment for Subjective Tinnitus, With Diagnostic and Therapeutic Implications. Ann Otol Rhinol Laryngol. 2015;124(7):550-60.
98. Levine RA, Oron Y. Handb. Tinnitus. Clin Neurol. 2015;129:409-31.
99. Szczepek AJ, Frejo L, Vona B, et al. Recommendations on Collecting and Storing Samples for Genetic Studies in Hearing and Tinnitus Research. Ear Hear. 2019;40(2):219-26.
100. Müller K, Edvall NK, Idrizbegovic E, et al. Validation of Online Versions of Tinnitus Questionnaires Translated into Swedish. Front Aging Neurosci. 2016;8(1):272.
101. Burton PR, Tobin MD, Hopper JL. Key concepts in genetic epidemiology. Lancet. 2005;366:941-51.
102. van Dongen J, Slagboom PE, Draisma HH, et al. The continuing value of twin studies in the omics era. Nat Rev Genet. 2012;13:640-53.

103. Forsberg LA, Rasi C, Razzaghian HR, et al. Age-related somatic structural changes in the nuclear genome of human blood cells. Am J Hum Genet. 2012;90:217-28.
104. Edwards SL, Beesley J, French JD, Dunning AM. Beyond GWASs: illuminating the dark road from association to function. Am J Hum Genet. 2013;93:779-97.
105. Maurano MT, Humbert R, Rynes E, et al. Systematic localization of common disease-associated variation in regulatory DNA. Science. 2012;337:1190-5.
106. Haider HF, Hoare DJ, Ribeiro SF, et al. Evidence for biological markers of tinnitus: A systematic review. Prog Brain Res. 2021;262:345-98.
107. Eggermont JJ, Roberts LE. The neuroscience of tinnitus. Trends Neurosci. 2004;27:676-82.
108. Wang H, Brozoski TJ, Caspary DM. Inhibitory neurotransmission in animal models of tinnitus: maladaptive plasticity. Hear Res. 2011;279:111-17.
109. Smith PF, Zheng Y, Darlington CL. Revisiting baclofen for the treatment of severe chronic tinnitus. Front Neurol. 2012;3:34.
110. Tyler RS, Coelho C, Noble W. Tinnitus: standard of care, personality differences, genetic factors. ORL J. Otorhinolaryngol. Relat Spec. 2006;68:14-22.
111. Kotan Z, Sarandöl A, Eker SS, Akkaya C. Depresyon, Nöroplastisite ve Nörotrofk Faktörler. Curr Approaches Psychiatry. 2009;1:22-6.
112. Goto F, Saruta J, Kanzaki S, et al. Various levels of plasma brain-derived neurotrophic factor in patients with tinnitus. Neurosci Lett. 2012;510(2):73-77.
113. Eker C, Kitis O, Ozan E, et al. BDNF gene Val66 met polymorphism associated grey matter changes in human brain. BCF. 2005;15:104.
114. Stöver T, Nam Y, Gong TL, et al. Glial cell line-derived neurotrophic factor (GDNF) and its receptor complex are expressed in the auditory nerve of the mature rat cochlea. Hear Res. 2001;155:143-51.
115. Leon A, Buriani A, Dal Toso R, et al. Mast cells synthesize, store, and release nerve growth factor. Proc Natl Acad Sci USA. 1994;91(9):3739-43.
116. Juckkel G, Schumacher C, Giegling I, et al. Serotonergic functioning as measured by the loudness dependence of auditory evoked potentials is related to a haplotype in the brain-derived neurotrophic factor (BDNF) gene. J Psychiatr Res. 2010;44:541-6.
117. Karege F, Perret G, Bondolf G, et al. Decreased serum brain-derived neurotrophic factor levels in Major depressed patients. Psychiatry Res. 2002;109(2):143-8.
118. Tsai SJ, Cheng CY, Yu YWY, et al. Association study of a brain-derived neurotrophic-factor genetic polymorphism and major depressive disorders, symptomatology, and antidepressant response. Am J M Genet Part B Neuropsychiatric Genetics. 2003;123(1):19-22.
119. Langguth B, Landgrebe M, Kleinjung T, et al. Tinnitus and depression. World J Biol Psychiatry. 2011;12(7):489-500.
120. Coskunoglu A, Orenay-Boyacioglu S, Deveci A, et al. Evidence of associations between brain-derived neurotrophic factor (BDNF) serum levels and gene polymorphisms with tinnitus. Noise Health. 2017;19(88):140-8.
121. Stenz L, Zewdie S, Laforge-Escarra T, et al. BDNF promoter I methylation correlates between post-mortem human peripheral and brain tissues. Neurosci Res. 2015;91:1-7.
122. Guidotti A, Auta J, Davis JM, et al. The identifcation of peripheral epigenetic biomarkers of schizophrenia. J Neurogenet. 2014;28:41.
123. Staessen J, Bianchi G. Adducin and hypertension. Pharmacogenomics. 2005;6:665-9.
124. Gates GA, Cobb JL, D'Agostino RB, Wolf PA. The relation of hearing in the elderly to the presence of cardiovascular disease and cardiovascular risk factors. Arch Otorhinolaryngol Head Neck Surg. 1993;119:156-61.
125. Sachanska T. Changes in blood serotonin in patients with tinnitus and other vestibular disturbances. Int Tinnitus J. 1999;5(1):24-6.

QUESTIONÁRIOS UTILIZADOS NA AVALIAÇÃO E SEGUIMENTO DE PACIENTES COM ZUMBIDO

Elaine Miwa Watanabe
Jeanne Oiticica

INTRODUÇÃO

O uso de escalas e questionários para quantificar o incômodo de um sintoma subjetivo, como o zumbido, tem sido interessante não só para avaliar a sua severidade e o impacto na qualidade de vida, mas também como referência no pré e pós-tratamento.[1] Embora cada paciente tenha suas peculiaridades, essas ferramentas de "medida" facilitam a padronização do estado de saúde e são essenciais para pesquisas científicas.

O zumbido frequentemente está associado à depressão e à ansiedade. Porém outras comorbidades podem estar igualmente envolvidas, como transtornos obsessivo-compulsivos, do humor, somatoformes, psicóticos, cognitivos, de abuso de substâncias entre outros.

Assim, no protocolo de atendimento do Grupo de Pesquisa em Zumbido do Hospital das Clínicas da Faculdade de Medicina da Universidade de São Paulo (GPZ-HCFMUSP) utilizam-se escalas e questionários, alguns específicos para o zumbido e outros para avaliar possíveis comorbidades que possam interferir na sua percepção.

ESCALA VISUAL ANALÓGICA

A origem da escala visual analógica (EVA) é atribuída historicamente a Hayes e Patterson, 1921.[2] Segue padrões métricos. Uma régua em centímetros, que pontua de 0 a 10, e mede 10 cm, é apresentada. Trata-se de uma medida subjetiva. O paciente atribui uma nota para o incômodo causado pelo zumbido naquele momento. A nota zero corresponde a nenhum incômodo e dez, a incômodo máximo. O incômodo é classificado como leve (1 a 3 pontos), moderado (4 a 7) ou severo (8 a 10). As vantagens de seu uso são a padronização de resposta nas consultas e seguimentos além da fácil aplicabilidade. Entretanto, tamanha simplicidade pode contribuir para uma análise superficial do zumbido, por isso a associação de outros métodos torna-se necessária. No ambulatório do GPZ-HCFMUSP essa escala também é utilizada para pontuar o grau de incômodo em relação à hipersensibilidade auditiva, tontura e perda auditiva.

Tinnitus Handicap Inventory (THI)

Desenvolvido por Newman *et al.*, em 1996,[1] e validado para a língua portuguesa, em 2006, por Schmidt *et al.*,[3] avalia o impacto do zumbido na qualidade de vida do paciente. É composto por 25 questões com três domínios: funcional, emocional e catastrófico. Para cada questão o indivíduo seleciona sua resposta entre três alternativas (sim: 4 pontos, às vezes: 2 pontos ou não: 0 ponto) – (Anexo 8-1).

Quanto maior a pontuação obtida, pior a repercussão do zumbido na qualidade de vida do indivíduo: desprezível (0-16 pontos), leve (18 a 36), moderado (38-56), severo (58-76), catastrófico (78-100).

Durante o tratamento para o zumbido, estima-se que 20 pontos de melhora no THI seja uma resposta clinicamente relevante.[4] Outro estudo observou que uma melhora mínima de 7 pontos já seria uma mudança significativa e que a melhora de 17 pontos pode ser considerada uma resposta excelente.[5] Recomenda-se ainda que pacientes com pontuação no THI maior que 38 sejam encaminhados para avaliação psicossomática.[6]

Tinnitus Functional Index (TFI)

O TFI é um questionário que foi traduzido, adaptado e validado recentemente para o português do Brasil e que auxilia na avaliação da severidade e no impacto negativo que o zumbido pode causar na vida do paciente, além de ser uma forma de medir a evolução da resposta ao tratamento.[7]

São 25 itens que analisam oito aspectos em forma de subescalas: intrusão, senso de controle, cognição, sono, audição, relaxamento, qualidade de vida e emocional. Para cada pergunta o paciente dá uma nota, sendo zero o menor grau de incômodo, dificuldade ou interferência e dez o grau máximo.[7]

Classifica-se o grau de severidade do zumbido em leve quando a pontuação é menor ou igual a 24, significativo entre 25 e 50 pontos e severo quando igual ou maior que 51. No seguimento pré e pós-tratamento, a resposta é considerada significativa, quando há diferença de pelo menos 13 pontos. Recentemente, um estudo propôs uma mudança nessa classificação e considera: leve quando menor ou igual 17 pontos, moderadamente baixo de 18 a 42, moderadamente alto de 43 a 65 e alto quando maior ou igual a 66 (ver Anexo 8-2).

Hearing Handicap Inventory for Adults (HHIA)

Avalia a repercussão da perda auditiva na qualidade de vida do paciente. Quantifica dois aspectos da perda auditiva: as consequências emocionais e sociais referidas. São 25 perguntas e para cada uma delas existem as seguintes alternativas: sim (4 pontos), às vezes (2 pontos) e não (0 ponto), com escore total que varia de 0 a 100 pontos. Resultado de 0 a 16 pontos: ausência de incapacidade, de 18 a 42: incapacidade leve a moderada, ≥ 44: incapacidade significativa (ver Anexo 8-3).[8]

Neck Disability Index ou Índice de Incapacidade relacionada ao Pescoço (NDI)

Questionário que avalia a incapacidade funcional reportada por indivíduos com dor cervical em geral. Apresenta 10 itens: intensidade da dor, cuidados pessoais (lavar-se, vestir-se), levantar coisas, leitura, dores de cabeça, concentração, trabalho e atividades diárias, guiar veículo, dormir e atividades de lazer. Cada um dos itens é composto por cinco opções de resposta que pontuam de 0 a 5: o escore "0" corresponde a nenhuma incapacidade e "5" corresponde à incapacidade extrema, para cada item avaliado pelo questionário. A pontuação total varia de 0 a 50, sendo que: 0-4 pontos não há incapacidade, 5-14: incapacidade leve, 15-24: incapacidade moderada, 25-34: incapacidade severa, ≥ 35: incapacidade completa. Caso não haja resposta a três itens, o questionário deve ser considerado inválido (Anexo 8-4).[9]

Escala de Estresse Percebido (EEP)

Possui 14 questões com opções de zero a quatro (0 = nunca; 1 = quase nunca; 2 = às vezes; 3 = quase sempre; 4 = sempre). Somente as questões com conotação positiva (4, 5, 6, 7, 9, 10 e 13) têm sua pontuação somada invertida, ou seja, nunca têm pontuação de 4 e sempre pontua 0. O total da escala é a soma de todos os pontos e pode variar de 0 a 56. Será considerado estresse baixo de 0 a 18 pontos, médio de 19 a 37 pontos, e alto de 38 a 56 pontos. Em relação ao item esquecimentos, foi verificado que os entrevistados, que indicaram quase sempre, apresentaram estresse percebido significativamente superior ao daqueles que relataram esquecer raramente ou às vezes (ver Anexo 8-5).[10]

Cut Down, Annoyed by criticism, Guilty and Eye-opener (CAGE)

Destinado à triagem de indivíduos que apresentam problemas relacionados ao abuso de álcool. Consiste em quatro questões que permitem apenas respostas positivas ou negativas. Um escore ≥ 2 (ou seja, duas respostas sim) tem uma sensibilidade de 88% e especificidade de 83% para indicar a possibilidade de alcoolismo, que deve ser devidamente investigada.[11]

TRIAGEM PARA SINTOMAS PSICÓTICOS

Embora não se trate de uma escala, adotamos algumas questões na nossa rotina para triar possíveis sintomas psicóticos. Questionamos se:

A) Alguma vez o paciente teve a experiência de ouvir ou ver coisas que outras pessoas não veem;
B) Se já teve a sensação de ser observado, espionado ou perseguido;
C) Se já recebeu mensagens especiais por meio de algum eletrodoméstico ou tentativa de controle da sua mente e, por último;
D) Se há alguma aversão ou repulsa a alguma parte do próprio corpo.

Não há ponto de corte definido, entretanto adotam-se duas ou mais questões positivas como sugestivas de sintomas psicóticos. Esses questionamentos foram sugeridos pelo Prof. Dr. Cassio Bottino, *in memoriam*, professor livre-docente do Departamento de Psiquiatria da Faculdade de Medicina da USP.[12]

Mini International Neuropsychiatric Interview – Seção C – MINI-PLUS

Entrevista diagnóstica padronizada que avalia, de forma breve, a presença ou ausência de risco de suicídio. De 1 a 5 pontos o risco é baixo, de 6 a 9 moderado, e ≥ 10 é alto.[13] Alguns estudos demonstram uma taxa de suicídio 10 vezes maior em pacientes com zumbido.

Generalized Anxiety Disorder-7 (GAD-7)

Questionário para triagem e medida da intensidade de transtorno de ansiedade generalizada (TAG). Possui sete itens relacionados aos sinais e sintomas de TAG. Deve ser respondido com base nas duas últimas semanas. Cada item pode ser pontuado de 0 a 3, com escore final que pode variar de 0 a 21. Uma pontuação de 0 a 7 indica TAG improvável, e acima de 8 TAG provável. Há uma sensibilidade e especificidade de 74% e 81%, respectivamente para síndrome do pânico, 72% e 80% para TAG, 66% e 81% para transtorno de estresse pós-trauma (Anexo 8-6).[14]

Patient Health Questionnaire-9 (PHQ-9)

Instrumento criado para avaliação, diagnóstico e monitoramento da depressão. Por ser de aplicação relativamente rápida e conter nove questões, sua utilização é vantajosa em comparação a outros atualmente validados no Brasil, como, por exemplo, o *Beck Depression Inventory* (BDI). A frequência de cada sintoma nas duas últimas semanas é avaliada em uma escala *likert* de 0 a 3 que corresponde às respostas nenhuma vez, vários dias, mais da metade dos dias e quase todos os dias. O escore total pode variar de 0 a 27. O ponto de corte ≥ 9 possui elevada sensibilidade e especificidade para rastreio de sintomas depressivos (Anexo 8-7).[15]

Hospital Anxiety and Depression Scale – HAD ou Escala Hospitalar de Ansiedade e Depressão

Traz informações sobre sintomas de ansiedade e depressão. Possui 14 itens. Desses, 7 são voltados para avaliar ansiedade (HADS-A), e 7 para avaliar depressão (HADS-D). Cada item pontua de 0 a 3. As questões ímpares avaliam o grau de ansiedade, e as pares o grau de depressão. Os pontos de corte recomendados para ambas as situações: de 0-7 pontos (improvável), 8-11 pontos (possível), e 12-21 pontos (provável). Originalmente, a HAD foi desenvolvida para identificar sintomas de ansiedade e depressão em pacientes internados em hospitais não psiquiátricos. Posteriormente passou a ser utilizada em pacientes não internados. Essa escala é de fácil manuseio e de rápida execução (ver Anexo 8-8).[16]

D-10 Escala de Rastreio de Sintomas Depressivos em Idosos

Possui um total de 10 itens, sendo que a primeira pergunta vale -1 ponto (cotada como negativa), e as demais +1 ponto (cotadas como positivas). A nota de corte de > 6 pontos tem elevados níveis de sensibilidade (96,2%) e especificidade (88,9%) para o rastreio de sintomatologia depressiva clinicamente significativa. É um instrumento de aplicação rápida e fácil.[17]

Miniexame do Estado Mental (MEEM)

Miniexame do estado mental (MEEM), desenvolvido por Folstein *et al.*,[18] em 1975. Dividido em cinco partes:

1. *Orientação*: para saber se o paciente tem capacidade de identificar seu comando no tempo e no espaço;
2. *Registro*: relacionada à memória imediata;
3. *Atenção e cálculo*: observa capacidade de concentração e raciocínio;
4. *Evocação*: relacionada à memória evocada;
5. *Linguagem*: analisa a resposta do paciente a um comando verbal e outro escrito.

Num total de 30 pontos, utiliza-se a nota de corte 23 para caracterizar déficit cognitivo.[18]

Clinical Dementia Rating Scale – Escala CDR

Dividido em seis categorias que abordam os seguintes tópicos do dia a dia:

1. Memória;
2. Orientação;

3. Julgamento e solução de problemas;
4. Assuntos da comunidade;
5. Lar e passatempos;
6. Cuidados pessoais.

Os escores são dados de acordo com a capacidade de realizar as tarefas de cada tópico sendo que: CDR 0 = saudável; CDR 0,5 = demência questionável; CDR 1 = demência leve; CDR 2 = demência moderada; CDR 3 = demência grave.[19]

Amsterdam Misophonia Scale (A-MISO-S)

A A-Miso-S foi desenvolvida por Schroder et al.,[20] em 2013, destinada a ajudar no reconhecimento da misofonia. Está em processo de adaptação cultural para validação para língua portuguesa do Brasil. Consiste em seis questões que pontuam de 0 a 4 cada uma. Avalia os seguintes aspectos:

A) Tempo gasto no dia com misofonia;
B) Interferência na vida social;
C) Angústia;
D) Grau de resistência contra o impulso;
E) Controle sobre os pensamentos e irritabilidade;
F) Tempo gasto no dia ao evitar situações do contexto da misofonia.

Os escores de 0 a 4 são considerados como sintomas de misofonia ausentes ou subclínicos; de 5 a 9 leve; de 10 a 14 moderado; de 15 a 19 severo; de 20 a 24 extremo.

Nota: as escalas e questionários citados neste capítulo, que já estão validados e adaptados para a língua portuguesa do Brasil e que possuem autorização de seus autores para publicação, estão disponibilizados no anexo.

REFERÊNCIAS BIBLIOGRÁFICAS

1. Newman CW, Jacobson GP, Spitzer JB. Development of the Tinnitus handicap Inventory. Arch Otolaryngol Head Neck Surg. 1996;122(2):143-8.
2. Hayes MHS, Patterson DG. Experimental development of the graphic rating method. Psychological Bulletin. 1921;18:98-9.
3. Schmidt LP, et al. Adaptação para língua portuguesa do questionário Tinnitus Handicap Inventory: validade e reprodutibilidade. Revista Brasileira de Otorrinolaringologia [online]. 2006;72(6):808-10.
4. Newman CW, Sandridge SA, Jacobson GP. Psychometric adequacy of the Tinnitus Handicap Inventory (THI) for evaluating treatment outcome. J Am Acad Audiol. 1998;9(2):153-60.
5. Zeman F, Koller M, Figueiredo R, et al. Tinnitus Handicap Inventory for Evaluating Treatment Effects: Which Changes Are Clinically Relevant? Otolaryngology–Head and Neck Surgery. 2011;145(2):282-7.
6. Crocetti A, Forti S, Ambrosetti U, Bo LD. Questionnaires to evaluate anxiety and depressive levels in tinnitus patients Otolaryngol Head Neck Surg. 2009;140(3):403-5.
7. Rosa MMR, Doi MY, Branco-Barreiro FCA, et al. Translation, Cultural Adaptation and Validation to Brazilian Portuguese of the Tinnitus Functional Index Questionnaire. Int Arch Otorhinolaryngol. 2021.
8. Aiello PC, Lima I, Ferrari DV. Validity and reliability of the hearing handicap inventory for Adults. Braz J Otorhinolaryngol. 2011;77(4):432-8.

9. Cook C, Richardson JK, Braga L, et al. Cross-cultural adaptation and validation of the Brazilian Portuguese version of the Neck Disability Index and Neck Pain and Disability Scale. Spine (Phila Pa 1976). 2006;31:1621-7.
10. Cohen S, Karmack T, Mermelsteinm R. A global measure of perceived stress. J Health Soc Behav. 1983;24(4):385-96.
11. Masur J, Monteiro M. Validation of the CAGE alcoholism screening test in Brazilian Psychiatry in patient hospital setting. J Biol Res. 1983;16:215-8.
12. Soares WB, dos Santos EB, Bottino CMDC, Elkis H. Psychotic symptoms in older people without dementia from a Brazilian community-based sample: A seven years' follow-up. PLOS ONE. 2017;12(6):e0178471.
13. Amorim P. Mini International Neuropsychiatric Interview (MINI): validação de entrevista breve para diagnóstico de transtornos mentais. Rev Bras Psiquiatr [Internet]. 2000;22(3):106-115.
14. Kroenke K, Spitzer RL, Williams JB, et al. Anxiety disorders in primary care: prevalence, impairment, comorbidity, and detection. Ann Intern Med. 2007;146(5):317-25.
15. Kroenke K, Spitzer RL, Williams JB. The PHQ-9: validity of a brief depression severity measure. J Gen Intern Med. 2001;16:606-13.
16. Botega NJ, Bio MR, Zomignani MA, et al. Transtornos de humor em enfermarias de clínica médica e validação de escala de medida (HAD) de ansiedade e depressão. Rev Saúde Pública,1995;29:355-63.
17. Barczak DS. Validação de escala para rastreamento de depressão em idosos: importância de um teste de aplicação rápida [dissertação]. São Paulo: Universidade de São Paulo, Faculdade de Medicina [Internet]. 2011.
18. Folstein MF, Folstein SE, McHugh PR. Mini mental state. A practical method for grading the cognitive state of patients for the clinician. J Psychiatr Res. 1975;12(3):189-98.
19. Montaño MB, Ramos LR. Validade da versão em português da Clinical Dementia Rating. Rev. Saúde Pública [Internet]. 2005;39(6):912-17.
20. Schröder A, Vulink N, Denys D. Misophonia: diagnostic criteria for a new psychiatric disorder. PLoS One. 2013;8(1):e54706.

ANEXOS

Anexo 8-1. *Tinnitus handcap inventory* (THI)

F1. Devido ao seu zumbido é difícil se concentrar?

F2. O volume (intensidade) do seu zumbido faz com que seja difícil escutar as pessoas?

E3. O seu zumbido deixa você nervoso?

F4. O seu zumbido deixa você confuso?

C5. Devido ao seu zumbido, você se sente desesperado?

E6. Você se queixa muito do seu zumbido?

F7. Devido ao seu zumbido, você tem dificuldade para pegar no sono à noite?

C8. Você sente como se não pudesse se livrar do seu zumbido?

F9. O seu zumbido interfere na sua capacidade de aproveitar atividades sociais (tais como sair para jantar, ir ao cinema)?

E10. Devido ao seu zumbido, você se sente frustrado?

C11. Devido ao seu zumbido, você pensa que tem uma doença grave?

F12. O seu zumbido torna difícil aproveitar a vida?

F13. O seu zumbido interfere nas suas tarefas no serviço e em casa?

E14. Devido ao seu zumbido, você se sente frequentemente irritado?

F15. Devido ao seu zumbido, você acha difícil ler?

E16. O seu zumbido deixa você chateado?

E17. Você sente que o seu zumbido atrapalha o seu relacionamento com a sua família e amigos?

F18. Você acha difícil tirar a sua atenção do zumbido e se concentrar em outra coisa?

C19. Você sente que não tem controle sobre o seu zumbido?

F20. Devido ao seu zumbido, você se sente frequentemente cansado?

Anexo 8-1. *(Cont.) Tinnitus handcap inventory* (THI)

E21. Devido ao seu zumbido, você se sente frequentemente deprimido?

E22. O seu zumbido faz com que você sinta ansioso?

C23. Você sente que não pode mais suportar o seu zumbido?

F24. O seu zumbido piora quando você está estressado?

E25. O seu zumbido faz com que você se sinta inseguro?

FUNCIONAL (F) =

EMOCIONAL (E) =

CATASTRÓFICO (C) =

TOTAL GERAL =

1. **Desprezível (0-16):** somente percebido em ambientes silenciosos.	GRAU 1
2. **Leve (18-36):** facilmente mascarado por ruídos ambientais e facilmente esquecido com as atividades diárias.	GRAU 2
3. **Moderado (38-56):** percebido na presença de ruído de fundo, embora atividades diárias ainda possam ser realizadas.	GRAU 3
4. **Severo (58-76):** quase sempre percebido, leva a distúrbios nos padrões de sono e pode interferir com as atividades diárias.	GRAU 4
5. **Catastrófico (78-100):** sempre percebido, distúrbios nos padrões de sono, dificuldade para realizar qualquer atividade.	GRAU 5

Anexo 8-2. Tinnitus Functional Index (TFI)

Data de hoje _____
Dia/Mês/Ano

Seu nome _____
Favor utilizar letra da forma

Por favor, leia com cuidado cada questão abaixo. Para responder à questão, selecione UM dos números listados e desenhe um círculo em torno dele, como este: ①

I   Durante a SEMANA PASSADA...

1. Qual a porcentagem do seu tempo acordado, **VOCÊ ESTEVE** consciente do seu zumbido?

Nunca consciente 0% 10% 20% 30% 40% 50% 60% 70% 80% 90% 100% Sempre consciente

2. Quão **FORTE** ou **ALTO** era o seu zumbido?

Nem um pouco forte ou alto 0 1 2 3 4 5 6 7 8 9 10 Extremamente forte ou alto

3. Em qual porcentagem de seu tempo acordado, você esteve **IRRITADO** pelo seu zumbido?

Pouco tempo 0% 10% 20% 30% 40% 50% 60% 70% 80% 90% 100% Todo o tempo

SC   Durante a SEMANA PASSADA...

4. Você se sentiu **NO CONTROLE** com relação ao seu zumbido?

Muito no controle 0 1 2 3 4 5 6 7 8 9 10 Nunca no controle

5. Foi fácil para você **LIDAR** com seu zumbido?

Muito fácil de lidar 0 1 2 3 4 5 6 7 8 9 10 Impossível lidar

6. Foi fácil para você **IGNORAR** o seu zumbido?

Muito fácil de ignorar 0 1 2 3 4 5 6 7 8 9 10 Impossível ignorar

C   Durante a SEMANA PASSADA...

7. O zumbido interferiu na sua capacidade de **CONCENTRAÇÃO**?

Não interferiu 0 1 2 3 4 5 6 7 8 9 10 Interferiu completamente

8. O zumbido interferiu na sua capacidade de **PENSAR COM CLAREZA**?

Não interferiu 0 1 2 3 4 5 6 7 8 9 10 Interferiu completamente

9. O zumbido interferiu na sua capacidade de **FOCAR A ATENÇÃO** em outras coisas além dele?

Não interferiu 0 1 2 3 4 5 6 7 8 9 10 Interferiu completamente

SO   Durante a SEMANA PASSADA...

10. Com qual frequência o seu zumbido dificultou para você **ADORMECER ou PERMANECER DORMINDO**?

Nunca tive dificuldade 0 1 2 3 4 5 6 7 8 9 10 Sempre tive dificuldade

Anexo 8-2. *(Cont.)* Tinnitus Functional Index (TFI)

11. Com que frequência o seu zumbido causou dificuldade em **DORMIR TANTO QUANTO** você precisa?

Nunca tive dificuldade   0   1   2   3   4   5   6   7   8   9   10   Sempre tive dificuldade

12. Por quanto tempo seu zumbido o impediu de **DORMIR PROFUNDAMENTE** ou como você **GOSTARIA**?

Nenhum período   0   1   2   3   4   5   6   7   8   9   10   Todo o tempo

A	**Durante a SEMANA PASSADA, quanto o seu zumbido interferiu em...**	Não interferiu	Interferiu completamente
13. Sua capacidade de **OUVIR CLARAMENTE**?		0 1 2 3 4 5 6 7 8 9 10	
14. Sua capacidade de **ENTENDER AS PESSOAS** falando?		0 1 2 3 4 5 6 7 8 9 10	
15. Sua capacidade de **ACOMPANHAR CONVERSAS** em grupo ou em reuniões?		0 1 2 3 4 5 6 7 8 9 10	
R	**Durante a SEMANA PASSADA, quanto o seu zumbido interferiu em...**	Não interferiu	Interferiu completamente
16. Suas **ATIVIDADES DE DESCANSO NO SILÊNCIO**?		0 1 2 3 4 5 6 7 8 9 10	
17. Sua capacidade de **RELAXAR**?		0 1 2 3 4 5 6 7 8 9 10	
18. Sua capacidade de desfrutar de **"PAZ E SILÊNCIO"**?		0 1 2 3 4 5 6 7 8 9 10	

Anexo 8-2. *(Cont.)* Tinnitus Functional Index (TFI)

Q	Durante a SEMANA PASSADA, quanto o seu zumbido interferiu em...	Não interferiu									Interferiu completamente
19. Seu aproveitamento de **ATIVIDADES SOCIAIS**?		0	1	2	3	4	5	6	7	8	9 10
20. Seu **PRAZER EM APROVEITAR A VIDA**?		0	1	2	3	4	5	6	7	8	9 10
21. Seus **RELACIONAMENTOS** com família, amigos e outras pessoas?		0	1	2	3	4	5	6	7	8	9 10

22. Com qual frequência seu zumbido causou dificuldade na realização de seu **TRABALHO OU OUTRAS TAREFAS**, como manutenção da casa, trabalhos da escola, cuidar de crianças ou outras pessoas?
Nunca tive dificuldade   0   1   2   3   4   5   6   7   8   9   10   Sempre tive dificuldade

E	Durante a SEMANA PASSADA...

23. Quão **ANSIOSO** ou **PREOCUPADO** seu zumbido faz você se sentir?

Nem um pouco ansioso   0   1   2   3   4   5   6   7   8   9   10   Extremamente ansioso ou preocupado   ou preocupado

24. Quão **INCOMODADO** ou **CHATEADO** você ficou por causa do seu zumbido?

Nem um pouco incomodado   0   1   2   3   4   5   6   7   8   9   10   Extremamente ou chateado   incomodado ou chateado

25. Quão **DEPRIMIDO** você ficou por causa do seu zumbido?

Nem um pouco deprimido   0   1   2   3   4   5   6   7   8   9   10   Extremamente deprimido

Anexo 8-3. Hearing Handicap Inventory for Adults (HHIA)

Nome: _____   Data: _____

Instruções: O questionário a seguir contém 25 perguntas. Você poderá escolher apenas uma resposta para cada pergunta, colocando um (X) naquela que julgar adequada. Algumas perguntas são parecidas, mas na realidade têm pequenas diferenças que permitem uma melhor avaliação das respostas. Não há resposta certa ou errada. Você deverá marcar aquela que julgar ser mais adequada ao seu caso ou situação.

		Sim (4)	Às vezes (2)	Não (0)
S-1	A dificuldade em ouvir faz você usar o telefone menos vezes do que gostaria?			
S-2	A dificuldade em ouvir faz você se sentir constrangido ou sem jeito quando é apresentado a pessoas desconhecidas?			
S-3	A dificuldade em ouvir faz você evitar grupos de pessoas?			
S-4	A dificuldade em ouvir faz você ficar irritado?			
S-5	A dificuldade em ouvir faz você se senti frustrado ou insatisfeito quando conversa com pessoas da sua família?			
S-6	A diminuição da audição causa outras dificuldades quando você vai a uma festa ou reunião social?			
S-7	A dificuldade em ouvir faz você se sentir frustrado ao conversar com os colegas de trabalho?			
S-8	Você sente dificuldade em ouvir quando vai ao cinema ou teatro?			
S-9	Você se sente prejudicado ou diminuído devido a sua dificuldade em ouvir?			
S-10	A diminuição da audição causa dificuldades quando visita amigos, parênteses ou vizinhos?			
S-11	A dificuldade em ouvir faz com que você tenha problemas para ouvir/entender colegas de trabalho?			
S-12	A dificuldade em ouvir faz você ficar nervoso?			
S-13	A dificuldade em ouvir faz você visitar amigos, parentes ou vizinhos menos do que gostaria?			
S-14	A dificuldade em ouvir faz você ter discussões ou brigas com a sua família?			
S-15	A diminuição da audição causa dificuldades para assistir TV ou ouvir rádio?			
S-16	A dificuldade em ouvir faz com que você saia para fazer compras menos do que gostaria?			
S-17	A dificuldade em ouvir deixa você de alguma maneira chateado ou aborrecido?			

QUESTIONÁRIOS UTILIZADOS NA AVALIAÇÃO E SEGUIMENTO DE PACIENTES COM ZUMBIDO

Anexo 8-3. *(Cont.) Hearing Handicap Inventory for Adults (HHIA)*

S-18 A dificuldade em ouvir faz você preferir ficar sozinho?

S-19 A dificuldade em ouvir faz você querer conversar menos com as pessoas da família?

S-20 Você acha que a dificuldade em ouvir diminuiu ou limita de alguma forma sua vida pessoal ou social?

S-21 A diminuição da audição lhe causa dificuldades quando você está em um restaurante com familiares ou amigos?

S-22 A dificuldade em ouvir faz você se sentir triste ou deprimido?

S-23 A dificuldade em ouvir faz você assistir Tv ou ouvir rádio menos do que gostaria?

S-24 A dificuldade em ouvir faz você se sentir constrangido ou menos à vontade quando conversa com amigos?

S-25 A dificuldade em ouvir faz você se sentir isolado ou deixado de lado num grupo de pessoas?

Para uso do clínico: Pontuação total: _____   Subtotal E: ____ S: _____

Anexo 8-4. Índice de incapacidade relacionada ao pescoço (NDI ou *neck disability index*)

Este questionário foi criado para dar informações ao seu doutor sobre como a sua dor no pescoço tem afetado a sua habilidade para fazer atividades diárias. Por favor, responda a cada uma das perguntas e marque em cada seção apenas uma alternativa que melhor se aplique a você.

SEÇÃO 1 – INTENSIDADE DA DOR

☐ Eu não tenho dor nesse momento.

☐ A dor é muito leve nesse momento.

☐ A dor é moderada nesse momento.

☐ A dor é razoavelmente grande nesse momento.

☐ A dor é muito grande nesse momento.

☐ A dor é a pior que se possa imaginar nesse momento.

SEÇÃO 2 – CUIDADO PESSOAL (SE LAVAR, SE VESTIR etc.)

☐ Eu posso cuidar de mim mesmo(a) sem aumentar a dor.

☐ Eu posso cuidar de mim mesmo(a) normalmente, mas isso faz aumentar a dor.

☐ É doloroso ter que cuidar de mim mesmo e eu faço isso lentamente e com cuidado.

☐ Eu preciso de ajuda, mas consigo fazer a maior parte do meu cuidado pessoal.

☐ Eu preciso de ajuda todos os dias na maioria dos aspectos relacionados a cuidar de mim mesmo.

☐ Eu não me visto, me lavo com dificuldade e fico na cama.

Anexo 8-4. *(Cont.)* Índice de incapacidade relacionada ao pescoço (NDI ou *neck disability index*)

SEÇÃO 3 – LEVANTAR COISAS

☐ Eu posso levantar objetos pesados sem aumentar a dor.

☐ Eu posso levantar objetos pesados, mas isso faz aumentar a dor.

☐ A dor me impede de levantar objetos pesados do chão, mas eu consigo se eles estiverem colocados em uma boa posição, por exemplo em uma mesa.

☐ A dor me impede de levantar objetos pesados, mas eu consigo levantar objetos com peso entre leve e médio se eles estiverem colocados em uma boa posição.

☐ Eu posso levantar objetos muito leves.

☐ Eu não posso levantar nem carregar absolutamente nada.

SEÇÃO 4 – LEITURA

☐ Eu posso ler tanto quanto eu queira sem dor no meu pescoço.

☐ Eu posso ler tanto quanto eu queira com uma dor leve no meu pescoço.

☐ Eu posso ler tanto quanto eu queira com uma dor moderada no meu pescoço.

☐ Eu não posso ler tanto quanto eu queira por causa de uma dor moderada no meu pescoço.

☐ Eu mal posso ler por causa de uma grande dor no meu pescoço.

☐ Eu não posso ler nada.

☐ Pergunta não se aplica por não saber ou não poder ler

SEÇÃO 5 – DORES DE CABEÇA

☐ Eu não tenho nenhuma dor de cabeça.

☐ Eu tenho pequenas dores de cabeça com pouca frequência.

☐ Eu tenho dores de cabeça moderadas com pouca frequência.

☐ Eu tenho dores de cabeça moderadas muito frequentemente.

☐ Eu tenho dores de cabeça fortes frequentemente.

☐ Eu tenho dores de cabeça quase o tempo inteiro.

SEÇÃO 6 – PRESTAR ATENÇÃO

☐ Eu consigo prestar atenção quando eu quero sem dificuldade.

☐ Eu consigo prestar atenção quando eu quero com uma dificuldade leve.

☐ Eu tenho uma dificuldade moderada em prestar atenção quando eu quero.

☐ Eu tenho muita dificuldade em prestar atenção quando eu quero.

☐ Eu tenho muitíssima dificuldade em prestar atenção quando eu quero.

☐ Eu não consigo prestar atenção.

Anexo 8-4. *(Cont.)* Índice de incapacidade relacionada ao pescoço (NDI ou *neck disability index*)

SEÇÃO 7 – TRABALHO

☐ Eu posso trabalhar tanto quanto eu quiser.

☐ Eu só consigo fazer o trabalho que estou acostumado(a) a fazer, mas nada além disso.

☐ Eu consigo fazer a maior parte do trabalho que estou acostumado(a) a fazer, mas nada além disso.

☐ Eu não consigo fazer o trabalho que estou acostumado(a) a fazer.

☐ Eu mal consigo fazer qualquer tipo de trabalho.

☐ Eu não consigo fazer nenhum tipo de trabalho.

SEÇÃO 8 – DIRIGIR AUTOMÓVEIS

☐ Eu posso dirigir meu carro sem nenhuma dor no pescoço.

☐ Eu posso dirigir meu carro tanto quanto eu queira com uma dor leve no meu pescoço.

☐ Eu posso dirigir meu carro tanto quanto eu queira com uma dor moderada no meu pescoço.

☐ Eu não posso dirigir o meu carro tanto quanto eu queira por causa de uma dor moderada no meu pescoço.

☐ Eu mal posso dirigir por causa de uma dor forte no meu pescoço.

☐ Eu não posso dirigir meu carro de maneira nenhuma.

☐ Pergunta não se aplica por não saber dirigir ou não dirigir muitas vezes.

SEÇÃO 9 – DORMIR

☐ Eu não tenho problemas para dormir.

☐ Meu sono é um pouco perturbado (menos de uma hora sem conseguir dormir).

☐ Meu sono é levemente perturbado (1-2 horas sem conseguir dormir).

☐ Meu sono é moderadamente perturbado (2-3 horas sem conseguir dormir).

☐ Meu sono é muito perturbado (3-5 horas sem conseguir dormir).

☐ Meu sono é completamente perturbado (1-2 horas sem sono).

Anexo 8-4. *(Cont.)* Índice de incapacidade relacionada ao pescoço (NDI ou *neck disability index*)

SEÇÃO 10 – DIVERSÃO

☐ Eu consigo fazer todas as minhas atividades de diversão sem nenhuma dor no pescoço.

☐ Eu consigo fazer todas as minhas atividades de diversão com alguma dor no pescoço.

☐ Eu consigo fazer a maioria, mas não todas as minhas atividades de diversão por causa da dor no meu pescoço.

☐ Eu consigo fazer poucas das minhas atividades de diversão por causa da dor no meu pescoço.

☐ Eu mal consigo fazer quaisquer atividades de diversão por causa da dor no meu pescoço.

☐ Eu não consigo fazer nenhuma atividade de diversão.

O NDI é um questionário de autoadministração que avalia a incapacidade funcional reportada por indivíduos com dor cervical em geral, ou disfunções associadas a *whiplash*. Foi desenvolvido no final da década de 1980 por Vernon *et al.*, sendo, em 1991, o único instrumento que avaliava incapacidade associada à dor cervical. Este foi desenvolvido com base na escala *Oswestry Low Back Pain Index*, resultando inicialmente numa escala de seis (6) itens: intensidade da dor, cuidados pessoais, levantar coisas, dormir, guiar e atividade sexual. Posteriormente, foi constituído um comité de peritos com o objetivo de avaliar a adequabilidade do NDI à avaliação da dor cervical. Após a apreciação do comité de peritos, o NDI resultou numa escala de **10 itens/secções**: intensidade da dor, cuidados pessoais (lavar-se/vestir), levantar coisas, leitura, dores de cabeça, concentração, trabalho/atividades diárias, guiar um carro, dormir e atividades de lazer. Cada um dos itens/secções é composto por uma escala do Tipo *Likert*, variando entre 0 e 5, correspondendo o 0 a nenhuma incapacidade, e o 5 a incapacidade extrema, selecionando o indivíduo a opção que melhor se adequa e descreve a sua situação. A pontuação total do instrumento varia entre 0 e 50, sendo considerado que, para pontuações, entre: 0-4 = não há incapacidade, 5-14 = incapacidade leve, 15-24 = moderada, 25-34 =severa e superior a 34 > completa. O *escore* total resulta da soma da pontuação de todos os itens, podendo ser transformado numa escala de 0 a 100 multiplicando-se por 2, sendo calculado apenas quando os indivíduos respondem a pelo menos 8 itens/secções. Se os indivíduos não responderem a 3 itens/secções o questionário deve ser considerado inválido.

Anexo 8-5. Escala de Estresse Percebido (EEP)

Escala de Estresse Percebido

As questões nesta escala perguntam sobre seus sentimentos e pensamentos durante o último mês. Em cada caso, será pedido para você indicar o quão frequentemente você tem se sentido de uma determinada maneira. Embora algumas das perguntas sejam similares, há diferenças entre elas e você deve analisar cada uma como uma pergunta separada. A melhor abordagem é responder a cada pergunta razoavelmente rápido. Isto é, não tente contar o número de vezes que você se sentiu de uma maneira particular, mas indique a alternativa que lhe pareça como uma estimativa razoável. Para cada pergunta, escolha as seguintes alternativas: 0= nunca; 1= quase nunca; 2= às vezes; 3= quase sempre; 4= sempre.

Neste último mês. Com que frequência...	NUNCA	QUASE NUNCA	ÀS VEZES	QUASE SEMPRE	SEMPRE
1. Você tem ficado triste por causa de algo que aconteceu inesperadamente?					
2. Você tem se sentido incapaz de controlar as coisas importantes em sua vida?					
3. Você tem se sentido nervoso e "estressado"?					
4. Você tem tratado com sucesso dos problemas difíceis da vida?					
5. Você tem sentido que está lidando bem as mudanças importantes que estão ocorrendo em sua vida?					
6. Você tem se sentido confiante na sua habilidade de resolver problemas pessoais?					
7. Você tem sentido que as coisas estão acontecendo de acordo com a sua vontade?					
8. Você tem achado que não conseguiria lidar com todas as coisas que você tem que fazer?					
9. Você tem conseguido controlar as irritações em sua vida?					
10. Você tem sentido que as coisas estão sob o seu controle?					
11. Você tem ficado irritado porque as coisas que acontecem estão fora do seu controle?					

Anexo 8-5. *(Cont.)* Escala de Estresse Percebido (EEP)

12. Você tem se encontrado pensando sobre as coisas que deve fazer?

13. Você tem conseguido controlar a maneira como gasta seu tempo?

14. Você tem sentido que as dificuldades se acumulam a ponto de você acreditar que não pode superá-las?

O elevado nível de estresse percebido, mensurado por meio da EEP, está diretamente associado com desequilíbrios fisiológicos, como altos níveis de cortisol, triglicérides, interleucina-6 (IL-6), entre outros. A EEP possui 14 questões com opções de resposta que variam de zero a quatro (0=nunca; 1=quase nunca; 2=às vezes; 3=quase sempre 4=sempre). As questões com conotação positiva (4, 5, 6, 7, 9, 10 e 13) têm sua pontuação somada invertida, da seguinte maneira, 0=4, 1=3, 2=2, 3=1 e 4=0. As demais questões são negativas e devem ser somadas diretamente. O total da escala é a soma das pontuações destas 14 questões e os escores podem variar de zero a 56. Quanto maior o escore e mais próximo do 56, maior é o estresse percebido pelo indivíduo. Será considerado estresse BAIXO (**0-18**) MÉDIO (**19-37**) ALTO (**38-56**). "Neste último mês, com que frequência você...", deve ser dita antes de iniciar as perguntas e o entrevistador deve se certificar que o indivíduo entendeu que as perguntas se referiam à como ele vem se sentindo no último mês. As opções de respostas da escala (nunca, quase nunca, às vezes, quase sempre e sempre) devem ser repetidas no final de todas as perguntas, caso a escala seja aplicada em forma de entrevista. Recomenda-se mostrar um papel impresso com estas opções em tamanho grande. Após receber a resposta do indivíduo (no caso de entrevista), é aconselhado que o entrevistador leia a questão afirmativamente com a opção escolhida pelo entrevistado. No caso de utilização como questionário autoaplicável, é necessário que o respondente leia atentamente as instruções antes de responder à escala. Em relação aos esquecimentos, foi verificado que os entrevistados que indicaram "quase sempre" esquecer coisas apresentaram estresse percebido significativamente superior ao daqueles que relataram esquecer raramente ou às vezes.

Anexo 8-6. GAD-7

	Durante as últimas 2 semanas, com que frequência você foi incomodado/a pelos problemas abaixo? *(Marque sua resposta com ✔)*	Nenhuma vez	Vários dias	Mais da metade dos dias	Quase todos os dias
1.	Sentir-se nervoso/a, ansioso/a ou muito tenso/a	0	1	2	3
2.	Não ser capaz de impedir ou de controlar as preocupações	0	1	2	3
3.	Preocupar-se muito com diversas coisas	0	1	2	3
4.	Dificuldade para relaxar	0	1	2	3
5.	Ficar tão agitado/a que se torna difícil permanecer sentado/a	0	1	2	3
6.	Ficar facilmente aborrecido/a ou irritado/a	0	1	2	3
7.	Sentir medo como se algo horrível fosse acontecer	0	1	2	3

(For office coding: Total Escore T_____=____+_____+_____)

Desenvolvido pelos Drs. Robert L. Spitzer, Janet B.W. Williams, Kurt Kroenke *et al.*, com um subsídio educacional da Pfizer Inc. Não é necessária permissão para reproduzir, traduzir, exibir ou distribuir.

Anexo 8-7. Questionário sobre a saúde do/a paciente (PHQ-9)

Durante as últimas 2 semanas, com que frequência você foi incomodado/a por qualquer um dos problemas abaixo? *(Marque sua resposta com ✔)*	Nenhuma vez	Vários dias	Mais da metade dos dias	Quase todos os dias
1 Pouco interesse ou pouco prazer em fazer as coisas	0	1	2	3
2 Se sentir "para baixo", deprimido/a ou sem perspectiva	0	1	2	3
3 Dificuldade para pegar no sono ou permanecer dormindo, ou dormir mais do que de costume	0	1	2	3
4 Se sentir cansado/a ou com pouca energia	0	1	2	3
5 Falta de apetite ou comendo demais	0	1	2	3
6 Se sentir mal consigo mesmo/a — ou achar que você é um fracasso ou que decepcionou sua família ou você mesmo/a	0	1	2	3
7 Dificuldade para se concentrar nas coisas, como ler o jornal ou ver televisão	0	1	2	3
8 Lentidão para se movimentar ou falar, a ponto de as outras pessoas perceberem? Ou o oposto – estar tão agitado/a ou irrequieto/a que você fica andando de um lado para o outro muito mais do que de costume	0	1	2	3
9 Pensar em se ferir de alguma maneira ou que seria melhor estar morto/a	0	1	2	3

For office coding 0 + _____ + _____ + _____
=Total Escore: _____

Se você assinalou **qualquer** um dos problemas, indique o grau de **dificuldade** que os mesmos lhe causaram para realizar seu trabalho, tomar conta das coisas em casa ou para se relacionar com as pessoas?

Nenhuma dificuldade
☐

Alguma dificuldade
☐

Muita dificuldade
☐

Extrema dificuldade
☐

Desenvolvido pelos Drs. Robert L. Spitzer, Janet B.W. Williams, Kurt Kroenke *e colegas*, com um subsídio educacional da Pfizer Inc. Não é necessária permissão para reproduzir, traduzir, exibir ou distribuir.

Anexo 8-8. Escala Hospitalar de Ansiedade e Depressão

Leia cada pergunta e faça um círculo ao redor do número à direita que melhor indicar como você se sente agora, neste momento. Não gaste muito tempo numa única afirmação, mas tente dar a resposta que mais se aproxime de como você se sente neste momento.

A1	Eu me sinto tenso ou contraído	3 ( ) A maior parte do tempo 2 ( ) Boa parte do tempo 1 ( ) De vez em quando 0 ( ) Nunca
D2	Eu ainda sinto gosto pelas mesmas coisas de antes:	0 ( ) Sim, do mesmo jeito que antes 1 ( ) Não tanto quanto antes 2 ( ) Só um pouco 3 ( ) Já não sinto mais prazer em nada
A3	Eu sinto uma espécie de medo, como se alguma coisa ruim fosse acontecer:	3 ( ) Sim, e de um jeito muito forte 2 ( ) Sim, mas não tão forte 1 ( ) Um pouco, mas isso não me preocupa 0 ( ) Não sinto nada disso
D4	Dou risada e me divirto quando vejo coisas engraçadas:	0 ( ) Do mesmo jeito que antes 1 ( ) Atualmente um pouco menos 2 ( ) Atualmente bem menos 3 ( ) Não consigo mais
A5	Estou com a cabeça cheia de preocupações:	3 ( ) A maior parte do tempo 2 ( ) Boa parte do tempo 1 ( ) De vez em quando 0 ( ) Raramente
D6	Eu me sinto alegre:	3 ( ) Nunca 2 ( ) Poucas vezes 1 ( ) Muitas vezes 0 ( ) A maior parte do tempo
A7	Consigo ficar sentado à vontade e me sentir relaxado:	0 ( ) Sim, quase sempre 1 ( ) Muitas vezes 2 ( ) Poucas vezes 3 ( ) Nunca
D8	Eu estou lento para pensar e fazer as coisas:	3 ( ) Quase sempre 2 ( ) Muitas vezes 1 ( ) De vez em quando 0 ( ) Nunca
A9	Eu tenho uma sensação ruim de medo, como um frio na barriga ou um aperto no estômago:	0 ( ) Nunca 1 ( ) De vez em quando 2 ( ) Muitas vezes 3 ( ) Quase sempre
D10	Eu perdi o interesse em cuidar da minha aparência:	3 ( ) Completamente 2 ( ) Não estou mais me cuidando como deveria 1 ( ) Talvez não tanto quanto antes 0 ( ) Me cuido do mesmo jeito que antes

Anexo 8-8. *(Cont.)* Escala Hospitalar de Ansiedade e Depressão

A11	Eu me sinto inquieto, como se eu não pudesse ficar parado lugar nenhum:	3 ( ) Sim, demais 2 ( ) Bastante 1 ( ) Um pouco 0 ( ) Não me sinto assim
D12	Fico esperando animado as coisas boas que estão por vir:	0 ( ) Do mesmo jeito que antes 1 ( ) Um pouco menos do que antes 2 ( ) Bem menos do que antes 3 ( ) Quase nunca
A13	De repente, tenho a sensação de entrar em pânico:	3 ( ) A quase todo momento 2 ( ) Várias vezes 1 ( ) De vez em quando 0 ( ) Não sinto isso
D14	Consigo sentir prazer quando assisto a um bom programa de televisão, de rádio ou quando leio alguma coisa:	0 ( ) Quase sempre 1 ( ) Várias vezes 2 ( ) Poucas vezes 3 ( ) Quase nunca

TOTAL A =   TOTAL D =

A escala (HADS, Hospital Anxiety and Depression Scale ou Escala Hospitalar de Ansiedade e Depressão) traz informações sobre os graus de ansiedade e depressão. Possui 14 itens, dos quais 7 são voltados para avaliar ANSIEDADE (HADS-A) e 7 para avaliar DEPRESSÃO (HADS-D). Cada um dos seus itens pode ser pontuado de 0 a 3, compondo uma pontuação máxima de 21 pontos
para cada escala. As questões ímpares avaliam o grau de ansiedade (HADS-A) e pares o grau de depressão (HADS-D). Foram adotados os pontos de corte apontados por Zigmond e Snaith, recomendados para ambas as situações: de 0-7 pontos: IMPROVÁVEL, 8-11 pontos: POSSÍVEL (questionável ou duvidoso) e 12-21 pontos: PROVÁVEL. No início, a HADS foi desenvolvida
para identificar sintomas de ansiedade e depressão em pacientes de hospitais clínicos não psiquiátricos, sendo posteriormente utilizada em pacientes não internados e sem doenças diagnosticadas. Opta-se por essa escala por ser de fácil manuseio e de rápida execução, podendo ser realizada pelo paciente e pelo entrevistador.

CAPÍTULO 9
AUDIOMETRIA DE ALTAS FREQUÊNCIAS

Laura Garcia Espartosa Vasconcelos
Márcio Cavalcante Salmito

INTRODUÇÃO

A audição humana é capaz de detectar sons da faixa de frequências de 20 Hz a 20 kHz. Diferentes testes podem ser utilizados para avaliá-la, entre testes eletrofisiológicos e testes comportamentais. Dentre os testes eletrofisiológicos, os mais prevalentes são as emissões otoacústicas (EOA) e os potenciais evocados auditivos de tronco encefálico (PEATE), que avaliam a resposta do sistema auditivo de forma objetiva. Os testes comportamentais, ou psicoacústicos, avaliam o sistema auditivo desde sua porção periférica até a central e demonstram a resposta efetiva do sujeito a partir do que ele ouve.[1] Os mais utilizados são a audiometria vocal (AV), ou logoaudiometria, e a audiometria tonal (AT), que compreende a pesquisa dos limiares mínimos de audibilidade por via aérea, na faixa de frequências entre 250 Hz e 8 kHz, e por via óssea, entre 500 Hz e 4 kHz. Percebe-se que um número limitado de frequências é avaliado por um audiômetro convencional.

Com o advento de audiômetros que possibilitam a extensão da pesquisa de limiares tonais de 9 kHz a 16 kHz, a investigação da audiometria de altas frequências (AAF) foi introduzida clinicamente como teste complementar desde o início da década de 1960.[2]

Segundo Carvallo *et al.*, a cóclea comunica-se com a orelha média pela janela oval, por onde a energia mecânica é transmitida aos líquidos da orelha interna, transformando-se em um sinal elétrico que é enviado por fibras que se iniciam na região coclear. Quanto mais alta a frequência que atinge o sistema, mais restrita a estimulação à região basal da cóclea. Clinicamente, observa-se uma tendência a maiores comprometimentos nessa região, o que resulta em um maior prejuízo nas frequências altas em grande parte das afecções otológicas.[3]

Estudos recentes em animais jovens expostos a ambientes ruidosos e em animais com sinais de envelhecimento mostraram que as conexões sinápticas entre as células ciliadas e os neurônios cocleares podem degenerar muito antes da perda das próprias células sensoriais. Essa sinaptopatia coclear, também denominada **perda auditiva oculta**, ocorre nos seres humanos, podendo passar despercebida pela AT. Embora tenha pouco efeito sobre os limiares para tons puros em um ambiente silencioso, provavelmente compromete a capacidade de compreender estímulos complexos, como a fala, em situações de escuta no ruído. Tal degeneração somente eleva os limiares comportamentais quando se torna extrema.[4]

INDICAÇÕES CLÍNICAS DA AUDIOMETRIA DE ALTAS FREQUÊNCIAS

Muitos indivíduos não referem queixa auditiva e tampouco apresentam déficit auditivo na AT, complementada pela AV, porém apresentam zumbido ou ainda queixa de dificuldade para entender a fala durante situações ruidosas. Nestes casos é sugerida a avaliação da AAF para pesquisa de possíveis limiares rebaixados ou eventuais assimetrias entre os limiares de ambas as orelhas. Em outras palavras, a ausência de perda auditiva pelos métodos convencionais de avaliação não exclui a possibilidade de um dano na via auditiva.[5] Nestes casos, uma alteração inicial nas altas frequências poderia anteceder uma futura perda auditiva nas frequências convencionais, possivelmente relacionando-se à causa do zumbido já percebido pelo paciente.[6]

Outra aplicação clínica da AAF é a monitorização de pacientes com suspeita de doenças relacionadas com a audição, como monitorização de casos suspeitos de ototoxicidade ou de pacientes expostos a ambientes ruidosos.[7]

Valores Normais da AAF

Ao contrário da AT onde podemos classificar a perda auditiva de leve à profunda, a AAF não possui padronização dos resultados.[8] Para utilização seriada em monitorizações, é muito confiável em identificar pioras (ou melhoras) de limiares, mas isoladamente como diagnóstico, ainda não há um padrão de normalidade universalmente aceito.[9]

Um estudo nacional classificou a audiometria tonal de altas frequências de acordo com a faixa etária,[10] conforme pode ser observado no Quadro 9-1.

Modo de Realização da AAF

O procedimento segue a mesma técnica utilizada na AT, ou seja, são apresentados estímulos auditivos em ambas as orelhas, separadamente, em ordem decrescente de intensidade até a confirmação dos limiares.

O treino prévio à avaliação de altas frequências é de grande utilidade e consiste na familiarização do indivíduo com os sons de teste.[1,11]

Utilizam-se a mesma cabina acústica e o mesmo equipamento da audiometria convencional, podendo ser realizada logo após a AT e AV serem concluídas. É necessária, no entanto, a colocação de fones específicos para a realização da AAF.

Há uma constante discussão na literatura sobre utilizar a medida em decibel por meio do nível de pressão sonora (NPS) ou pelo nível de audição (NA). Consideramos adequada a obtenção dos limiares tonais na AAF em decibel NA, levando-se em consideração que esta é a medição utilizada para a AT.

O posicionamento do fone de ouvido pode interferir na precisão do exame devido às características de ressonância do meato acústico externo para sinais acima de 15 kHz, podendo ocorrer variações de 15 a 20 dB na resposta do sujeito; também pode ocorrer maior possibilidade de efeito do colabamento do meato acústico externo.[12]

Quadro 9-1. Classificação da audiometria tonal de altas frequências, de acordo com a faixa etária

	9 KHz	10 KHz	12,5 KHz	14 KHz	16 KHz	18 KHz	20 KHz
20-29 anos	15 dB	15 dB	15 dB	15 dB	30 dB	30 dB	10 dB
30-39 anos	30 dB	30 dB	35 dB	45 dB	55 dB	35 dB	15 dB
≥ 40 anos	30 dB	35 dB	55 dB	90 dB	60 dB	40 dB	20 dB

Para a descrição dos resultados devem ser identificados o equipamento utilizado, tipo de transdutor e estímulo apresentado, ou seja, tom puro ou *warble*, assim como a classificação utilizada, uma vez que não exista ainda uma padronização universal para estes limiares, já que há variabilidades em relação à idade e ao sexo.

Alguns *softwares* permitem que os limiares da AAF sejam registrados no audiograma estendido até tais frequências. Caso isso não seja possível, os resultados devem seguir em relatório em que conste, além dos limiares auditivos nas diferentes frequências de ambas as orelhas, o tipo de estímulo auditivo usado, como tom puro ou *warble*. Do mesmo modo, devem constar as informações sobre o audiômetro e transdutores utilizados.

COMENTÁRIOS FINAIS

A utilização da audiometria de altas frequências é importante como teste complementar em casos de indivíduos adultos com ou sem queixas auditivas, mesmo na presença de limiares tonais dentro da normalidade na AT e que refiram zumbido e/ou dificuldades na compreensão de fala em ambientes ruidosos.

REFERÊNCIAS BIBLIOGRÁFICAS

1. Silva IC, Feitosa MG. Audiometria de alta frequência em adultos jovens e mais velhos quando a audiometria convencional é normal. Rev Bras Otorrinolaringologia. 2006;72(5):665-72.
2. Zislis T, Fletcher JL. Relation of high frequency thresholds to age and sex. Journal of auditory research. 1966;6:189-98.
3. Carvallo RM, Koga MC, Carvalho M, Ishida IM. Limiares auditivos para altas frequências em adultos sem queixa auditiva. Acta ORL. 2007;25(1):62-6.
4. Liberman MC, Epstein MJ, Cleveland SS, et al. Toward a differential diagnosis of hidden hearing loss in humans. PLoS ONE. 2016;11(9):e0162726.
5. Weisz N, Hartmann T, Dohrmann K, et al. High-frequency tinnitus without hearing loss does not mean absence of deafferentation. Hear Res. 2006;222(1-2):108-14.
6. Domenèch J. The role of high frequency audiomety, in the evaluation of tinnitus patient. In: Vernon, J. Tinnitus, treatment and relief. Boston: Ally and Bacon. 1998:193-6.
7. Bhadauria RS, Sarma YS. Case of Objective Tinnitus. Med J Armed Forces India. 2005;61(4):391-2.
8. Rocha RO, Atherino CF, Coelho SM. Audiometria de altas frequências em bombeiros militares com audiometria normal expostos ao ruído. Braz J of Otorhinolaryngology [online]. 2010;76(6):687-94.
9. Oppitz SJ, Silva LL, Garcia MV, Silveira AF. Limiares de audibilidade de altas frequências em indivíduos adultos normo-ouvintes. CoDAS [online]. 2018;30(4):e20170165.
10. Burguetti FR, Peloggia AG, Carvallo RM. Limiares de Audibilidade em Altas Frequências em Indivíduos com Queixa de Zumbido [High Frequency Thresholds in Subjects with Tinnitus Complaint}. International Archives of Otorhinolaryngology. 2004;8(4):292-8.
11. Shayeb DR, Costa Filho OA, Alvarenga KF. Audiometria de alta frequência: estudo com indivíduos audiologicamente normais. Rev Bras Otorrinolaringol. 2003;69(1):93-9.
12. Klagenberg KF, Oliva FC, Gonçalves CO, et al. Audiometria de altas frequências no diagnóstico complementar em audiologia: uma revisão da literatura nacional. Rev Soc Bras Fonoaudiologia. 2011;16 (1):109-14.

MEDIDAS PSICOACÚSTICAS DO ZUMBIDO

Laura Garcia Espartosa Vasconcelos
Márcio Cavalcante Salmito

INTRODUÇÃO

A avaliação de pacientes com zumbido subjetivo pode ser realizada por meio de questionários e escalas que mensuram as reações provocadas no indivíduo e a percepção auditiva. Entretanto, não fornecem uma medida objetiva do zumbido.[1]

Na tentativa de melhorar a abordagem do zumbido, no Primeiro Encontro da *Tinnitus Research Initiative* (TRI), em 2006, surgiu o Consenso para Avaliação e Tratamento de Pacientes com Zumbido em que são incluídas as medidas psicoacústicas do zumbido.[2] Nele foram recomendadas três categorias, de acordo com o grau de significância:

1. Essenciais;
2. Altamente recomendadas;
3. Possível interesse.

AVALIAÇÃO

Exame Físico
- *(A)*: Avaliação otorrinolaringológica;
- *(A)*: Avaliação do pescoço (movimentação, tensão muscular etc.);
- *(B)*: Avaliação da função temporomandibular.

Avaliação Audiológica
- *(A)*: Audiometria tonal (AT) (de 250 Hz a 8 kHz);
- *(B)*: Imitanciometria (IMIT);
- *(B)*: Audiometria de Altas Frequências (AAF) (de 9 kHz até pelo menos 12 kHz);
- *(B)*: Emissões otoacústicas (EOA);
- *(B)*: Limiar de desconforto auditivo (LDA);
- *(C)*: Potenciais auditivos evocados (PEATE).

Medidas Psicoacústicas do Zumbido
- *(B)*: Frequência (F) ou *Pitch* (P): usar espectro de frequência entre 250 Hz e 16 kHz
- *(B)*: Intensidade ou *Loudness* (L)
- *(B)*: Limiar Mínimo de Mascaramento (LMM) ou *Minimum Maskability Level* (MML)
- *(B)*: Inibição Residual (IR) ou *Residual Inhibition* (RI)

O método que pesquisa a frequência e a intensidade do zumbido, bem como os limiares mínimos de mascaramento e a inibição residual é conhecido, portanto como Medidas Psicoacústicas do Zumbido (MPZ).[3]

Atualmente as MPZ são usadas como uma ferramenta de aconselhamento para que os pacientes sintam validada sua percepção do zumbido, podendo ser **quantificada** numericamente e plotada em seu audiograma.[4] Deste modo, estas medidas são úteis do início ao término do tratamento, servindo de parâmetro psicoacústico ao paciente e à equipe na condução do aconselhamento e da terapia de enriquecimento sonoro, quando indicada.

Na descrição qualitativa, alguns pacientes referem que o zumbido se assemelha a um apito, outros a um chiado, como barulho de cachoeira, panela de pressão ou cigarra ou ainda a um ruído pulsátil, podendo ser referida a frequência grave, média ou aguda.

Em muitos casos o zumbido referido não encontra correspondência a sons externos que ouvimos, em especial quando definido como um *mix* de sons, por exemplo, parecido a um apito, porém envolvido por um chiado ou ouço um chiado mais alto e um apito mais baixo, lá no fundo, entre outras descrições.

Não há possibilidade de pesquisar as MPZ se o zumbido for pulsátil. Caso o paciente apresente perda auditiva severa e/ou profunda, a execução do exame torna-se mais complexa no que se refere à busca da intensidade, do limiar mínimo de mascaramento e pesquisa de inibição residual em função do limite de saída máxima em decibéis nível de audição (dBNA) do equipamento. No caso de zumbido intermitente, é importante perguntar ao paciente se, no momento do exame, ele estiver presente. Caso contrário, as MPZ não poderão ser feitas naquele momento, somente os demais exames audiológicos.

É importante considerar que o volume, a gravidade e o efeito do zumbido são dinâmicos e mudam com o tempo e que essa familiaridade com as mudanças naturais que ocorrem ao longo do tempo é importante para aconselhar os indivíduos sobre as expectativas de melhora.[5]

Para a realização das MPZ é necessário um equipamento que permita a execução da audiometria de altas frequências, já que muitas vezes a frequência referida encontra-se nessa faixa de frequência.

Antes do início do exame, deve-se descartar qualquer impedimento e/ou obstrução de ambos os condutos auditivos externos. Mesmo uma pequena quantidade de cerume na membrana timpânica pode criar um efeito de massa, resultando em perda auditiva condutiva ou zumbido.

É fundamental que o indivíduo compreenda que sua participação deve ser ativa, efetiva e constante e esta talvez seja a primeira intervenção a ser feita pelo avaliador.[6]

AS MPZ SÃO OBTIDAS POR TRÊS MOTIVOS PRINCIPAIS

1. Definir os atributos auditivos do zumbido, identificando os parâmetros de frequência e intensidade;
2. Compreender os efeitos potenciais do som externo no zumbido, isto é, se o som externo afetar os atributos auditivos do zumbido e de que maneira o faz;
3. Medir quantitativamente a evolução clínica do tratamento.

Estão indicadas sempre que disponíveis, preferencialmente num momento inicial pré-tratamento e, de forma racional, no decorrer do acompanhamento clínico. Não estão indicadas para pacientes com zumbido pulsátil, nem nos momentos assintomáticos do zumbido intermitente.

MODO DE REALIZAÇÃO DAS MPZ

Inicialmente é solicitado ao paciente que reproduza o zumbido através de sons vocais. Se ele o interpreta como um apito, o entenderemos como um tom puro (TP), utilizado na audiometria tonal. Caso o interprete como cachoeira ou um chiado o entenderemos como ruído mascarador, podendo ser um ruído branco ou *white noise* (WN) ou ainda como um som de banda estreita, denominado ruído de banda estreita ou *narrow band* (NB). Entretanto, ao serem apresentados os estímulos TP ou NB, observamos algumas vezes que o relato da percepção do zumbido não coincide com sua descrição. É importante encontrar o estímulo auditivo que mais se aproxime ao seu zumbido para o início das medidas psicoacústicas, bem como se é de frequência grave, média ou aguda.

O paciente é informado que as MPZ poderão ser repetidas até três vezes, caso sejam observadas inconsistências em suas respostas, o que geralmente não se faz necessário.

Para serem efetuadas a pesquisa da frequência e intensidade do zumbido, utilizamos a orelha contralateral, quando a queixa é unilateral. Nos casos do zumbido bilateral ou na cabeça, utilizaremos como referência a orelha de melhor audição ou aquela que o paciente escolher para o início dos exames.

Pesquisa de Frequência (*Pitch*)

Vários métodos são empregados na pesquisa da frequência do zumbido. Inicialmente os autores utilizam o método denominado *The two alternative forced-choice* (2AFC) ou Método de Escolha Forçada, em tradução livre.

Neste método, dois exemplos sonoros são apresentados ao paciente que é então convidado a escolher um dos dois exemplos, isto é, o mais semelhante ao seu zumbido. Inicia-se apresentando um som grave e outro agudo (ou vice-versa). Após ouvi-los, o paciente deve dizer qual deles se assemelha mais da frequência de seu zumbido.

Depois de referida essa informação, um novo par de exemplos de som é reproduzido e novamente se repetirá o procedimento. Os exemplos de som são escolhidos de forma a restringir a pesquisa até uma faixa de frequência que se aproxime de sua percepção do zumbido.

Os primeiros estímulos têm frequências opostas, por exemplo, 1 kHz e 8 kHz. Conforme o paciente vai indicando qual a frequência mais próxima a seu zumbido, a frequência entre os estímulos apresentados vai se aproximando. Mais detalhadamente: se o paciente refere que, entre 1 kHz e 8 kHz, seu zumbido é mais próximo de 8 kHz, procurar-se-ão apresentar estímulos mais agudos, como 8 kHz e 4 kHz para a nova escolha, e assim por diante, até se chegar à frequência mais próxima à de referência.

Quando o indivíduo apresenta dificuldade para discernir entre frequências próximas ao seu zumbido, uma boa opção é o Método Adaptativo, também conhecido como *bracketing*, em que o indivíduo é instruído a referir se o estímulo sonoro apresentado é agudo ou grave, com incrementos de uma oitava.

Após se chegar à frequência mais próxima do seu zumbido, é feita a pesquisa da intensidade do zumbido.

Pesquisa de Intensidade (*Loudness*)

Igualmente à medição da frequência, utilizamos a orelha contralateral à do zumbido. Começa-se com uma intensidade de 5 a 10 dBNA inferior ao limiar tonal na frequência já anteriormente estabelecida. São feitos incrementos de 2 em 2 dBNA durante aproximadamente três segundos cada um até chegar ao equilíbrio entre a intensidade do som emitido e a da orelha com zumbido. O resultado é expresso em decibéis nível de sensação sonora (dBNS) e é conseguido ao subtrairmos a intensidade de equilíbrio ao limiar tonal da frequência estudada.

Por exemplo: o paciente referiu seu zumbido na frequência de 3 kHz, e apresenta, na audiometria tonal, seu limiar mínimo de audibilidade de 20 dBNA. Seu ponto de equilíbrio foi em 26 dBNA, então teremos: 26-20 dBNA= 6 dBNS. Essa será a intensidade do zumbido.

Geralmente, a intensidade do zumbido não ultrapassa os 20 dBNS, embora seja possível encontrar limiares maiores do que este em pacientes que respondem bem aos testes. Em outros casos, há possibilidade de estar diante de um paciente que não esteja informando adequadamente ou ainda de questões de ordem psicogênica.

Pesquisa do Limiar Mínimo de Mascaramento (LMM)

É definido como a mínima intensidade necessária de ruído para que o paciente deixe de ouvir seu zumbido.

Utiliza-se a orelha ipsilateral à do zumbido apresentando em ordem ascendente de estímulos de banda estreita, inicialmente de 4 em 4 dBNA até se chegar ao nível em que o paciente refira ter parado de ouvir seu próprio zumbido.

Assim como na pesquisa da intensidade, utilizam-se para o LMM as medidas de dBNS.

A maioria dos zumbidos de origem coclear costuma ser mascarada por sons de 5 a 10 dBNA acima do limiar tonal (LMM5 a 10 dBNS), enquanto as perdas condutivas ou retrococleares podem necessitar de intensidade até aproximadamente 20 dBNA acima (LMM20dBNS).

É muito importante ressaltar que não há correlação direta entre a intensidade referida do zumbido e o desconforto que ele causa na vida do indivíduo.

Pesquisa de Inibição Residual (IR)

Entende-se por este termo o desaparecimento ou redução da intensidade do zumbido enquanto o paciente se submete a um mascaramento por via aérea.

Este período pode ser de alguns segundos ou minutos e em raríssimos casos, por horas ou dias.

Para consegui-la, emite-se um ruído branco ou mesmo ruído de banda estreita com uma intensidade de 10 dBNA acima do LMM oferecido ao paciente por um minuto na orelha ipsilateral ao zumbido.

Após esse tempo, retira-se o ruído e pede-se ao paciente que refira se houve ou não mudança no seu zumbido.

Podem-se encontrar quatro diferentes respostas:

1. Inibição completa (supressão total);
2. Inibição parcial (decréscimo da intensidade);
3. Sem mudanças;
4. Efeito rebote, ou *Rebound*, em que o zumbido passa a ser ouvido na orelha contralateral ou há um aumento da sensação de intensidade na orelha ipsilateral.

Estes resultados devem ser registrados no relatório, acompanhados do tempo de permanência deles, que geralmente é de segundos a minutos.

Embora a maior parte dos testes audiológicos desta bateria seja de natureza subjetiva, possibilita oferecer ao paciente dados mais concretos e palpáveis a respeito do seu zumbido.[7]

COMENTÁRIOS FINAIS

Os dados obtidos por meio de questionários de autopercepção apresentados em capítulo específico deste livro, aliados às MPZ, são abordagens diferentes de avaliação e complementares entre si. Ambas são tentativas de objetivar a avaliação do zumbido. A possibilidade de quantificação do zumbido por meio de avaliação psicoacústica é um importante instrumento complementar em relação às medidas de autoavaliação do impacto do zumbido no dia a dia.[8] Um estudo mais completo do zumbido deve sempre que possível incluir as MPZ.

REFERÊNCIAS BIBLIOGRÁFICAS

1. Henry JA. Measurement of Tinnitus. Otol Neurotol. 2016;37(8):276-85.
2. Langguth B, Goodey R, Azevedo A, et al. Consensus for tinnitus patient assessment and treatment outcome measurement: Tinnitus Research Initiative meeting, 2006; Regensburg, Germany. Prog Brain Res. 2007;166:525-36.
3. Guijo LM, Horiuti MB, Vasconcelos LG, et al. Registro de medidas psicoacústicas do zumbido: Integrative Recording of tinnitus psychoacoustic measurements: an integrative literature review. Rev CEFAC. 2019;21(5):e 15218.
4. Henry JA. Measurement of Tinnitus. Otol Neurotol. 2016;37(8):e276-85.
5. Bauer CA. Tinnitus. N Engl J Med. 2018;378(13):1224-31.
6. Beattie RC, Edgerton BJ, Gager DW. Effects of speech materials on the loudness discomfort level. J Speech Hear Disord. 1979;44(4):435-58.
7. Henry JA, Meikle MB. Psychoacoustic measures of tinnitus. J Am Acad Audiol. 2000;11(3):138-55.
8. Mores JT, Bozza A, Magni C, et al. Clinical profile and implications of tinnitus in individuals with and without hearing loss. Codas. Portuguese, English. 2019;31(6):e20180029.

LIMIAR DE DESCONFORTO AUDITIVO

CAPÍTULO 11

Laura Garcia Espartosa Vasconcelos
Márcio Cavalcante Salmito

INTRODUÇÃO

O limiar de desconforto auditivo (LDA) é um teste subjetivo e supraliminar aplicado em pacientes com zumbido, na presença ou não de hiperacusia e em pacientes sem zumbido, porém com queixa de hiperacusia.[1]

Este exame é também denominado *loudness discomfortable level* (LDL), *uncomfortable level* (UCL) ou *uncomfortable loudness level* (ULL).

Um dos primeiros estudos avaliou o limiar de desconforto auditivo (LDA) em indivíduos com audição normal em uma orelha e anacusia na outra, apresentando tons nas frequências de 500, 1.000, 2.000 e 4.000 Hz e solicitando aos pacientes que comunicassem em qual intensidade começava o desconforto auditivo. Cerca de 90% dos indivíduos referiram desconforto em intensidades entre 90 e 105 dPNS.[2]

Pesquisas científicas continuaram a ser feitas e o LDA passou a ser essencialmente utilizado em indivíduos com perda auditiva e em processo de protetização.[3]

Atualmente o LDA é considerado como teste complementar da avaliação auditiva de pacientes com zumbido que apresentem ou não queixas como hiperacusia e fonofobia.[4]

Onishi *et al.*[5] relataram que o zumbido frequentemente está acompanhado de alguma intolerância a sons externos como a hiperacusia, em que a sensibilidade a sons de intensidade leve a moderada vem acompanhada de desconforto físico. A pesquisa do LDA está abaixo de 90-100 dBNA nesses casos. Os autores definem a fonofobia, como sendo o medo que o paciente apresenta para se expor aos sons, antes de alcançar o nível de desconforto. Seguem com o conceito de misofonia, quando o paciente apresenta aversão a sons específicos, geralmente baixos e repetitivos, que desencadeiam forte desconforto.

A pesquisa do LDA, embora utilizada clinicamente de forma rotineira,[6] não é suficiente para o diagnóstico de hiperacusia. A anamnese detalhada é de suma importância,[4] uma vez que em muitos casos o paciente tem uma queixa inespecífica quanto à hipersensibilidade auditiva, ao desconforto com o zumbido e à possível perda auditiva.

AVALIAÇÃO E CLASSIFICAÇÃO DA HIPERACUSIA

Os métodos de avaliação e de classificação da hiperacusia variam segundo alguns autores.

Goldstein e Shulman,[7] propuseram um método de avaliação e classificação da hiperacusia, chamando de área dinâmica (AD) que se refere à diferença entre o limiar de tom puro e o nível de desconforto, calculada para cada frequência.

Os LDA foram estabelecidos entre 250-8.000 Hz e na frequência do zumbido após três testagens consecutivas. Como sugestões finais apontam que a hiperacusia deve ser considerada positiva se o LDA é de 90 dB ou menos em duas ou mais frequências ou se a faixa dinâmica for de 55 dB ou menor em qualquer frequência. A hiperacusia deve ser considerada negativa quando os LDA são 95 dB ou mais em todas as frequências e se a faixa dinâmica for de 60 dB ou maior em todas as frequências.[7]

Knobel e Sanchez[8] estudaram o LDA em adultos jovens normo-ouvintes e sua possível correlação com os limiares dos reflexos acústicos (LRA). Observaram que a mediana do LDA variou entre 86 e 98 dB NA e não houve correlação entre as medidas de LDA e LRA, concluindo que a segunda medida não pode ser utilizada para predizer a primeira. O LDA foi investigado com sons pulsáteis nas frequências de 500, 1.000, 2.000, 3.000, 4.000, 6.000 e 8.000 Hz e com sons da fala encadeada espontânea a viva voz composta por perguntas simples.

No que se refere às frequências contempladas na avaliação dos LDA, há autores que se utilizam da faixa de frequência de 250 a 8.000 Hz e consideram como hiperacúsico o paciente que apresenta limiares abaixo de 100 dBNA.[4]

Outra maneira de avaliar os padrões de LDA ocorre através da documentação da variabilidade intrassujeito e intersujeitos, como proposto por Hawley e Sherlock.[9] Os autores avaliaram um grupo de onze adultos normo-ouvintes, de idade entre 39 e 73 anos, com média de 56 anos, documentando a variabilidade intrassujeito e intersujeitos em medidas de tons puros e níveis de desconforto de volume para estímulos tonais e de fala em 8 a 10 sessões de teste repetidas durante um período de quase um ano. Os limiares de tom puro e os níveis de desconforto de intensidade foram determinados como estáveis ao longo das sessões, com variabilidade da ordem de 5 dB. A variabilidade intrassujeito para os LDA também foi próxima ao incremento de 5 dB. Como a medida utilizada no estudo foi de 5dB, as medidas repetidas de LDL também foram consideradas clinicamente confiáveis. A variabilidade intersujeitos foi tipicamente maior do que a variabilidade intrassujeito.[9]

O audiograma básico e o teste de LDA são cruciais para o diagnóstico e avaliação do resultado de tratamentos de indivíduos hiperacúsicos e/ou fonofóbicos.[4]

A imitanciometria faz parte do protocolo de avaliação audiológica.[10] Os indivíduos com recrutamento não são particularmente sensíveis a sons fracos ou moderados, mas hipersensíveis a sons altos.[11] O examinador deve ser cuidadoso ao apresentar sons que possam exceder os LDA durante a pesquisa do LRA.

PROCEDIMENTOS PARA A AVALIAÇÃO DO LDA

A avaliação do LDA é realizada após os procedimentos de audiometrias tonal e vocal e da audiometria de altas frequências. O paciente continua na mesma cabina acústica e com os mesmos fones utilizados para a audiometria tonal e vocal. A imitanciometria só é feita após o término da mensuração do LDA, o que nos dá a segurança para não provocar desconforto intenso ao paciente durante a pesquisa dos LRA. Utilizamos a técnica ascendente de apresentação com incrementos de 5 em 5 dBNA.

É importante esclarecer que o objetivo do teste não é chegar ao nível de dor, nem ser informado ao avaliador se o estímulo auditivo está em forte intensidade, mas sim se produz desconforto ou incômodo. Por cautela, o teste deve ser iniciado com estímulos de tom puro aproximadamente de 40 dBNA acima do limiar tonal na frequência testada e a intensidade aumenta de 5 em 5 dBNA até o limite referido pelo paciente como incômodo. O nível em que o teste foi interrompido é considerado o limiar do LDA. Tais medidas são feitas duas vezes e a segunda informação será registrada. O LDA é considerado um teste suficiente pelo fato de haver consistência de respostas para o mesmo paciente em diferentes ocasiões de teste.[12]

COMENTÁRIOS FINAIS

O limiar de desconforto auditivo é mais uma das ferramentas de avaliação audiológica que fornece dados objetivos e relevantes e pode ser realizado com os mesmos equipamentos já disponíveis para os demais testes audiológicos básicos.

REFERÊNCIAS BIBLIOGRÁFICAS

1. Tunkel DE, Bauer CA, Sun GH, et al. Clinical practice guideline: tinnitus. Otolaryngol Head Neck Surg. 2014;151(2) S1-S40.
2. Hood JD, Poole JP. Tolerable limit of loudness: its clinical and physiological significance. J Acous Soc Am. 1966;40(1):47-53.
3. Bentler RA, Cooley LJ. An examination of several characteristics that affect the prediction of OSPL90 in hearing aids. Ear Hear. 2001;22(1):58-64.
4. Jastreboff PJ, Jastreboff MM. Tinnitus Retraining Therapy (TRT) as a method for treatment of tinnitus and hyperacusis patients. J A Acad Audiol. 2000;11(3):162-77.
5. Onishi ET, Coelho CB, Oiticica J, et al. Tinnitus and sound intolerance: evidence and experience of a brazilian group. Braz J Otorhinolaryngol. 2018;84(2):135-149.
6. Hawley ML, Sherlock LP, Formby C. Intra and Intersubject variability in audiometric measures and loudness judgments in older listeners with normal hearing. Semin Hear. 2017;38(1):3-25.
7. Goldstein B, Shulman A. Tinnitus – Hyperacusis and the loudness discomfort level test- A preliminary report. Intern Tinnitus Journal. 1996;2:83-89.
8. Knobel KB, Sanchez TG. Nível de desconforto para sensação de intensidade em indivíduos com audição normal. Pró-Fono Rev de Atual Cient. 2006;18(1).
9. Hawley ML, Sherlock LP, Formby C. Intra and Intersubject variability in audiometric measures and loudness judgments in older listeners with normal hearing. Semin Hear. 2017;38(1):3-25.
10. Langguth B, Goodey R, Azevedo A, et al. Consensus for tinnitus patient assessment and treatment outcome measurement: Tinnitus Research Initiative meeting, 2006; Regensburg, Germany. Prog Brain Res. 2007;166:525-36.
11. Anari M, Axelsson A, Eliasson A, Magnusson L. Hypersensitivity to sound questionnaire data, audiometry and classification. Scand Audiol. 1999;28(4):219-30.
12. Sheldrake J, Diehl PU, Schaette R. Audiometric characteristics of hyperacusis patients. Front Neurol. 2015;6:105.

POTENCIAL EVOCADO AUDITIVO DE TRONCO ENCEFÁLICO (PEATE)

CAPÍTULO 12

Signe Schuster Grasel
Roberto Miquelino de Oliveira Beck

RESPOSTAS AUDITIVAS DE TRONCO ENCEFÁLICO

As respostas auditivas de tronco encefálico são potenciais elétricos captados entre 0 e 20 milissegundos após a apresentação de estímulo acústico transiente. As respostas são geradas pelo nervo auditivo e pelo tronco encefálico e são representadas por ondas enumeradas por números romanos.

POTENCIAIS EVOCADOS AUDITIVOS POR CLIQUES

Na pesquisa do zumbido, costuma-se usar o estímulo clique. Trata-se de um estímulo curto de 0,1 ms, de início e término abruptos, apresentado de forma transiente entre 11 e 21 vezes por segundo, que proporciona uma ativação sincrônica de numerosos neurônios auditivos de uma ampla banda de frequências, gerando potenciais bem definidos e reprodutíveis. Estímulos curtos, de início abrupto como o clique, tendem a ativar áreas extensas da cóclea, portanto, esse teste não é utilizado para avaliação de frequência específica.

Em pacientes com zumbido procura-se pesquisar o PEATE em altas intensidades, 80 ou 90 dBNA, ativando uma vasta porção da membrana basilar. As células ciliadas de uma extensa área de frequências respondem a este estímulo de banda larga e ativam um grande número de fibras do nervo coclear proporcionando respostas com boa amplitude das ondas I, III e V em normouvintes. A amplitude das ondas e a relação das amplitudes entre onda I e onda V é valorizada na interpretação do PEATE em pacientes com zumbido.

Entretanto, em indivíduos com perda auditiva em agudos, a geração do potencial evocado auditivo depende das áreas íntegras da cóclea, e fibras representando as frequências médias e baixas do giro médio e apical da cóclea contribuem para a resposta, com reflexo principalmente sobre a latência e amplitude da onda I. A latência da onda I pode estar aumentada e a amplitude diminuída na perda neurossensorial em rampa.[1] Quando há perda auditiva e limiares eletrofisiológicos aumentados, observa-se redução de amplitude das ondas I e V na estimulação com clique.[2]

Há diferenças entre os sexos também. Mulheres têm latências mais curtas e amplitudes maiores, em comparação com homens da mesma idade.[3]

Essas características são importantes quando se interpreta um exame de potencial evocado por clique. Da mesma forma, devemos analisar com cuidado pesquisas realizadas em pacientes com zumbido, com relação à distribuição de sexo e idade nos grupos estudados.

As ondas I e II representam a atividade do nervo coclear, a onda III corresponde ao núcleo coclear e as ondas IV e V representam a atividade de tronco encefálico do lemnisco lateral até o colículo inferior (Fig. 12-1).[4]

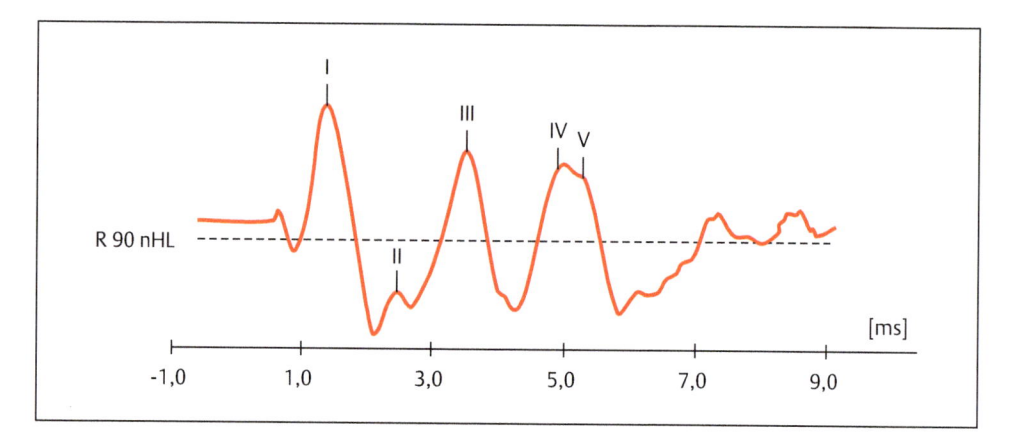

Fig. 12-1. Ondas dos potenciais evocados auditivos por cliques. PEATE com ondas I, II, III, IV e V. (Extraído do banco de imagens dos autores.)

Nem sempre as ondas II e IV são claramente visíveis em adultos, mesmo normouvintes. A análise do exame se baseia na presença das ondas I, III e V, sua morfologia, amplitude, latências e intervalos interpicos (Fig. 12-2). A pesquisa de limiar é realizada apenas em casos excepcionais, como, por exemplo, casos de surdez psicogênica ou simuladores. A audiometria e imitanciometria recente do paciente são fundamentais e devem ser analisadas antes de iniciar o PEATE. A audiometria traz informação sobre os limiares de cada orelha, o tipo e configuração de perda auditiva, como, por exemplo, perda neurossensorial em rampa, curva ascendente, curva em "U" invertido etc. Permite programar o mascaramento, necessário para evitar respostas da orelha contralateral em casos de perdas auditivas assimétricas. Portanto, a realização de audiometria e imitanciometria antes do PEATE é necessária para evitar erros na execução e interpretação do potencial evocado auditivo.

Em indivíduos com audição normal analisados em metanálise,[5] a latência da onda V foi reportada em 5,58 ms (IC: 5,53 a 5,68) na intensidade ≥ 80 dBNA, a latência da onda I em 1,59 ms (IC: 1,58 a 1,61), e da onda III em 3,72 ms (IC: 3,68 a 3,75). Em indivíduos com perda auditiva sem zumbido foram reportados para onda I latência média de 1,56 ms (IC: 1,5 a 1,62), para onda III, 3,71 ms (IC: 3,66 a 3,76) e para onda V 5,62 ms (IC: 5,57 a 5,68). Vale ressaltar que não foi especificado grau e configuração da perda auditiva.

Lembrando que as latências podem variar, dependendo de variáveis individuais (sexo, idade, perda auditiva) e técnicas (tipo de equipamento e fone utilizado, taxa de apresentação de estímulos, configuração de filtros etc.).

Um novo estímulo (*Chirp*) foi concebido para compensar o atraso da ativação das frequências baixas no giro apical da cóclea. Com o *Chirp*, apesar de ser um estímulo de banda larga, todas as frequências são ativadas simultaneamente. Entretanto, a sincronização em altas intensidades mostrou-se menos confiável que com o estímulo clique. Por esse motivo, atualmente não se recomenda o uso do *Chirp* para neurodiagnóstico em altas intensidades.[6]

A principal aplicação do potencial evocado auditivo por clique nos pacientes com zumbido é a avaliação da função neural e a integridade funcional do tronco encefálico

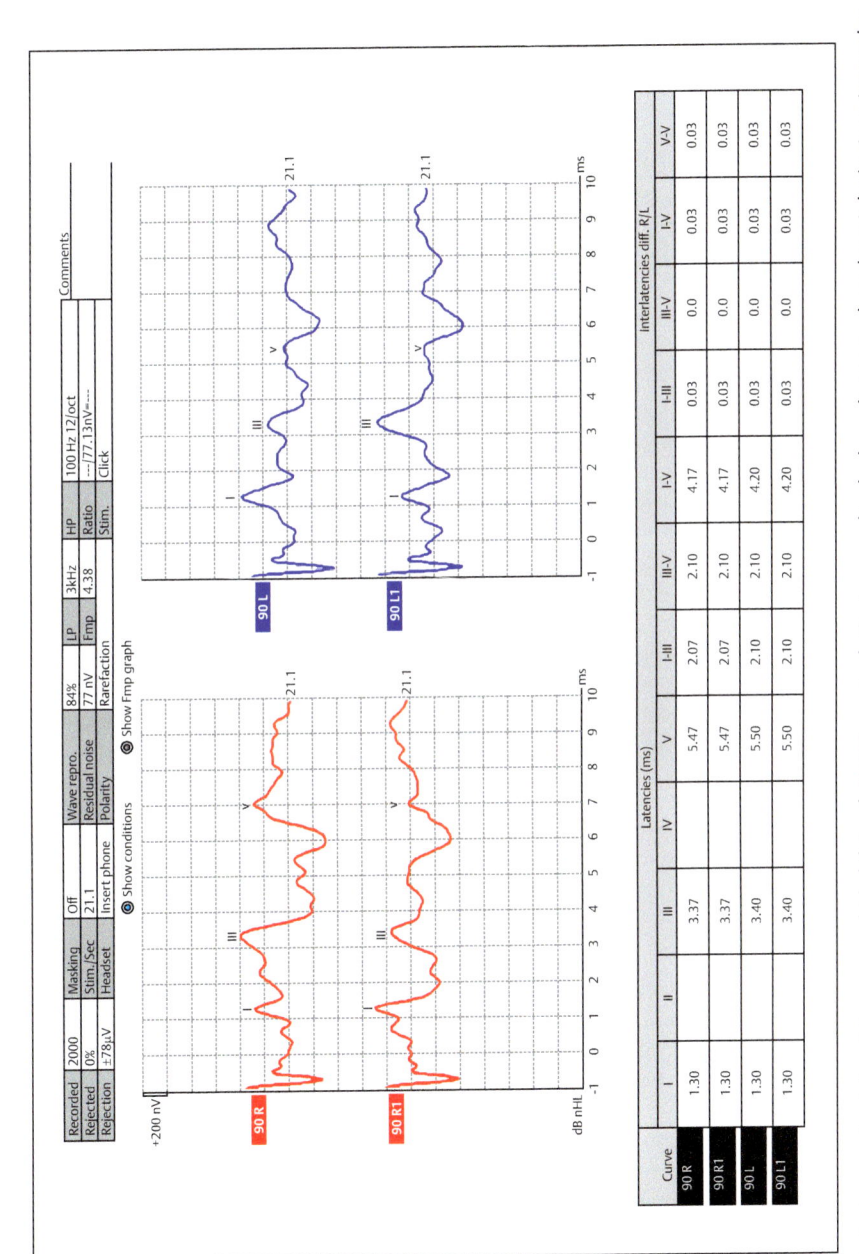

Recorded	2000	Masking	Off	Wave repro.	84%	LP	3kHz	HP	100 Hz 12/oct	Comments
Rejected	0%	Stim./Sec	21.1	Residual noise	77 nV	Fmp	4.38	Ratio	---/77,13nV---	
Rejection	±78µV	Headset	Insert phone	Polarity	Rarefaction			Stim.	Click	

Curve	Latencies (ms)					Interlatencies diff. R/L			
	I	II	III	IV	V	I-III	I-V	III-V	I-V
90 R	1.30		3.37		5.47	2.07		2.10	4.17
90 R1	1.30		3.37		5.47	2.07		2.10	4.17
90 L	1.30		3.40		5.50	2.10		2.10	4.20
90 L1	1.30		3.40		5.50	2.10		2.10	4.20

Curve	I-III	I-V	III-V	V-V
90 R	0.03	0.0	0.03	0.03
90 R1	0.03	0.0	0.03	0.03
90 L	0.03	0.0	0.03	0.03
90 L1	0.03	0.0	0.03	0.03

Fig. 12-2. Paciente sexo feminino, 39 anos, zumbido bilateral. PEATE mostra latência e amplitude da onda I normal, as demais latências e intervalos interpicos também estão normais: PEATE normal bilateral. (Extraído do banco de imagens dos autores.)

(neurodiagnóstico). Além disso, permite a confirmação do tipo de perda auditiva – condutiva, sensorial ou neural.

Pacientes com tumores de ângulo pontocerebelar (p. ex., schwannoma, meningeoma), podem ter zumbido unilateral como primeiro sintoma. O PEATE continua sendo um excelente exame para detectar lesões retrococleares[7] e conflitos vasculares comprometendo o VIII nervo craniano.[8]

PESQUISA DE ZUMBIDO COM POTENCIAIS EVOCADOS AUDITIVOS

Com a teoria da perda auditiva oculta *hidden hearing loss* induzida por ruído ou envelhecimento, voltou-se o interesse dos pesquisadores para os potenciais evocados auditivos de tronco encefálico, notadamente para verificar a diminuição da amplitude da onda I em relação à onda V (Fig. 12-3). Desde então muitas pesquisas foram publicadas procurando esse achado em pacientes com zumbido.[5] Baseado em estudos em ratos, Kujawa e Liberman 2016 e 2017 descreveram redução de amplitude da onda I em relação à onda V até 2 meses após exposição a ruído, mesmo quando os limiares auditivos dos ratos já tinham se normalizado.[9,10] A análise histopatológica revelou lesão da *ribbon synapse* das células ciliadas internas e do gânglio espiral, o que poderia sugerir deaferentação das fibras do nervo coclear. Os autores sugerem que as conexões sinápticas entre células ciliadas e neurônios do nervo coclear podem degenerar antes que se possa constatar perda de células ciliadas.[10] O termo sinaptopatia coclear indica, portanto, lesão na sinapse entre célula ciliada interna e neurônio do nervo auditivo, sem perda de células ciliadas.

A sinaptopatia coclear daria origem à perda auditiva oculta *hidden hearing loss*, um quadro clínico descrito em 2016 pelos mesmos autores[9,10] caracterizado por dificuldade de discriminação em ambientes acústicos adversos, apesar de limiares auditivos normais. A perda auditiva oculta se refere ao fato, que passa despercebida pela audiometria tonal e vocal convencional, realizada em ambiente acústico isolado. Pode ser detectada por exames eletrofisiológicos como PEATE e eletrococleografia, com diminuição da amplitude da onda I como achado predominante. Foi sugerido então que *hidden hearing loss* possa estar associado a zumbido.

A metanálise realizada por Milloy *et al.* em 2017 analisou pesquisas relacionadas a zumbido e PEATE publicadas entre 1980 e 2016.[5] Apenas 22 de 4566 artigos puderam ser incluídos e dados de 1.240 indivíduos com zumbido e 664 controles foram avaliados. Foram analisadas características da amostra, da metodologia (equipamento, tipo de estímulo, intensidade, filtros etc.) e parâmetros do PEATE (latências e amplitudes das ondas I, III e V). As amostras se mostraram heterogêneas, os equipamentos e parâmetros de exame diversos, a etiologia do zumbido não era reportada na maioria dos trabalhos. De quatro pesquisas que estudaram indivíduos com zumbido induzido por ruído, duas incluíram pacientes com perda neurossensorial. Nenhum desses estudos conseguiu demonstrar efeitos sobre a latência ou amplitude da onda I, o que não favorece a hipótese de sinaptopatia nessa população. Por outro lado, Gu *et al.* em 2012 e Schaette e McAlpine em 2011, relataram redução de amplitude de onda I em indivíduos com zumbido, mas não mencionaram a etiologia nem indicaram que o zumbido possa estar relacionado à exposição ao ruído.[11,12] Prendergast *et al.* em 2017, avaliou jovens adultos expostos a ruído com audiometria normal e não encontrou diminuição da amplitude da onda I.[13]

Com relação às latências, Kehrle *et al.* em 2008 e Kehrle *et al.* em 2016, em nosso meio encontraram aumento de latência das ondas I, III e V entre indivíduos normouvintes com zumbido, mas Santos *et al.* (2014) não encontraram diferenças significativas.[14,15]

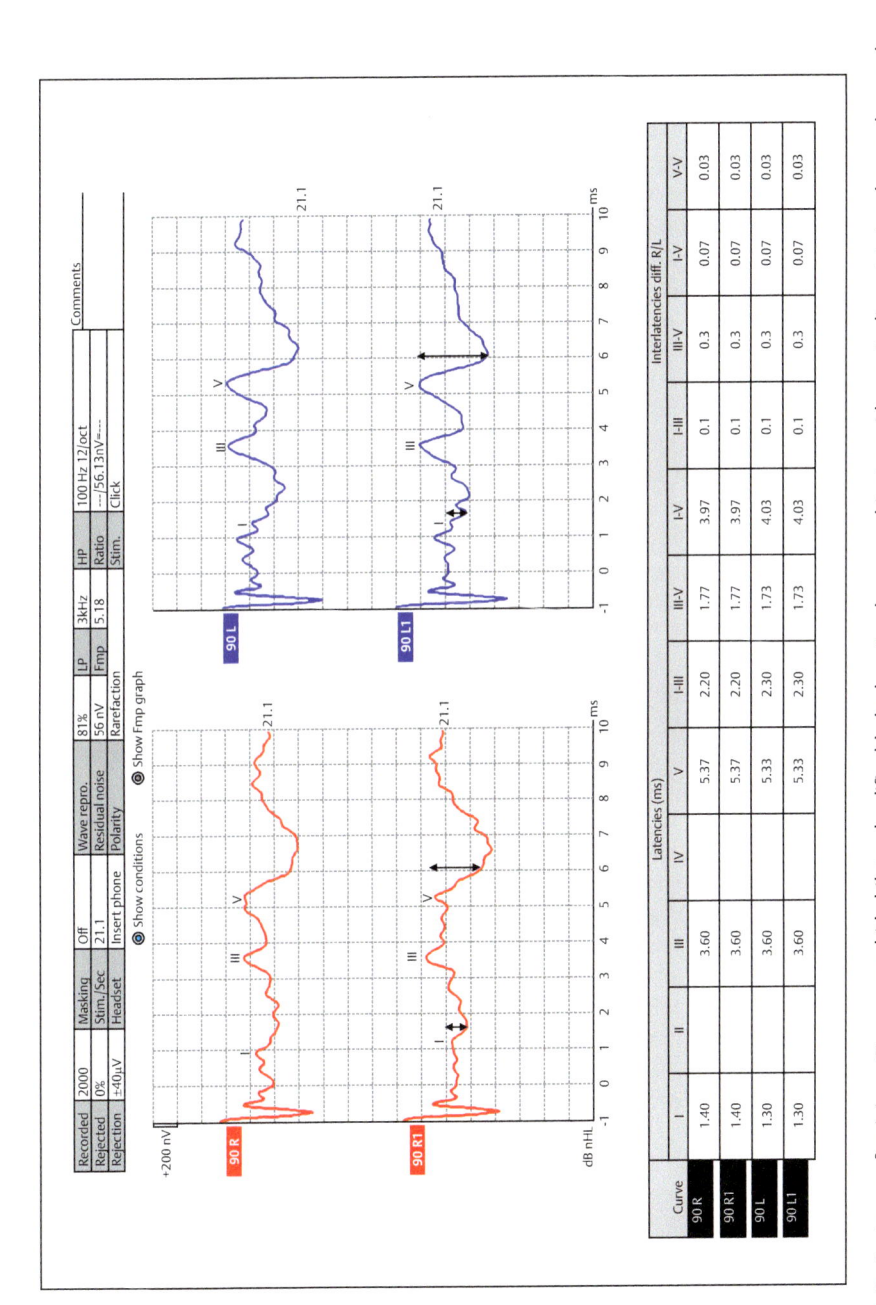

POTENCIAL EVOCADO AUDITIVO DE TRONCO ENCEFÁLICO (PEATE)

Recorded	2000	Masking	Off	Wave repro.	81%	LP	3kHz	HP	100 Hz 12/oct	Comments
Rejected	0%	Stim./Sec	21.1	Residual noise	56 nV	Fmp	5.18	Ratio	---/56.13 nV---	
Rejection	±40 µV	Headset	Insert phone	Polarity	Rarefaction			Stim.	Click	

Curve		Latencies (ms)						Interlatencies diff. R/L			
	I	II	III	IV	V	I-III	III-V	I-V	I-III	III-V	I-V	V-V
90 R	1.40		3.60		5.37	2.20	1.77	3.97	0.1	0.3	0.07	0.03
90 R1	1.40		3.60		5.37	2.20	1.77	3.97	0.1	0.3	0.07	0.03
90 L	1.30		3.60		5.33	2.30	1.73	4.03	0.1	0.3	0.07	0.03
90 L1	1.30		3.60		5.33	2.30	1.73	4.03	0.1	0.3	0.07	0.03

Fig. 12-3. Paciente sexo feminino, 45 anos, zumbido bilateral e dificuldade de entender em ambientes ruidosos. Audiometria tonal e vocal normal, imitanciometria normal. Onda I com pequena amplitude, latência normal. Demais latências e intervalos interpico normais. Esse achado pode ser observado na sinaptopatia. As setas indicam a medida da amplitude das ondas (Extraído do banco de imagens dos autores).

Em dois estudos com pacientes com zumbido e perda auditiva, Attias *et al.* em 1993 e 1996 não encontraram diferenças significativas entre grupo estudo e controle, pareados por sexo, idade e perda auditiva, embora as latências de todas as ondas se mostraram mais curtas entre os pacientes com zumbido. Attias *et al.*, 1996 encontraram ainda aumento de amplitude de onda III nos participantes com zumbido e perda auditiva, em comparação com controles pareados por idade e perda auditiva.[16]

A metanálise de Milloy *et al.* em 2017, revela que os resultados dos 22 estudos analisados foram heterogêneos: nove estudos mostraram nenhuma diferença de latências e nove mostraram aumento de latências das ondas I e V, sendo que a onda I era a mais afetada entre os indivíduos com zumbido *versus* os controles.[5] Com relação às amplitudes, quatro estudos não encontraram nenhuma diferença de amplitudes associada a zumbido, quatro reportaram onda I com amplitude reduzida. Apenas dois de cinco estudos bem controlados mostraram redução de amplitude da onda I e dois revelaram relação de amplitude V/I aumentada.

Outro estudo com 43 indivíduos normouvintes com zumbido unilateral conseguiu fazer uma comparação da amplitude das ondas I e V e a relação de amplitude V/I entre orelha com zumbido *versus* orelha sem zumbido do mesmo indivíduo.[17] Esse desenho elimina as conhecidas variações interindividuais, que costumam ser importantes, principalmente com relação às amplitudes. Além disso, 18 controles sem zumbido, pareados por faixa etária e sexo também foram estudados. Não houve diferenças significativas de amplitude das ondas I e V entre orelhas com zumbido e sem zumbido entre os normouvintes com zumbido unilateral. Apenas três orelhas com zumbido estavam com a relação de amplitude V/I aumentada (média + 2 × desvio-padrão), em comparação com os controles.

As latências do potencial evocado auditivo de tronco encefálico são relativamente constantes em indivíduos do mesmo sexo e nível de audição. Elas refletem o tempo de condução do estímulo na via auditiva do tronco. O aumento de latência da onda I, encontrada em metade das pesquisas com normouvintes analisadas por Milloy *et al.* em 2017, pode indicar que um subgrupo de indivíduos com zumbido já pode ter uma lesão neural periférica, apesar de limiares tonais normais.[5]

As amplitudes são definidas pelo número de neurônios sincronizados que participam da resposta. A amplitude pode sofrer influência de variáveis como sexo (amplitude maior no sexo feminino), idade, perda auditiva, espessura da calota craniana, tamanho da cabeça, impedância da pele etc. Portanto, há maior variabilidade de amplitude das ondas do que das latências, o que pode contribuir para os resultados divergentes das pesquisas com normouvintes e zumbido. A redução da amplitude da onda I pode indicar perda de fibras neurais, como proposto na teoria do *hidden hearing loss*, mas também redução da sincronização das fibras neurais. As fibras neurais podem ser divididas entre fibras com alta, média e baixa frequência de disparos. Embora a contribuição de cada grupo de fibras para a geração das ondas não seja bem entendida ainda, especula-se que a redução da amplitude da onda I possa ser por lesão em fibras de média frequência de disparos. Na intensidade alta de estimulação (80 a 90 dbNA), normalmente usada em estudos de zumbido, as fibras de alta frequência de disparos estariam saturadas e as fibras de baixa frequência teriam pouca contribuição para as ondas do PEATE, segundo um estudo em animais.[18]

A amplitude relativamente maior da onda V indicaria que em níveis mais altos do tronco encefálico pode haver uma sincronização maior, que pode ser entendida como mecanismo compensatório e já foi descrito como potencial mecanismo de geração de zumbido.[19] Reflete um maior ganho central para compensar a atividade neural diminuída ao nível periférico com amplitude reduzida da onda I.

Segundo o modelo de *active loudness*, proposto por Zeng em 2013, o *input* reduzido do sinal leva a um aumento de ganho não linear central com aumento de intensidade percebida do som (recrutamento ou hiperacusia). Esse, por sua vez, gera um estado de desequilíbrio no cérebro, que responde com um aumento do "ruído central" para voltar ao equilíbrio, gerando zumbido. Segundo esse modelo, zumbido seria resultado de ruído central elevado, não apenas do aumento do ganho *per se*, e explicaria a coexistência de hiperacusia e zumbido.[20]

Até a presente data, setembro de 2021, as pesquisas de potenciais evocados auditivos em indivíduos com zumbido indicam resultados e possivelmente mecanismos de geração de zumbido variados. Uma parte das pesquisas detecta alterações como redução de amplitude da onda I (Fig. 12-3), aumento de latência da onda I, aumento ou diminuição de todas as latências, enquanto outros trabalhos não encontram nenhuma alteração.[5] Em outras palavras, a sinaptopatia pode ser o mecanismo de ação para um subgrupo de indivíduos com zumbido, mas outros mecanismos como *active loudness* e compensação central devem ter um papel relevante em outros pacientes.

Embora a grande maioria de indivíduos com zumbido tenha perda auditiva, apenas dois estudos se dedicaram a essa população.[16] Os achados diversos se devem a protocolos de pesquisa e populações diferentes e pouca atenção para etiologia do zumbido. Com grupos de estudo melhor definidos (etiologia do zumbido/características psicoacústicas) e pareados com relação à idade, sexo, perda auditiva, bem como protocolos de PEATE uniformes com uso habitual de fones de inserção poderemos entender melhor quais estruturas da via auditiva participam da geração do zumbido, seja relacionado à exposição ao ruído ou a outras etiologias.

REFERÊNCIAS BIBLIOGRÁFICAS

1. Keith WJ, Greville KA. Effects of Audiometric Configuration on the Auditory Brain Stem Response. Ear and Hearing. 1987;8(1).
2. Sand T, Saunte C. ABR Amplitude and Dispersion Variables: Relation to Audiogram Shape and Click Polarity. Scandinavian Audiology. 1994;23(1).
3. Hultcrantz M, Simonoska R, Stenberg A E. Estrogen and hearing: a summary of recent investigations. Acta Oto-Laryngologica. 2006;126(1).
4. Hall JI. New Handbook of Auditory Evoked Responses. Hall JI, editor. Boston: Allyn and Bacon. 2006.
5. Milloy V, Fournier P, Benoit D, et al. Auditory Brainstem Responses in Tinnitus: A Review of Who, How, and What? Frontiers in Aging Neuroscience. 2017;9.
6. Keesling DA, Parker JP, Sanchez JT. A Comparison of Commercially Available Auditory Brainstem Response Stimuli at a Neurodiagnostic Intensity Level. Audiology Research. 2017;7(1).
7. Rupa V, Job A, George M, Rajshekhar V. Cost-effective initial screening for vestibular schwannoma: auditory brainstem response or magnetic resonance imaging? Otolaryngology – Head and Neck Surgery. 2003;128(6).
8. de Ridder D, Heijneman K, Haarman B, van der Loo E. Tinnitus in vascular conflict of the eighth cranial nerve: a surgical pathophysiological approach to ABR changes. In. 2007.
9. Liberman MC, Kujawa SG. Cochlear synaptopathy in acquired sensorineural hearing loss: Manifestations and mechanisms. Hearing Research. 2017;349.
10. Liberman MC, Epstein MJ, Cleveland SS, et al. Toward a Differential Diagnosis of Hidden Hearing Loss in Humans. PLOS ONE. 2016;11(9).

11. Gu JW, Herrmann BS, Levine RA, Melcher JR. Brainstem Auditory Evoked Potentials Suggest a Role for the Ventral Cochlear Nucleus in Tinnitus. Journal of the Association for Research in Otolaryngology. 2012;13(6).
12. Schaette R, McAlpine D. Tinnitus with a Normal Audiogram: Physiological Evidence for Hidden Hearing Loss and Computational Model. Journal of Neuroscience. 2011;31(38).
13. Prendergast G, Guest H, Munro K J, et al. Effects of noise exposure on young adults with normal audiograms I: Electrophysiology. Hearing Research. 2017;344.
14. Kehrle HM, Sampaio AL L, Granjeiro RC, et al. Tinnitus Annoyance in Normal-Hearing Individuals. Annals of Otology, Rhinology & Laryngology. 2016;125(3).
15. Santos-Filha V, Samelli A, Matas C. Noise-induced tinnitus: auditory evoked potential in symptomatic and asymptomatic patients. Clinics. 2014;69(7).
16. Attias J, Pratt H, Reshef I, et al. Detailed Analysis of Auditory Brainstem Responses in Patients with Noise-induced Tinnitus. International Journal of Audiology. 1996;35(5).
17. Shim HJ, An Y-H, Kim DH, et al. Comparisons of auditory brainstem response and sound level tolerance in tinnitus ears and non-tinnitus ears in unilateral tinnitus patients with normal audiograms. PLOS ONE. 2017;12(12).
18. Bourien J, Tang Y, Batrel C, et al. Contribution of auditory nerve fibers to compound action potential of the auditory nerve. Journal of Neurophysiology. 2014;112(5).
19. Møsller AR. Pathophysiology of Tinnitus. Annals of Otology, Rhinology & Laryngology. 1984;93(1).
20. Zeng F-G. An active loudness model suggesting tinnitus as increased central noise and hyperacusis as increased nonlinear gain. Hearing Research. 2013;295.

EMISSÕES OTOACÚSTICAS

CAPÍTULO 13

Roberto Miquelino de Oliveira Beck
Signe Schuster Grasel

INTRODUÇÃO

A amplificação dos movimentos da membrana basilar é resultante da atividade das células ciliadas externas, atividade essa, modulada pelo complexo olivar medial eferente.[1,2] A modulação da atividade celular determina o aumento das contrações na zona de maior ressonância (tonotopia) e sua inibição na periferia da zona mais estimulada.

A movimentação da membrana basilar deflete as células ciliadas externas e provoca o influxo de potássio no meio intracelular. Há alteração do potencial elétrico da célula, fenômeno denominado transdução mecanoelétrica. Após a alteração do potencial elétrico da membrana celular ocorre a contração das células ciliadas externas. É a transdução mecanoelétrica que permite o contato da membrana tectória com as células ciliadas internas que, por sua vez, despolarizam os neurônios na porção distal do nervo coclear. As emissões otoacústicas têm origem na atividade pré-sináptica.

PRINCÍPIOS DO EXAME

As respostas obtidas pela estimulação coclear (emissões), são geralmente de baixa intensidade e podem ser captadas por um microfone no meato acústico externo.

As emissões podem ser espontâneas (EOAE), quando os sons produzidos pela cóclea ocorrem espontaneamente, ou emissões evocadas, quando são resultantes de um estímulo.

As emissões captadas pelo microfone colocado no conduto auditivo podem ser são processadas, analisadas e o resultado final dessa avaliação é denominado sinal. O sinal é a resposta coclear separada de outros sons, chamados de ruído.

O emprego das emissões otoacústicas pode ser muito útil na prática clínica, pois elas são capazes de detectar alterações cocleares, mesmo antes de serem visíveis na audiometria convencional.

TIPOS DE EMISSÕES

Emissões Otoacústicas Espontâneas (EOAE)

As EOAE são aquelas captadas sem a apresentação de um estímulo deflagrador à cóclea. Estão presentes em até 50% da população normouvinte e sua detecção é maior em neonatos, decrescendo com a idade.[1] Não são rotineiramente empregadas na prática clínica.[3]

Evocadas

Ocorrem como resposta a um estímulo sonoro externo. São classificadas em: transientes e produtos de distorção.[1]

Técnica de Realização

É essencial a realização de otoscopia prévia à introdução da sonda, pois achados como cerúmen, alterações da orelha média e perfuração da membrana timpânica, podem interferir na resposta pretendida. Após verificada a integridade e permeabilidade da orelha, é colocada uma oliva na extremidade de um tubo, que será introduzido no meato acústico externo. Para boa percepção da resposta, o tubo deve ser vedado. O método é rápido, objetivo, não invasivo e de fácil aplicabilidade. Por esse motivo as emissões evocadas são amplamente utilizadas para triagem auditiva neonatal. Apresenta ainda a vantagem de ser mais tolerante ao ruído e à movimentação.

Emissões Otoacústicas Transientes (EOAT)

São respostas cocleares, elicitadas por fonte sonora única, geralmente com o emprego de um clique. Apesar do clique ser um estímulo de banda larga e promover a estimulação da cóclea em toda sua extensão, as EOAT podem fornecer um padrão de frequência específica da cóclea. Depois de gravadas, as respostas podem ser divididas em faixas de frequências, obtendo-se assim, respostas separadas dos diversos segmentos da cóclea (Fig. 13-1).

Emissões Otoacústicas Produtos De Distorção (EOAPD)

São respostas cocleares decorrentes de dois estímulos sonoros de frequências distintas: F1 e F2, que são apresentados simultaneamente. O paradigma 2f1-f2 é o mais utilizado por apresentar respostas robustas e confiáveis. Em relação à intensidade de F1 e F2, são utilizadas intensidades iguais ou com 10 dB de diferença.

As EOAPD podem ser exibidas em duas formas:

1. *DP gram:* curva que retrata a amplitude da EOAPD em função da frequência do estímulo com intensidade fixa;
2. *Curva de crescimento (função I/O):* curva que demonstra o aumento da amplitude da EOAPD em uma mesma frequência e várias intensidades dos tons puros.[4]

As EOAPD estão presentes praticamente em toda a população com limiar auditivo normal. Podem ainda ocorrer em indivíduos com perda auditiva quando os limiares forem melhores que 45 dBHL. A resposta é considerada presente quando as respostas são positivas e a relação sinal/ruído superior a 6 dB (Fig. 13-2).[5,6]

Do mesmo modo que as EOAT, as EOAPD dependem da transmissão ideal do som através da orelha média, daí a importância de avaliar suas condições antes da interpretação dos achados. Como exemplo, em indivíduos com otosclerose e perda auditiva condutiva, o resultado esperado será a ausência das emissões otoacústicas EOAT e EOAPD.

INDICAÇÕES DAS OTOEMISSÕES EM INDIVÍDUOS COM ZUMBIDO

A maioria dos estudos que abordam as otoemissões são realizados em indivíduos jovens, normouvintes e com zumbido. As principais indicações do exame em casos de zumbido são:

- Cocleopatias e *hidden hearing loss*;
- Perda auditiva neurossensorial por exposição ao ruído;
- Na surdez súbita, para confirmar a perda auditiva, afastar eventual surdez psicogênica e monitorar a evolução do tratamento;[5]

EMISSÕES OTOACÚSTICAS

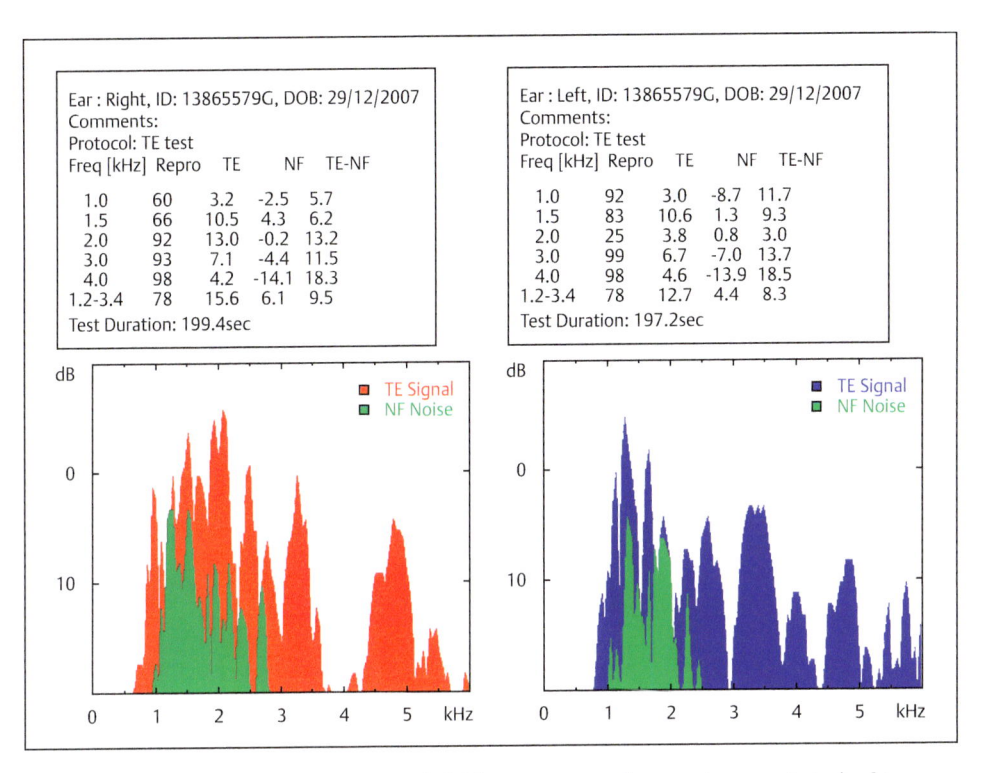

```
Ear : Right, ID: 13865579G, DOB: 29/12/2007
Comments:
Protocol: TE test
Freq [kHz]   Repro   TE     NF      TE-NF
   1.0        60    3.2    -2.5     5.7
   1.5        66   10.5     4.3     6.2
   2.0        92   13.0    -0.2    13.2
   3.0        93    7.1    -4.4    11.5
   4.0        98    4.2   -14.1    18.3
 1.2-3.4      78   15.6     6.1     9.5
Test Duration: 199.4sec
```

```
Ear : Left, ID: 13865579G, DOB: 29/12/2007
Comments:
Protocol: TE test
Freq [kHz]   Repro   TE     NF      TE-NF
   1.0        92    3.0    -8.7    11.7
   1.5        83   10.6     1.3     9.3
   2.0        25    3.8     0.8     3.0
   3.0        99    6.7    -7.0    13.7
   4.0        98    4.6   -13.9    18.5
 1.2-3.4      78   12.7     4.4     8.3
Test Duration: 197.2sec
```

Fig. 13-1. Emissões otoacústicas transientes (EOAT) com presença de respostas na maioria das faixas de frequências testadas em ambas as orelhas. Em verde o ruído de fundo e as respostas em vermelho (direita) e azul (esquerda). Observar as faixas de frequência onde a resposta foi maior que o ruído em pelo menos 6 dB (TE-NF).

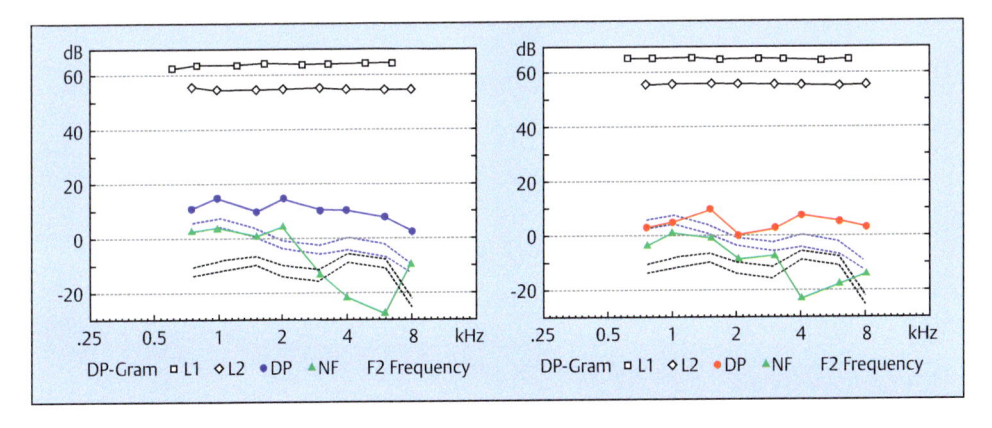

Fig. 13-2. Emissões otoacústicas produtos de distorção (EOAPD) em DP-gram. Presença de respostas na maioria das frequências testadas bilateralmente entre 750 e 8.000 Hz. A curva em verde representa o ruído de fundo e as curvas vermelha e azul representam as respostas. As respostas são maiores que o ruído em pelo menos 6 dB, portanto, estão presentes.

- Doenças do espectro da neuropatia auditiva;[6]
- Monitoramento de pacientes em uso de ototóxicos (Fig. 13-3);
- Auxiliar no diagnóstico diferencial entre doença coclear e retrococlear;
- Monitorar o funcionamento e fluxo sanguíneo coclear durante cirurgias que envolvam o conduto auditivo interno e ângulo ponto cerebelar.[7]

Quando estudadas as amplitudes das otoemissões em pacientes com zumbido e audição normal, os autores apresentam diferentes resultados. Modh *et al.* observaram diminuição da amplitude das EOAPD[8] enquanto Mokrian *et al.* encontraram alterações nas amplitudes das EOAPD, mas não nas EOAT.[9] Outros autores, entretanto, observaram redução das amplitudes das EOAT e EOAPD, mas sem diferença estatisticamente significativa entre pacientes com e sem zumbido (Fig. 13-4).[10-12] Por fim, Song *et al.* estudaram indivíduos normouvintes com ou sem zumbido e não encontraram alterações sugestivas nas EOAPD, sugerindo que indivíduos adultos sem zumbido já possuem alteração das CCE.[13] Entre tantas teorias sobre a gênese do zumbido está a disfunção do sistema auditivo eferente, via trato olivococlear medial. A atividade eferente atua no movimento das CCE, provocando sua hiperpolarização pela liberação de acetilcolina. Essa hiperpolarização pode ser

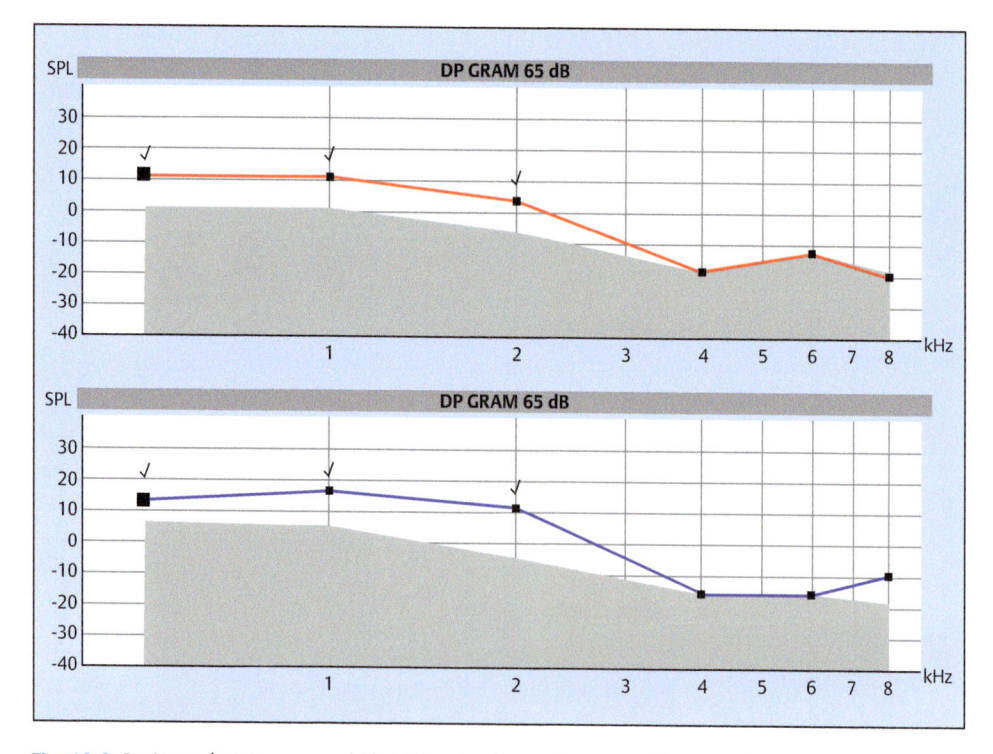

Fig. 13-3. Paciente de 17 anos, zumbido bilateral após uso de vancomicina em pós-operatório de cirurgia ortopédica. Audiometria normal. Emissões otoacústicas produtos de distorção (EOAPD) ausentes nas frequências agudas de 4, 6 e 8 kHz, bilateralmente. Note que nessas frequências a resposta está igual ao ruído, ou seja, não é maior que ele.

DP GRAM 65 dB

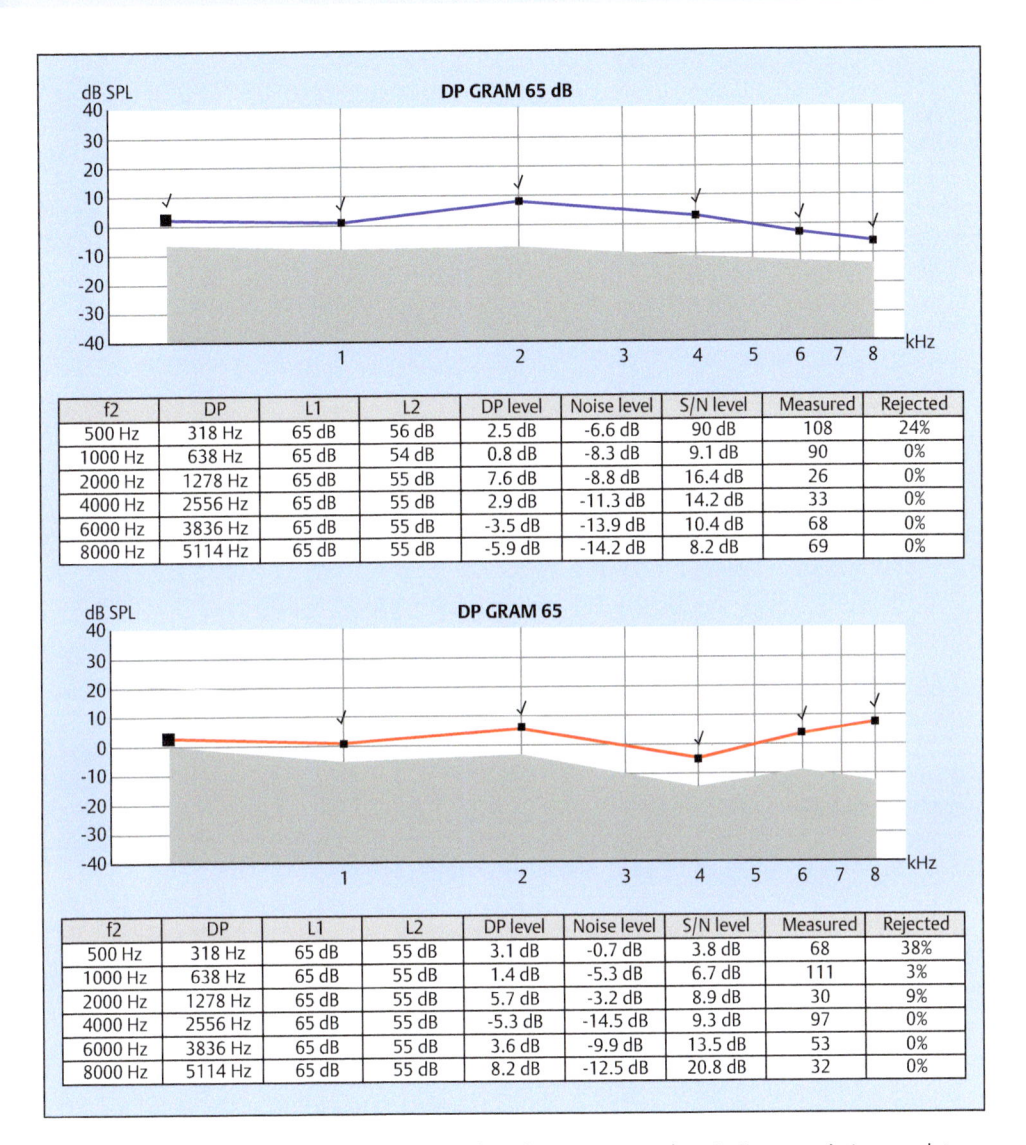

f2	DP	L1	L2	DP level	Noise level	S/N level	Measured	Rejected
500 Hz	318 Hz	65 dB	56 dB	2.5 dB	-6.6 dB	90 dB	108	24%
1000 Hz	638 Hz	65 dB	54 dB	0.8 dB	-8.3 dB	9.1 dB	90	0%
2000 Hz	1278 Hz	65 dB	55 dB	7.6 dB	-8.8 dB	16.4 dB	26	0%
4000 Hz	2556 Hz	65 dB	55 dB	2.9 dB	-11.3 dB	14.2 dB	33	0%
6000 Hz	3836 Hz	65 dB	55 dB	-3.5 dB	-13.9 dB	10.4 dB	68	0%
8000 Hz	5114 Hz	65 dB	55 dB	-5.9 dB	-14.2 dB	8.2 dB	69	0%

DP GRAM 65

f2	DP	L1	L2	DP level	Noise level	S/N level	Measured	Rejected
500 Hz	318 Hz	65 dB	55 dB	3.1 dB	-0.7 dB	3.8 dB	68	38%
1000 Hz	638 Hz	65 dB	55 dB	1.4 dB	-5.3 dB	6.7 dB	111	3%
2000 Hz	1278 Hz	65 dB	55 dB	5.7 dB	-3.2 dB	8.9 dB	30	9%
4000 Hz	2556 Hz	65 dB	55 dB	-5.3 dB	-14.5 dB	9.3 dB	97	0%
6000 Hz	3836 Hz	65 dB	55 dB	3.6 dB	-9.9 dB	13.5 dB	53	0%
8000 Hz	5114 Hz	65 dB	55 dB	8.2 dB	-12.5 dB	20.8 dB	32	0%

Fig. 13-4. Paciente de 39 anos, zumbido bilateral. Audiometria normal, emissões otoacústicas produtos de distorção (EOAPD) presentes em todas as frequências testadas, exceto 500 Hz à direita.

observada pela diminuição da amplitude das EOA com o uso de estimulação simultânea na orelha contralateral.[14]

Dadoo *et al.* estudaram pacientes com e sem zumbido e audiometria tonal normal. Foram feitos o potencial evocado auditivo de tronco encefálico (PEATE), EOAT e EOAPD. Observaram que os sujeitos com audiometria normal e zumbido, apresentavam resultados normais em 62,5% das EOAT e 56,3% das EOAPD. Essas observações sugerem que é possível que as células ciliadas externas não estejam alteradas no zumbido.[15] Concluíram que as emissões alteradas podem indicar dano coclear antes da alteração audiométrica. As emissões também podem ter papel relevante na investigação da sinaptopatia coclear (*Hidden Hearing Loss*). Seu uso associado à audiometria e outros exames eletrofisiológicos (Eletrococleografia, TEN – *Thresholds Equalizing Noise*) auxiliam no topodiagnóstico da lesão.[16]

As emissões otoacústicas mostram declínio de sua amplitude à medida que os limiares tonais pioram e costumam estar ausentes em limiares auditivos piores que 40 a 45 dBNA.[17] Da mesma forma, com o aumento da idade é observado o declínio da resposta e reprodutibilidade das emissões otoacústicas transientes.[18] Em estudo com adultos entre 56 e 93 anos de idade, com limiar tonal em 40 dBNA ou melhor, 90% das orelhas não apresentaram respostas em 2 KHz (Fig. 13-5). Além disso, todas as orelhas com limiares piores, mostraram ausência de respostas ou amplitude inferior a 4dB NPS.[17] Por esse motivo, as emissões otoacústicas não são solicitadas em indivíduos acima de 50 anos ou com perda auditiva além de 40 dBNA. Entretanto, há situações em que a presença de emissões otoacústicas pode trazer informações relevantes, mesmo na presença de perda auditiva neurossensorial. Em doenças do espectro da neuropatia auditiva, as emissões otoacústicas podem estar presentes nas mais variadas configurações audiométricas. Da mesma forma, pode evidenciar a preservação coclear quando há comprometimento retrococlear nos tumores de ângulo ponto cerebelar.[19,20]

Até 95% dos pacientes com surdez súbita podem ter zumbido associado à perda auditiva. Em estudo com 21 pacientes com surdez súbita, apenas 3 indivíduos (14,3%) apresentaram EOAPD compatíveis com os limiares tonais. Os autores ressaltam que, na surdez súbita, a ausência das EOAPD auxilia para diferenciar as lesões periféricas das centrais. As emissões apresentam ainda, um papel relevante para afastar a possibilidade de surdez psicogênica ou simulação de surdez.[3]

DP GRAM 65 dB left ear

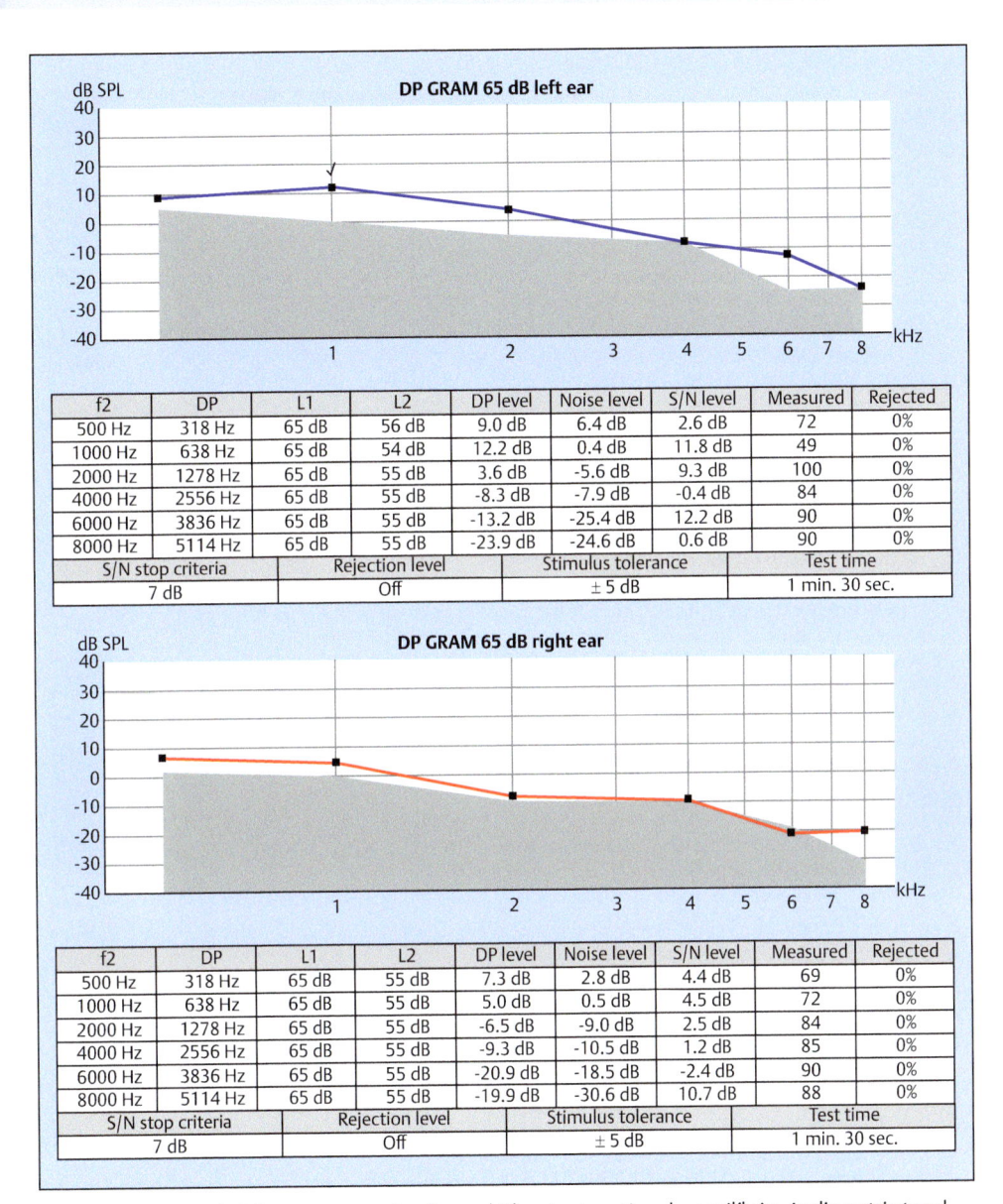

f2	DP	L1	L2	DP level	Noise level	S/N level	Measured	Rejected
500 Hz	318 Hz	65 dB	56 dB	9.0 dB	6.4 dB	2.6 dB	72	0%
1000 Hz	638 Hz	65 dB	54 dB	12.2 dB	0.4 dB	11.8 dB	49	0%
2000 Hz	1278 Hz	65 dB	55 dB	3.6 dB	-5.6 dB	9.3 dB	100	0%
4000 Hz	2556 Hz	65 dB	55 dB	-8.3 dB	-7.9 dB	-0.4 dB	84	0%
6000 Hz	3836 Hz	65 dB	55 dB	-13.2 dB	-25.4 dB	12.2 dB	90	0%
8000 Hz	5114 Hz	65 dB	55 dB	-23.9 dB	-24.6 dB	0.6 dB	90	0%

S/N stop criteria	Rejection level	Stimulus tolerance	Test time
7 dB	Off	± 5 dB	1 min. 30 sec.

DP GRAM 65 dB right ear

f2	DP	L1	L2	DP level	Noise level	S/N level	Measured	Rejected
500 Hz	318 Hz	65 dB	55 dB	7.3 dB	2.8 dB	4.4 dB	69	0%
1000 Hz	638 Hz	65 dB	55 dB	5.0 dB	0.5 dB	4.5 dB	72	0%
2000 Hz	1278 Hz	65 dB	55 dB	-6.5 dB	-9.0 dB	2.5 dB	84	0%
4000 Hz	2556 Hz	65 dB	55 dB	-9.3 dB	-10.5 dB	1.2 dB	85	0%
6000 Hz	3836 Hz	65 dB	55 dB	-20.9 dB	-18.5 dB	-2.4 dB	90	0%
8000 Hz	5114 Hz	65 dB	55 dB	-19.9 dB	-30.6 dB	10.7 dB	88	0%

S/N stop criteria	Rejection level	Stimulus tolerance	Test time
7 dB	Off	± 5 dB	1 min. 30 sec.

Fig. 13-5. Paciente de 72 anos com queixa de zumbido e tontura tipo desequilíbrio. Audiometria tonal com perda neurossensorial leve em agudos. Às emissões otoacústicas produtos de distorção (EOAPD), observa-se ausência de respostas na maioria das frequências testadas, embora os limiares tonais sejam melhores que 45 dBNA. As respostas não se sobressaem ao ruído.

REFERÊNCIAS BIBLIOGRÁFICAS

1. Davis H. An active process in cochlear mechanics. Hearing Research. 1983;9.
2. Maia F, Brusco T. Tratado de Otorrinolaringologia. Pignatari S, Anselmo-Lima W, editors. Rio de Janeiro: Elsevier. 2018.
3. Oiticica J, Bittar R S M, de Castro C C, et al. Contribution of audiovestibular tests to the topographic diagnosis of sudden deafness. International Archives of Otorhinolaryngology. 2013;17(3).
4. Pawlaczyk-Łuszczyńska M, Zamojska-Daniszewska M, Dudarewicz A, Zaborowski K. Pure-tone hearing thresholds and otoacoustic emissions in students of music academies. International Journal of Environmental Research and Public Health. 2021;18(3):1-27.
5. Santaolalla Montoya F, Ibarguen A M, Vences A R, et al. Evaluation of cochlear function in normal-hearing young adults exposed to MP3 player noise by analyzing transient evoked otoacoustic emissions and distortion products. Journal of otolaryngology – head & neck surgery = Le Journal d'oto-rhino-laryngologie et de chirurgie cervico-faciale. 2008;37(5).
6. Starr A, Sininger Y, Nguyen T, et al. Cochlear Receptor (Microphonic and Summating Potentials, Otoacoustic Emissions) and Auditory Pathway (Auditory Brain Stem Potentials) Activity in Auditory NeuropathyEar & Hearing. 2001;22.
7. Mori T, Suzuki H, Hiraki N, et al. Prediction of hearing outcomes by distortion product otoacoustic emissions in patients with idiopathic sudden sensorineural hearing loss. Auris Nasus Larynx. 2011;38(5):564-9.
8. Modh D, Katarkar A, Alam N, et al. Relation of distortion product otoacoustic emission and tinnitus in normal hearing patients: a pilot study. Noise & health. 2014;16(69).
9. Mokrian H, Shaibanizadeh A, Farahani S, et al. Evaluation of Distortion and Transient Evoked Otoacoustic Emission in Tinnitus Patients with Normal Hearing. Iranian Journal of Otorhinolaryngology. 2014;26.
10. Emadi M, Rezaei M, Najafi S, et al. Comparison of the Transient Evoked Otoacoustic Emissions (TEOAEs) and Distortion Products Otoacoustic Emissions (DPOAEs) in Normal Hearing Subjects With and Without Tinnitus. Indian Journal of Otolaryngology and Head and Neck Surgery. 2018;70(1):115-8.
11. Granjeiro R C, Kehrle H M, Bezerra R L, et al. Transient and distortion product evoked oto-acoustic emissions in normal hearing patients with and without tinnitus. Otolaryngology–Head and Neck Surgery [Internet]. 2008;138(4):502-6.
12. Thabet E M. Evaluation of tinnitus patients with normal hearing sensitivity using TEOAEs and TEN test. Auris, nasus, larynx. 2009;36(6).
13. Song K, Shin S A, Chang D S, Lee H Y. Audiometric Profiles in Patients with Normal Hearing and Bilateral or Unilateral Tinnitus. Otology and Neurotology. 2018;39(6):e416-21.
14. Fávero M L, Sanchez T G, Bento R F, Nascimento A F. Contralateral suppression of otoacoustic emission in patients with tinnitus. Brazilian journal of otorhinolaryngology. 2006;72(2).
15. Dadoo S, Sharma R, Sharma V. Oto-acoustic emissions and brainstem evoked response audiometry in patients of tinnitus with normal hearing. The international tinnitus journal. 2019;23(1).
16. Kara E, Aydın K, Akbulut A A, et al. Assessment of Hidden Hearing Loss in Normal Hearing Individuals with and Without Tinnitus. J Int Adv Otol [Internet]. 2020;16(1):87-92.
17. Karzon R K, Garcia P, Peterein J L, Gates G A. Distortion product otoacoustic emissions in the elderly. The American journal of otology. 1994;15(5).
18. Stenklev N C, Laukli E. Transient evoked otoacoustic emissions in the elderly. International journal of audiology. 2003;42(3).
19. Kagoya R, Shinogami M, Kohno M, Yamasoba T. Distortion-product otoacoustic emission tests evaluate cochlear function and differentiate cochlear and vestibular schwannoma. Otolaryngology--head and neck surgery: official journal of American Academy of Otolaryngology-Head and Neck Surgery. 2013;148(2).
20. Ferri G G, Modugno G C, Calbucci F, et al. Hearing loss in vestibular schwannomas: analysis of cochlear function by means of distortion-product otoacoustic emissions. Auris, nasus, larynx. 2009;36(6).

ELETROCOCLEOGRAFIA

CAPÍTULO 14

Signe Schuster Grasel
Roberto Miquelino de Oliveira Beck

INTRODUÇÃO

A eletrococleografia (ECoG) avalia o receptor periférico da audição, permitindo a observação de eventos sensoriais cocleares: microfonismo coclear (MC), potencial de somação (PS) e o potencial de ação global do nervo coclear (PA).

Destes eventos, o mais notável, reprodutível e fiel é o PA. As respostas obtidas são exclusivamente monoaurais, sendo que a orelha testada não sofre influências do lado oposto e a resposta neural não depende das múltiplas sinapses do sistema auditivo central. Estas particularidades conferem à ECoG uma importância peculiar na investigação objetiva.

O MC é um potencial sensorial, gerado predominantemente pelas células ciliadas externas, com participação menor de células ciliadas internas. Suas características físicas são semelhantes às do som do estímulo, sua latência é curta por volta de 0,4 ms e seu limiar pode ser detectado em torno de 60 dB NA. Quando o estímulo é apresentado em polaridade alternada, o MC é anulado. A amplitude do MC costuma ser pequena, principalmente quando pesquisado por técnicas com eletrodos extratimpânicos, uma vez que a relação sinal/ruído é menos favorável quando o eletrodo de captação se encontra longe do sítio gerador dentro da cóclea. Por esse motivo, deve ser pesquisado preferencialmente com ECoG transtimpânico ou timpânico (Fig. 14-1).

O PS, também de geração endococlear, não é observado habitualmente com amplitude significativa no traçado eletrococleográfico de orelhas normais, mas pode estar presente em alguns tipos de lesões cocleares, como na hidropisia endolinfática. Acredita-se que seja expressão da função das células ciliadas internas e pode ter sua amplitude aumentada por movimentos não lineares da membrana basilar durante os processos de transdução dentro da cóclea.

O PA normalmente é uma onda negativa, com variação da amplitude e sua latência é proporcional à intensidade do estímulo acústico, porém independente da fase e duração do estímulo. É um evento neural, formado pela soma algébrica dos múltiplos potenciais individuais dos neurônios do nervo coclear e a forma de seus componentes depende do sincronismo dos disparos das fibras nervosas (Fig. 14-2).

A ECoG é uma ferramenta fundamental na investigação e acompanhamento de doenças da orelha interna, notadamente a hidropisia endolinfática (Fig. 14-3) e a doença de Ménière. Pode ser indicada como auxílio diagnóstico, mas tem papel relevante no monitoramento da evolução da hidropisia[1] e no diagnóstico diferencial de cocleopatias, bem como nas doenças do espectro da neuropatia auditiva (Quadro 14-1).[2]

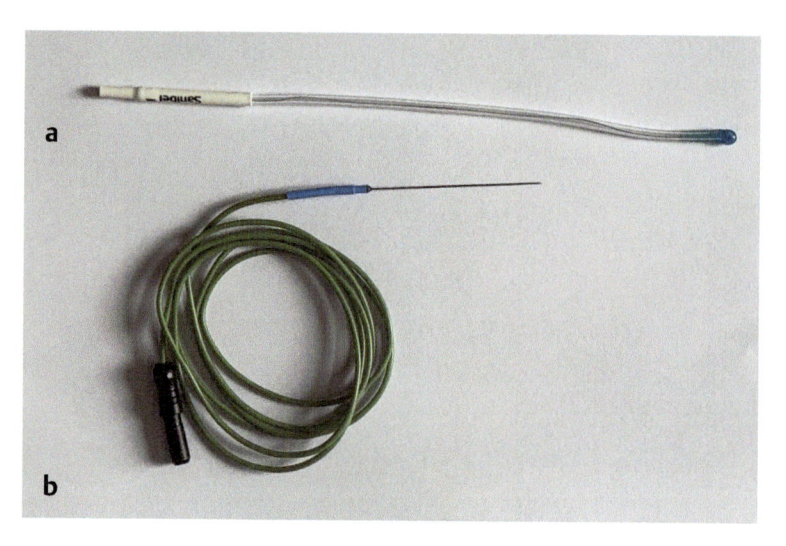

Fig. 14-1. (**a**) Eletrodo timpânico. (**b**) Eletrodo transtimpânico. Esses tipos de eletrodos são mais indicados, pois captam a resposta próximo à cóclea.

Quadro 14-1. Indicações da Eletrococleografia[3]

Doença de Ménière
Evolução
Monitoramento: corticoide ou gentamicina intratimpânicos e cirurgia
Doenças do espectro da neuropatia/dessincronia auditiva
Localização do sítio da lesão
Cocleopatias
Perda auditiva oculta (*hidden hearing loss*)
Pré-implante coclear (casos selecionados)
Ausência de onda I no PEATE

Muitos pacientes com cocleopatias referem zumbido e até dois terços dos indivíduos com perda auditiva vão apresentar zumbido no decorrer do tempo.[3]

Zumbido, hiperacusia ou dificuldade de entendimento em ambientes acústicos desfavoráveis podem indicar uma possível cocleopatia, mesmo sem perda auditiva neurossensorial na audiometria tonal convencional, sugerindo perda auditiva oculta (*hidden hearing loss*). A perda auditiva oculta pode estar associada à sinaptopatia, onde há degeneração de neurônios do nervo coclear com preservação das células ciliadas. Estudos histopatológicos revelam lesão na *ribbon* sinapse, entre a célula ciliada interna e o primeiro neurônio do nervo coclear.[4] Acredita-se que possa ser decorrente de exposição a ruído ou envelhecimento do sistema auditivo. A perda auditiva seria oculta, pois não pode ser detectada pela audiometria tonal e vocal ou nas emissões otoacústicas.[5]

ELETROCOCLEOGRAFIA

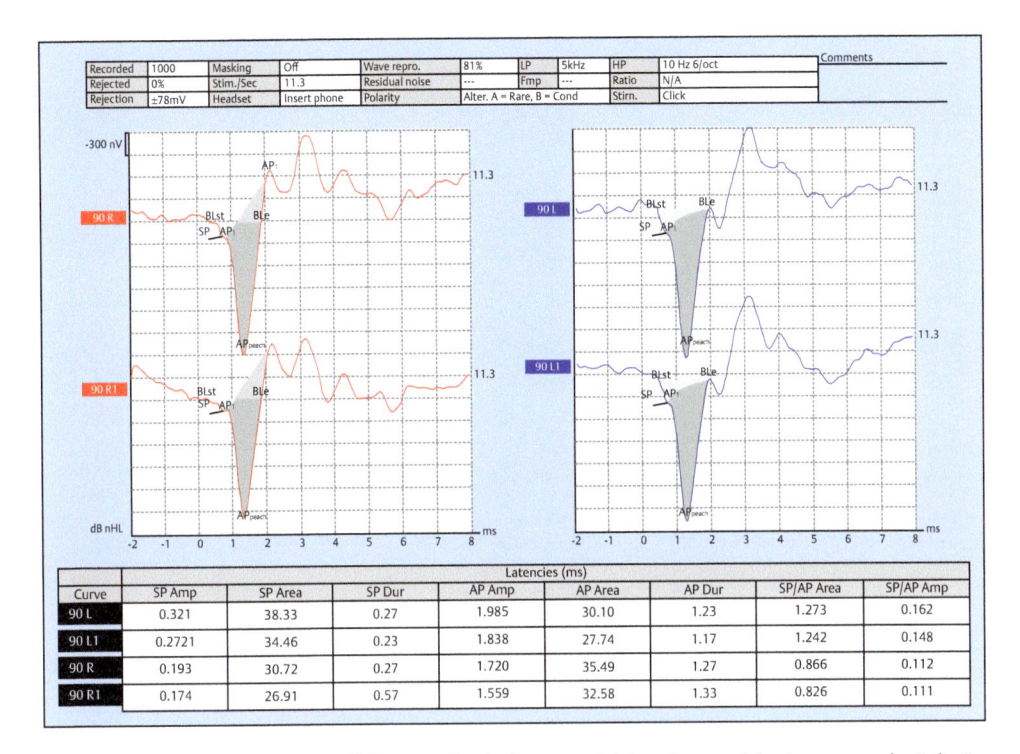

Recorded	1000	Masking	Off	Wave repro.	81%	LP	5kHz	HP	10 Hz 6/oct	Comments
Rejected	0%	Stim./Sec	11.3	Residual noise	---	Fmp	---	Ratio	N/A	
Rejection	±78mV	Headset	Insert phone	Polarity	Alter. A = Rare, B = Cond	Stim.	Click			

				Latencies (ms)				
Curve	SP Amp	SP Area	SP Dur	AP Amp	AP Area	AP Dur	SP/AP Area	SP/AP Amp
90 L	0.321	38.33	0.27	1.985	30.10	1.23	1.273	0.162
90 L1	0.2721	34.46	0.23	1.838	27.74	1.17	1.242	0.148
90 R	0.193	30.72	0.27	1.720	35.49	1.27	0.866	0.112
90 R1	0.174	26.91	0.57	1.559	32.58	1.33	0.826	0.111

Fig. 14-2. Eletrococlegrafia normal: boa amplitude do potencial de ação, morfologia preservada. Relação de SP/AP entre 11,1 e 11,2% na orelha direita e entre 14,8 e 16,2% na orelha esquerda. Relação de áreas (regiões hachuradas) SP/AP dentro da normalidade bilateralmente.

Próximo ao limiar, um pequeno aumento de intensidade de pressão sonora pode compensar a perda de neurônios em determinada área da cóclea, onde neurônios remanescentes aumentam seus disparos e a atividade neuronal de frequências adjacentes ajuda na compensação.[4] Além disso, os neurônios mais vulneráveis, tanto a ruído como envelhecimento, seriam os neurônios com taxa espontânea de disparos lenta e limiar elevado. Essas fibras neurais têm papel relevante e codificam estímulos transientes em ruído de fundo (discriminação de fala em ambiente ruidoso) mas devido a seu limiar elevado não contribuem para a detecção do limiar.[6,7]

Em 22 jovens com audição normal com alto risco de exposição a ruído e sem zumbido, foi descrito um aumento da relação de amplitude SP/AP às custas do SP aumentado, o que foi interpretado como sinal de sinaptopatia.[5] Um estudo com 9 indivíduos com zumbido (3 na orelha direita, 3 na orelha esquerda e 3 bilateral), evidenciou aumento significativo da relação de SP/AP em comparação com o grupo controle, sem zumbido.[8] Os pesquisadores sugerem que o aumento da relação SP/AP poderia ser um sinal de sinaptopatia.[5,8] Vale ressaltar que essa hipótese se baseia em pesquisas com número pequeno de participantes humanos e não foram avaliados pacientes com perda neurossensorial. As pesquisas foram realizadas com eletrodos tipo *tiptrode*, posicionados no conduto auditivo externo, que proporcionam menor precisão e menores amplitudes dos componentes estudados, por estarem longe da cóclea. São necessárias pesquisas com maior número

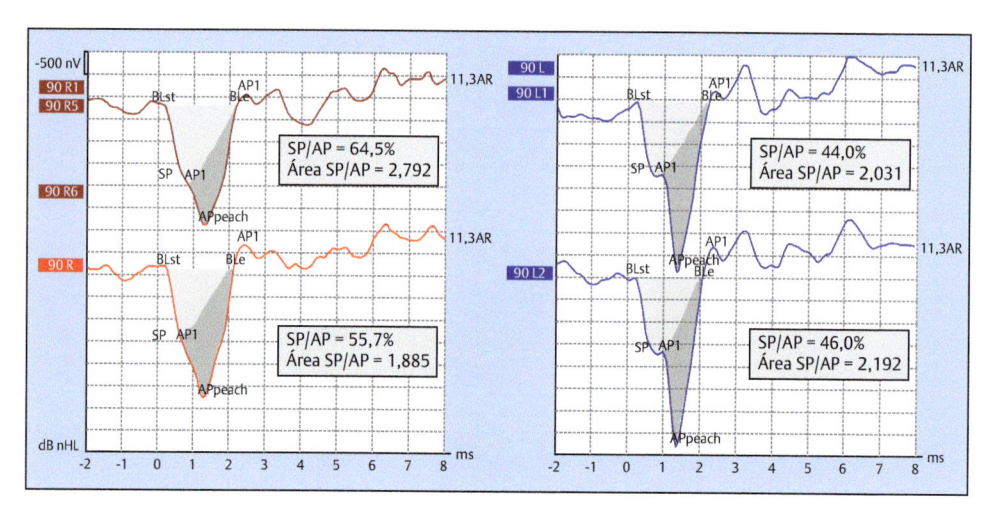

Fig. 14-3. Masculino 23 anos, músico. Zumbido agudo em orelha direita, há 3 anos. Dificuldade de entender conversas em ambiente ruidoso. Audiometria normal e emissões otoacústicas produtos de distorção normais bilateralmente. Eletrococleografia mostra morfologia alargada. Aumento de amplitude do SP bilateralmente. Relação de amplitude SP/AP entre 55,7 e 64,5% à direita e 44,0 e 46,0% à esquerda. Relação de áreas SP/AP aumentada em ambas as orelhas (maior que 1,6). Sugestivo de hidropisia endolinfática bilateral.

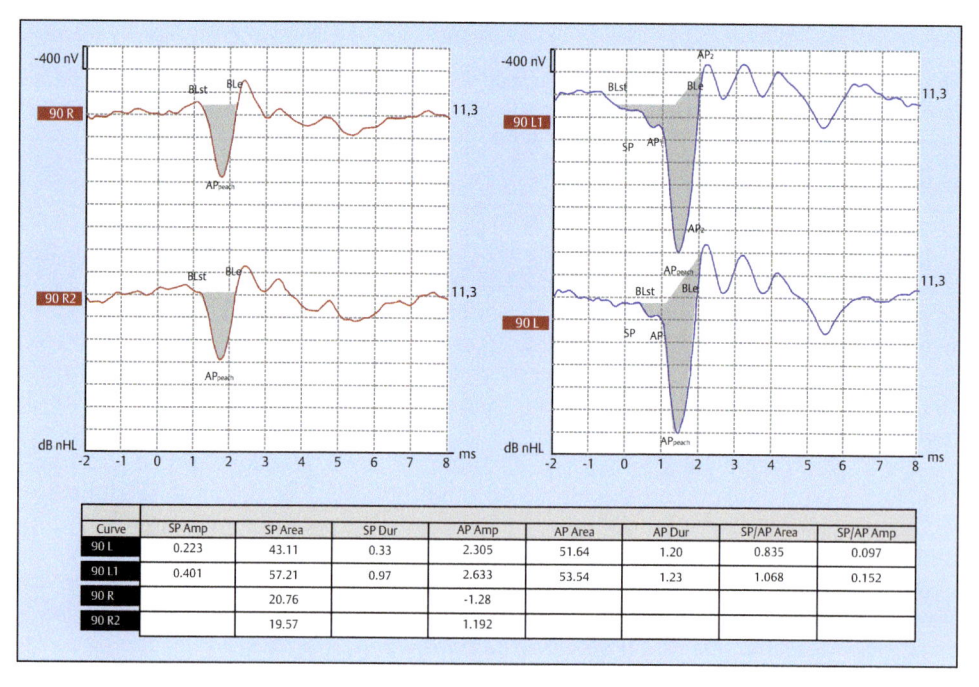

Curve	SP Amp	SP Area	SP Dur	AP Amp	AP Area	AP Dur	SP/AP Area	SP/AP Amp
90 L	0.223	43.11	0.33	2.305	51.64	1.20	0.835	0.097
90 L1	0.401	57.21	0.97	2.633	53.54	1.23	1.068	0.152
90 R		20.76		-1.28				
90 R2		19.57		1.192				

Fig. 14-4. Feminino, 51 anos. Perda neurossensorial plana entre 50 e 60 dBNA na orelha direita, zumbido à direita há mais que 5 anos, limiares normais na orelha esquerda. Eletrococleografia mostra amplitude reduzida do potencial de ação à direita, em comparação com o lado esquerdo. Sinaliza redução de número de fibras neurais que contribuem para a resposta do lado direito.

de indivíduos com perda neurossensorial e zumbido, além de estudos normativos com diferentes tipos de eletrodos. Existe estudo normativo para a relação normal de SP/AP com o uso do eletrodo timpânico em normouvintes,[9] mas são necessários estudos semelhantes com eletrodo *tiptrode*.

A hipótese que o zumbido se inicia por um déficit coclear e depois se mantém ao nível central,[10] incentiva o uso da ECoG também na investigação de lesões cocleares. O estímulo clique em alta intensidade é um estímulo transiente que ativa fibras de uma ampla faixa da cóclea. A amplitude do potencial de ação é uma medida indireta da quantidade de fibras neurais que contribuem para resposta: uma resposta de grande amplitude indica grande número de fibras sincronizadas o que é esperado em indivíduos sem cocleopatia, com limiares tonais normais. Na perda auditiva observa-se redução da amplitude do potencial de ação (Fig. 14-4), conforme o grau e configuração da perda (maior redução proporcional nas perdas em rampa).

Em pacientes com deiscência do canal semicircular superior, que podem ter como sintomas zumbido e vertigem induzida por ruído alto, a ECoG com eletrodo locado na membrana timpânica pode mostrar aumento da relação SP/AP indicando a presença de terceira janela. Além de contribuir para o diagnóstico, ajuda na indicação cirúrgica. Pode também auxiliar o cirurgião no intraoperatório durante o fechamento da falha óssea.[11]

Podemos concluir que o uso da eletrococleografia está se expandindo para além da tradicional pesquisa de hidropisia endolinfática. Atualmente vem sendo usada no estudo das cocleopatias e também da perda auditiva oculta na qual a audiometria tonal e as emissões otoacústicas são normais.

REFERÊNCIAS BIBLIOGRÁFICAS

1. Basura G J, Adams M E, Monfared A, et al. Clinical Practice Guideline: Ménière's Disease. Otolaryngology–Head and Neck Surgery. 2020;162(2).
2. Grasel S, Beck R. Eletrofisiologia – Vias Auditivas e Vestibulares, monitoramento intraoperatório. 1st ed. Grasel S, Beck R, editors. Vol. 1. Rio de Janeiro: Thieme Revinter. 2019;48.
3. Hoffman H, Reed G. Epidemiology of tinnitus. In: Snow J, editor. Tinnitus: Theory and Management. 1st ed. Lewiston, NY: BC Decker. 2004:16-41.
4. Lin H W, Furman A C, Kujawa S G, Liberman M C. Primary Neural Degeneration in the Guinea Pig Cochlea After Reversible Noise-Induced Threshold Shift. Journal of the Association for Research in Otolaryngology. 2011;12(5).
5. Liberman M C, Epstein M J, Cleveland S S, et al. Toward a Differential Diagnosis of Hidden Hearing Loss in Humans. PLOS ONE. 2016 Sep 12;11(9).
6. Kujawa S G, Liberman M C. Synaptopathy in the noise-exposed and aging cochlea: Primary neural degeneration in acquired sensorineural hearing loss. Hearing Research. 2015;330.
7. Costalupes J A, Young E D, Gibson D J. Effects of continuous noise backgrounds on rate response of auditory nerve fibers in cat. Journal of Neurophysiology. 1984;51(6).
8. Kara E, Aydın K, Akbulut A A, et al. Assessment of Hidden Hearing Loss in Normal Hearing Individuals with and Without Tinnitus. J Int Adv Otol [Internet]. 2020;16(1):87-92.
9. Grasel S S, Beck R M D O, Loureiro R S C, et al. Normative data for TM electrocochleography measures. Journal of Otology. 2017;12(2).
10. Tan C M, Lecluyse W, McFerran D, Meddis R. Tinnitus and Patterns of Hearing Loss. Journal of the Association for Research in Otolaryngology. 2013;14(2).
11. Ferraro J A, Kileny P R, Grasel S S. Electrocochleography: New Uses for an Old Test and Normative Values. American Journal of Audiology. 2019;28(3S).

POTENCIAL EVOCADO MIOGÊNICO VESTIBULAR (VEMP)

CAPÍTULO 15

Roberto Miquelino de Oliveira Beck
Signe Schuster Grasel

INTRODUÇÃO

O potencial evocado vestibular miogênico (VEMP – *vestibular evoked miogenic potencial*) é um exame eletrofisiológico que avalia, em termos funcionais, o sistema vestibular. O VEMP cervical (cVEMP) está relacionado ao reflexo vestíbulo-cólico, parte do reflexo vestibuloespinal (RVE). Já o VEMP ocular (oVEMP), avalia a integridade funcional do reflexo vestíbulo-ocular (RVO). Ambos os VEMPs avaliam o arco-reflexo deflagrado nas máculas sacular e utricular. Considerando a via de captação das respostas, por não depender do nervo coclear, pode ser pesquisado e estar presente em pacientes com perda auditiva severa/profunda.

O princípio dos VEMPs é baseado na possibilidade de um som de alta intensidade e curta duração em evocar uma resposta elétrica de latência curta, através de um reflexo muscular.[1]

As respostas do oVEMP são oriundas do sistema vestibular periférico e representam predominante resposta do utrículo e nervo vestibular superior. São captadas a partir do músculo oblíquo inferior (OI) contralateral.[2]

Já o cVEMP, é desencadeado, predominantemente, por um estímulo sacular. Representa uma alteração transitória na atividade muscular cervical com envolvimento do sáculo e nervo vestibular inferior com captação no músculo esternocleidomastóideo (ECM) ipsilateral ao lado estimulado.

VEMP
Cervical

Para o registro do cVEMP, mais frequentemente, utilizamos eletrodos posicionados no ECM, osso esterno e fronte. A contração do ECM é essencial para o registro do cVEMP. O paciente pode estar em decúbito dorsal horizontal mantendo a cabeça elevada da maca durante a aquisição da resposta. Outra possibilidade é com o paciente sentado, girando e mantendo o pescoço para o lado contrário ao da fonte sonora durante a aquisição da resposta (Fig. 15-1).

Na solicitação do exame, é importante avaliar se o paciente tem condições de manter essas posições para aquisição do registro. Pode ser difícil em pacientes idosos, com cognição reduzida e alterações cervicais que limitam a rotação. É importante salientar também que o cVEMP por via aérea estará ausente nas perdas condutivas, devido à atenuação do som que será transmitido à orelha interna e que efetivamente fará a estimulação.

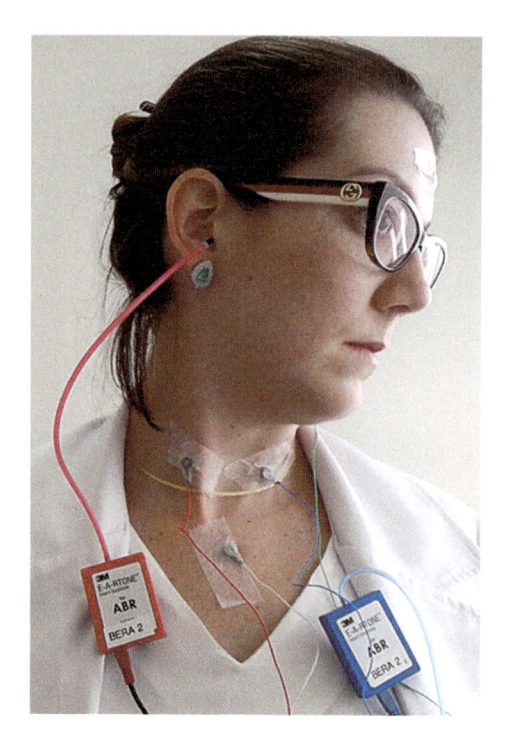

Fig. 15-1. Posicionamento de paciente para exame de VEMP cervical. Eletrodos posicionados no osso esterno, músculo esternocleidomastóideo bilateralmente e fronte. (Cortesia Dra. Paula Lourençato.)

O cVEMP é um potencial miogênico inibitório que se origina no sáculo. Segue para o nervo vestibular inferior, núcleos vestibulares ipsilaterais, trato vestibuloespinhal medial, núcleo espinal do nervo acessório e motoneurônios que inervam o ECM ipsilateral à orelha estimulada. A resposta consiste em um complexo bifásico, com o primeiro pico positivo, p13 (P1), seguido de um pico negativo, n23 (N1). Dependendo da montagem usada o primeiro pico pode ser negativo.

Os seguintes critérios serão analisados: presença e reprodutibilidade dos componentes dos potenciais elétricos captados, latência de p13 e n23, interamplitude p13-n23 e índice de assimetria. A pesquisa do limiar, a menor intensidade sonora na qual aparecem respostas reprodutíveis, é realizada em algumas situações. O índice de assimetria é o parâmetro mais utilizado e é normal até 42% (Fig. 15-2).[3]

Ocular

Para o oVEMP são posicionados 2 eletrodos na linha infraorbitária (Fig. 15-3).

A resposta também consiste em um complexo bifásico, sendo o primeiro pico negativo, n10 (N1), seguido de um pico positivo, p15 (P1). O oVEMP é um potencial miogênico excitatório. Sua via envolve a mácula utricular, nervo vestibular superior, núcleos vestibulares ipsilaterais, fascículo longitudinal medial e cruza para o núcleo contralateral do nervo oculomotor (N.III), que inerva o músculo OI contralateral à orelha estimulada.

São analisados os critérios: presença e reprodutibilidade dos componentes, latência de n10 e p15, interamplitude n10-p15, índice de assimetria, considerado normal até 34%.[2] A pesquisa do limiar, também pode ser realizada, principalmente quando se

POTENCIAL EVOCADO MIOGÊNICO VESTIBULAR – VEMP

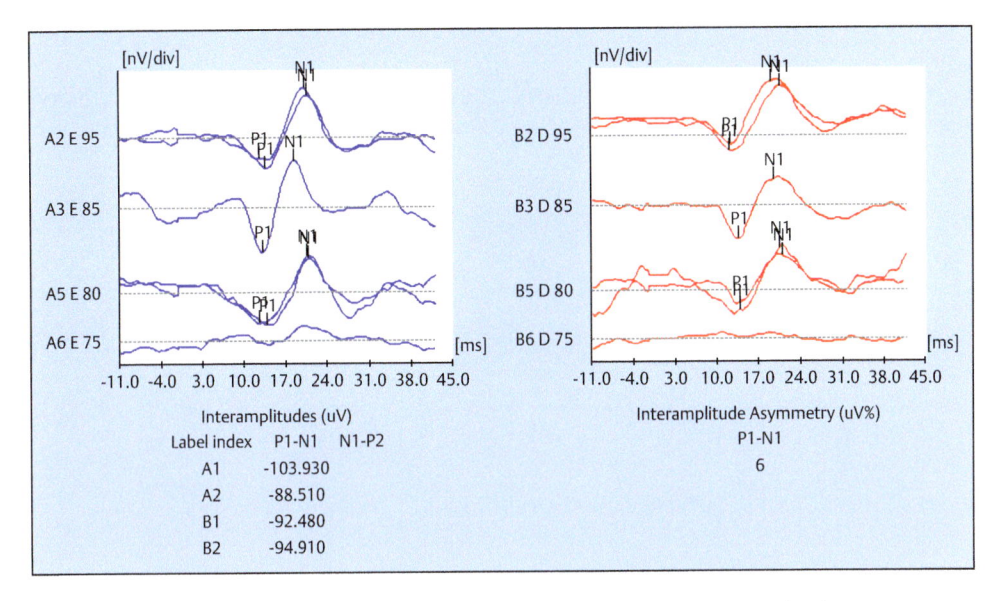

Fig. 15-2. VEMP cervical normal, complexo bifásico com latências preservadas. Amplitude P1-N1 entre 88,5 e 103,9 à esquerda e entre 92,4 e 94,9 à direita. Índice de assimetria de 6% é normal (calculado pelas maiores amplitudes). Limiar em 80 dBNA bilateralmente, também normal. (Fonte: arquivo dos autores.)

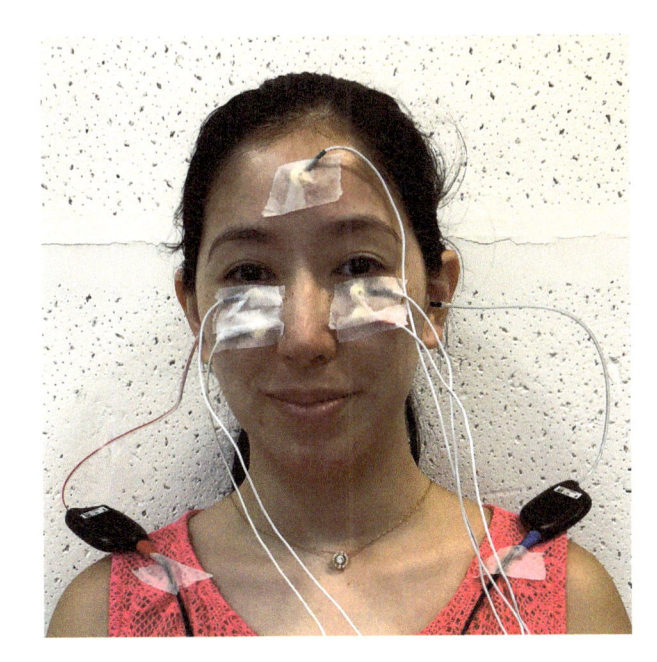

Fig. 15-3. Montagem dos eletrodos para VEMP ocular. Dois eletrodos posicionados na linha infraorbitária e o eletrodo terra na fronte. (Cortesia Dra. Larissa Watanuki.)

suspeita da presença do efeito na terceira janela, como nos casos de deiscência do canal semicircular superior.

Como pode se observar na Figura 15-4, as amplitudes do oVEMP são bem menores que as do cVEMP o que está relacionado ao tamanho do músculo que gera a resposta (o músculo OI é bem menor que o ECM).

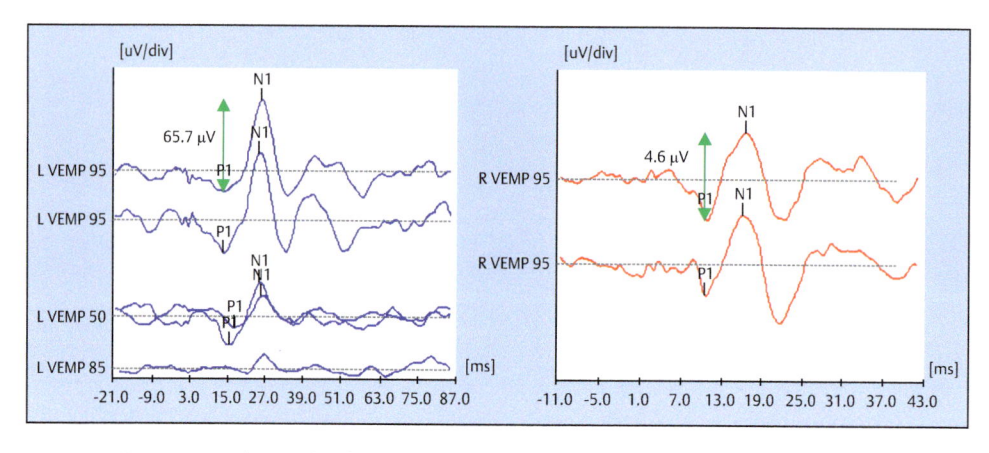

Fig. 15-4. Comparação das amplitudes entre cVEMP e oVEMP em 95 dBNA. O traçado do lado esquerdo mostra VEMP cervical com amplitude de 65,7 microvolts (exame normal). O traçado do lado direito mostra VEMP ocular com amplitude de 4,6 microvolts (exame normal). Observe a diferença entre as amplitudes dos 2 traçados relacionada diretamente ao tamanho do músculo. A resposta do oVEMP captada no músculo oblíquo inferior é muito menor, pois o tamanho deste é muito inferior ao do músculo esternocleidomastóideo.(Fonte: arquivo dos autores.)

INDICAÇÕES CLÍNICAS

Os VEMPs são utilizados, na prática clínica, para a complementação da pesquisa do zumbido em pacientes com queixas otoneurológicas. A associação dos VEMPs com outros testes otoneurológicos é útil para detectar a extensão do comprometimento, ampliar o diagnóstico funcional, auxiliar no topodiagnóstico e no prognóstico da lesão. Entre elas podemos destacar:

Deiscência de Canal Semicircular Superior

De acordo com o mais recente consenso publicado pela Barany Society,[4] para o diagnóstico da deiscência de canal semicircular superior o zumbido pulsátil é um dos sintomas que deve estar presente ou hiperacusia por via óssea, vertigem e/ou pressão nos ouvidos induzida por som intenso. O achado característico ao VEMP é amplitude aumentada e limiar reduzido, que indica sensibilidade aumentada do sistema vestibular a sons intensos (Fig. 15-5).

Doença de Ménière

De acordo com o último Consenso da Academia Americana de Otorrinolaringologia (2020), tanto para o diagnóstico da doença de Ménière definido quanto provável, o zumbido flutuante ou intermitente deve estar presente, associado a tontura/vertigem e perda auditiva. O diagnóstico é clínico, no entanto, exames complementares podem auxiliar na

POTENCIAL EVOCADO MIOGÊNICO VESTIBULAR – VEMP

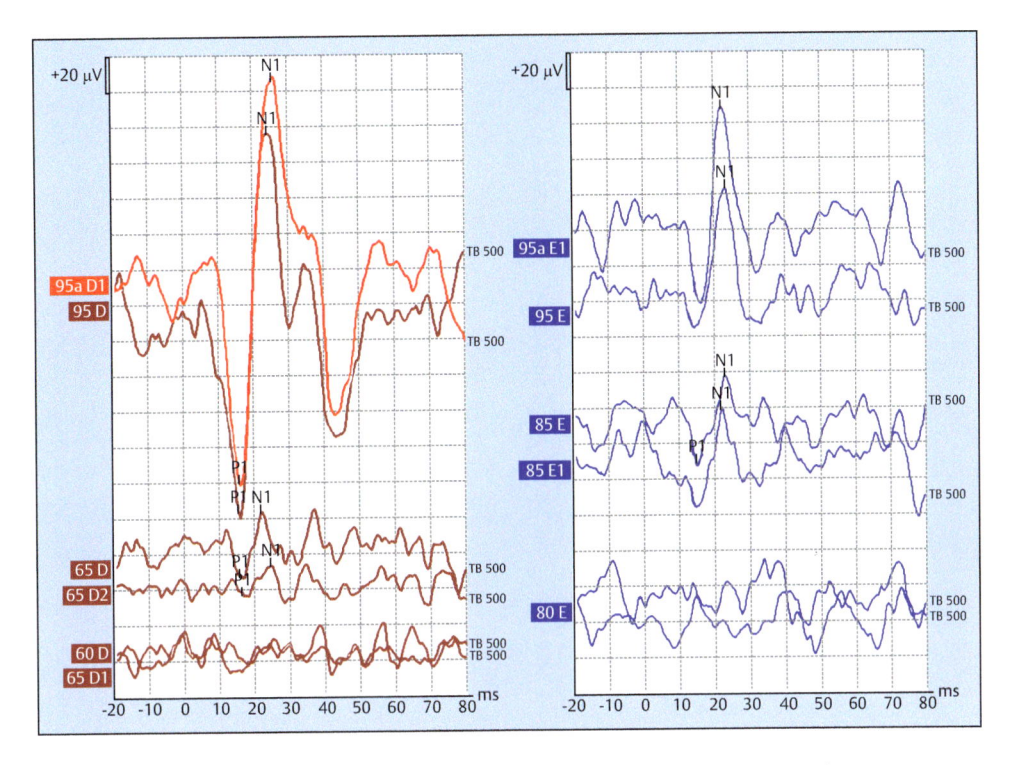

Fig. 15-5. Masculino, 60 anos com queixa de plenitude aural à direita e tontura associada a sons intensos. Audiometria tonal mostra Gap de 10 dB nas frequências graves (250 e 500 HZ) à direita. À esquerda, sem alterações à audiometria. Ao cVEMP, observamos amplitude aumentada, entre 211 e 227 microvolts e à esquerda amplitude entre 77 e 108 microvolts (normal). Limiar rebaixado à direita, 65 dBNA e normal à esquerda em 85 dBNA. (Cortesia Dra. Paula Lourençato.)

avaliação da função e evolução da doença. Quando realizado perto da crise e na doença avançada, cVEMP e oVEMP tem boa sensibilidade e especificidade.[5] A resposta depende da fase da doença e da parte do sistema cócleo-vestibular que está comprometida. Sabemos que inicialmente o acometimento é coclear (perda neurossensorial, zumbido), na sequência pode atingir sáculo e depois utrículo, logo o cVEMP está alterado nessa segunda fase e o oVEMP a seguir (Fig. 15-6).

Neurite Vestibular

O VEMP pode auxiliar na identificação de qual nervo está acometido. Lembrando da dificuldade em se realizar o exame durante a crise. De acordo com trabalho de revisão de Young et al., 2018 a neurite vestibular está relacionada a cerca de 7% das visitas à clínica otoneurológica. A presença de vertigem incapacitante SEM associação com sintomas aurais (zumbido, hipoacusia) caracteriza a neurite vestibular. O oVEMP tende a ser ausente ou assimétrico quando há acometimento do nervo vestibular superior enquanto o cVEMP se mantem normal.[6]

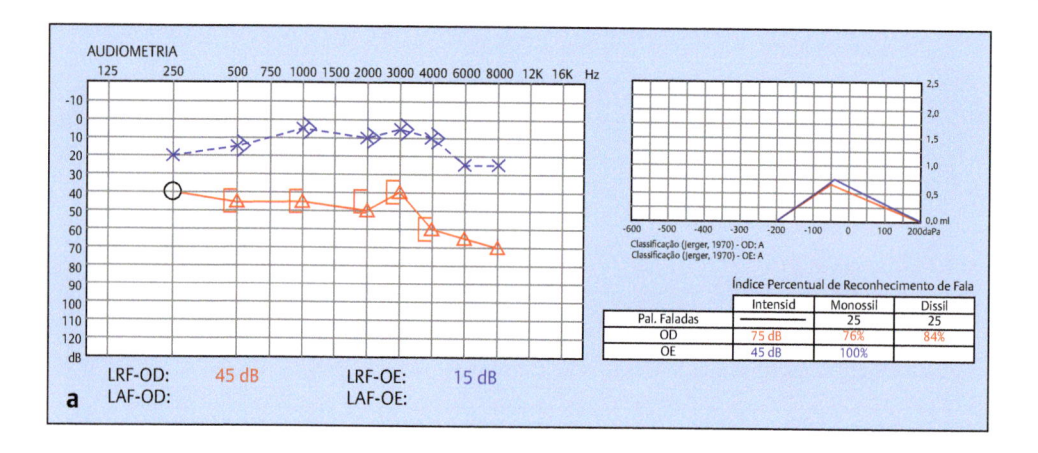

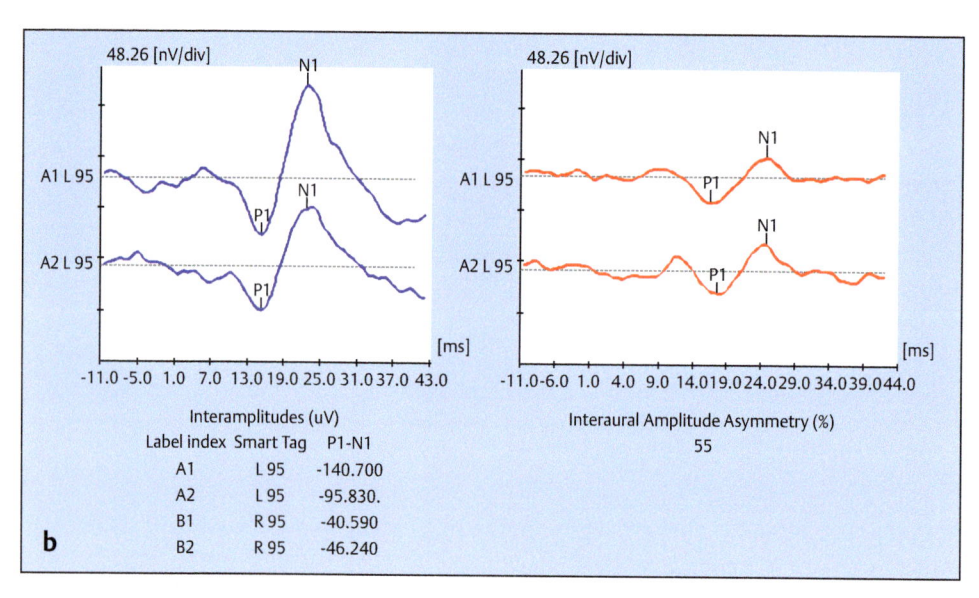

Fig. 15-6. Feminino, 50 anos, diagnóstico clínico de doença de Ménière e zumbido constante na orelha direita há 7 anos. (**a**) Audiometria: perda neurossensorial moderada em orelha direita. (**b**) VEMP cervical com índice de assimetria de 55%, às custas da redução de amplitude do complexo P1/N1 à direita, indicando acometimento sacular. (Continua.)

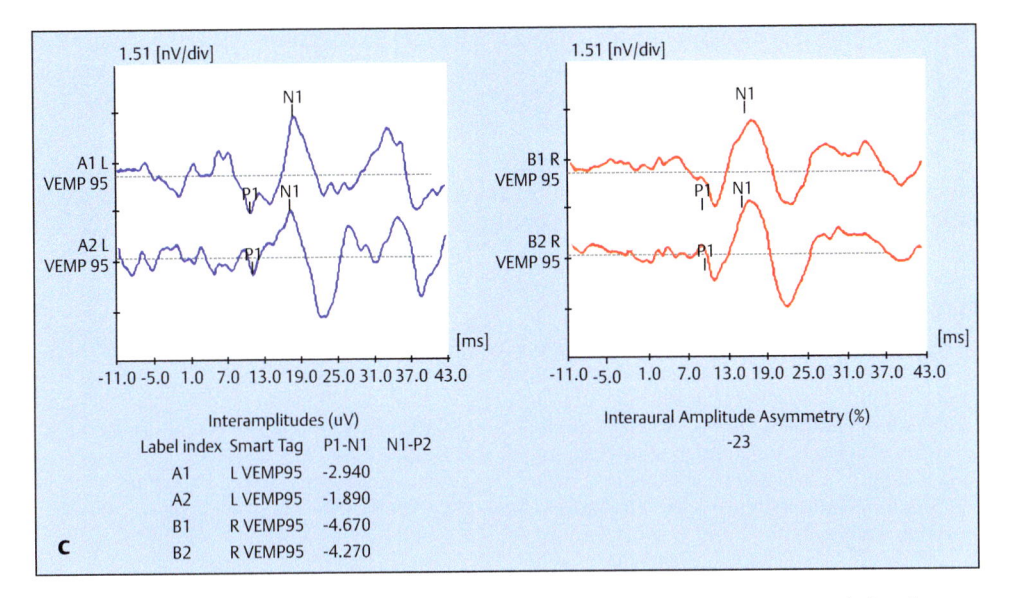

Fig. 15-6. *Cont.* (**c**) VEMP ocular realizado na mesma data mostra respostas normais, com índice de assimetria de 23% (normal até 34%), ou seja, função utricular preservada. (Fonte: arquivo dos autores.)

Schwannoma Vestibular

Indica o topodiagnóstico do tumor. Não deve ser usado como única ferramenta para esse fim. Estudo de Oiticica *et al.*, 2013 avaliou 20 pacientes com surdez súbita e ressonância magnética. Foram identificados 2 casos de Schwannoma vestibular, sendo que em 1 deles o cVEMP estava presente e no outro estava ausente.[7,8]

Surdez Súbita

A presença de cVEMP normal, está relacionado a melhor prognóstico de recuperação da audição.[7] Oiticica *et al.*, 2013 observam a importância da avaliação do paciente com surdez súbita com a associação de testes complementares (VEMPs, PEATE, DPOAE), além de audiometria e ressonância magnética para a definição do topodiagnóstico e qual o segmento da via cocleovestibular está acometido.[7] Revisão sistemática de Maia *et al.*, 2020, levantaram estudos em que o cVEMP e oVEMP foram usados na avaliação de pacientes com surdez súbita e concluíram que a avaliação das estruturas vestibulares é fundamental além da cóclea, independente da presença de tontura.[9]

Zumbido Sem Perda Auditiva

Em indivíduos com zumbido, sem outras queixas, não há achados específicos no VEMP. Admis *et al.*, 2019 avaliaram pacientes com audição normal com e sem zumbido, não encontraram alteração estatisticamente significativa ao cVEMP e oVEMP. No entanto, ressaltam a importância desses exames nos diagnósticos diferenciais como doença de Ménière e migrânea vestibular.[10]

Já Toptas *et al.*, 2021, compararam 2 grupos: indivíduos com zumbido subjetivo idiopático há mais de 6 meses e controles, sem zumbido, ambos com audiometria normal. Não houve diferença entre os grupos com relação às latências do complexo bifásico ou índice de assimetria.[11] Portanto, em ouvintes normais com zumbido, a aplicação do VEMP é limitada.

CONCLUSÃO

O uso do VEMP cervical e ocular pode ser de grande valia para aqueles pacientes em que o diagnóstico diferencial do zumbido pode envolver a via vestibular e não somente a coclear. A avaliação dos órgãos otolíticos pode trazer informações valiosas em relação ao topodiagnóstico.

REFERÊNCIAS BIBLIOGRÁFICAS

1. Grasel S, Beck R. Eletrofisiologia – Vias Auditivas e Vestibulares, monitoramento intraoperatório. 1st ed. Grasel S, Beck R, editors. Vol. 1. Rio de Janeiro: Thieme Revinter. 2019;48.
2. Piker EG, Jacobson GP, McCaslin DL, Hood LJ. Normal characteristics of the ocular vestibular evoked myogenic potential. J Am Acad Audiol. 2011;22(4):222-30.
3. Blakley BW, Wong veronica. Normal Values for Cervical Vestibular-Evoked Myogenic Potentials [Internet]. Vol. 36, Otology & Neurotology. Otology & Neurotology, Inc; [Internete]. 2015.
4. Ward BK, van de Berg R, van Rompaey V, Bisdorff A, Hullar TE, Welgampola MS et al. Superior semicircular canal dehiscence syndrome: Diagnostic criteria consensus document of the committee for the classification of vestibular disorders of the Bárány Society. Journal of Vestibular Research: Equilibrium and Orientation. 2021;31(3):131-41.
5. Basura GJ, Adams ME, Monfared A, et al. Clinical Practice Guideline: Ménière's Disease. Otol Head Neck Surg. 2020;162(2).
6. Young AS, Rosengren SM, Welgampola M S. Disorders of the inner-ear balance organs and their pathways. In: Handbook of Clinical Neurology. Elsevier B.V. 2018:385-401.
7. Oiticica J, Bittar RSM, de Castro CC, et al. Contribution of audiovestibular tests to the topographic diagnosis of sudden deafness. Internat Arch Otorhinolaryngol. 2013;17(3).
8. Fujimoto C, Egami N, Kinoshita M, et al. Involvement of vestibular organs in idiopathic sudden hearing loss with vertigo: An analysis using oVEMP and cVEMP testing. Clin Neurophysiol. 2015;126(5):1033-8.
9. Maia N P D, Lopes KC, Ganança F F. Vestibular evoked myogenic potentials in the prognosis of sudden hearing loss – a systematic review: VEMP in the prognosis of sudden hearing loss – a systematic review. Vol. 86. Braz J Otorhinolaryngol. 2020:247-54.
10. Admis A, Unsal S, Gunduz M. Evaluation of Vestibular Evoked Myogenic Potentials (VEMP) Individuals with Tinnitus and Normal Hearing. 2019;23(1):58-63.
11. Toptas G, Keseroglu K, Öcal B, et al. Is there any effect of subjective tinnitus on vestibular evoked myogenic potentials. International Tinnitus Journal. 2020;24(2):73-8.

NEUROIMAGEM CEREBRAL EM PORTADORES DE ZUMBIDO

CAPÍTULO 16

Fatima T. Husain
Patricia Simonetti
Jeanne Oiticica

INTRODUÇÃO

A neuroimagem representa a principal ferramenta para avaliar o impacto do zumbido no cérebro humano. Ela complementa o diagnóstico subjetivo da percepção e das reações ao zumbido obtido por avaliação audiológica e clínica, além de questionários validados. Entretanto, a neuroimagem cerebral não está usualmente indicada para fins diagnósticos ou prognósticos,[1] mas sim para a melhor compreensão dos mecanismos neurais subjacentes ao zumbido. Neste capítulo vamos revisar as diferentes técnicas de neuroimagem cerebral e suas contribuições no conhecimento atual do zumbido.

FERRAMENTAS PARA AVALIAÇÃO DE NEUROIMAGEM CEREBRAL

EEG/MEG/ECoG

Os primeiros estudos de neuroimagem cerebral no zumbido usavam a eletroencefalografia (EEG).[2] Nessa técnica, eletrodos são posicionados no couro cabeludo para detectar correntes elétricas decorrentes de atividade neuronal organizada. Quanto maior a atividade subjacente, maior a amplitude das correntes detectadas, o que permite ao investigador determinar as regiões do cérebro implicadas em determinada tarefa e o tempo de engajamento dessas regiões. A resolução especial do EEG não é satisfatória; entretanto, sua resolução temporal é da ordem de milissegundos. A magnetoencefalografia (MEG) é similar ao EEG já que sua matéria-prima deriva da atividade elétrica produzida por grupamentos neuronais; entretanto, ela mede os dipolos magnéticos que resultam de tal atividade. Assim como o EEG, a MEG é silenciosa, tem boa resolução temporal, com a vantagem de possuir resolução espacial um pouco melhor. Em comparação com o EEG, há menos estudos de pesquisa de zumbido que usaram a MEG. Uma nova ferramenta, invasiva, mas que pode avaliar a atividade elétrica dos grupamentos neuronais diretamente, é a eletrocorticografia (ECoG). A ECoG é usada em casos muito raros, no período pré-cirúrgico, em pacientes com convulsões epilépticas intratáveis. No entanto, há alguns estudos de caso que usaram a ECoG com contribuições para o entendimento do zumbido.[3]

PET

A tomografia por emissão de pósitrons (PET) tem sido usada para estudar o zumbido desde a década de 1990. De fato, alguns dos achados dos primeiros artigos com PET colaboraram para aprimorar as ferramentas e paradigmas de teste. As alterações no fluxo sanguíneo cerebral regional (rCBF) e na atividade metabólica do cérebro em regiões específicas do sistema nervoso central (CNS) são mensuradas por infusão de um marcador radionuclídeo na corrente sanguínea.[4] Os primeiros estudos demonstraram as áreas de atividade cerebral em pacientes que modularam ou suprimiram seu zumbido,[5,6] comparadas com condições em que o zumbido era percebido. Posteriormente, estudos com PET em pacientes em estado de repouso puderam correlacionar fatores como duração e intensidade do zumbido com áreas cerebrais do sistema límbico e redes neurais de memória.[7,8] No exame de PET em estado de repouso o participante não recebe nenhum estímulo e não realiza nenhuma tarefa, *i. e.*, os sujeitos ouvem o silêncio ou estão "em repouso". Do mesmo modo que o EEG e a MEG, a PET tem a vantagem de ser silenciosa e permitir a aquisição de dados sem qualquer interferência na percepção individual do zumbido (Fig. 16-1).

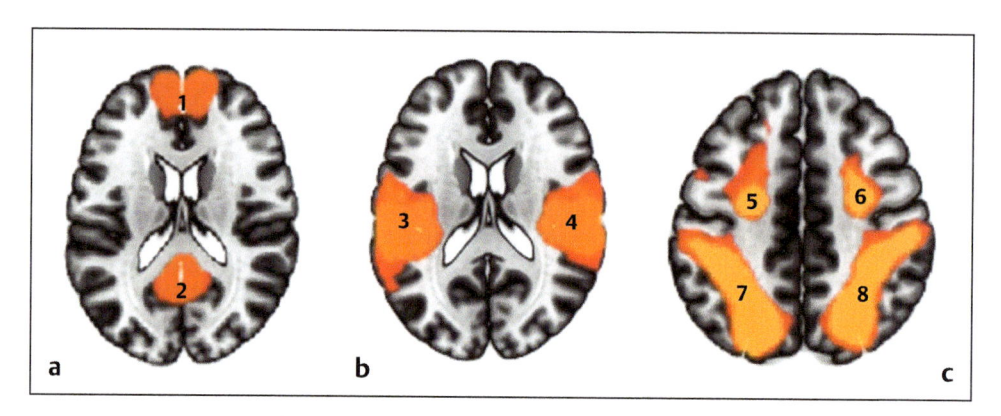

Fig. 16-1. Três exemplos de redes em estado de repouso. (**a**) Rede de repouso com dois grandes centros: córtex pré-frontal medial (número 1) e giro cingulado posterior/pré-cúneo (número 2). (**b**) Rede auditiva: córtex auditivo bilateral (números 3 e 4). (**c**) Rede de atenção dorsal com dois grandes centros: campo visual frontal bilateral (números 5 e 6) e sulco intraparietal bilateral (números 7 e 8). Publicado anteriormente em Shahsavarani S, Khan RA, Husain FT., 2019, Perspectives of the ASHA Special Interest

Ressonância Magnética (RM)/Ressonância Magnética funcional (RMf)

A investigação anatômica e funcional por ressonância magnética (RM) tem sido usada extensivamente nas duas últimas décadas com avanços significativos para melhor compreensão do zumbido. Essas técnicas nos permitem determinar diferenças na substância cinza ou branca ou na função cerebral entre indivíduos com zumbido e grupos-controle. As técnicas da RM são superiores ao PET em termos de resolução espacial e temporal; entretanto, pecam pela produção de ruído excessivo, que pode chegar a 110 dB NA. Pesquisadores atenuam o efeito do ruído por meio de protetores auriculares e/ou variações nas técnicas de aquisição de dados que reduzem a geração de ruído da RM (consultar Carpenter-Thompson *et al.*).[9]

A morfometria baseada em *voxels* (VBM) é uma técnica computadorizada que mede a concentração de tecido cerebral em uma região específica do cérebro. A VBM pode ser aplicada tanto à substância cinza quanto à branca, mas é usada tipicamente para avaliar volume de substância cinza, seja em análises de todo o cérebro ou de região de interesse (ROI, em inglês para *regions of interest*). Isso nos permite comparar diferenças de volume de substância cinzenta entre portadores de zumbido e outros grupos de pacientes, com o intuito de compreender os padrões neurais que possam estar associados ao sintoma. Estudos de VBM sobre zumbido revelaram ampla gama de achados; e inúmeros grupos de pesquisa detectaram diferenças na substância cinzenta das regiões auditivas e frontais relacionadas com o sintoma, enquanto outros grupos não observam tais diferenças (Fig. 16-2).

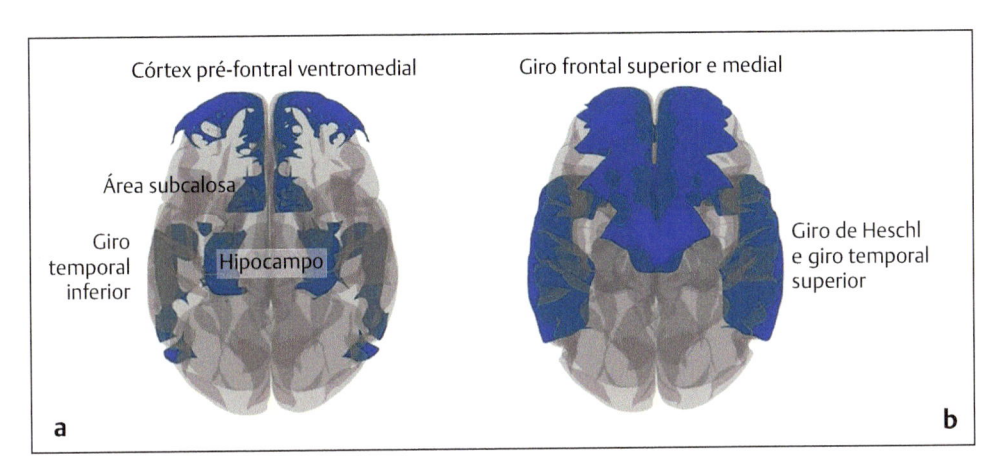

Fig. 16-2. Máscaras da substância cinza (GM) usadas em vários estudos de zumbido, destaque em azul. (**a**) Regiões cerebrais mostraram volume reduzido de GM em pacientes com zumbido. (**b**) Regiões cerebrais mostraram volume aumentado de GM em pacientes com zumbido. (Publicado anteriormente em Shahsavarani S, Khan RA, Husain FT., 2019, Perspectives of the ASHA Special Interest Groups. Com autorização dos autores e da American Speech-Language and Hearing Association.)

A RM de tensor de difusão (DTI, do inglês, *diffusion tensor imaging*) é uma técnica de investigação por imagem usada para pesquisar diferenças na integridade da microestrutura da substância branca entre grupos de estudo. A DTI mensura a difusão de água em várias direções, em cada *voxel* cerebral, o que nos permite monitorar áreas de substância branca por todo o cérebro, e se essas estão alinhadas de forma a otimizar o transporte das informações neuronais. De modo similar à VBM, os estudos de DTI em zumbido resultaram em uma grande variedade de dados, com inconsistência de achados em vários estudos, ou por causa do tamanho reduzido das amostras ou pela heterogeneidade da população de pacientes (Fig. 16-3).

A investigação por ressonância magnética funcional (RMf), com paradigma ou em repouso, tem sido crucial na identificação de correlatos neurais robustos no zumbido crônico. A RMf baseada na execução de tarefa (e, anteriormente, estudos de PET com paradigma) tipicamente adotam sons desprovidos de fala, em geral aversivos ou capazes de induzir uma reação emocional (p. ex., Carpenter-Thompson *et al.*).[9] Tais estudos implicaram primariamente os sistemas de atenção e límbico como mediadores da percepção afetiva de sons, o que permitiu o delineamento das redes neurais do zumbido, por meio da comparação com grupos-controle com perda auditiva similar ou audição normal.

A RMf em estado de repouso detecta alterações na atividade neural espontânea, quando o cérebro está "em repouso" ou na ausência de execução de tarefa direcionada ao objeto de estudo. Tais flutuações espontâneas encontram-se espaço-temporariamente organizadas para formar redes coerentes e distintas. A conectividade funcional em estado de repouso é uma técnica de análise de dados que tipicamente usa correlações para caracterizar essas

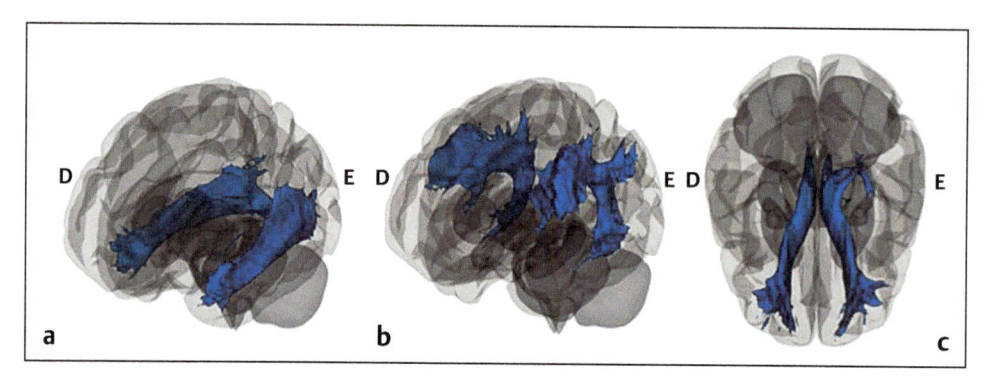

Fig. 16-3. Máscaras dos tratos da substância branca (WM) usadas em vários estudos de zumbido, destaque em azul. (**a**) Fascículo longitudinal inferior bilateral. (**b**) Fascículo longitudinal superior bilateral. (**c**) Radiação talâmica anterior bilateral. D: direto; E: esquerdo. (Publicado anteriormente em Shahsavarani S, Khan RA, Husain FT., 2019, Perspectives of the ASHA Special Interest Groups. Com autorização dos autores e da American Speech-Language and Hearing Association.)

redes e sua integridade. Quanto mais alto for o grau de correlação entre regiões em estado de repouso, mais forte será a conexão funcional e maior o acoplamento entre estas redes neuronais. Pacientes com zumbido crônico constante percebem som ou sons enquanto estão acordados, muitas vezes acompanhados por prejuízos emocionais ou cognitivos; é provável que eles sejam diferentes dos controles, mesmo quando não há tarefa em execução e o cérebro encontra-se em repouso. A RMf em repouso também tem a vantagem de identificar diferenças na conectividade funcional de inúmeras redes neurais simultaneamente.

REDES NEURAIS DO ZUMBIDO

A principal contribuição dos estudos humanos de neuroimagem cerebral em zumbido foi respaldar o conceito de várias redes neurais, em larga escala, implicadas nos diferentes aspectos do sintoma, desde a sua percepção até a sua interação com o processamento emocional e cognitivo. Isso contrasta com noções prévias de sítios únicos geradores de zumbido cuja ênfase encontrava-se no aparelho auditivo periférico. As redes cerebrais espelharam os relatórios comportamentais e subjetivos do impacto do zumbido no indivíduo, especificamente o grau de perda auditiva e a severidade do zumbido. Isso levou a uma mudança conceitual do zumbido, de transtorno periférico para uma desordem de manifestação central, e de fenômeno unicamente auditivo para **desordem sensorial e cognitiva/emocional.**

Rede Auditiva

A rede auditiva abrange o córtex auditivo primário bilateral (e, às vezes, secundário), e as regiões/vias subcorticais acessíveis por neuroimagem cerebral. Essas últimas podem incluir o corpo geniculado medial do tálamo, o colículo inferior e, eventualmente, o núcleo coclear dorsal. Surpreendentemente, os estudos de RMf em repouso ou com tarefas (paradigmas) não parecem implicar os córtices auditivos como essenciais na mediação de zumbido. A evidência do envolvimento das regiões/vias subcorticais vem dos estudos anatômicos, incluindo aqueles de VBM e DTI. Boyen *et al.* em 2013,[10] descobriram, via análise de ROI, em pacientes com zumbido, um aumento da substância cinzenta no córtex auditivo primário esquerdo, em comparação com controles. Entretanto, combinado com estudos anteriores que mostraram não haver alterações relacionadas com o zumbido em regiões auditivas, e com a descoberta de Husain *et al.* em 2011,[11,12] de alterações relacionadas com a perda auditiva, sugere-se que essa plasticidade possa ser um efeito de interação entre zumbido e perda auditiva. Em estudos focados na substância branca cerebral, Crippa *et al.* em 2010,[13] descobriram conectividade alterada entre o córtex auditivo e as regiões límbicas. Outros grupos relatam diferenças na integridade microestrutural da substância branca do córtex auditivo, assim como em regiões auditivas como o colículo inferior. Entretanto, outros estudos falharam na replicação dessas descobertas.

Rede de Processamento da Emoção

O sistema límbico é um conjunto diverso de regiões cerebrais implicado no processamento da emoção, da memória e do aprendizado. Para os estudos de zumbido existem algumas regiões de interesse que têm se mostrado repetidamente associadas, de alguma forma, a esse sintoma, a saber: amígdala, hipocampo, córtex pré-frontal ventromedial e ínsula. Há muito tempo já se sabe que indivíduos com zumbido se queixam de depressão e de ansiedade em frequência mais elevada que os adultos da população geral. O trabalho tanto de psicólogos quanto de audiologistas se concentrou em aliviar os aspectos emocionais do impacto do zumbido em cada indivíduo. Estudos de neuroimagem cerebral tentaram distinguir o processamento emocional de indivíduos com zumbido em comparação com controles, e com subgrupos, dentro da população zumbido, baseados na severidade do mesmo. Observaram maior engajamento da amígdala em indivíduos com zumbido incômodo, além de conectividade funcional distorcida entre o córtex auditivo e o conjunto do sistema límbico.[9,14]

Rede de Atenção

Há muito tempo, a dificuldade de concentração tem sido relatada como um dos desafios primários em adultos portadores de zumbido. As redes de atenção tanto dorsal (campo visual frontal e sulcos intraparietais) quanto ventral (córtex frontal ventral e junção temporoparietal) têm sido implicadas na percepção do zumbido, e a maioria dos estudos aponta para a rede de atenção dorsal. Os estudos demonstram que o padrão de ativação e a conectividade da rede de atenção dorsal estão disfuncionais em pacientes com zumbido, em comparação com grupos-controle.

Rede de Saliência

Recentemente, a rede de saliência ganhou destaque nos estudos de neurociência cognitiva. Ela consiste na ínsula, giros do cíngulo anterior e ventral anterior, e possui conexões com as redes neurais do sistema límbico e da atenção. Em um estudo recente, Shahsavarani *et al.* em 2021,[15] usaram segmentos intercalados de música e de silêncio para dividir uma população heterogênea portadora de zumbido de acordo com a dimensão da severidade do sintoma. Eles detectaram a presença de modulação cruzada entre as redes de atenção e de saliência, pela modalidade visual, durante os segmentos com música, e quanto mais incômodo era o zumbido percebido, mais intensa era a conectividade funcional inter-redes. Tal estudo evidencia o papel essencial das redes de atenção, saliência e límbica na adaptação gradual ao zumbido, e sugere que a conectividade funcional inter-redes pode ser um biomarcador dessa habituação.

Rede de Repouso

Esta rede é ativada quando o indivíduo está em repouso e não executa nenhuma tarefa direcionada. Consiste no córtex do cíngulo posterior (inclui o pré-cúneo), córtex pré-frontal medial e giro angular. Em uma série de estudos, Husain et al.,[11,12,16] identificaram que a conectividade entre o pré-cúneo e a rede de repouso e a rede de atenção dorsal, possa indicar um biomarcador de severidade do zumbido. Foi demonstrado que, em comparação com controles portadores de perda auditiva, a rede de repouso, em pacientes com zumbido leve, apresenta conectividade fraca com o pré-cúneo, e tal efeito estava associado à duração do zumbido. Além disso, os resultados indicaram que essa conectividade reduzida entre o pré-cúneo e a rede de repouso se torna ainda mais pronunciada em relação à severidade do sintoma, haja visto que pacientes com zumbido incômodo de longa data apresentam a mais baixa conectividade.

CONTRIBUIÇÕES PARA MODELOS DE ZUMBIDO

Teorias e modelos se basearam em ensaios clínicos comportamentais em seres humanos ou em estudos experimentais com animais por meio de técnicas invasivas. Com a proliferação dos estudos de neuroimagem cerebral em humanos, ganhou-se maior compreensão sobre o zumbido como comorbidade humana. Vários modelos recentes se basearam em resultados de estudos de neuroimagem cerebral para respaldar suas suposições e hipóteses. Um dos modelos de geração de zumbido é o modelo de portão ventroestriatal de Rauschecker et al. em 2010.[17] Esse modelo baseia-se em ensaio clínico anterior de Muhlau et al. em 2006,[18] que usou VBM, e no estudo subsequente do grupo de Rauschecker que implicou o córtex pré-frontal ventromedial e o tálamo como cruciais na geração do zumbido. Essa circuitaria age como um "mecanismo de controle de ganho", pois gera hiperatividade devido à privação sensorial, mas as estruturas límbicas identificam e suprimem sinais não desejados. Uma vez que esse sistema de "cancelamento de ruído" torna-se disfuncional, o zumbido atinge o córtex e é percebido de forma consciente. Na mesma linha de raciocínio, De Ridder et al. em 2014,[19] propuseram uma estrutura, que combina ambos os modelos neurofisiológicos baseados na desaferentação (primariamente de estudos em animais) e no modelo de cancelamento de ruído disfuncional (ensaios clínicos de neuroimagem em humanos); e que essa seria a rede "núcleo do zumbido". O modelo de De Ridder foi motivado pela extensa experiência com portadores de zumbido e por seus estudos anteriores com EEG; considerou os diferentes aspectos do zumbido (p. ex., estresse, lateralização) como responsáveis pela atividade oscilatória cerebral (p. ex., ondas alfa e gama) detectada pelo EEG.

Outro modelo é o de Sedley et al. em 2016,[3] que busca fornecer uma explicação abrangente para geração de zumbido unindo vários gatilhos, desde a perda auditiva até o estresse. Esse modelo em particular associa o zumbido a alterações neuropatológicas que incluem o aumento da sincronia neural e da hiperatividade nas vias auditivas centrais. Com o dano coclear a expectativa é de silêncio, entretanto a sincronia neural é algo inesperado para as regiões cerebrais superiores e acaba sendo percebida como um sinal. Com a apresentação contínua de tal estímulo, a expectativa de silêncio é alterada para a expectativa de sinal, e o zumbido se estabelece. Um modelo recente de Husain em 2016,[14] foca na adaptação que ocorre após o início do zumbido, em vez de nos fatores causais para a geração desse. Ele se baseia em achados de estudos de RMf durante tarefa e em repouso, que mostram melhor controle cognitivo do processamento emocional em adultos com formas leves de zumbido, em comparação com aqueles com zumbido incômodo. O córtex frontal trabalha em conjunto com a ínsula para mediar a valência de sons emocionais no zumbido leve, mas a amígdala está mais destacadamente engajada naqueles com zumbido incômodo.

AVALIAÇÃO DA EFETIVIDADE DAS INTERVENÇÕES

Recentemente, a neuroimagem cerebral tem sido usada para investigar a efetividade das diferentes intervenções. Destacamos aqui dois estudos exemplos de como a neuroimagem cerebral pode ser usada. No primeiro estudo, a RMf em repouso foi usada para complementar um ensaio clínico da eficácia da terapia baseada em atenção plena ou MBCT, em inglês, *mindfulness-based cognitive therapy*.[20] Zimmerman *et al.* usaram RMf baseada em execução de tarefas e em repouso para explicar reduções na severidade do zumbido (medidas por questionários validados e amplamente aceitos), após tratamento por meio de MBCT. Eles observaram que enquanto a RMf baseada em tarefas com sons afetivos não foi útil na identificação de mudanças cerebrais devidas à intervenção, a RMf em repouso fornecia evidência de certos padrões de conectividade funcional relacionadas com o impacto do zumbido. Os autores observaram alguma sobreposição de mudanças ao longo da intervenção, relacionadas com o questionário de impacto do zumbido, e com correlação às atividades entre amígdala e regiões parietais; achados esses promissores já que sinalizam tais áreas como possivelmente implicadas na melhora da severidade do sintoma. Em contraste, a conectividade com outras regiões investigadas, apesar de ter demonstrado certo grau de sensibilidade à intervenção, ou mesmo associação com o questionário de impacto do zumbido, não demonstrou a mesma sobreposição. Os autores concluem que tal sobreposição é importante para compreender o quanto regiões cerebrais ou suas conectividades se beneficiam a partir de determinada intervenção, já que essa pode resultar em mudanças cerebrais funcionais que não necessariamente se relacionam com mudanças no questionário de impacto do zumbido.

Em outro estudo de intervenção exploratória, a PET em estado de repouso foi empregada para investigar a eficácia da adaptação de aparelhos de amplificação sonora individual (AASI) como tratamento para portadores de zumbido crônico com perda auditiva neurossensorial associada.[21] Após 6 meses de intervenção, dados comportamentais mostraram que tanto o grupo zumbido quanto o grupo-controle (com perda auditiva neurossensorial similar, sem zumbido) referiram redução da queixa auditiva. O grupo zumbido apresentou melhora do sintoma medido pelos escores do *tinnitus handicap inventory* (THI), da escala visual analógica (EVA) e limiar mínimo de mascaramento (LMM). A análise dos dados da PET revelou aumento do metabolismo glicolítico nas áreas cerebrais frontal e temporal; além da redução do mesmo em cerebelo e em áreas parietais para o grupo zumbido, o que não foi observado no grupo-controle com perda auditiva pareada (Fig. 16-4). As descobertas de Simonetti *et al.* 2021 sugerem que tais regiões cerebrais devem estar implicadas no mecanismo de adaptação ao zumbido. Um estudo experimental anterior por RM com realce de manganês mostrou um aumento da atividade neural no paraflóculo cerebelar em roedores com zumbido induzido. Os autores sugerem que a inativação de tal área poderia suprimir o zumbido, já que o paraflóculo recebe eferência do córtex auditivo secundário e aferências da cóclea. A ablação do paraflóculo foi realizada nesses animais e, como resultado, o zumbido desapareceu. Aqueles roedores submetidos à ablação do paraflóculo antes da indução do zumbido ainda assim desenvolveram o sintoma, porém de forma atenuada.[22] É sabido que no cerebelo o reconhecimento de sons, frente a aferências acústicas, baseia-se em mapas (experiências) previamente armazenados. O cerebelo processa e modula aferências sensitivas, auditivas, motoras, cognitivas e límbicas,

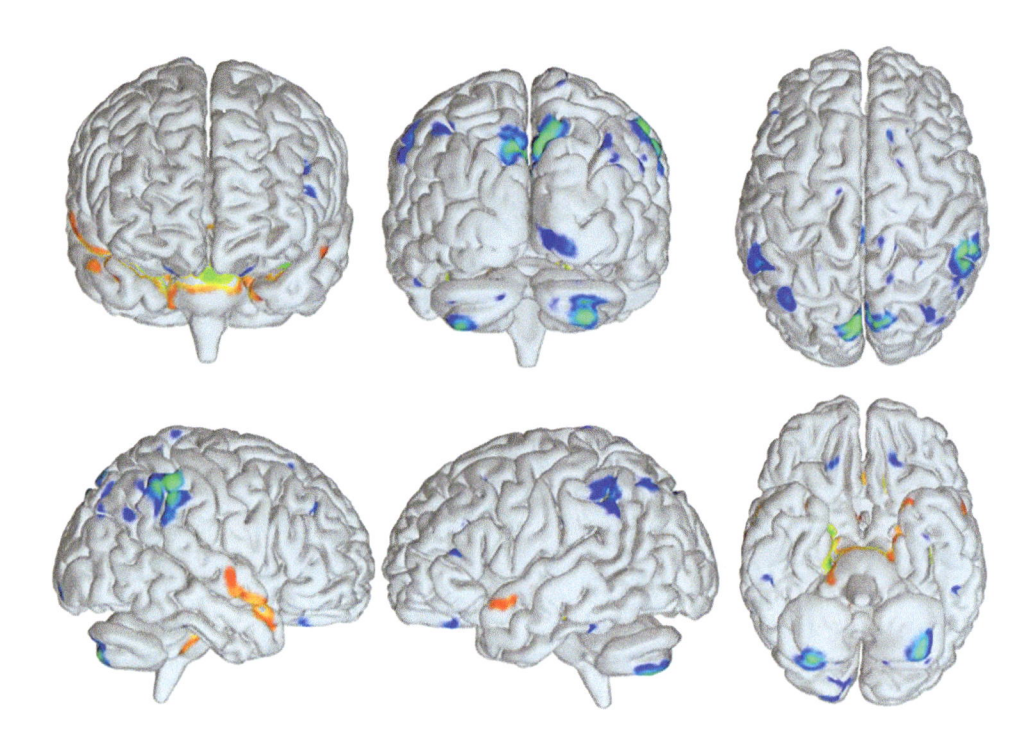

Figura 16-4. Neuroimagem funcional por PET do córtex cerebral e cerebelo que sinaliza as áreas em que houve aumento do metabolismo glicolítico (vermelho-laranja-amarelo, tons quentes) e aquelas com redução do mesmo (azul-verde, tons frios), 6 meses após a terapia sonora com AASI em pacientes com zumbido.

cria representações internas, e gera reações automáticas com o objetivo de otimizar a *performance* do sistema nervoso central. A conexão funcional do cerebelo com o sistema límbico, via amígdala, também sugere um papel vital deste no reconhecimento de sons agradáveis ou desagradáveis. Uma explicação alternativa é que o cerebelo desempenha um papel inibitório na hiperatividade central e na sincronia neural, como anteriormente observado em pacientes com zumbido moderado/severo/catastrófico. Presume-se que a habituação a sons previsíveis seja uma das tarefas do cerebelo. Essa explicação pode ser reforçada por ensaio clínico recente, com PET em estado de repouso, que mostrou um aumento no fluxo sanguíneo cerebelar em pacientes com perda auditiva profunda após o implante coclear ser desligado e o zumbido percebido.[23] Com base em suas descobertas, Simonetti *et al.* em 2021,[21] propõem uma estrutura focada na melhora do zumbido após a reabilitação auditiva (adaptação de aparelho auditivo de amplificação sonora individual), com o cerebelo atuando como receptor de aferências e centro gestor de eferências modulatórias da percepção sensorial auditiva. Isso ecoa a hipótese de Bauer *et al.* em 2013,[22] para um papel necessário, mas não abrangente, do cerebelo na percepção de zumbido. O que nos leva a crer que, se o cerebelo não é responsável pela habituação ao zumbido, o declínio de sua atividade pode ser consequência da menor percepção do mesmo. A conectividade funcional aumentada do cerebelo e reduzida do córtex frontal com áreas de processamento auditivo já foi anteriormente demonstrada, por meio de RMf em estado repouso, em pacientes com zumbido comparados com os controles; o que sugere um papel do cerebelo na percepção do zumbido. Embora essas áreas já tenham sido associadas a vários aspectos clínicos do zumbido crônico, essa grande interrupção em cadeia pode estar correlacionada com a rede neural do zumbido e com a melhora relatada por tais pacientes.

EFEITOS DAS COMORBIDADES NO ZUMBIDO

A marca da população de portadores com zumbido é o seu alto grau de heterogeneidade, o que dificilmente pode ser mimetizado por meio de estudos experimentais. A neuroimagem cerebral humana tem sido, até certo ponto, bem-sucedida em mapear essa heterogeneidade, principalmente por dissociar o efeito da perda auditiva e a amplitude de sua severidade. Entretanto, outras comorbidades como hiperacusia e condições psiquiátricas, como depressão, ansiedade ou transtorno do estresse pós-traumático, também podem contribuir para a variabilidade de sintomas. Como estabelecemos um repertório rico de estudos de base com zumbido, esforços estão em andamento para analisar a contribuição dessas condições associadas na percepção e na reação psicológica ao zumbido. Um exemplo disso é o trabalho de Melcher *et al.* para compreender melhor os correlatos neurais do zumbido naqueles com audição normal e, portanto, sem a variável de confusão da perda auditiva.[24] Os investigadores observaram que o efeito da perda auditiva de alta frequência (ou seja, aquela medida entre 10-16 kHz, além da frequência clínica usual de testagem de 0,25-8 KHz), na substância cinza, foi mais profundo que aquele atribuído ao zumbido isoladamente. Em um estudo a parte, o mesmo grupo usou a RMf para estudar a resposta do mesencéfalo auditivo, tálamo e córtex auditivo primário, em grupos com tolerância reduzida ao som ou hiperacusia e zumbido, e grupos-controle sem tal intolerância.[25] Apesar de ouvirem sons idênticos, os portadores de hiperacusia mostraram aumento de resposta do mesencéfalo auditivo, tálamo e córtex auditivo primário, quando comparados com aqueles sem tal intolerância. Para os portadores de zumbido, o córtex auditivo primário, e não os centros subcorticais, mostrou aumento da ativação. Os resultados diferenciam as respostas decorrentes da hiperacusia e do zumbido, e se correlacionam com a atividade observada no sistema auditivo central.

PERSPECTIVAS FUTURAS

Ao vislumbrarmos o futuro, podemos imaginar uma tecnologia aperfeiçoada, com resolução espacial e temporal superior, tal como a que encontramos na RM 7 Tesla. Essa nova tecnologia pode ser capaz de traçar novos biomarcadores neurais de zumbido, além de rastrear alterações em neurotransmissores cerebrais resultantes, por exemplo, do tratamento com medicamentos. Outra perspectiva futura é o "Big Data" aplicado ao zumbido, este já demonstrou excelentes resultados na neurociência (consultar o *the human connectome project*; http://www.humanconnectomeproject.org/). O custo financeiro da neuroimagem cerebral pode ser proibitivo; entretanto, o agrupamento de **dados** provenientes de diferentes centros de pesquisa seria capaz de acelerar a aquisição de resultados, tendo em vista o aumento resultante do tamanho da amostra. Por fim, a tecnologia mais recente, conhecida como *machine learning*, e outras técnicas analíticas de dados inovadoras prometem identificar biomarcadores robustos e medidas homogêneas de percepção e severidade do zumbido.

CONCLUSÃO

A população de pacientes com zumbido é altamente heterogênea e a reação desses ao sintoma varia enormemente. Determinar as alterações neurológicas relacionadas com o zumbido é crucial para melhor compreender como esse é gerado, explicar a reação dos pacientes ao sintoma, aprimorar as estratégias de tratamento e desenvolver novas intervenções terapêuticas. A neuroimagem nos permitiu estudar os biomarcadores neurais do zumbido de maneira não invasiva. Neste capítulo, discutimos as alterações relacionadas com o zumbido nos padrões espaço-temporal da atividade cerebral, da estrutura da substância cinzenta, e da integridade da substância branca, evidenciadas por meio de técnicas de neuroimagem cerebral. Embora os achados de estudos prévios sejam, às vezes, contraditórios; evidências emergentes sugerem que o zumbido compromete estruturas neuroanatômicas e funcionais atreladas às redes neurais de trabalho auditiva, emocional, atencional e de saliência. A duração e a severidade do zumbido, e suas comorbidades como perda auditiva e hiperacusia, exercem efeito diferencial na anatomia e na função cerebral. Até o presente momento não há uma indicação clara da relação causal entre as alterações anatômicas e funcionais observadas e a percepção do zumbido em si: se as mudanças neuroplásticas cerebrais são devidas à perda auditiva ou a outros gatilhos deflagradores do zumbido, ou se elas ocorrem subsequentemente à medida que o cérebro se habitua ao som crônico. Isso pode decorrer do fato de que a maioria dos estudos na literatura são transversais por natureza, e da necessidade de estudos longitudinais para completo entendimento das bases neurais de geração e perpetuação do zumbido.

REFERÊNCIAS BIBLIOGRÁFICAS

1. Tunkel DE, Bauer CA, Sun GH, et al. Clinical practice guideline: tinnitus. Otolaryngology-Head and Neck Surgery. 2014;151(2):S1-40.
2. Seltzer AP. The electroencephalogram and tinnitus. Journal of the National Medical Association. 1963;55(3):226.
3. Sedley W, Gander PE, Kumar S, et al. Intracranial mapping of a cortical tinnitus system using residual inhibition. Current Biology. 2015;25(9):1208-14.
4. Eichhammer P, Hajak G, Kleinjung T, et al. Functional imaging of chronic tinnitus: the use of positron emission tomography. Progres Brain Res. 2007;166:83-545.
5. Lockwood AH, Salvi RJ, Coad ML, et al. The functional neuroanatomy of tinnitus: evidence for limbic system links and neural plasticity. Neurology. 1998;50(1):114-120.
6. Mirz F, Pedersen B, Ishizu K, et al. Positron emission tomography of cortical centers of tinnitus. Hear Res. 1999;134(1-2):133-44.
7. Schecklmann M, Landgrebe M, Poeppl TB, et.al. Neural Correlates of Tinnitus Duration and Distress: A Position Emission Tomography Study. Hum Brain Mapp. 2013;34:233-240.
8. Geven LI, de Kleine E, Willemsen AT, van Dijk P. Asymmetry in primary auditory cortex activity in tinnitus patients and controls. Neurosci. 2014;256:117-25.
9. Carpenter-Thompson JR, Schmidt S, McAuley E, Husain FT. Increased frontal response may underlie decreased tinnitus severity. PLoS One. 2015;10(12):e0144419.
10. Boyen K, Langers DR, de Kleine E, Van Dijk P. Gray matter in the brain: differences associated with tinnitus and hearing loss. Hear Res. 2013;295:67-78.
11. Husain FT, Pajor NM, Smith JF, et al. Discrimination Task reveals differences in Neural Bases of Tinnitus. Plos ONE. 2011;6(10):E 266393.
12. Husain FT, Medina RE, Davis CW, et al. Neuroanatomical changes due to hearing loss and chronic tinnitus: a combined VBM and DTI study. Brain Res. 2011;19:1369:74-88.
13. Crippa A, Lanting CP, Dijk P Van, Roerdink JBT. A Diffusion Tensor Imaging Study on the Auditory System and Tinnitus. The Open Neuroimaging Journal. 2010;4:16-25.

14. Husain FT. Neural networks of tinnitus in humans: elucidating severity and habituation. Hear Res. 2016;334:37-48.
15. Shahsavarani S, Schmidt SA, Khan RA, et al. Salience, emotion, and attention: the neural networks underlying tinnitus distress revealed using music and rest. Brain Research. 2021:1755-147277.
16. Schmidt SA, Carpenter-Thompson J, Husain FT. Connectivity of precuneus to the default mode and dorsal attention networks: A possible invariant marker of long-term tinnitus, NeuroImage: Clinical. 2017.
17. Rauschecker JP, Leaver AM, Mühlau M. Tuning out the noise: limbic-auditory interactions in tinnitus. Neuron. 2010;66(6):819-26.
18. Mühlau M, Rauschecker JP, Oestreicher E, et al. Structural brain changes in tinnitus. Cerebral cortex. 2006;16(9):1283-8.
19. De Ridder D, Vanneste S, Weisz N, et al. An integrative model of auditory phantom perception: tinnitus as a unified percept of interacting separable subnetworks. Neuroscience & Biobehavioral Reviews. 2014;44:16-32.
20. Zimmerman B, Finnegan M, Paul S, et al. Functional brain changes during mindfulness-based cognitive therapy associated with tinnitus severity. Front Neurosci. 2019;13:747.
21. Simonetti P, Ono CR, Carneiro CG, et al. Evaluating the efficacy of hearing aids for tinnitus therapy – A Positron Emission Tomography study. Brain Research. 2021:147728.
22. Bauer CA, Kurt W, Sybert LT, Brozoski TJ. The cerebellum as a novel tinnitus generator. Hear Res. 2013;295:130-139.
23. Osaki Y, Nishimura H, Takasawa M, et al. Neural mechanism of residual inhibition of tinnitus in cochlear implant users. Neuroreport. 2005;16(15):1625-8.
24. Melcher JR, Knudson IM, Levine RA. Subcallosal brain structure: correlation with hearing threshold at supraclinical frequencies (> 8 kHz), but not with tinnitus. Hear Res. 2013;295:79-86.
25. Gu JW, Halpin CF, Nam EC, et al. Tinnitus, diminished sound-level tolerance, and elevated auditory activity in humans with clinically normal hearing sensitivity. J Neurophysiol. 2010;104(6):3361-70.

AVALIAÇÃO COGNITIVA EM PORTADORES DE ZUMBIDO

CAPÍTULO 17

Mirella Boaglio Horiuti
Jeanne Oiticica

INTRODUÇÃO

A palavra cognição vem de *cognitione* e tem origem nos escritos de Platão e Aristóteles, filósofos gregos do período clássico da Grécia antiga. De forma simplificada, pode ser definida como o que o cérebro percebe, processa, armazena e memoriza a partir da aferência dos cinco sentidos. É o conteúdo que retemos em relação às experiências vividas.

Acredita-se que Charles Spearman, da famosa correlação de Spearman, desenvolveu uma das primeiras tentativas de mensuração da cognição, conhecida como "análise fatorial da inteligência humana".[1] Desde então, diversas teorias e métodos foram concebidos. Recentemente, Webb *et al.*, em 2018,[2] propuseram a integração das teorias de taxonomia das habilidades cognitivas de Cattel-Horn-Carrol (CHC) e Miyake. Fatores cognitivos amplos e específicos foram unidos às funções executivas (Quadro 17-1 e Fig. 17-1). A cada fator cognitivo específico foi atribuído o respectivo teste, que pode ser utilizado para a avaliação ao qual corresponde (Quadro 17-2).[3]

O zumbido é um sintoma que a depender da sua intrusão pode impactar o processamento cognitivo, a percepção, a atenção, o pensamento, a memória, a linguagem, o raciocínio, a velocidade, a análise, a resolução de problemas e tarefas visuais.[4] Portanto, é possível avaliar sua influência em praticamente qualquer habilidade cognitiva.

Uma grande parte das pesquisas que avalia a cognição de pacientes com zumbido utiliza testes de memória geral de curto prazo (Gsm). Esta habilidade específica é a capacidade de codificar, manter e manipular a informação na "consciência imediata".[2] É composta pela:

A) Memória de *span* simples (ou de curto prazo);
B) Memória de trabalho (ou operacional) – (Quadro 17-3).

Infelizmente na literatura não há nenhum protocolo bem estruturado que avalie todas as facetas do desempenho cognitivo entre portadores de zumbido. A comparação entre estudos é praticamente impossível uma vez que diferem em relação aos critérios de inclusão e aos métodos de avaliação da população portadora de zumbido. No Quadro 17-4 estão listadas algumas pesquisas que avaliaram as funções cognitivas de memória de trabalho em pacientes com zumbido.[4,6-12]

O Quadro 17-4 evidencia a gigantesca lista de fatores confundidores que devem ser considerados ao avaliar a influência do sintoma na cognição: tempo e tipo de zumbido, grau de incômodo, presença de ansiedade ou depressão, motivação do participante ao realizar os testes cognitivos, escolaridade, idade, perda auditiva associada ou não etc.

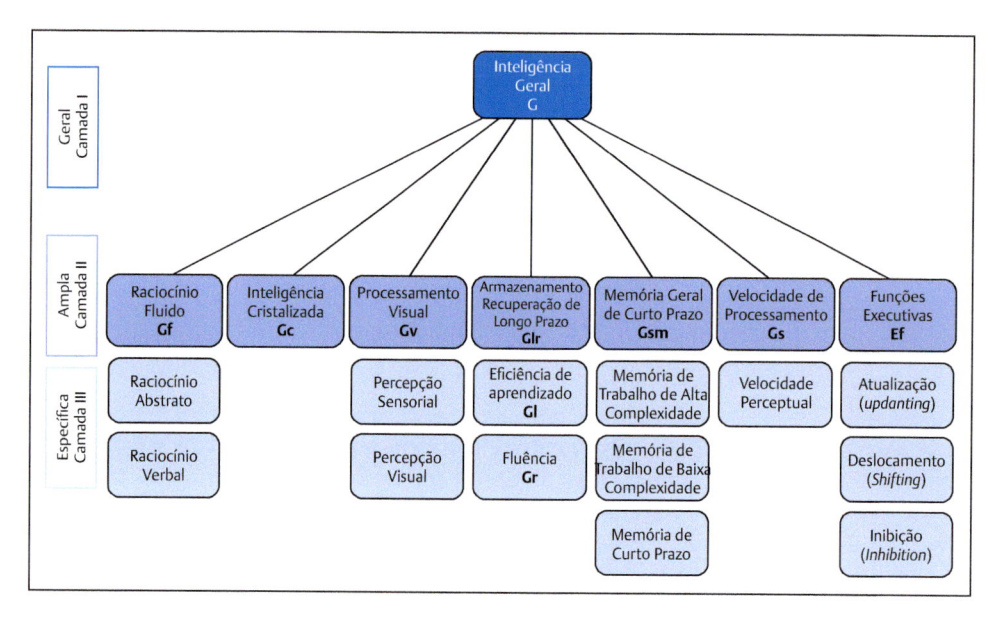

Fig. 17-1. Representação hierárquica da taxonomia das habilidades cognitivas de Cattel-Horn-Carrol e Miyake (CHC-M).[3]

Tegg-Quinn *et al.*, em 2016,[5] realizaram uma revisão sistemática descritiva com estudos que avaliaram a função cognitiva em pacientes com zumbido. Notaram grande diversidade de metodologia: testes cognitivos variados, heterogeneidade dos sujeitos e de outras variáveis (audição, aspectos psicológicos etc.). Os testes utilizados foram do tipo comportamental (testes auditivos dicóticos, teste de *stroop* etc.) em 24 artigos, eletrofisiológicos em nove, oculomotor e questionário em um. A análise revelou uma relação clara entre zumbido e a função cognitiva de controle executivo da atenção. Pontuou ainda que a presença concomitante de depressão, ansiedade, sensibilidade somática e perda auditiva agrava as dificuldades cognitivas observadas.

Recentemente, Clarke *et al.*, em 2020,[3] elaboraram a primeira revisão sistemática com metanálise sobre zumbido e desempenho cognitivo utilizando a taxonomia CHC-M. Foram analisados 38 estudos com 1.863 participantes. A análise demonstrou que o zumbido subjetivo está associado a um pior desempenho em tarefas de domínios cognitivos amplos: função executiva, memória geral de curto prazo, armazenamento e recuperação de longo prazo, além de velocidade de processamento. Não encontraram estudos que apresentassem tarefas que medissem os fatores cognitivos gerais da inteligência fluída (Gf) e inteligência cristalizada (Gc). Com relação aos domínios cognitivos específicos, o zumbido estaria associado a fatores como de inibição e deslocamento (*shifting*), dentro do funcionamento executivo, ou seja, dentro da camada I. Não obtiveram dados suficientes para qualquer conclusão a respeito da função executiva de atualização (*updating*). Contudo, esta representaria um fator cognitivo promissor para pesquisas futuras. O domínio amplo de memória geral de curto prazo (Gsm) estaria associado ao zumbido, mas nenhum de seus fatores específicos constituintes foram significativos isoladamente. Isso provavelmente ocorreu devido a dados insuficientes, falta de cálculo de poder dos estudos, ou à escolha da tarefa

Quadro 17-1. Descrição dos domínios cognitivos da taxonomia das habilidades cognitivas de Cattel-Horn-Carrol e Miyake (CHC-M)[3]

Domínio Amplo (Camada II)	Domínio Específico (Camada III)	Testes Cognitivos
Raciocínio fluído (Gf)	Raciocínio abstrato	▪ Analogias figurais (funções executivas) ▪ Relações figurais – LPS (funções executivas) ▪ Análise de figuras (funções executivas) ▪ Série de letras corretas (raciocínio) (funções executivas) ▪ Conjuntos de letras (funções executivas) ▪ Matrizes (funções executivas) ▪ Teste de raciocínio matricial (funções executivas) ▪ Série de números (funções executivas) ▪ Raven's (*standard* e Adv) (funções executivas) ▪ *Stockings* of Cambridge (funções executivas) ▪ (TONI-3) (funções executivas) ▪ Série de palavras corretas (raciocínio) (funções executivas)
	Raciocínio verbal	Bateria cognitiva de raciocínio diário (funções executivas)
	Eficiência de aprendizado (Gl)	▪ CERAD (*Consortium to Establish a Registry for Alzheimer's Disease*) – recuperação atrasada (memória verbal) ▪ Associações contínuas pareadas – recuperação atrasada (memória não verbal) ▪ CVLT (*California Verbal Learning Test*) – intrusões (memória verbal) ▪ CVLT – repetições (memória verbal) ▪ CVLT – total correto (memória verbal) ▪ CVLT-II – total (memória verbal) ▪ Memória atrasada (Buschke-Fuld) (memória verbal) ▪ Memória não verbal atrasada (memória não verbal) ▪ Memória verbal atrasada (memória verbal) ▪ Pares verbais atrasados (*Wechsler Memory Scale*/WMS-III) (memória verbal) ▪ Bateria cognitiva de raciocínio diário (funções executivas) ▪ Faces II (WMS) (memória não verbal) ▪ Figuras de família II (WMS) (memória não verbal) ▪ HVLT (*Hopkins Verbal Learning Test*) (recuperação atrasada) (memória verbal) ▪ HVLT (recuperação imediata – TOTAL) (memória verbal) ▪ HVLT total (recuperação imediata) (memória verbal) ▪ Memória lógica II (WMS) (memória verbal) ▪ Memória lógica de reconhecimento (WMS) (memória verbal) ▪ Memória de significado (memória verbal) ▪ One Word Learning – recuperação atrasada (memória verbal) ▪ RAVLT (*Rey Auditory – Verbal Learning Test*) (memória verbal) ▪ RAVLT atrasado (memória verbal) ▪ RAVLT aprendizado (T5-T1) (memória verbal) ▪ RBMT (*Rivermead Behavioural Memory Test*) – Total (Memória Verbal) ▪ RBMT história (escore bruto) (memória verbal)

(*Continua.*).

Quadro 17-1. *(Cont.)* Descrição dos domínios cognitivos da taxonomia das habilidades cognitivas de Cattel-Horn-Carrol e Miyake (CHC-M)[3]

Domínio Amplo (Camada II)	Domínio Específico (Camada III)	Testes Cognitivos
	Eficiência de aprendizado (Gl)	▪ RBMT história atrasada (memória verbal) ▪ Recuperação de substantivos concretos (memória verbal) ▪ Figura de Rey (recuperação atrasada) (memória não verbal) ▪ Recuperação atrasada de história (memória verbal) ▪ Recuperação verbal livre (WMS-R alemão) (memória verbal) ▪ Memória verbal (memória verbal) ▪ Associação verbal pareada I (WMS) (memória verbal) ▪ Emparelhados verbais II (WMS) (memória verbal) ▪ Emparelhados verbais II reconhecimento (WMS) (memória verbal) ▪ Emparelhados verbais totais (WMS-III) (memória verbal) ▪ Recuperação visual livre (memória não verbal) ▪ Aprendizado visoespacial (memória não verbal) ▪ Recuperação atrasada de palavras (memória verbal) ▪ Recuperação imediata de palavras (memória verbal)
	Fluência (Gr)	▪ BNT/*Boston Naming Test* (linguagem) ▪ COWAT/*Controlled Oral Word Association Test* (Funções Executivas) ▪ COWAT (escrita) (funções executivas) ▪ COWAT – alemão (funções executivas) ▪ Bateria cognitiva de raciocínio diário (funções executivas) ▪ Fluência de carta (funções executivas) ▪ Nomeação (linguagem) ▪ Fluência verbal, por categoria (funções executivas) ▪ Fluência verbal, por carta (funções executivas)
Memória geral de curto prazo (Gsm)	Memória de trabalho de alta complexidade	▪ Aritmética (*Wechsler Adult Intelligence Scale*/WAIS-III) (memória de trabalho) ▪ *Span* Computacional (memória de trabalho) ▪ Integração de *Kinship* (funções executivas) ▪ Sequenciamento de letras e números (memória de trabalho) ▪ Contagem mental (memória de trabalho) ▪ *Span* de operações (memória de trabalho) ▪ PASAT (*Paced Auditory Serial Addition Test*) (atenção) ▪ Span de leitura (memória de trabalho) ▪ TEA (*Test of Everyday Attention*) – contagem crescente com reversão (atenção) ▪ Teste de desempenho atencional (atenção) ▪ *Span* verbal complexo (memória de trabalho)
	Memória de trabalho de baixa complexidade	▪ Memória de trabalho auditiva (não linguística) (memória de trabalho) ▪ Obrigatoriedade (d') (memória de trabalho) ▪ Previsão de carta (funções executivas) ▪ *Span* de contagem (memória de trabalho) ▪ Tarefa de memória de trabalho de reconhecimento atrasado para avaliar distração (tempo de resposta) (memória de trabalho)

Quadro 17-1. *(Cont.)* Descrição dos domínios cognitivos da taxonomia das habilidades cognitivas de Cattel-Horn-Carrol e Miyake (CHC-M)[3]

Domínio Amplo (Camada II)	Domínio Específico (Camada III)	Testes Cognitivos
	Memória de trabalho de baixa complexidade	▪ Tarefa de memória de trabalho de reconhecimento atrasado ignorando distração (memória de trabalho) ▪ Tarefa de memória de trabalho de reconhecimento atrasado sem distração (tempo de resposta) (memória de trabalho) ▪ Span de dígito (WAIS-R *Scaled Fwd+Back*) (memória de trabalho) ▪ Span de dígito de contagem para trás (memória de trabalho) ▪ Span de dígito reverso (memória de trabalho) ▪ Tarefa de apontamento auto-ordeanada (*Prop. Correct*) (funções executivas) ▪ Span Board para trás (WAIS-R) (memória de trabalho) ▪ Span Espacial (WMS) (memória de trabalho) ▪ Memória de trabalho espacial (testes de SUCCAB) – mseg (memória de trabalho) ▪ Span espacial para trás (memória de trabalho) ▪ Memória de trabalho visoespacial (memória de trabalho) ▪ Memória de trabalho (estímulo sem interrupção) (memória de trabalho)
	Memória de Curto Prazo	▪ Recuperação de palavras (memória verbal) ▪ Retenção visual de Benton (memória não verbal) ▪ Span de bloqueio (memória de trabalho) ▪ CERAD (*Consortium to Establish a Registry for Alzheimer's Disease*) – recuperação imediata (memória verbal) ▪ Aprendizado de associações contínuas pareadas (VisSpat Mem) (memória não verbal) ▪ *Block tapping* de Corsi (memória não verbal) ▪ Span de dígitos crescente (memória de trabalho) ▪ Bateria cognitiva de raciocínio diário (memória verbal) ▪ Aprendizado de face-nome (memória não verbal) ▪ Faces I (WMS) (memória não verbal) ▪ Figuras de família I (WMS) (memória não verbal) ▪ Memória global visual (memória não verbal) ▪ Memória imediata total (Buschke-Fuld) (memória verbal) ▪ Lógica de memória I (WMS) (memória verbal) ▪ Recuperação de memória (memória não verbal) ▪ Reconhecimento de memória (memória não verbal) ▪ Teste de múltiplas medidas de memória (memória verbal) ▪ Memória não verbal (memória não verbal) ▪ Aprendizado *One Card* (memória não verbal) ▪ Aprendizagem *One Word* (memória verbal) ▪ Associações Pareadas (Memória Verbal) ▪ Recuperação de associações pareadas (memória verbal) ▪ Aprendizagem *Place-word* (memória não verbal) ▪ Planejamento (funções executivas) ▪ RBANS/*Repeatable Battery for the Assessment of Neuropsychological Status* Memória Auditiva/Atenção (memória verbal)

(Continua.).

Quadro 17-1. *(Cont.)* Descrição dos domínios cognitivos da taxonomia das habilidades cognitivas de Cattel-Horn-Carrol e Miyake (CHC-M)[3]

Domínio Amplo (Camada II)	Domínio Específico (Camada III)	Testes Cognitivos
	Memória de Curto Prazo	▪ RBANS memória auditiva global/escore de atenção (memória verbal) ▪ RBMT história imediata (memória verbal) ▪ Tempo de reação (velocidade) ▪ Reconhecimento de lista de figuras (memória não verbal) ▪ Reconhecimento de lista de palavras (memória verbal) ▪ Figuras de Rey (recuperação imediata/36) (memória não verbal) ▪ Faces de *Warrington Recognition Memory Test*/RMT (memória não verbal) ▪ Palavras de RMT (memória verbal) ▪ *Span Board Forward* (WAIS-R) (memória de trabalho) ▪ *Span* Espacial (memória de trabalho) ▪ Recuperação imediata de história (memória verbal) ▪ *Short Term Memory Test*/STM visual (memória não verbal) ▪ W-J III *Auditory ST memory* (memória verbal) ▪ Memória de trabalho (sem interrupção) (memória de trabalho)
Funções Executiva (Ef)	Atualização (*Updating*)	▪ N-back (1-3) (memória de trabalho) ▪ Memória de letra (memória verbal) ▪ N-Back (memória de trabalho) ▪ N-Back espacial (memória de trabalho) ▪ N-Back verbal (memória de trabalho) ▪ Memória de números (memória verbal) ▪ *Updating*/atualização (memória de trabalho)
	Deslocamento (*Shifting*)	▪ Paradigma de tarefa dupla (diferença de tempo de resposta) (atenção) ▪ Local global (atenção) ▪ Flexibilidade mental (funções executivas) ▪ Mais e menos (Funções Executivas) ▪ Tarefa de *Set-Switch* (repetição) (funções executivas) ▪ Tarefa de *Set-Switch* (troca) (funções executivas) ▪ *Shifting*/deslocamento (funções executivas) ▪ Rostos sorridentes (custo de troca) (atenção) ▪ Tarefa de troca (acurácia) (funções executivas) ▪ Tarefa de troca (tempo de resposta sem troca) (funções executivas) ▪ Tarefa de Troca (Tempo de Resposta com e sem troca) (Funções Executivas) ▪ Tarefa de troca-repetição-acurácia (funções executivas) ▪ Tarefa de troca – tempo de resposta de repetição (funções executivas) ▪ Tarefa de troca acurácia (funções executivas) ▪ Tarefa de troca de tempo de resposta (funções executivas) ▪ Tarefa de *Trail Making* (B-A) (funções executivas) ▪ Teste de *Trail Making* B (funções executivas) ▪ Tarefa verbal de troca (custo proporcional de troca) (funções executivas)

Quadro 17-1. *(Cont.)* Descrição dos domínios cognitivos da taxonomia das habilidades cognitivas de Cattel-Horn-Carrol e Miyake (CHC-M)[3]

Domínio Amplo (Camada II)	Domínio Específico (Camada III)	Testes Cognitivos
	Deslocamento (*Shifting*)	<ul><li>Corridas alternadas (funções executivas)</li><li>Atenção dividida (atenção)</li><li>Tarefa dupla (dual misturado) (atenção)</li><li>Tarefa dupla (único misturado) (atenção)</li></ul>
	Inibição (*Inhibition*)	<ul><li>Evitando distratores (atenção)</li><li>Reações de tempo congruentes de EFT (funções executivas)</li><li>Reações de tempo incongruentes de EFT (funções executivas)</li><li>Tarefa de *Eriksen Flanker* (*incong-cong* tempo de resposta) (funções executivas)</li><li>Teste de acurácia congruente de Eriksen Flanker (funções executivas)</li><li>Teste de acurácia incongruente de Eriksen Eriksen Flanker (funções executivas)</li><li>Flanker (funções executivas)</li><li>Inibição (funções executivas)</li><li>Excêntrico (novo) (atenção)</li><li>Excêntrico (silêncio) (atenção)</li><li>Excêntrico (*standard*) (atenção)</li><li>Teste de *Road Sign* (velocidade)</li><li>*Stopping* (tempo de resposta) (funções executivas)</li><li>*Stopping* (sem probabilidade) (funções executivas)</li><li>Parada (sem tempo de resposta) (funções executivas)</li><li>Sem-sinal (funções executivas)</li><li>Stroop (funções executivas)</li></ul>
Velocidade de processamento (Gs)	Velocidade perceptual	<ul><li>Cancelamento (velocidade)</li><li>Acurácia complexa (velocidade)</li><li>Reação de escolha complexa (velocidade)</li><li>Tempo de resposta complexo (velocidade)</li><li>Tempo de decisão: tempo de resposta de escolha (velocidade)</li><li>Tempo de decisão: tempo de resposta simples (velocidade)</li><li>Tempo de movimento: tempo de resposta de escolha (velocidade)</li><li>Tempo de movimento: tempo de resposta simples (velocidade)</li><li>Tarefa de cancelamento de dígitos (velocidade)</li><li>Comparação de dígitos (tempo de resposta) (velocidade)</li><li>Símbolos de dígitos (velocidade)</li><li>Codificação de símbolos de dígitos (WAIS-III) (velocidade)</li><li>Substituição de símbolos de dígitos (velocidade)</li><li>Tarefa dupla (único) (atenção)</li><li>Fatores de 7 (velocidade)</li><li>Achados de A's (velocidade)</li><li>Atenção focada (atenção)</li><li>Figuras idênticas (velocidade)</li></ul>

(Continua.).

Quadro 17-1. *(Cont.)* Descrição dos domínios cognitivos da taxonomia das habilidades cognitivas de Cattel-Horn-Carrol e Miyake (CHC-M)[3]

Domínio Amplo (Camada II)	Domínio Específico (Camada III)	Testes Cognitivos
Velocidade de processamento (Gs)	Velocidade perceptual	▪ Identificação (tempo de resposta vusoespacial) (velocidade) ▪ IPSM (velocidade) ▪ Comparação de letra (velocidade) ▪ Comparação de letra/padrão (velocidade) ▪ Comparação de nome (velocidade) ▪ Nomeação de símbolos (velocidade) ▪ Comparação de números (velocidade) ▪ Comparação de padrão (velocidade) ▪ Tarefa *Set-Switch* (única) (funções executivas) ▪ Acurácia simples (velocidade) ▪ Reação de escolha simples (DS) (velocidade) ▪ Reação de escolha simples (MS) (velocidade) ▪ Tempo de resposta simples (velocidade) ▪ Velocidade de IP visoespacial (velocidade) ▪ SRT (velocidade) ▪ Detecção de estímulo (velocidade) ▪ Atenção sustentada (atenção) ▪ Teste de modalidades de símbolos de dígitos (velocidade) ▪ Procura de símbolos (WAIS-III) (velocidade) ▪ TOVA (Test of Variables of Attention) – tempo de resposta mudança de variabilidade (atenção) ▪ TOVA – tempo de resposta (velocidade) ▪ Trilhas A (velocidade) ▪ Composto de UFOV (*Useful Field of View Test*) (velocidade) ▪ Atenção dividida de UFOV (velocidade) ▪ Atenção seletiva de UFOV (velocidade) ▪ Identificação de estímulos de UFOV (velocidade) ▪ Correspondência visual de WJ-III (velocidade)
Processamento visual (Gv)	Percepção sensorial	▪ Piscada atencional (pelas defasagens) (atenção) ▪ Tarefa de detecção de mudanças (tamanho = 4; capacidade [k]) (atenção) ▪ Enumeração (por números) (atenção) ▪ Reconhecimento facial (visoespacial) ▪ Campo de visão (velocidade) ▪ Tarefa de filtro (4 distratores; capacidade [k]) (atenção) ▪ FOV funcional (por graus) (atenção) ▪ Monitoramento (tempo de resposta simples) (velocidade) ▪ Discriminação perceptual (sem treino) (velocidade) ▪ Velocidade perceptual (velocidade) ▪ Figura de Rey (cópia/36) (visoespacial) ▪ Figura de Rey (cópia) (visoespacial) ▪ Atenção seletiva (atenção) ▪ Noite estrelada (d') (visoespacial) ▪ *Scanning* visual (velocidade)

Quadro 17-1. *(Cont.)* Descrição dos domínios cognitivos da taxonomia das habilidades cognitivas de Cattel-Horn-Carrol e Miyake (CHC-M)[3]

Domínio Amplo (Camada II)	Domínio Específico (Camada III)	Testes Cognitivos
Processamento visual (Gv)	Percepção sensorial	▪ Procura visual para longe (sim para UFOV) (velocidade) ▪ Procura visual para meio (sim para UFOV) (velocidade) ▪ Procura visual para perto (sim para UFOV) (velocidade) ▪ Tarefa de procura visual – acurácia (estímulo frequente) (velocidade) ▪ Tarefa de procura visual – acurácia (excêntrico) (velocidade) ▪ Tarefa de procura visual – tempo de reação (estímulo frequente) (velocidade) ▪ Tarefa de procura visual – tempo de reação (excêntrico) (velocidade)
	Percepção visual	▪ Desenho de bloco (visoespacial) ▪ Títulos de direção (visoespacial) ▪ Rotação mental (entre graus – acurácia) (visoespacial) ▪ Rotação mental (entre graus – tempo de resposta) (visoespacial) ▪ Teste de percepção visual sem parte motora (visoespacial)
Processamento visual (Gv)	Percepção sensorial	▪ Piscada atencional (pelas defasagens) (atenção) ▪ Tarefa de detecção de mudanças (tamanho = 4; capacidade [k]) (atenção) ▪ Enumeração (por números) (atenção) ▪ Reconhecimento facial (visoespacial) ▪ Campo de visão (velocidade) ▪ Tarefa de filtro (4 distratores; capacidade [k]) (atenção) ▪ FOV funcional (por graus) (atenção) ▪ Monitoramento (tempo de resposta simples) (velocidade) ▪ Discriminação perceptual (sem treino) (velocidade) ▪ Velocidade perceptual (velocidade) ▪ Figura de Rey (cópia/36) (visoespacial) ▪ Figura de Rey (cópia) (visoespacial) ▪ Atenção seletiva (atenção) ▪ Noite estrelada (d') (visoespacial) ▪ *Scanning* visual (velocidade) ▪ Procura visual para longe (sim para UFOV) (velocidade) ▪ Procura visual para meio (sim para UFOV) (velocidade) ▪ Procura visual para perto (sim para UFOV) (velocidade) ▪ Tarefa de procura visual – acurácia (estímulo frequente) (velocidade) ▪ Tarefa de procura visual – acurácia (excêntrico) (velocidade) ▪ Tarefa de procura visual – tempo de reação (estímulo frequente) (velocidade) ▪ Tarefa de procura visual – tempo de reação (excêntrico) (velocidade)
	Percepção visual	▪ Desenho de bloco (visoespacial) ▪ Títulos de direção (visoespacial) ▪ Rotação mental (entre graus – acurácia) (visoespacial) ▪ Rotação mental (entre graus – tempo de resposta) (visoespacial) ▪ Teste de percepção visual sem parte motora (visoespacial)

Quadro 17-2. Fator cognitivo e seu respectivo teste[4]

Domínio cognitivo amplo		Domínio cognitivo específico	
Fator cognitivo	Teste	Fator cognitivo	Teste
Raciocínio Fluído (Gf)	Controle de atenção para resolver questões na hora. Não depende exclusivamente de hábitos aprendidos	Raciocínio abstrato	Capacidade de reconhecer (induzir) e aplicar regras lógicas que governam as mudanças de sequência em estímulos abstratos. Indução (I) e o raciocínio sequencial são recursos definidores de tarefas de Gf
		Raciocínio verbal	Capacidade de compreender e avaliar a lógica de vários argumentos verbais; raciocínio com material verbal e por meio de conhecimento anteriormente adquirido
Armazenamento e recuperação de longo prazo (Glr)	A capacidade de armazenar, consolidar, e recuperar informações sobre períodos de tempo medidos em minutos, horas, dias e anos	*Eficiência de aprendizado (Gl)*	Capacidade de aprendizagem de novas informações que são retidas por mais tempo do que nas tarefas de memória de curto prazo
		Fluência (Gr)	Capacidade de acessar e lembrar rapidamente informações previamente armazenadas na memória de longo prazo
Memória geral de curto prazo (Gsm)	A capacidade de codificar, manter, armazenar e manipular informações na consciência imediata. Inclui extensão de memória (*span*) e de memória de trabalho	Memória de trabalho de alta complexidade	Coordenação multitarefa: Manipulação/processamento de múltiplos fluxos de informações para uma resposta coordenada. Pode implicar na inibição de um ou mais fluxos de informação. Inclui o processamento e o armazenamento de várias fontes de informação

Quadro 17-2. *(Cont.)* Fator cognitivo e seu respectivo teste[4]

Domínio cognitivo amplo		Domínio cognitivo específico	
Fator cognitivo	**Teste**	**Fator cognitivo**	**Teste**
Memória geral de curto prazo (Gsm)	A capacidade de codificar, manter, armazenar e manipular informações na consciência imediata. Inclui extensão de memória (*span*) e de memória de trabalho	Memória de trabalho de baixa complexidade	Implica em manipulação cognitivamente mais complexa que os processos de memória de curto prazo, porém é mais simples do que a atualização e a memória de trabalho de alta complexidade. Inclui o processamento e o armazenamento de uma única fonte de informações (p. ex., recordar uma lista apresentada na ordem inversa)
		Memória de curto prazo	Capacidade de armazenar informações na memória primária e reproduzi-las imediatamente, na mesma sequência em que foram apresentadas
Funções executivas (Ef)	Processos cognitivos de alto nível, frequentemente associados ao lobo frontal, o qual controla tarefas básicas de comportamento com objetivos dirigidos	Atualização (*updating*)	Processo ativo de monitoramento e atualização das informações recebidas e de itens mantidos na memória de trabalho. Substitui informações irrelevantes por relevantes para a tarefa em questão
		Deslocamento (*shifting*)	Mudança entre conjuntos ou operações mentais, capaz de desativar um conjunto mental irrelevante, e engajar-se ativamente em um conjunto relevante, para a tarefa atual
		Inibição (*inhibition*)	Substituição ativa e deliberada de uma resposta dominante ou automática para completar uma tarefa
Velocidade de processamento (Gs)	Habilidade de realizar tarefas cognitivas simples e repetitivas de forma rápida e fluente	Velocidade perceptual	Velocidade na qual os estímulos visuais podem ser comparados por semelhança ou diferença

(Continua.)

Quadro 17-2. *(Cont.)* Fator cognitivo e seu respectivo teste[4]

Domínio cognitivo amplo		Domínio cognitivo específico	
Fator cognitivo	Teste	Fator cognitivo	Teste
Processamento visual (Gv)	Habilidade de utilizar a imagem mental simulada, geralmente em conjunto com imagens reais observadas, para resolver problemas	Percepção sensorial	Eficiência dos sentidos primários para processar e fornecer informações captadas (normalmente visão). Necessária para a tarefa de conclusão
		Percepção visual	Capacidade de perceber padrões complexos e simular mentalmente como eles podem parecer quando transformados. Por exemplo, em outra posição, com tamanho diferente, mais escuro etc. É central para Gv (como indução é central para Gf)
Velocidade de processamento (Gs)	Habilidade de realizar tarefas cognitivas simples e repetitivas de forma rápida e fluente	Velocidade perceptual	Velocidade na qual os estímulos visuais podem ser comparados por semelhança ou diferença
Processamento visual (Gv)	Habilidade de utilizar a imagem mental simulada, geralmente em conjunto com imagens reais observadas, para resolver problemas	Percepção sensorial	Eficiência dos sentidos primários para processar e fornecer informações captadas (normalmente visão). Necessária para a tarefa de conclusão
		Percepção visual	Capacidade de perceber padrões complexos e simular mentalmente como eles podem parecer quando transformados. Por exemplo, em outra posição, com tamanho diferente, mais escuro etc. É central para Gv (como indução é central para Gf)

Quadro 17-3. Tipos de memória

Tipo de memória	Definição
Memória de curto prazo	Habilidade de armazenar a informação e mantê-la na **consciência imediata** (memória primária). Capacidade de reproduzir a informação imediatamente, na mesma sequência em que foi apresentada. Exemplo: recordar uma lista de números na mesma ordem em que foram falados
Memória de trabalho	Habilidade de armazenar e manipular a informação na **consciência imediata**. É dividida em dois tipos: 1. Memória de trabalho de baixa complexidade – habilidade de manipular a informação cognitivamente mais complexa da memória de curto prazo. Menos complexa que os processos de atualização *updating* ou de memória de trabalho de alta complexidade. Processamento de uma única fonte de informação, tarefa única. Exemplo: recordar uma lista de nomes na ordem reversa 2. Memória de trabalho de alta complexidade – habilidade de coordenação multitarefas. Manipulação e processamento de vários fluxos de informação. Pode implicar na inibição de um ou mais fluxos para uma resposta coordenada. Exemplo: testar a veracidade de uma frase ou realizar testes aritméticos simples, ao mesmo tempo que memoriza uma lista de palavras para imediata recuperação

não ser específica para o aspecto teórico da memória geral de curto prazo investigado. Poucos artigos dentro desta revisão relatam um poder calculado *a priori*. A falta de poder estatístico limita as conclusões que podem ser extraídas das pesquisas publicadas. Além disso, muitas das tarefas utilizadas seriam medidas pouco sensíveis do aspecto de atualização da memória de trabalho, que poderia ser menos eficiente em pessoas com zumbido.

Para que os novos estudos possam ter boa validade interna e externa, a futura correlação entre zumbido e desempenho cognitivo deverá considerar o cálculo amostral antecipado. Para isso, vários parâmetros precisam ser previamente estabelecidos:

A) A pergunta de pesquisa, pois essa definirá o teste estatístico a ser utilizado para análise;
B) O nível de significância, ou seja, a chance de erro aceita no estudo;
C) O tamanho de efeito – magnitude da diferença real entre dois grupos ou medidas. Geralmente obtido da reflexão do pesquisador sobre o tema e/ou de dados colhidos no piloto, de metanálise, de artigo publicado ou de opinião de especialista da área;
D) O poder observado – capacidade de a amostra detectar uma diferença existente.

Aliado a este cálculo amostral definido, a utilização de testes padronizados e validados, verbais e não verbais, que avaliem os vários domínios cognitivos e incluam a atenção e o processamento executivo, é outro ponto a ser considerado. Finalmente, para minimizar qualquer prejuízo na análise dos resultados, a devida importância aos fatores confundidores como audição, depressão, ansiedade, grau de escolaridade, motivação etc. deve ser dada na seleção da amostragem.

Quadro 17-4. Resumo de algumas pesquisas que avaliaram a cognição em sujeitos com zumbido

Autor	População estudada	Método utilizado	Taxonomia CHC-M	Resultados e comentários
Cuny et al. (2004)[4]	60 sujeitos (30 normais, com zumbido simulado em 4.000 Hz, 10 com zumbido à direita, 10 à esquerda e 10 bilateral). Presença de grupo-controle	Teste dicótico seguido de repetição de palavras	Memória de trabalho de baixa complexidade	Vantagem de resposta para o hemisfério esquerdo, em pacientes com zumbido à direita. O zumbido simulado não modifica a lateralidade natural para a esquerda, em indivíduos normais
Rossiter, Stevens e Walker (2006)[6]	19 indivíduos com zumbido crônico (9 m), idade entre 34 e 63 anos, com audição normal. Presença de grupo-controle	Versão auditiva do teste *reading span*	Memória de trabalho de alta complexidade	Desempenho inferior ao grupo-controle
Dağ et al., (2016)[7]	15 sujeitos com zumbido, idade média de 49 anos, sem histórico de doenças psiquiátricas	Teste cognitivo MoCA (*Montreal Cognitive Assessment*)	Memória de curto prazo e memória de trabalho de baixa complexidade, funções executivas, atenção, linguagem, pensamento conceitual, cálculo e orientação	População com zumbido com desempenho inferior
Jiang (2016)[8]	20 sujeitos com zumbido crônico (6 m), idade entre 21 e 75 anos, média de limiares audiométricos para 500, 1.000 e 2.000 Hz até 25 dBNA. Presença de grupo-controle	Teste computadorizado de repetição de dígitos na ordem ouvida e teste de repetição de dígitos na ordem inversa à ouvida	Memória de curto prazo e memória de trabalho de baixa complexidade	Sem diferenças de desempenho entre os grupos. Observou alterações de memória de curto prazo quando relacionadas com o grau de desconforto do zumbido
Gudwani et al. (2017)[9]	25 sujeitos com zumbido, idade entre 20 e 45 anos, grau de audibilidade variado (para a orelha esquerda: 72% com audição normal, 16% com perda auditiva de grau leve e 4% com perda de graus moderado a severo; para a orelha direita: 64% com audição normal, 16% com perda auditiva de grau leve e 20% com perda auditiva de grau moderado a severo)	*Verbal Adult Intelligence Scale* (VAIS – versão local padronizada da escala de Wechsler); Matrizes Progressivas de Raven e testes viso-motores de Bender (BVMG, Bender Gestalt Test)	Memória de trabalho de alta complexidade, memória de curto prazo, processamento visual	Desempenho inferior nas tarefas cognitivas (*span* de dígitos, compreensão verbal, equilíbrio mental, atenção, concentração, memória imediata, reconhecimento visual e subtestes gestálticos-visuais) por interferência do zumbido

Quadro 17-4. (Cont.) Resumo de algumas pesquisas que avaliaram a cognição em sujeitos com zumbido

Autor	População estudada	Método utilizado	Taxonomia CHC-M	Resultados e comentários
Wang et al. (2018)[10]	207 sujeitos com zumbido crônico de grau leve a severo	Teste de triagem de habilidades cognitivas CASI (Cognitive Abilities Screening Instrument) e potencial evocado P300	Memória de longo prazo, memória de curto prazo, fluência e eficiência de aprendizado	Indivíduos com zumbido severo possuíam prejuízos cognitivos distintos daqueles com grau leve. Diferença que não pode ser explicada pelas desigualdades na perda auditiva. A análise estatística indicou que a severidade do zumbido estaria positivamente correlacionada com a extensão do comprometimento cognitivo
Waechter et al. (2019)[11]	31 sujeitos com zumbido leve, idade média de 26,9 anos, audição normal. Presença de grupo-controle	Teste n-back	Memória de trabalho de alta complexidade e função executiva de *updating*	Desempenho superior numa das etapas do teste *n-back*, o que poderia ser explicado pelo maior grau de escolaridade do grupo com zumbido em relação ao grupo-controle. O nível de ansiedade no grupo com zumbido foi maior, o que pode justificar o maior tempo de resposta no teste *n-back*. A audição em altas frequências poderia influenciar o desempenho cognitivo: quanto piores os limiares em 10 a 16 KHz na melhor orelha, mais baixa a capacidade de memória de trabalho nas etapas de maior carga cognitiva. A presença de zumbido pode não ter impacto negativo no desempenho de tarefas de memória operacional

Quadro 17-4. *(Cont.)* Resumo de algumas pesquisas que avaliaram a cognição em sujeitos com zumbido

Autor	População estudada	Método utilizado	Taxonomia CHC-M	Resultados e comentários
Nagaraj, Bhaskar e Prabhu (2020)[12]	15 adultos com zumbido e audição normal, idade média de 33,4 anos	teste de repetição de dígitos na ordem ouvida e na ordem inversa; teste *span* com sequenciamento ascendente e descendente	Memória de curto prazo, memória de trabalho de baixa complexidade e memória de trabalho de alta complexidade	Desempenho dos indivíduos com zumbido foi significativamente pior em todas as tarefas exceto na de memória de curto prazo, provavelmente por se tratar de uma tarefa sem complexidade. O efeito do zumbido nas tarefas cognitivas estaria relacionado com a complexidade das mesmas e com os graus de atenção e concentração envolvidos durante sua realização

REFERÊNCIAS BIBLIOGRÁFICAS

1. Spearman C. General Intelligence, Objectively Determined and Measured Source. The American Journal of Psychology, University of Illinois Press Stable, [Internet]. 1904;15(2):201-292.
2. Webb SL, Loh V, Lampit A, et al. meta-analysis of the effects of computerized cognitive training on executive functions: a cross-disciplinary taxonomy for classifying outcome cognitive factors. Neuropsychol Rev. 2018;28(2):232-250.
3. Clarke NA, Henshaw H, Akeroyd MA, et al. Associations between subjective tinnitus and cognitive performance: systematic review and meta-analyses. Trends Hear. 2020;24:2331216520918416.
4. Cuny C, Norena A, El Massioui F, Chéry-Croze S. Reduced attention shift in response to auditory changes in subjects with tinnitus. Audiol Neuro-otol. 2004;9(5):294-302.
5. Tegg-Quinn S, Bennett RJ, Eikelboom RH, Baguley DM. The impact of tinnitus upon cognition in adults: A systematic review. Int J Audiol. 2016;55(10):533-40. Epub 2016 May 31. Erratum in: Int J Audiol. 2016;55(11):706. PMID: 27240696.
6. Rossiter S, Stevens C, Walker G. Tinnitus and its effect on working memory and attention. J Speech Lang Hear Res. 2006;49(1):150-60.
7. Dağ E, Bayar Muluk N, Karabiçak H, et al. Cognitive Evaluation and Quality of Life Assessment in Patients with Subjective Tinnitus. Acta Neurol Taiwan. 2016;25(1):1-9.
8. Jiang S. Do individuals with bothersome tinnitus have different auditory selective attention and working memory abilities compared to non-tinnitus controls? — an exploratory study. Dissertação de Mestrado. Department of Communication Disorders, University of Canterbury, Canterbury, Nova Zelândia. 2016:169.
9. Gudwani S, Munjal SK, Panda NK, Kohli A. Association of Chronic Subjective Tinnitus with Neuro Cognitive Performance. Int Tinnitus J. 2017;21(2):90-97.
10. Wang Y, Zhang JN, Hu W, et al. The characteristics of cognitive impairment in subjective chronic tinnitus. Brain Behav. 2018;8(3):e00918.
11. Waechter S, Hallendorf L, Malmstein E, et al. The Impact of Tinnitus on N-Back Performance in Normal Hearing Individuals. J Am Acad Audiol. 2019;30(3):169-177.
12. Nagaraj MK, Bhaskar A, Prabhu P. Assessment of auditory working memory in normal hearing adults with tinnitus. Eur Arch Otorhinolaryngol. 2020;277(1):47-54.

ZUMBIDO METABÓLICO

CAPÍTULO 18

Alessandra Ramos Venosa
Raquel Mezzalira

INTRODUÇÃO

Sabe-se que a orelha interna é um órgão com mecanismos metabólicos complexos, o que requer um fluxo sanguíneo adequado e fornecimento de oxigênio e glicose para manutenção da sua homeostase. Sua dependência de irrigação terminal por vasos de pequeno calibre, a ausência de reservas energéticas e a constante necessidade de energia para o estabelecimento da atividade da bomba de sódio e potássio (Na+/K+), responsável pela manutenção do potencial endococlear, faz com que o labirinto funcione como um termômetro, sendo muitas vezes o primeiro órgão a indicar alguma disfunção do organismo. Nesse contexto, as doenças metabólicas são aceitas como sendo uma das etiologias responsáveis pelos distúrbios da orelha interna.

Os principais distúrbios metabólicos que afetam o funcionamento da orelha interna são os da glicose (diabetes, hipoglicemia reativa e hiperinsulinemia), da glândula tireoide e os problemas relacionados com o metabolismo lipídico.[1]

HORMÔNIOS TIROIDEANOS

Os hormônios tireoidianos estão envolvidos na fisiologia e na morfologia da orelha interna. Quanto ao hipertireoidismo, há poucos estudos na literatura. Por outro lado, o hipotiroidismo acarreta várias alterações funcionais no metabolismo lipídico, bem como na hipertensão arterial e predisposição à vasculopatia. A lesão direta do hormônio nas células ciliadas, alterações hemodinâmicas ou bioquímicas causadas pela falta do hormônio na orelha interna e lesões no tronco cerebral são algumas hipóteses que explicam a presença dos sintomas cocleares no hipotiroidismo.[2] Na prática clínica, tem-se identificado pacientes com hipotiroidismo subclínico (TSH elevado e T4 livre normal) que evoluem com sintomas auditivos sem outras possíveis etiologias.

DISLIPIDEMIAS

A hiperlipoproteinemia é outro distúrbio sistêmico implicado nas doenças da orelha interna. Acredita-se que o aumento da viscosidade sanguínea resulta em menor oxigenação labiríntica e a obstrução crônica dos capilares da estria vascular leva à isquemia com alteração bioquímica no espaço endolinfático.[3]

METABOLISMO DA GLICOSE

Em relação ao metabolismo da glicose, tanto a hipoglicemia como a hiperglicemia podem alterar o potencial endococlear.[1] A insulina está diretamente envolvida na atividade da bomba, Na-K-ATPase que atua na estria vascular mantendo altas concentrações de potássio e baixas concentrações de sódio na endolinfa. A atividade dessa bomba envolve alto gasto energético, sendo a insulina e a glicose fundamentais para a produção da energia envolvida nesta atividade. A hiperinsulinemia e a hiperglicemia são capazes de bloquear a atividade dessa bomba, alterando o potencial endococlear com consequente retenção hídrica na endolinfa, o que resulta na hidropisia. Os sintomas decorrentes dessa fase são zumbidos, flutuação da audição, plenitude auricular, instabilidade ou vertigem.

Além disso, as alterações insulinêmicas, a longo prazo, podem elevar a taxa de produção dos triglicérides e, portanto, serem responsáveis pela aceleração do desenvolvimento de lesões ateroscleróticas nos pacientes com *diabetes mellitus*, uma das mais prevalentes doenças na população idosa.[4] No diabetes já instalado, a fisiopatologia do zumbido associa-se também à microangiopatia e à neuropatia. A redução do número de células ganglionares espirais e o edema da estria vascular são consequências da angiopatia. O comprometimento das vias auditivas centrais pela neuropatia também pode justificar a progressão da hipoacusia e, consequentemente, instalação do zumbido.

São propostos os seguintes mecanismos:[1]

- Interferência no transporte de nutrientes através das paredes capilares espessadas;
- Redução do fluxo por estreitamento vascular;
- Degeneração (neuropatia) secundária do nervo coclear.

HORMÔNIOS OVARIANOS

Foi demonstrado que desequilíbros, tanto do estrogênio quanto da progesterona, podem levar a lesões morfológicas e fisiológicas da cóclea, e que o grau dessas lesões depende não apenas da presença desses hormônios, mas também da proporção entre eles.[5] Acredita-se que essas lesões sejam decorrentes do efeito vasoconstritor que estes hormônios provocam na artéria auditiva ocasionando uma variação de fluxo sanguíneo na cóclea. Este fato explica a flutuação auditiva e o zumbido. Nas mulheres, a flutuação dos hormônios durante o ciclo menstrual, principalmente durante a segunda fase (fase lútea), determina o aparecimento de sintomas latentes. Os sintomas cocleares nesta fase podem ser atribuídos tanto à hidropisia quanto à ação hormonal direta no tronco cerebral. Durante a gestação, os sintomas são semelhantes aos que podem surgir na fase lutea, já no climatério os sintomas acontecem em decorrência da insuficiência estrogênica. As alterações auditivas de causa hormonal podem estar associadas também às terapias de reposição hormonal e, neste caso, acomemetem também indivíduos do sexo masculino.

VITAMINA B12

A função coclear é dependente do suprimento vascular adequado e do normal funcionamento do tecido nervoso. A deficiência de B12 está associada a degeneração axonal, desmielinização e morte neuronal apoptótica subsequente. A deficiência de vitamina B12 pode causar a desmielinização dos neurônios no nervo coclear, resultando em perda auditiva. Além disso, os baixos níveis de vitamina B12 e folato são associados à destruição da microvasculatura da estria vascular, o que pode resultar em potencial endococlear diminuído e na perda auditiva e zumbido.

Um dos mecanismos que se acredita estar em jogo na neuropatia por deficiência de vitamina B12 é a hipometilação na bainha de mielina, pela inibição da enzima metionina sintase dependente de B12. A metilação da homocisteína em metionina requer metilcobalamina (uma forma ativa de vitamina B12) e a forma ativa de ácido fólico (5-metiltetraidrofolato). A deficiência de vitamina B12 leva ao acúmulo de homocisteína, que é uma neurotoxina e toxina vascular. A alta prevalência de deficiência de vitamina B12 pode ser atribuída a hábitos alimentares, como o vegetarianismo, má ingestão de leite e produtos lácteos, fatores socioeconômicos e alta prevalência de *Helicobacter pylori*.[6]

VITAMINA D

Devido à presença de receptores de vitamina D na orelha interna é esperado que sua deficiência possa influenciar a função auditiva. Entretanto faltam dados para explicar como a deficiêcia da vitamina D pode influenciar o zumbido.

A deficiência de vitamina D já foi associada à surdez neurossensorial bilateral possivelmente por interferir no metabolismo do cálcio e na microcirculação na cóclea. Uma vez que a perda auditiva neurossensorial é um fator de risco para o desenvolvimento de zumbido, a deficiência de vitamina D induzindo a perda auditiva também pode contribuir para o início ou progressão do zumbido.

Como já sabemos, os mecanismos inflamatórios estão envolvidos não apenas na perda auditiva, mas também na gênese do zumbido.[7] Consequentemente, a ação anti-inflamatória da vitamina D pode desempenhar um papel importante sobre o zumbido.

Outro mecanismo pelo qual a deficiência de vitamina D pode influenciar o zumbido está relacionado com o magnésio. O magnésio desempenha um papel como principal cofator para a síntese de vitamina D. Além disso, a vitamina D ativada pode aumentar a absorção intestinal de magnésio.[8] Portanto, diminuição da absorção de magnésio devido ao déficit de vitamina D pode levar à exacerbação do zumbido.

A vitamina D também diminui a produção de óxido nítrico (ON), inibindo a expressão de ON sintase. O ON está envolvido em alterações neurais plásticas que podem contribuir para a geração de zumbido. A deficiência de vitamina D aumenta a produção de ON podendo gerar zumbido.[9]

A vitamina D pode regular a síntese de serotonina pela tirosina hidroxilase. Assim, além de sua função na patogênese do zumbido, a deficiência de vitamina D também pode causar depressão, que frequentemente coexiste com zumbido.[10]

Uma série de estudos prestam atenção à influência de estresse oxidativo no zumbido. Durante o metabolismo celular são formados os radicais livres que são moléculas reativas geradas durante a conversão da energia dos alimentos em oxigênio. Essas moléculas têm um efeito prejudicial sobre os constituintes celulares. Os sistemas de defesa antioxidante foram desenvolvidos em organismos aeróbios para controlar a formação de radicais livres e prevenir os efeitos nocivos dessas moléculas. No entanto, em alguns casos, o sistema de defesa antioxidante não está disponível para evitar os efeitos tóxicos dos radicais livres e ocorre uma condição chamada estresse oxidativo. Esta condição pode causar dano ao epitélio sensorial da cóclea e à via auditiva central. A carência de vitamina D foi relacionada com a produção de radicais livres e foi demonstrado que a vitamina D tem a capacidade de inibir o estresse oxidativo induzido por zinco no sistema nervoso central podendo atuar também como um antioxidante eficaz na prevenção do zumbido.[11]

MELATONINA

Foi observado nível plasmático baixo de melatonina entre pacientes idosos com zumbido. A melatonina tem efeito inibitório nas respostas excitatórias dependentes de glutamato por meio da influência sobre os canais de cálcio controlados pelo N-Metil-D-aspartato e modula positivamente a atividade dos receptores de ácido gama-aminobutírico contribuindo para um aumento da transmissão inibitória gabaérgica. Na orelha interna há uma expressão difusa de receptores de melatonina, distribuídos em várias estruturas, incluindo o órgão de Corti, gânglio espiral e saco endolinfático. A melatonina atravessa facilmente todas as barreiras biológicas devido à sua lipofilia e características hidrofílicas, podendo aumentar a expressão e a atividade de enzimas antioxidantes através da ligação à membrana ou a receptores nucleares em várias condições de estresse oxidativo. Portanto a melatonina tem propriedades antioxidantes e atua também na eliminação de radicais livres. Além disso atua na manutenção do retículo endoplasmático e na homeostase mitocondrial, ações que lhe conferem um efeito antiapoptótico. E por fim exibe efeitos regulatórios duplos na autofagia, ativando-a ou suprimindo-a. A autofagia é um importante processo catabólico, que desempenha um papel fundamental na manutenção da homeostase intracelular em resposta ao estresse celular por meio da eliminação de organelas intracelulares danificadas, melhorando a função mitocondrial.[12]

ZINCO

Os níveis de zinco na cóclea são mais elevados do que os encontrados em outras áreas do corpo. O zinco tem papel funcional na cóclea e no núcleo coclear, além de desempenhar função neuronal, de modo que a deficiência de zinco pode causar zumbido e perda auditiva.[13]

A utilização de suplementos de zinco como tratamento para zumbido tem resultados diversos na literatura, mostrando efetividade em 52% a 82% dos casos, havendo uma publicação na qual não foi encontrado efeito benéfico.

Em estudo conduzido em um subgrupo de pacientes com zumbido associado a PAINPSE (perda auditiva induzida por pressão sonora elevada), a utilização de suplementação oral de zinco por período de 2 meses mostrou benefícios nos resultados do teste THI (*Tinnitus Handicap Inventory*), apesar de não ter alterado os exames audiológicos aplicados. A despeito do pequeno grupo de participantes, é interessante que os autores tenham estudado um subgrupo específico de pacientes, relacionando a etiologia do zumbido com um potencial uso específico de suplementos de zinco.[14]

ESTRESSE

A relação entre estresse e zumbido é extremamente importante sendo alvo de inúmeras pesquisas e publicações, neste capítulo vamos abordar os apectos metabólicos envolvidos nesse processo.

A resposta ao estresse é mediada por dois sistemas principais. O primeiro deles é a via hipotalâmica-pituitária-adrenal (HPA), que estimula o córtex adrenal a liberar glicocorticoides como cortisol e corticosterona no sangue. O segundo é o sistema simpático-adrenomedular que influencia a resposta ao estresse por meio de duas vias: liberação de epinefrina pela medula da adrenal na corrente sanguínea e fornecimento de norepinefrina a todos os órgãos do corpo por meio de terminações nervosas simpáticas. Sob estresse, a síntese e liberação de serotonina também aumentam em várias áreas cerebrais e a ativação do eixo HPA desempenha um papel nesse processo. A serotonina é um modulador importante dos sistemas sensoriais e controla a filtragem de informação auditiva. Deste modo, sua disfunção está presumivelmente envolvida no desenvolvimento e na percepção do zumbido.[15]

Além disso, sabe-se que a lesão auditiva periférica pode levar a modificações na rede neural do cortex auditivo por meio da neuroplasticidade e esta reorganização central, mediada pela serotonina, pode ser responsável pelo zumbido.[16]

HÁBITOS E DIETA

Um recente estudo de extensa coorte populacional, conduzido na Coreia e contabilizando mais de sete mil indivíduos, analisou o aporte nutricional e a prevalência de zumbido. Observaram que uma ingesta menor de vitaminas B2, B3, água e proteína pode estar associada tanto à presença de zumbido, como ao incômodo associado a ele. No subgrupo de indivíduos de meia-idade (51 a 60 anos) a ingesta de vitamina B2 era significativamente menor. Ao avaliar o incômodo associado ao zumbido no grupo de indivíduos mais jovens (45 a 55 anos) a prevalência do incômodo foi associada a menor ingesta hídrica, já em grupos com idades entre 66 e 80 anos, esse achado teve relação com a menor ingesta de proteína e vitamina B3. Apesar das diferenças culturais e dietéticas entre a população estudada e a do Brasil, esse estudo populacional chama a atenção para a importância da avaliação e da adaptação da dieta em portadores de zumbido.[17]

Outra questão a ser levada em consideração são os hábitos e o tipo de dieta:[16]

- *Tabagismo*: efeito ototóxico sobre as células auditivas;
- *Etilismo*: alteração na densidade da endolinfa, produzindo disfunção transitória nas células ciliadas;
- *Consumo de xantina*: cafeína (café), teofilina (chás) e teobromina (cacau), substâncias presentes em refrigerantes à base de cola podem desencadear ou exacerbar o zumbido já existente;
- *Consumo de açúcares e carboidratos de rápida absorção*: pode causar zumbido ou piorar o zumbido existente por hiperinsulinismo e alterações no potencial endococlear;
- *Jejum prolongado*: o mecanismo da bomba de Na/K responsável pelo potencial endococlear é dependente de energia e a orelha interna não armazena energia. O jejum prolongado (mais de 3 horas) está relacionado com o déficit de energia e alteração do potencial endococlear, que pode piorar o zumbido.

DIAGNÓSTICO

Alguns exames podem fornecer informações relevantes para a investigação de fatores etiológicos, predisponentes ou coadjuvantes em pacientes com zumbido.

- Glicose e insulina em jejum e hemoglobina glicada. Nesse caso, o objetivo é avaliar o metabolismo da glicose e a consequente produção de insulina, sendo possíveis suspeitas a hiperinsulinemia e a hipoglicemia reativa. Na avaliação laboratorial dos pacientes com zumbido e suspeita de distúrbio de metabolismo da glicose tem sido preconizada a realização de curvas glicêmica e insulinêmica de 3 horas. A associação das duas curvas fornece informações importantes para o diagnóstico que não podem ser observadas em outros tipos de exame, como queda brusca de glicose e soma dos índices de insulina na segunda e terceira horas do exame, não sendo necessária portanto a realização de curvas de 5 horas.[1,18] Curvas normais não afastam o diagnóstico de diabetes ou intolerância à glicose uma vez que o paciente possa estar em período de compensação metabólica, porém a sua positividade confirma o diagnóstico. Como alternativa a estes testes tem sido proposto o *homeostatic model assessment* (HOMA) que é um método utilizado para quantificar a **resistência à insulina,** de fácil realização e de menor custo. Trata-se de um modelo matemático baseado no equilíbrio fisiológico entre as concentrações plasmáticas de insulina e glicose no jejum, ajustado para a população normal, de forma que se estima a função das células beta e a resistência à ação da insulina. A fórmula utilizada para obtenção de tal índice é:

Insulina jejum (µUI/mL) × glicose jejum (mmol/L*)/22,5.
* Para conversão da glicose de mg/dL para mmol/l, multiplica-se o valor em mg/dL por 0,0555).[19]

Entretanto, as alterações nas curvas glicoinsulinêmicas acontecem no decorrer do exame até a 3ª hora, são importantes para diagnóstico do distúrbio metabólico e não podem ser observadas em outros testes. Assim não se pode dizer que o HOMA substitui as curvas na suspeita de distúrbios do metabolismo glicêmico.[18] Os pacientes com pré-diabetes ou intolerância à glicose respondem muito bem ao tratamento com dieta restritiva de açúcares e hidratos de carbono. Sendo assim, é importante diagnosticar precocemente esta condição antes da instalação do diabetes propriamente dito uma vez que as alterações encontradas nesses casos são mais fáceis de serem revertidas com medidas simples do que quando já ocorreu o estabelecimento da microangiopatia e da neuropatia.

Os valores de referência encontram-se a seguir:[4,19]

- Glicemia de jejum:
  - Normoglicemia < 99 mg/dL;
  - Pré-diabetes ou risco aumentado para DM ≥ 100 e < 126 mg/dL;
  - Diabetes estabelecido ≥ 126 mg/dL.
- Hemoglobina glicada:
  - Normoglicemia < 5,7%;
  - Pré-diabetes ou risco aumentado para DM ≥ 5,7 e < 6,5%;
  - Diabetes estabelecido ≥ 6,5%.
- Glicemia 2 horas após sobrecarga com 75 gramas de glicose:
  - Normoglicemia < 140 mg/dL;
  - Pré-diabetes ou risco aumentado para DM ≥ 140 e < 200 mg/dL;
  - Diabetes estabelecido ≥ 200 mg/dL.
- Curvas glicêmica e insulinêmica de 3 horas (tempos 0, 30, 60, 90, 120 e 180 minutos): parâmetros alterados:[1,4]
  - Curva glicêmica:
    - Glicemia menor que 55 mg/dL em qualquer tempo da curva;
    - Glicemia 120 minutos maior que 140 mg/dL;
    - Queda brusca da glicemia maior que 1 ponto por minuto entre os tempos (em qualquer tempo).
  - Curva insulinêmica:
    - Insulina jejum maior que 50;
    - Soma dos valores das insulinas de 120 e 180 minutos maior que 60.

Mais raramente a etiologia do zumbido pode estar relacionada com insuficiência de dissacaridases. Nesta situação na curva de insulina são observados todos os valores abaixo de 50 U/L. Para a confirmação diagnóstica pode ser feita a curva de tolerância à lactose que é considerada alterada quando os níveis de glicose não atingem o valor de 25 mg/dL acima do valor de jejum ou quando o paciente apresenta sintomas gastrointestinais após a realização do exame:[20]

- *Colesterol total e frações e triglicerídeos*: permitem investigar fatores que causam hiperviscosidade sanguínea ou placas ateroscleróticas;[16]
- *T4 livre, TSH, anticorpos antiperoxidase e anticorpos antitireoglobulina*: pesquisar anormalidades tireoidianas precoces;[16]
- *Zinco*: especialmente em pacientes idosos, ou no pós-operatório de cirurgia bariátrica, nos quais este oligoelemento pode ser deficiente;[16]
- *Outros exames podem ser solicitados*: cálcio, magnésio, vitamina B12, vitamina D, cortisol, serotonina, melatonina, estrógeno, progesterona.[16]

CONCLUSÃO

É tarefa difícil determinar até que ponto os distúrbios de metabolismo podem estar realmente implicados na origem do zumbido. Nossa conduta é considerar que o zumbido pode ser multifatorial no mesmo paciente de modo que buscamos sempre informações sobre doenças sistêmicas. A identificação destas disfunções metabólicas é muito importante para o paciente porque além de melhorar a sua qualidade de vida, permite o diagnóstico e o controle de doenças já existentes, previne a ocorrência de outras como o diabetes e a arteriosclerose e pode, pelo menos, aliviar os sintomas provenientes da orelha interna, como é o caso do zumbido.

REFERÊNCIAS BIBLIOGRÁFICAS

1. Bittar RSM, Medeiros IRT. Labirintopatias de Causa Sistêmica. In: Campos CAH, Costa HOO. Tratado de Otorrinolaringologia, 1ª edição. São Paulo: Brasil. Roca. 2003:496-504.
2. Bem-Tovim R, Laurian N, LaurianLZohar Y, Zohar S. Auditory brainstem response in experimentally induced hypothyroidism in albino rats. Laryngoscope. 1985;95:982-6.
3. Pulec JL, Pulec MB, Mendoza I. Progressive sensorial hearing loss, subjective tinnitus and vertigo caused by elevated blood lipids. Ear Nose Throat J. 1997;76:716-30.
4. Diretrizes da Sociedade Brasileira de Diabetes 2017-2018. [Internet]. 2017.
5. Bittar RS, Cruz OL, Lorenzi CM, et al. Morphological and functional study of the cochlea after administration of estrogen and progesterone in the guinea pig. Int Tinnitus J. 2001;7(1):41-5.
6. Weir DG, Scott JM. The biochemical basis of the neuropathy in cobalamin deficiency. Baillieres Clin Haematol. 1995;8:479-97.
7. Haider HF, Ribeiro SF, Martins C, et al. Tinnitus, hearing loss and inflammatory processes in an older Portuguese population. Int J Audiol. 2019:1-10.
8. Uwitonze AM, Razzaque MS. Role of Magnesium in Vitamin D Activation and Function. J Am Osteopath Assoc. 2018;118(3):181-89.
9. Coomber B, Kowalkowski VL, Berger JI, et al. Modulating central gain in tinnitus: changes in nitric oxide synthase in the ventral cochlear nucleus. Front Neurol. 2015;6:53.
10. Karras S, Rapti E, Matsoukas S, Kotsa K. Vitamin D in Fibromyalgia: A Causative or Confounding Biological Interplay? Nutrients. 2016;8(6):343.
11. Lin AM, Chen KB, Chao PL. Antioxidative effect of vitamin D3 on zinc-induced oxidative stress in CNS. Ann N Y Acad Sci. 2005;1053:319-29.
12. Hosseinzadeh A, Kamrava SK, Moore BCJ, et al. Molecular Aspects of Melatonin Treatment in Tinnitus: A Review. Curr Drug Targets. 2019;20(11):1112-28.
13. Berkiten G, Kumral TL, Yildirim G, et al. Effects of serum zinc level on tinnitus. Am J Otolaryngol. 2015;36:230-4.
14. Yeh CW, Tseng LH, Yang CH, Hwang CF. Effects of oral zinc supplementation on patients with noise-induced hearing loss associated tinnitus: A clinical trial. Biomed J. 2019;42(1):46-52.
15. Kim DK, Chung DY, Bae SC, et al. Diagnostic value and clinical significance of stress hormones in patients with tinnitus. Eur Arch Otorhinolaryngol. 2013;271:1-7.
16. Onishi ET, Coelho CCB, Oiticica J, et al. Tinnitus and sound intolerance: evidence and experience of a Brazilian group. Braz J Otorhinolaryngol. 2018;84(2):135-49.
17. Lee DY, Kim YH. Relationship Between Diet and Tinnitus: Korea National Health and Nutrition Examination Survey. Clin Exp Otorhinolaryngol. 2018;11(3):158-65.
18. Gusson CC, Mezzalira R, Stipsky MMCB, et al. Disfunções metabólicas e vertigem: apresentação e revisão dos métodos diagnósticos. Diagn Tratamento. 2021;26(2):58-64.
19. Geloneze B, Vasques ACJ, Stabe CFC, et al. HOMA1-IR and HOMA2-IR indexes in identifying insulin resistance and metabolic syndrome: Brazilian Metabolic Syndrome Study (BRAMS). Arq Bras Endocrinol Metab. 2009;53:281-7.
20. Albernaz PLM. Doenças metabólicas da orelha interna. RBM-Otorrinolaringologia. 1995;2(1):18-22.

ZUMBIDO SOMATOSSENSORIAL

CAPÍTULO 19

Carina Bezerra Rocha
Maurício Malavasi Ganança

INTRODUÇÃO

O zumbido somatossensorial ou somático é definido como o zumbido provocado ou modulado pela via somatossensorial, que está relacionada com sensações de tato, temperatura, propriocepção ou dor. Na literatura científica, a atenção maior está voltada para a associação do zumbido com as disfunções musculoesqueléticas das regiões de cabeça, pescoço e cintura escapular e com as modulações do zumbido por testes somáticos e movimentos ativos.[1]

FISIOPATOLOGIA DO ZUMBIDO SOMATOSSENSORIAL

A primeira hipótese sugerida para justificar possível influência da via somatossensorial na via auditiva foi descrita por Levine em 1999.[2] Alguns pacientes com zumbido, mas sem outras queixas auditivas, compartilhavam várias características, que incluíam:

- Disfunção musculoesquelética na região de cabeça e pescoço;
- Localização do zumbido ipsilateral à disfunção musculoesquelética;
- Ausência de sintomas vestibulares;
- Exames neurológicos normais.

Ele observou também que a audiometria estava dentro da normalidade ou simétrica entre as duas orelhas.

Vários estudos em animais e humanos encontraram conexões entre o sistema somatossensorial das regiões cervical e orofacial e os núcleos cocleares (NC), oferecendo uma explicação fisiológica para este subgrupo de zumbido. Segundo esses estudos, as informações somatossensoriais são transmitidas ao cérebro por fibras aferentes, cujos corpos celulares estão localizados nos gânglios da raiz dorsal ou no gânglio trigeminal. Essas projeções partem dos núcleos trigeminais e cuneiforme (cervical) e terminam principalmente no domínio de células granulares do NC que circunda o núcleo coclear ventral (NCV) e se estende para a segunda camada do núcleo coclear dorsal (NCD). De forma mais tímida, também percebemos a influência do núcleo grácil. Estes núcleos ocupam posição no sistema somatossensorial parecida com a do núcleo coclear no sistema auditivo, recebendo informações diretas da raiz dorsal que, por sua vez, recebe informações dos receptores proprioceptivos, táteis e vibratórios da superfície corpórea. Isso permite que o sistema somatossensorial influencie a via auditiva alterando taxas espontâneas ou sincronia de disparo entre neurônios do núcleo coclear, colículo inferior ou córtex auditivo. Dessa forma, o sistema somatossensorial é capaz de alterar o som ou a intensidade do zumbido (Fig. 19-1).[3-6]

```
┌─────────────────────────────────────────────────────────────────────┐
│       VIAS AUDITIVAS      CONEXÕES SUBCORTICAIS      VIA            │
│                                                  SOMATOSSENSORIAL   │
│                                                                     │
│         Cóclea                              Superfície corpórea     │
│       Nervo auditivo         Gânglio terminal   Gânglio da raiz     │
│                                                      dorsal         │
│    Núcleo coclear dorsal                    Núcleos trigeminal      │
│                           Número de terminais   e cuneiforme        │
│  Complexo olivar superior   somatossensoriais   Núcleo medular      │
│     Leminisco lateral     Projeções glutamatérgicas  dorsal         │
│     Colículo inferior      Neurônios multitarefas   Córtex          │
│   Corpo geniculado medial  Células fusiformes: NCD                  │
│      Córtex auditivo       Células espessas: NCV                    │
│                                                                     │
│                                                  Koelher and Shore, 2013 │
└─────────────────────────────────────────────────────────────────────┘
```

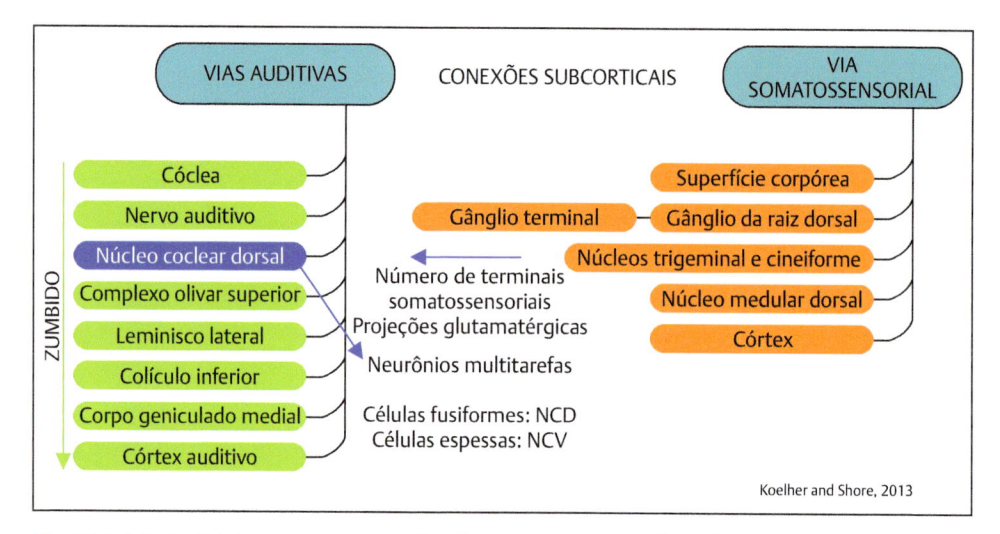

Fig. 19-1. Principal hipótese entre as conexões da via somatossensorial e auditiva.

Com base nestas características clínicas, foi sugerido que o zumbido somatossensorial poderia ser causado por desinibição do núcleo coclear dorsal ipsilateral. Fibras nervosas, em cujos corpos celulares se encontram os núcleos somatossensitivos medulares ipsilaterais, medeiam este efeito. Esses neurônios recebem informações dos núcleos trigeminal e cuneiforme e das fibras nervosas dos nervos facial, vago e glossofaríngeo que inervam as orelhas média e externa. Assim, parecem anatomicamente compatíveis para explicar o fato de que as manipulações mais eficazes que modulam o zumbido geralmente estão do lado ipsilateral ao zumbido.[2]

A entrada moduladora mais poderosa do nervo cervical para um possível local gerador de zumbido no tronco cerebral é o segundo nervo (C2), que envia um ramo diretamente para o núcleo coclear ipsilateral a partir do núcleo cuneiforme. Entradas mais fracas e indiretas para o NCD vêm de C1 e C3. Esses pesquisadores descobriram que, quando estimulavam eletricamente os três primeiros nervos cervicais, os neurônios do NCD reagiam vigorosamente, embora as respostas ao C2 fossem as mais robustas.[3]

Alguns pesquisadores documentaram também a excitação dos neurônios do NCV, na ausência de som, após a estimulação do trigêmeo, assim como a excitação e inibição dos neurônios no NCD. As características de localização e resposta dessas unidades após a estimulação do gânglio trigeminal são consistentes com as células fusiformes ou gigantes do NCD e células espessas ou estreladas no NCV. Estas células são conhecidas por serem multitarefas e captam informações tanto das vias somatossensoriais como das auditivas. Juntos, esses estudos forneceram uma estrutura para a compreensão da neurobiologia do zumbido somatossensorial e é razoável esperar que as melhoras no tratamento do zumbido continuem a evoluir com mais estudos clínicos direcionados às vias somatossensoriais.[3,4]

De acordo com a principal teoria em modelo animal, foi levantada a hipótese de que o dano coclear também pode desencadear zumbido somatossensorial ao induzir alterações neurais aberrantes nas estruturas auditivas centrais após a desaferentação, devido a um aumento nas taxas de disparo espontâneo nos neurônios do NCD e NCV e uma regulação positiva das projeções não auditivas excitatórias. Estudos anteriores revelaram que as células fusiformes mostram taxas de disparo espontâneas aumentadas no NCD após o ensurdecimento, o que pode ser resultado da regulação positiva da inervação somatossensorial glutamatérgica das células granulares e magnocelulares no NC ou alterações nos receptores de glicina, desmascarando a excitabilidade das células fusiformes. As taxas de disparo espontâneo aumentadas nesses grupos de neurônios podem ser causadas pelo aumento da sincronia de disparo entre os neurônios, que geralmente são confinadas a uma região restrita de dano coclear e máximo nas frequências acima da frequência do trauma acústico. Após exposição a ruído alto, algumas das informações que vão para o cérebro passando pela cóclea, são reduzidas, enquanto a percepção de estímulos sensoriais pelos nervos da face e do pescoço, relacionados com o toque, é excessivamente amplificada. É como se os sinais compensassem a entrada auditiva perdida, mas acabassem deixando tudo "barulhento". Os neurônios multitarefas (células fusiformes), mantêm alto nível de atividade após exposição ao ruído alto, mesmo depois que a audição volta ao normal. Sob condições normais, as células fusiformes ajudam o cérebro a focar na direção de onde vêm os sons e auxiliam as pessoas a sintonizarem as sensações resultantes do movimento da cabeça e do pescoço. Porém, um trauma acústico pode desencadear mudança na atividade dessas células nervosas, alterando sua afinação de tempo, de forma que elas acabam disparando sinais sincronizados espontaneamente, ao invés de esperar por um som real no ambiente externo.[5]

Em resumo, parece que as alterações neuroplásticas iniciadas por danos nas vias de entrada somatossensorial ou auditiva do NCD podem resultar em mudanças compensatórias de excitação e inibição. Essas alterações são refletidas na regulação positiva das entradas glutamatérgicas das vias somatossensitivas após o ensurdecimento e o aumento da sensibilidade dos neurônios do NCD aos estímulos somatossensitivos. Assim, o zumbido somático pode ser resultado do aumento das taxas de disparo espontâneo de conjuntos específicos de neurônios que são excitados por insumos somatossensoriais.[5]

FENÔMENO DA MODULAÇÃO DO ZUMBIDO SOMATOSSENSORIAL

Vários estudos observaram que muitos pacientes podem modular o zumbido por meio de estímulos provenientes dos sistemas somatossensorial, somatomotor e visuomotor. Tal fenômeno já foi descrito por meio da estimulação do nervo mediano, movimentos voluntários de desvio horizontal ou vertical dos olhos, movimentos voluntários dos dedos, estimulação cutânea das regiões das mãos, dedos e face, movimentos mandibulares, assim como durante a palpação muscular nestas regiões. Desta forma, cada vez mais fica evidente a participação das vias não auditivas como causa ou como estímulo modulador do zumbido.[7]

A modulação somática é uma condição comum em pacientes com zumbido. Levine, em 1999, o definiu como um "atributo fundamental" do zumbido, e vários autores relataram uma ampla capacidade de modulação somática do zumbido em diferentes pacientes, variando de 65,3% a 83,3% dos casos. No entanto, a possibilidade de que o zumbido em si possa ser modulado não implica a presença de uma disfunção somática subjacente.[2]

Outras formas de modulação do zumbido são descritas a partir das contrações voluntárias dos músculos e da palpação dos pontos gatilhos (PGs). Em 2002, Sanchez *et al.* observaram que manobras de contração muscular isométrica que envolvessem as regiões de cabeça, pescoço e membros modularam o zumbido de 65,3% dos pacientes, mas também provocaram o aparecimento de zumbido em 14% de voluntários assintomáticos do grupo-controle.[8] Em 2003, Levine e Abel também relataram que 80% dos pacientes analisados consecutivamente apresentavam algum tipo de modulação com aquelas mesmas manobras e 60% dos indivíduos analisados sem zumbido, perceberam o sintoma durante as contrações.[9] No ano seguinte estes mesmos autores constataram o mesmo fenômeno durante estas manobras somáticas.

Finalmente, no nosso estudo em 2008 com 68 pacientes com zumbido e PGs, 38 (55,9%) apresentaram modulação do sintoma durante a palpação dos PGs nos músculos da face, cervical e da cintura escapular. Observamos que a modulação do zumbido ocorre tanto em relação à intensidade – aumento ou diminuição – quanto ao tipo de som. Os músculos mais relacionados com a modulação do zumbido na palpação dos PGs foram aqueles que se localizam na face e no pescoço: masseter, temporal, esternocleidomastóideo (ECM) e esplênio da cabeça. Em nosso estudo de 2012, a modulação por PGs chegou a ocorrer em 83,3% dos pacientes avaliados.[10]

ZUMBIDO E DISFUNÇÃO TEMPOROMANDIBULAR

A associação do zumbido com sinais e sintomas de disfunção temporomandibular (DTM) tem sido relatada por muitos autores. O zumbido é um dos sintomas otológicos mais comuns nos pacientes com DTM.[11] Estudos epidemiológicos documentaram que pacientes com queixas concomitantes de zumbido e DTM são mais jovens e mais frequentemente do sexo feminino e têm melhor função auditiva (audiometria normal) quando comparados com os pacientes com zumbido, mas sem DTM. Forte correlação entre zumbido e DTM foi relatada: aproximadamente 30% dos pacientes com DTM apresentavam zumbido.[12] O zumbido e a DTM apresentam uma associação de mão dupla.[13] Sinais de DTM podem aumentar a probabilidade de desenvolver zumbido, assim como a percepção do zumbido também pode levar a uma DTM. Esta associação também foi mais forte na população com queixas dentárias. A razão de chances variou de 1,78 a 7,79 nos estudos relacionados com a frequência do zumbido nas DTM e 1,80 a 7,79 nos trabalhos relacionados com a frequência da DTM nos pacientes com zumbido. Nestes casos, o zumbido tende a ser do mesmo lado da DTM e quando a disfunção é bilateral, o zumbido é percebido também dos dois lados.

A gravidade do zumbido está relacionada com a gravidade da dor na articulação temporomandibular (ATM) e pacientes com zumbido que foram diagnosticados com uma DTM têm maior chance de modulação do zumbido com manobras somáticas na região da ATM. Um estudo pontuou que apresentar dor ou sensibilidade na ATM é um forte preditor para desenvolver zumbido quando comparado com dor ou sensibilidade nos músculos mastigatórios.[11] Também se observa que a sensibilidade nos músculos mastigatórios e na ATM é mais intensa nos pacientes com zumbido quando comparados com aqueles que não apresentam zumbido.

Em 1934, Costen descreveu a relação entre sintomas otológicos e DTMs e atribuiu a um desvio de côndilo mandibular, que pode causar pressão nas estruturas da orelha. Depois disto, diversas hipóteses foram apresentadas para explicar os motivos subjacentes ao relato de sinais otológicos nas DTMs. Como exemplo, a origem embrionária semelhante da orelha média e dos músculos mastigatórios e a interação neuroanatômica entre a entrada neural do sistema trigeminal e o núcleo coclear dorsal. Vários nervos cranianos, incluindo o trigêmeo (V), facial (VII), glossofaríngeo (IX), vago (X) e nervos autonômicos, inervam a orelha, que coincide com algumas inervações da ATM. Filogeneticamente, os ossículos da orelha média são interpretados como ossos da mandíbula, que passaram a ser utilizados para ouvir, e os músculos tensores do véu palatino e do tímpano, como músculos mastigatórios. Espasmos na musculatura mastigatória causam contração reflexa dos músculos tensor do tímpano e tensor do véu palatino, ocorrendo, assim, um desequilíbrio de tensão na cadeia ossicular. Como consequência, poderá haver um aumento da impedância ou resistência das estruturas condutoras do som com diminuição da transmissão sonora. Os músculos tensores do véu palatino e do tímpano dividem com os músculos mastigatórios, envolvidos na DTM, proximidade anatômica e funcional, além da mesma inervação pelo trigêmeo. Assim, esses espasmos prejudicam a abertura da tuba auditiva, o que ocasiona pressão nas orelhas (plenitude auricular), desequilíbrio e perda de audição. Quanto aos espasmos do músculo tensor do tímpano, estes provocam os mesmos sintomas, além de otalgia, tontura, hipoacusia, zumbido e cefaleia.[14]

DIAGNÓSTICO DO ZUMBIDO SOMATOSSENSORIAL

A prevalência do zumbido somatossensorial varia de 16% a 83%. Esta discrepância de resultados mostra falta de padrão para realizar seu diagnóstico, já que os pesquisadores costumam utilizar seus próprios critérios de identificação. Em 2018, 17 especialistas residentes em diferentes países reuniram-se para publicar um consenso internacional com o intuito de uniformizar a linha de raciocínio ao diagnosticar pacientes com zumbido somatossensorial.[1]

De acordo com os critérios de diagnóstico fornecidos por nosso estudo de 2011,[15] os especialistas em zumbido somatossensorial concordaram que, em vez de um conjunto definitivo de características diagnósticas, a avaliação clínica deveria procurar evidências de certos aspectos que, se presentes, sugeririam fortemente uma influência do sistema somatossensorial no zumbido do paciente. Assim, o diagnóstico do zumbido somatossensorial seria mais dimensional do que conceitual. A lista proposta neste estudo confirma muitos dos mesmos critérios de diagnóstico fornecidos em 2011, mas também acrescenta alguns novos itens (Quadros 19-1 a 19-3).

Quadro 19-1. Influência do sistema somatossensorial no zumbido quanto à sua modulação

Itens sobre a modulação do zumbido que, se presentes, sugerem fortemente a influência somatossensorial do zumbido

- O paciente é capaz de modular o zumbido com movimentos ativos de cabeça, pescoço, mandíbula ou olhos
- O paciente é capaz de modular o zumbido por testes somáticos (isométricos)
- O zumbido é modulado por dígito pressão nos pontos-gatilho miofasciais

Quadro 19-2. Influência do sistema somatossensorial no zumbido quanto às suas características

Características do zumbido que, se presentes, sugerem fortemente a influência somatossensorial do zumbido

- As queixas de zumbido e dor na cervical ou na mandíbula aparecem simultaneamente
- Sintomas de zumbido e dor na cervical ou mandíbula agravam simultaneamente
- O zumbido aparece logo após um trauma na cabeça ou cervical
- O zumbido aumenta durante a manutenção de determinada postura
- É relatado que o tipo de som (pitch) do zumbido, o volume (intensidade) e/ou a localização variam ao longo do dia
- No caso do zumbido unilateral, a audiometria é normal

Quadro 19-3. Influência do sistema somatossensorial no zumbido quanto aos sintomas que o acompanham

Sintomas acompanhantes que, se presentes, sugerem fortemente a influência somatossensorial do zumbido
O zumbido é acompanhado por: • Dores frequentes na coluna cervical, cabeça ou na cintura escapular • Pontos-gatilho miofasciais sensíveis à dígito pressão • Aumento da tensão muscular nos músculos suboccipitais • Aumento da tensão muscular nos músculos extensores da coluna cervical • Disfunção temporomandibular • Bruxismo • Doenças dentárias

Em 2011 propusemos também outros critérios que podem sugerir a presença de zumbido somatossensorial: o zumbido encontra-se do mesmo lado da tensão ou da dor muscular ou o sintoma surge após manipulação da região cervical, mandíbula ou dentes. Deve-se também ficar atento à presença de zumbido intermitente que flutua sua intensidade, tipo de som e/ou localização.[15] Outra característica que podemos encontrar nos pacientes com zumbido somatossensorial é a modulação do sintoma com as mudanças de temperatura, durante ou após atividades físicas ou com simples toque na pele.

Os casos clínicos em que o sistema somatossensorial é a principal causa do zumbido existem, mas ainda são raros. E quando o zumbido somatossensorial existe como causa secundária, também pode ser influenciado por outros sintomas como ansiedade, estresse e depressão. Vale ressaltar que além disso, o sexo feminino e o zumbido unilateral têm sido descritos como mais associados ao zumbido somático.[1]

Além das dores e tensões na região cervical e mandíbula, as localizadas na cintura escapular também podem influenciar o zumbido. Na verdade, quanto mais próximo o músculo se encontra da vizinhança do ouvido, mais influência ele pode ter no zumbido. Porém, toda queixa de dor deve ser levada em consideração. É muito importante que o profissional avalie o nível de tensão muscular e observe se o lado do zumbido corresponde com o lado de maior tensão da musculatura. Nos casos bilaterais, observar se o lado com pior zumbido corresponde ao lado com pior tensão muscular.

O zumbido de carácter pulsátil que acompanha o ritmo das batidas do coração, por exemplo, não entrou no consenso atual mesmo sendo possível ser modulado com as manobras somáticas. Porém, em 2008, Levine descreveu o que passou a ser conhecido como síndrome do zumbido pulsátil somatossensorial.[16] Este zumbido apresenta sincronia com os batimentos cardíacos e pode ser suprimido pelos testes somáticos. A percepção do zumbido não é afetada pela compressão jugular e os exames de imagem são negativos. As duas principais hipóteses para explicar estes sintomas são:

1. Ativação somatossensorial em sincronia com a cardíaca;
2. Falha da interação do sistema nervoso central somatossensitivo-auditivo em suprimir os sons somáticos cardíacos.

ZUMBIDO SOMATOSSENSORIAL

Durante a avaliação física, o ambiente deve estar silencioso para que o paciente perceba melhor as modulações do zumbido (se há aumento, diminuição ou mudança de som do zumbido) e as manobras somáticas e os movimentos ativos devem ser realizados por 5 segundos. Na nossa prática clínica, o roteiro da avaliação consiste em:

- Avaliação postural;
- Avaliação de movimentos ativos e testes somáticos (isométricos) (Figs. 19-2 e 19-3):

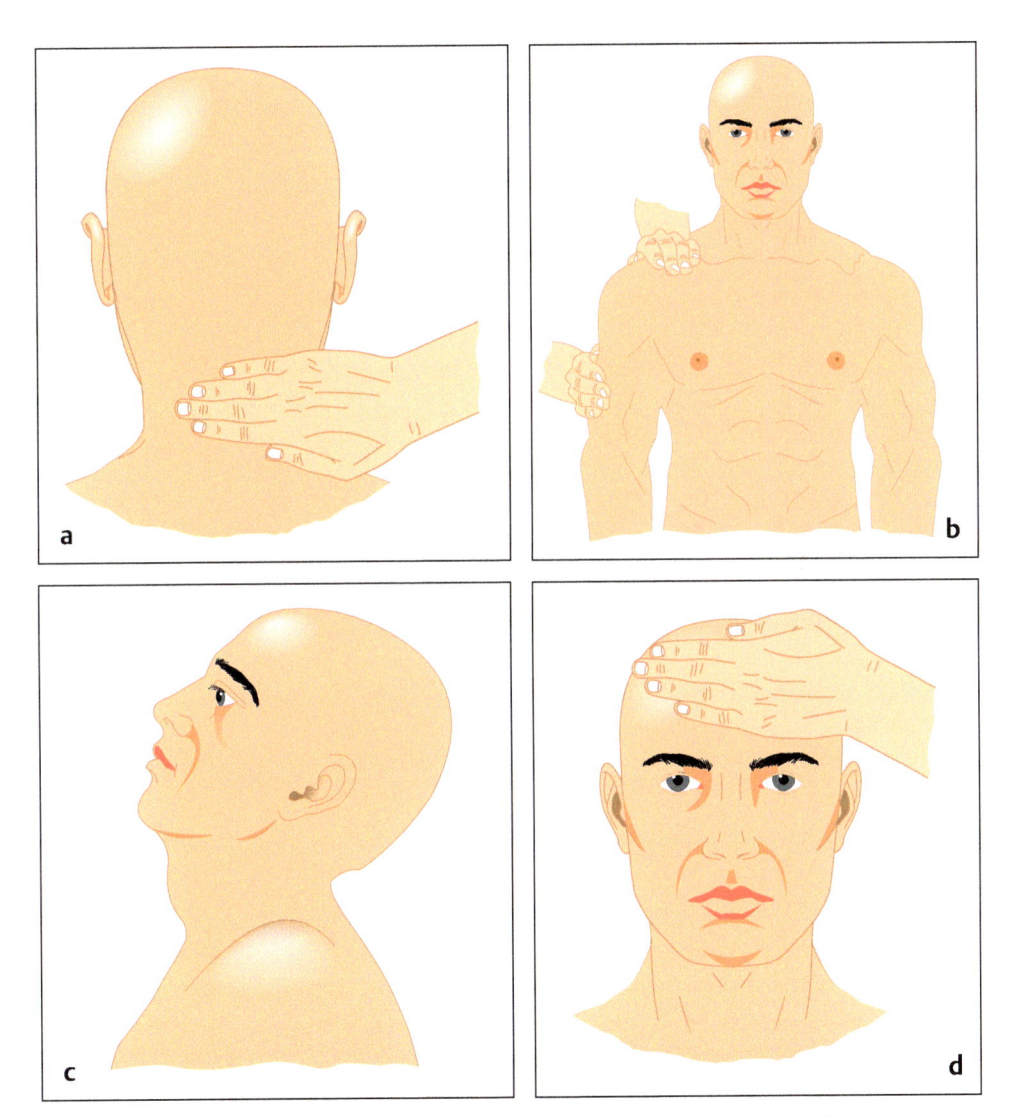

Fig. 19-2. (**a**) Movimento ativo mão na nuca. (**b**) Teste somático de abdução de braço. (**c**) Movimento ativo de extensão cervical. (**d**) Teste somático de flexão cervical.

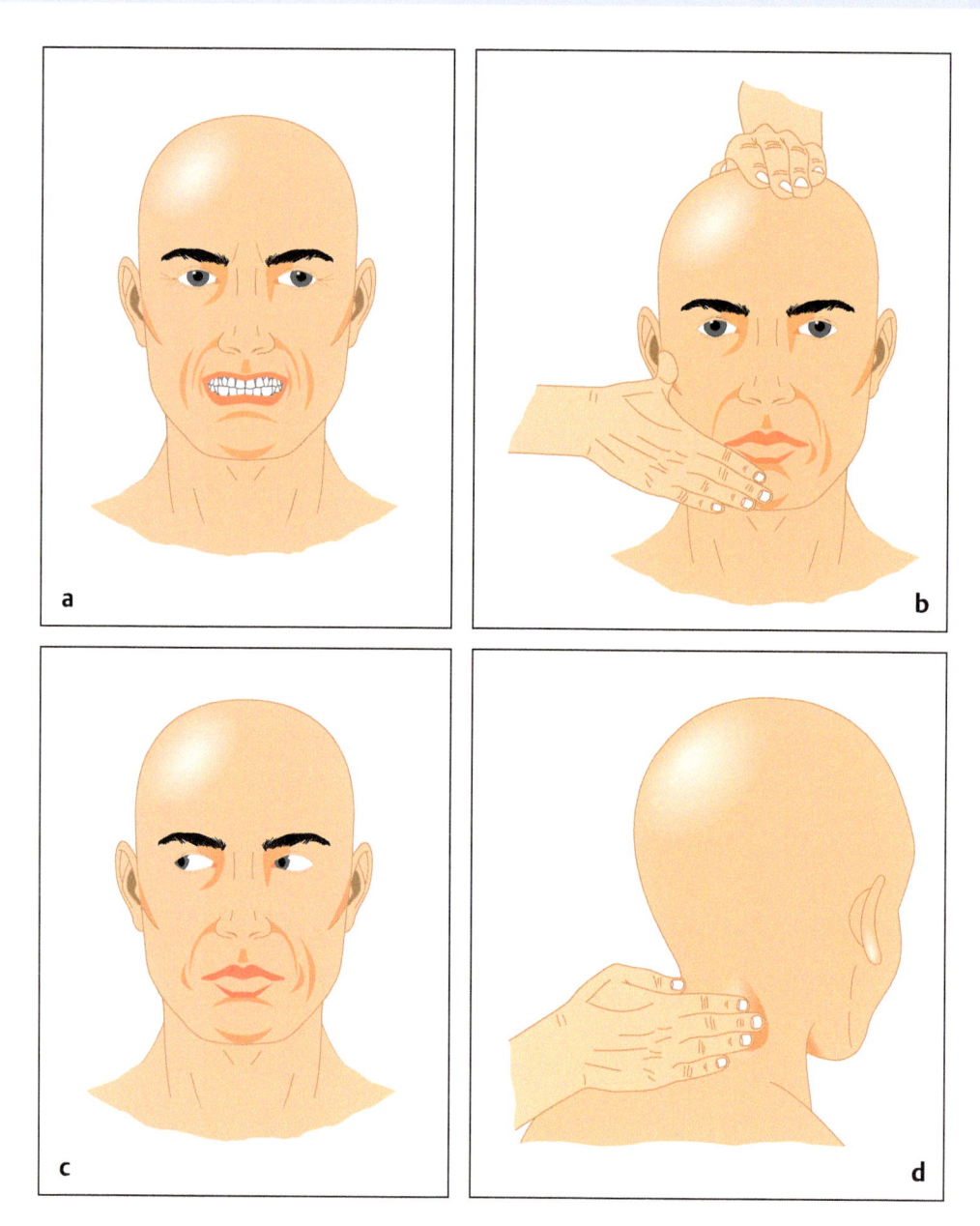

Fig. 19-3. (a) Apertamento dentário. (b) Teste somático de lateralização da mandíbula. (c) Teste de *gaze evoked* para direita. (d) Palpação da musculatura cervical.

- Membros superiores (flexão, abdução, extensão, mão na nuca, mão na coluna lombar) com o paciente em pé. Neste caso o teste somático (isométrico) não será feito para a mão na cabeça e mão na coluna;
- Cervical (flexão, extensão, rotação, inclinação) com o paciente sentado e mandíbula relaxada;
- Mandíbula (protrusão, desvios laterais, abertura, fechamento (apertamento) e retrusão) com o paciente sentado e cervical relaxada. Neste caso o teste somático (isométrico) não será feito para a retrusão da mandíbula;
- Elevação de ombros.
- Fechar os olhos com força, sorrindo, sem apertar os dentes (músculos da mímica);
- *Gaze evoked* (olhar para cima, para baixo, para os lados);
- Realizar convergência dos olhos;
- Palpação da musculatura para investigar PGs, pontos dolorosos e tensão muscular: Infraespinhal, trapézio, esplênio da cabeça e pescoço, esternocleidomastóideo, masseter, temporal, digástrico e região do pterigóideo lateral. Também podemos realizar testes específicos para a região cervical, como, por exemplo, flexão-rotação da cervical alta, testes de compressão, amplitude de movimento etc.

No consenso foi utilizada a expressão "má postura" para designar uma possível influência no zumbido.[1] Essa expressão deve ser evitada para essa finalidade. De fato: recentemente tem se discutido exaustivamente no meio científico que não existe postura ideal/perfeita. A melhor postura seria sempre a próxima. O que os autores do consenso quiseram mostrar com este termo foi que o zumbido pode ser modulado ao se trocar de travesseiro, dormir no sofá ou durante o uso do computador, quando a pessoa parece levar a cabeça para frente de forma exagerada. O recomendado seria relatar a modulação do zumbido devido à "manutenção de uma mesma postura" ou "posição".

Pacientes que descrevem seu zumbido como mais alto ao acordar pode sugerir a possibilidade de que fatores somáticos (como bruxismo ou dor cervical) estão ativos durante o sono e estão causando um aumento no volume do zumbido. Outros descrevem que o zumbido geralmente desaparece quando acordam e depois retorna em algumas horas do dia. Este cenário sugere que durante o dia estão reativando o zumbido por meio de mecanismos somáticos.

A modulação do zumbido por manobras somáticas e movimentos voluntários tem uma grande importância para o diagnóstico do zumbido somatossensorial, mas a sua ausência não descarta a presença deste tipo de zumbido. Pessoas que não apresentam zumbido podem perceber o sintoma de forma temporária durante estas contrações isométricas. Assim, devemos ter muita cautela ao considerar um zumbido somatossensorial baseado apenas neste teste. Na realidade, deve-se ter muita prudência ao analisar um item de forma isolada para realizar o diagnóstico de zumbido somatossensorial, pois é possível não haver relação causal. O recomendado seria observar a presença de alguns critérios reunidos em um mesmo paciente, para que a influência da via somatossensorial seja fortemente considerada. É como se imaginássemos uma fogueira: quanto mais o fogo está alto, maior a quantidade de itens observados na avaliação e mais fortemente a via somática está influenciando o zumbido.

Por fim, a influência da via somatossensorial faz parte da prática clínica e a atuação do fisioterapeuta em equipes multidisciplinares no atendimento a pacientes com zumbido é necessária para elucidar o diagnóstico e contribuir para melhores desfechos do tratamento.

REFERÊNCIAS BIBLIOGRÁFICAS

1. Michiels S, Ganz Sanchez T, Oron Y, et al. Diagnostic criteria for somatosensory tinnitus: A Delphi Process and face-to-face meeting to establish consensus. Trends Hear. 2018;22:2331216518796403.
2. Levine RA. Somatic (craniocervical) tinnitus and the dorsal cochlear nucleus hypothesis. Am J Otolaryngol. 1999;20:351-62.
3. Shore SE. Multisensory integration in the dorsal cochlear nucleus: unit responses to acoustic and trigeminal ganglion stimulation. Eur J Neurosci. 2005;21:3334-48.
4. Shore S, Zhou J, Koehler S. Neural mechanisms underlying somatic tinnitus. Prog Brain Res. 2007;166:107-23.
5. Shore S E. Dorsal cochlear nucleus responses to somatosensory stimulation are enhanced after noise-induced hearing loss. Eur J Neurosci. 2008;27:155-68.
6. Shore SE. Plasticity of somatosensory inputs to the cochlear nucleus-implications for tinnitus. Hear Res. 2011;281:38-46.
7. Rocha CA, Sanchez TG. Myofascial trigger points: another way of modulating tinnitus. Prog Brain Res. 2007;166:209-14.
8. Sanchez TG, Guerra GC, Lorenzi MC, et al. The influence of voluntary muscle contractions upon the onset and modulation of tinnitus. Audiol Neurootol. 2002;7(6):370-5.
9. Levine RA, Abel M, Cheng H. CNS somatosensory-auditory interactions elicit or modulate tinnitus. Exp Brain Res. 2003;153:643-8.
10. Rocha CA, Sanchez TG, Siqueira JT T. Myofascial trigger points: a possible way of modulating tinnitus? Audiol Neurotol. 2008;13:153-60.
11. Bernnhardt O. Signs of temporomandibular disorders in tinnitus patients and in a population-based group of volunteers: results of the study of health in Pomerania. J Oral Rehabil. 2004;31:311-19.
12. Manfredini D, Olivo M, Ferronato G, et al. Prevalence of tinnitus in patients with different temporomandibular disorders symptoms. Int Tinnitus J. 2015;19(2):47-51.
13. Ralli M, Greco A, Turchetta R, et al. Somatosensory tinnitus: Current evidence and future perspectives. J Int Med Res. 2017;45(3):933-47.
14. Omidvar S, Jafari Z. Association between tinnitus and temporomandibular disorders: A systematic review and meta-analysis. Ann Otol Rhinol Laryngol. 2019;128:662-75.
15. Sanchez TG, Rocha CB. Diagnosis and management of somatosensory tinnitus: review article. Clinics. 2011;66:1089-94.
16. Levine RA, Nam EC, Melcher J. Somatosensory pulsatile tinnitus syndrome: somatic testing identifies a pulsatile tinnitus subtype that implicates the somatosensory system. Trends Amplif. 2008;12:242-53.

ZUMBIDO E DISFUNÇÃO TEMPOROMANDIBULAR

CAPÍTULO 20

Marcos Venturini Ferreira
Tanit Ganz Sanchez

DISFUNÇÃO TEMPOROMANDIBULAR

A disfunção temporomandibular (DTM), segundo a Academia Americana de Dor Orofacial, é definida como um conjunto de distúrbios que envolvem os músculos da mastigação ou músculos elevadores da mandíbula, a articulação temporomandibular (ATM) e estruturas associadas a ATM como ligamentos articulares e cápsula articular.

As DTM's são consideradas dores somáticas profundas. Pertencem à subclassificação das desordens musculoesqueléticas. Podem ser classificadas conforme sua origem e sua evolução em:

- *Muscular*: cursa com mialgia, dor miofascial com espalhamento ou dor miofascial referida;
- *Articular*: artralgia;
- *Aguda*: dor há menos de 3 meses;
- *Crônica*: dor há mais de 3 meses.

As DTMs dolorosas são definidas como dores somáticas, profundas e musculoesqueléticas com características particulares de possuir o início ou piora relacionados com suas funções (mastigação, abertura ou fechamento bucal etc.) e serem reproduzidas através da palpação ou dos movimentos mandibulares no exame físico do paciente. Mostram relação com o estímulo, ou seja, quanto maior o estímulo, maior a dor. Importante ressaltar que o sistema trigeminal é o modulador dos sintomas dolorosos das DTMs.

Os sintomas mais frequentes de DTM descritos pelos pacientes são dores na face, na ATM e/ou músculos mastigatórios, na cabeça e na orelha. Secundariamente manifestações otológicas como zumbido, otalgia, plenitude auricular, vertigem/tontura, hiperacusia e hipoacusia. Sensibilidade muscular e na palpação da ATM, limitação e/ou incoordenação de movimentos mandibulares e ruídos articulares são os sinais primários.[1]

A etiologia da DTM é considerada complexa e multifatorial. São causas de DTM:

- Macrotraumas diretos, como impacto na face devido a lutas ou esportes, abertura bucal prolongada em procedimentos odontológicos ou intubação endotraqueal, e indiretos, como o movimento de chicote num acidente automobilístico;
- Microtraumas das cargas adversas, sustentadas e repetitivas no sistema mastigatório, como, por exemplo, bruxismo em vigília e no sono, onicofagia, morder objetos, mascar chicletes, morder lábios, bochecha ou língua ou hábitos posturais;
- Fatores sistêmicos das doenças degenerativas (artrites inflamatórias), hormonais (relação testosterona/estrogênio), fibromialgia, fatores genéticos e psicossociais.[2]

Manfredini *et al.* em 2011, referiram a proporção de DTM de 3:1 para as mulheres em relação aos homens e na faixa etária de adultos jovens e de meia-idade com pico dos sintomas entre 30 e 45 anos.[3]

Zumbido é uma condição heterogênea não podendo ser considerada uma entidade única. Apresenta várias causas sendo a perda auditiva a principal. As anormalidades cocleares são a fonte inicial e as alterações neurais no sistema auditivo central manteriam o zumbido.

ZUMBIDO E DISFUNÇÃO TEMPOROMANDIBULAR

A frequente simultaneidade do zumbido e da DTM resultou em especulações de que poderia haver uma relação de causa e efeito entre eles.

Um dos primeiros autores a relatar essa relação foi Costen (Teoria Estrutural) em 1934, que relacionava a falta de dentes posteriores com uma sobrecarga na ATM e como consequência a compressão da tuba auditiva, pressão do nervo auriculotemporal e/ou pressão do nervo corda do tímpano. Essa teoria, no entanto, foi descartada.

A partir de 1990, Jastreboff descreveu o modelo neurofisiológico, um complexo processo de surgimento do zumbido que consiste em três etapas: geração, detecção e percepção. As vias periféricas geram o zumbido, em nível subcortical acontece a detecção do mesmo e no córtex auditivo há a percepção, com atuação do córtex pré-frontal e do sistema límbico. A partir deste estudo o zumbido passa a ter uma origem exclusivamente pautada na parte funcional da via auditiva e as interações com outras vias cerebrais começa a ser reforçada, dando base à associação com a parte odontológica.

A identificação de "subtipos" se faz necessária para melhorar critérios de inclusão em pesquisas e, principalmente, para adaptar os tratamentos de acordo com o perfil do paciente.[4]

A ação do sistema somatossensorial foi inicialmente descrita na década de 1990 por influência de Hiller *et al.*,[5] e Pinchoff *et al.*[6]

Em 1999 Levine[7] descreveu uma hipótese para um subtipo de zumbido, a qual foi denominada de zumbido somático (ZS). O ZS (também chamado somatossensorial) é um subtipo de zumbido subjetivo, em que a aferência somatossensorial alterada da coluna cervical ou da área da face ou da região temporomandibular causa ou altera a percepção do zumbido.

A partir de Levine apareceram vários autores, que, descrevendo esta relação com estudos em animais e humanos, encontraram conexões entre o sistema somatossensorial e a área cervical ou da face e os núcleos cocleares (NC), oferecendo bases fisiológicas para o ZS.[8] De acordo com esses estudos, a informação somatossensorial cervical ou DTM é transmitida ao sistema nervoso central (SNC) por fibras aferentes, cujos corpos celulares estão situados nos gânglios da raiz dorsal ou no gânglio trigêmeo. Algumas dessas fibras também se projetam para o sistema auditivo central. Isso permite que o sistema somatossensorial influencie o sistema auditivo alterando as taxas espontâneas ou a sincronia de disparos entre os neurônios no NC, colículo inferior ou córtex auditivo. Dessa forma, o sistema somatossensorial é capaz de alterar o tom ou o volume do zumbido.[9]

Estudo de revisão sistemática com meta-análise com critérios de inclusão para DTM baseados no RDC-TMD[7] (*Research Diagnostic Criteria/Temporomandibular Disorders*) apontou prevalência de zumbido entre 35,8% e 60,7% em pacientes com DTM e entre 9,7% e 26,0% em pacientes sem DTM[6]. A probabilidade de se ter o zumbido associado à disfunção foi de 4,45 vezes maior em pacientes com DTM.

Autores de estudos sobre zumbido, entre eles Abel & Levine, em 2004,[10] relataram o zumbido somatossensorial com larga prevalência entre 16% e 83% inferindo a dificuldade de padronização dos critérios para nortear o diagnóstico e, consequentemente, o plano de tratamento.

Em 2011, Sanchez e Rocha[11] propuseram um conjunto de critérios diagnósticos para auxiliar os especialistas no reconhecimento de pacientes com ZS. De acordo com esses critérios, o ZS é investigado quando a história médica mostra pelo menos um desses itens:

A) História evidente de traumatismo craniano ou cervical;
B) Associação do zumbido com alguma manipulação dos dentes, mandíbula ou coluna cervical;
C) Episódios de dor recorrente em cabeça, pescoço ou cintura escapular;
D) Coincidência temporal do aparecimento ou aumento da dor e do zumbido;
E) Aumento do zumbido durante postura inadequada durante o repouso, caminhada, trabalho ou sono;
F) Períodos de bruxismo durante o dia ou a noite.

Em 2018, em um consenso[12] que reuniu especialistas em zumbido, novas diretrizes foram organizadas em relação aos critérios diagnósticos do ZS. Ficou acordado que aspectos da modulação do zumbido, características do zumbido (como variação de tom e intensidade) e sintomas associados são fortemente sugestivos de ZS. As manobras propostas por Sanchez e Rocha foram acrescidas de alguns novos itens como o zumbido sendo intermitente ou com grandes flutuações de volume ou tendo grandes variações de um dia para outro.

Ficou reconhecida a importância da modulação somática em zumbido, porém o uso isolado das manobras somáticas, como um único critério (critério de sim ou não), pode potencialmente levar ao sobrediagnóstico. Pacientes que apresentam zumbido acompanhado de DTM ou de dores de cabeça e/ou de pescoço devem ser avaliados com prudência, pois há, por exemplo, situações de pacientes com dor de cabeça e DTM, porém sem relação causa-efeito. Quando adicionamos essa relação de dor ao aparecimento do zumbido e a capacidade do paciente modular com as manobras, o diagnóstico é mais assertivo.

Outra decisão acordada entre os especialistas estabeleceu a existência dos casos em que o sistema somatossensorial é a principal causa do zumbido, porém são raros. Por outro lado, um grande grupo de pacientes tem influência somatossensorial secundária em seu zumbido em um certo grau. Essa influência somatossensorial pode ser combinada com outras situações, como aumento dos níveis de estresse, ansiedade ou depressão.

AVALIAÇÃO ODONTOLOGICA DIRECIONADA PARA O ZUMBIDO SOMATOSSENSORIAL

A avalição odontológica para diagnóstico de ZS compreende a anamnese e o exame físico segundo critérios de avaliação de DTM conforme DC/TMD[13] (*Diagnostic Criteria/ TemporoMandibular Disorder*) ou da Academia Americana de Dor Orofacial.

O profissional questionará a presença, a localização, a duração, a intensidade, o período do dia e a qualidade da dor e do zumbido. Se a intensidade do zumbido aumenta na vigência da dor habitual do paciente.

O exame físico da boca inclui a palpação da ATM (polos laterais e posterior), dos músculos da mastigação, do esternocleidomastóideo e dos músculos da região suboccipital para avaliação de dor local ou à distância (*trigger points* – pontos-gatilho miofasciais). Durante a palpação dessas regiões, o paciente deve ser questionado se o zumbido sofre alterações de sua intensidade ou da frequência. Se a resposta for positiva sugere uma relação entre ambos. Ainda assim, podemos fazer o diagnóstico diferencial através de anestesia com lidocaína sem vaso constritor no local cuja palpação provocou o aumento do zumbido. Caso o efeito seja a diminuição do zumbido, podemos afirmar a relação de causa e efeito entre ambos, mas sempre lembrando que um item isolado desta avaliação não comprova a existência do zumbido somatossensorial.[14]

TRATAMENTO DA DTM DIRECIONADO PARA O ZUMBIDO SOMATOSSENSORIAL

O tratamento do ZS será estruturado de acordo com a origem (muscular ou articular) e o tempo de evolução (aguda ou crônica).

Origem Muscular (Aguda)

A principal meta desse tratamento para os músculos é o controle da dor e o reestabelecimento da função. A causa mais frequente é aumento de função devido a uma parafunção, como o bruxismo do sono ou em vigília, hábito de morder lábios, bochechas ou língua, mascar goma ou roer unhas, entre outras.

A detecção e o controle destes hábitos, exceto o bruxismo do sono, são considerados como uma reeducação. Todas as terapias para essa modalidade são reversíveis, minimamente invasivas e eficazes, segundo a literatura. A exceção do bruxismo do sono é pelo fato de ele ser considerado um distúrbio do sono.

Outros procedimentos usados são:

- A termoterapia (compressas quentes e úmidas por 20 minutos, duas vezes ao dia) que visa a vasodilatação para melhora das áreas musculares lesadas pela parafunção;
- O uso do dispositivo interoclusal, comumente chamado de placa, tem como objetivo proteger as estruturas dentárias bem como estimular a consciência orofacial e aumento da aderência do paciente ao tratamento;
- A estimulação elétrica neural transcutânea visa a analgesia momentânea;
- O *laser* de baixa intensidade para uma analgesia momentânea e a reparação tecidual;
- O *biofeedback* ajuda o paciente a ter consciência da atividade orofacial, principalmente do bruxismo em vigília, diminuindo a atividade muscular;
- Os aplicativos de celulares estimulam a consciência da região orofacial e o aumento da aderência do paciente;
- O agulhamento a seco e a infiltração com analgésico são técnicas para tratamento de pontos-gatilho miofasciais. O mecanismo ainda não é esclarecido, mas pode ser o aumento da irrigação local, dos mediadores de dor e da oxigenação gerando dessensibilização periférica da musculatura.

Origem Muscular (Crônica)

O tratamento de um paciente de dor muscular crônica e zumbido baseia-se no controle de uma sensibilização central que teve origem em uma agressão tecidual periférica que perdurou por mais de 3 meses. Essa maior duração de estímulos causa uma sensibilização que por ser fora do sistema nervoso central (SNC), é denominada sensibilização periférica. Então existem duas formas para realizar esse tratamento: tratamento da sensibilização periférica e/ou da central.

A sensibilização periférica é provocada pelos mediadores inflamatórios como bradicinina, interleucinas, prostaglandinas E2 entre outros. Esses mediadores se conectam a segundos mensageiros gerando uma cascata de eventos que acaba por sensibilizar o nociceptor. A maioria desses mediadores tem sua origem e ação intensificadas por moléculas cuja função principal é de passagem do impulso nervoso (neurotransmissores) como a substância P e peptídeo relacionado com o gene da calcitonina. Esses transmissores estão ligados com um aumento de mediadores inflamatórios gerando o que denominamos de inflamação neurogênica. Diante dessa abundância de mediadores diretamente nos nociceptores, eles podem apresentar atividade espontânea, baixo limiar de repouso e resposta aumentada para agressões. Isso pode gerar algumas situações como dor espontânea, hiperalgesia primária, alodínia.[15]

A sensibilização central é o processo crucial para o mecanismo de modulação do zumbido proposto por Moller.[16] Então, como explicado acima, a sensibilização periférica que ocorre através de eventos ou mudanças musculares que perduraram por mais de 3 meses gera alterações estruturais levando a um efeito final e um aumento da responsividade bioelétrica de sua membrana plasmática nos neurônios nociceptivos localizados no SNC. Esses mecanismos de excitabilidade neuronal ocorrem através da ativação dos canais ionotrópicos NMDA (N-metil-D-aspartato). Devido a um aumento da atividade nociceptiva há o desbloqueio do íon magnésio, que é o responsável pelo bloqueio do neurotransmissor glutamato e ativando os canais NMDA, que por sua vez causam uma maior eficiência sináptica. Essa maior eficiência gera o estado de hiperexcitabilidade que caracteriza a sensibilização central.

Os efeitos clínicos ocasionados por esse processo incluem:

A) Alodinia, uma vez que os neurônios secundários estão sensibilizados e passam a disparar impulsos nervosos da periferia que normalmente não teriam carga sináptica suficiente para isso;
B) Hiperalgesia secundária e espalhamento da dor pois neurônios nociceptivos não atingidos pela agressão passam ter eficiência sináptica;
C) Dor espontânea resultado do excesso de excitação gerando disparos espontâneos;
D) Amplificação da resposta dolorosa a estímulos repetitivos;
E) Dor referida (*trigger points*) causada pelo aumento de área do neurônio secundário e diminuição da analgesia endógena, que pode estar presente nas dores crônicas.[17,18]

Portanto, o tratamento da DTM muscular crônica deve-se basear primeiramente na eliminação dos estímulos periféricos, que são os mesmos procedimentos para a DTM muscular aguda, com intuito de diminuir os estímulos ascendentes abundantes para o SNC. Depois da primeira fase controlada podemos utilizar substâncias para auxiliar na diminuição da passagem de impulsos periféricos e/ou fármacos com o objetivo de diminuir as atividades neuronais ectópicas e a sensibilização central, e estimular as vias descendentes analgésicas.

A primeira substância que podemos fazer uso é a toxina botulínica tipo A, conhecida por bloquear a atividade dos músculos através da inibição da liberação de acetilcolina na junção neuromuscular. Mas também tendo a função de inibir a liberação de mediadores de várias glândulas secretoras, incluindo glândulas salivares, glândulas sudoríparas e mucosa nasal.

Além dessas indicações, a toxina pode ser utilizada para controle da inflamação neurogênica periférica, pois tem efeito inibitório sobre os mediadores inflamatórios como o peptídeo relacionado com o gene da calcitonina, a substância P e o glutamato. O efeito da toxina acaba afetando o processamento da dor, o que reduz a sensibilização à dor central, o mecanismo que impulsiona a dor crônica. Por outro lado, a toxina não atua sobre as fibras sensoriais A-delta, que medeiam a dor aguda, e as fibras A-beta, que medeiam o toque e a pressão. Assim, a toxina não interfere na percepção da dor aguda nem causa anestesia local.[19]

A farmacoterapia para o controle da dor crônica deve trabalhar como uma terapia adjunta no intuito da reparação e normalização dos caminhos de dor. Os fármacos de primeira eleição são os antidepressivos e os anticonvulsionantes (estabilizadores de membrana). A indicação do fármaco baseia-se na presença de outra comorbidade preexistente, pois esta norteará a estratégia a ser seguida. Caso o paciente apresente uma característica de atividade neuronal atípica, como uma dor neuropática, podemos prescrever um anticonvulsivante; porém se precisamos de uma diminuição da atividade inibitória descendente ou aumentar a eficácia do sistema de modulação de dor, como cefaleias crônicas, a melhor prescrição seria o uso de antidepressivos tricíclicos e inibidores seletivos de recaptação de serotonina e norepinefrina.[20]

O uso de antidepressivos como controle da dor envolve doses mais baixas e o efeito analgésico não é dependente da atividade antidepressiva. Os efeitos analgésicos normalmente aparecem em um menor tempo comparado com o efeito antidepressivo. Os antidepressivos mais utilizados são a amitriptilina, a nortriptilina e a duloxetina.

Os anticonvulsivantes têm como primeira indicação o controle das dores de origem neuropáticas, com o intuito de atenuar o disparo de neurônios periféricos, hiperativos ou com atividade espontânea, sempre relacionados com processos crônicos dolorosos. Os principais são a carbamazepina, a oxcarbamazepina, a gabapentina e a pregabalina.

Origem Articular Aguda

A DTM articular, como a DTM muscular, é multifatorial. As intervenções terapêuticas têm o intuito de diminuição ou remissão da dor, mas associada a esse procedimento temos que controlar as cargas excessivas sobre a ATM, e atuar no restabelecimento da função articular para que esse paciente possa ter a capacidade de realizar as atividades rotineiras com a melhora na qualidade de vida. O tratamento inicial deve começar pelo diagnóstico baseado em ferramentas validadas com o RDC-TMD. O diagnóstico pode variar de uma artralgia, desarranjos internos da ATM que normalmente são responsáveis pelos estalos, hipermobilidade e alterações morfológicas da ATM, estas responsáveis pela sensação de crepitação nos movimentos de abertura da mandíbula. Os exames são feitos através da avaliação clínica e de exames de imagem como a ressonância ou a tomografia.[21]

O tratamento deve começar pelos procedimentos não invasivos, conservadores e reversíveis, como a detecção dos fatores iniciadores e perpetuantes das atividades comportamentais, tratamento farmacológico com uso de analgésicos ou anti-inflamatórios não esteroidais para a remoção da pressão intra-articular, uso de dispositivos interoclusais mais espessos ou reposicionadores ou protusivos[51] por períodos curtos de aproximadamente 2 semanas com o intuito de diminuir a compressão de estruturas inervadas da ATM e a fisioterapia para devolver função e amplitude a essa articulação. Outros tratamentos um pouco mais invasivos são as infiltrações na região da ATM usando anestésico ou o hialuronato de sódio (HS). O uso do HS é chamado de viscossuplementação e tem função anti-inflamatória, analgésica, aumentando a capacidade de absorver cargas e melhorar a dinâmica da articulação. Além das infiltrações temos a artrocentese, que consiste na lavagem do compartimento superior da ATM, com intuito de diminuir substâncias algiogênicas locais e a liberação de aderências localizadas tanto no disco quanto na fossa mandibular.

Origem Articular Crônica

O tratamento do controle da dor crônica articular consiste nos mesmos procedimentos da dor crônica muscular. O uso dos procedimentos de tratamento da dor aguda com a utilização de medicamentos moduladores de dor, como os antidepressivos e os anticonvulsivantes , podem ser empregados.

REFERÊNCIAS BIBLIOGRÁFICAS

1. de Leeuw R. Dor orofacial: guia de avaliação, diagnóstico e tratamento. 4. ed. São Paulo: Quintessence. 2010.
2. Conti, PCR. DTM: Difunções Temporomandibulares e Dores Orofaciais: Aplicação Clinica das Evidencias Cientificas. 1st ed. Dental Press. 2021.
3. Manfredini D, Bucci MB, Montagna F, Guarda-Nardini L. Temporomandibular disorders assessment: medicolegal considerations in the evidence-based era. J Oral Rehabil. 2011;38(2):101-19.
4. Cederroth CR, Gallus S, Hall DA, et al. Editorial: towards an understanding of tinnitus heterogeneity. Front. Aging Neurosci. 2019;11:53.
5. Hiller W, Janca A, Burke KC. Association between tinnitus and somatoform disorder. Journal of Psychosomatic Research. 1997;43(6):613-624.
6. Pinchoff RJ, Burkard RF, Salvi RJ, et al. Modulation of tinnitus by voluntary jaw movements. Am J Otol. 1998;19(6):785-789.
7. Levine RA. Somatic (craniocervical) tinnitus and the dorsal cochlear nucleus hypothesis. Am J Otol. 1999;20(6):351-362.
8. Shore SE. Plasticity of somatosensory inputs to the cochlear nucleus--implications for tinnitus. Hear Res. 2011;281(1-2):38-46.
9. Shore S, Zhou J, Koehler S. Neural mechanisms underlying somatic tinnitus. Prog Brain Res. 2007;166:107-23.
10. Abel MD, Levine RA. Muscle contractions and auditory perception in tinnitus patients and nonclinical subjects. Cranio. 2004;22(3):181-191.
11. Sanchez TG, Rocha CB. Diagnosis and management of somatosensory tinnitus: review article. Clinics (Sao Paulo). 2011;66(6):1089-1094.
12. Michiels S, Ganz Sanchez T, Oron Y, et al. Diagnostic Criteria for Somatosensory Tinnitus: A Delphi Process and Face-to-Face Meeting to Establish Consensus. Trends Hear. 2018;22:2331216518796403.
13. Okeson JP. American Academy of Orofacial Pain. Orofacial pain: guidelines for assessment, diagnosis and management. Quintessence, Chicago. 1996.
14. Bezerra Rocha CA, Sanchez TG, Tesseroli de Siqueira JT. Myofascial trigger point:a possible way of modulating tinnitus. Audiol Neuro-otol. 2008;13(3):153-60.
15. Arendt-Nielsen L. Central sensitization in humans: assessment and pharmacology. Handb Exp Pharmacol. 2015;227:79-102.
16. Møller AR. Tinnitus and pain. Prog Brain Res. 2007;166:47-53.
17. Arendt-Nielsen L. Central sensitization in humans: assessment and pharmacology. Handb Exp Pharmacol. 2015;227:79-102.
18. Chichorro JG, Porreca F, Sessle B. Mechanisms of craniofacial pain. Cephalalgia. 2017;37(7):613-626.
19. Park J, Park HJ. Botulinum Toxin for the Treatment of Neuropathic Pain. Toxins (Basel). 2017;9(9):260. Published. 2017.
20. Ganzberg S. Pain management part II: pharmacologic management of chronic orofacial pain. Anesth Prog. 2010;57(3):114-119.
21. Gil-Martínez A, Paris-Alemany A, López-e-Uralde-Villanueva I, La Touche R. Management of pain in patients with temporomandibular disorder (TMD): challenges and solutions. J Pain Res. 2018;11:571-587.

ZUMBIDO NEUROPULSÁTIL – COMPRESSÃO DO NERVO COCLEAR, OU SOMATOSSENSORIAL POR DISFUNÇÃO MIOFASCIAL EM CABEÇA E PESCOÇO, OU AMBOS?

Robert Aaron Levine

INTRODUÇÃO

No capítulo sobre zumbido pulsátil, ficou claro que, apesar de um esforço exaustivo para detectar a fonte acústica para o mesmo, em alguns casos, tal origem não é encontrada. Tais casos serão denominados zumbido neuropulsátil (ZNP). É muito provável que os registros do meato acústico externo, avaliados por análise espectro-temporal (AET), serão capazes de identificar pacientes com ZNP, sem a necessidade de exames de imagens exaustivos ou avaliação metabólica. No entanto, ainda são necessários mais estudos antes que se possa estabelecer a utilidade de tal técnica.[1,2]

COMPRESSÃO DO NERVO COCLEAR

A compressão do nervo auditivo (CNA) é uma das etiologias possíveis para o ZNP unilateral. A compressão vascular do VIII nervo como causa de ZNP foi bem estabelecida por Ryu *et al.* Eles avaliaram sujeitos com zumbido unilateral, cuja queixa primária não era o zumbido[3], e sim hemiespasmo facial ipsilateral. Em metade desses sujeitos o zumbido era pulsátil; e todos descreveram o ZNP como tendo tom (frequência) grave. A descompressão cirúrgica do nervo facial no ângulo pontocerebelar (APC) foi realizada para o tratamento do espasmo hemifacial. Na cirurgia foi observado que 100% dos pacientes com zumbido pré-operatório tinham CNA de causa arterial, enquanto apenas 6% daqueles sem queixa de zumbido apresentavam CNA. Além disso, a descompressão cirúrgica do nervo auditivo resolveu o ZNP de 80% dos pacientes.[3] Em uma segunda publicação sobre descompressão cirúrgica do nervo auditivo para tratamento do zumbido, em seu segmento cisternal, concluiu que "zumbido pulsátil de tom grave **e** zumbido contínuo de tom agudo" são provavelmente decorrentes de CNA na cisterna e; se a audição pré-operatória estiver bem preservada, o mesmo poderá ser resolvido por meio de descompressão cirúrgica.[4] Esses relatos levam à conclusão de que a CNA pode causar ZNP unilateral e, em tais casos, a descompressão cirúrgica do nervo pode ser altamente efetiva.

SÍNDROME DO ZUMBIDO PULSÁTIL SOMATOSSENSORIAL POR DISFUNÇÃO MIOFASCIAL DA CABEÇA E PESCOÇO

A outra causa de ZNP é a disfunção miofascial da cabeça e pescoço, denominada síndrome do zumbido pulsátil somatossensorial (ZPSS).[5,6] Diferentemente da CNA, que sempre é unilateral, o ZPSS pode ser tanto unilateral, como não lateralizado (bilateral). Em 33 dos nossos 73 pacientes (45%) o ZNP era unilateral, em 40 casos (55%) o ZNP era não lateralizado. Diferentemente da CNA, as evidências para ZPSS como causa de ZNP são mais cautelosas, e dependem de 3 linhas de evidências:

1. A maneira como o ZNP é afetado pela ativação intensa dos músculos da cabeça e pescoço, tendões e articulações (conhecido como "teste somático" ou TS);
2. Como o ZNP responde aos tratamentos direcionados à disfunção miofascial de cabeça e pescoço;
3. Como o ZNP associa-se ao decúbito.[5]

Como o ZNP É Afetado pelo TS

Nossos estudos com 73 portadores de ZNP verificaram que 100% deles era capaz de modular seu zumbido pelo TS, seja ele:

A) Lateralizado ou não;
B) Presente ou ausente por ocasião do TS;
C) Suprimível ou não.[5,6]

Isso contrasta com os apenas 80% dos 99 sujeitos com zumbido não pulsátil[7] (p < 0,0001). Outra diferença notável entre esses dois grupos é o número de pacientes capaz de abolir completamente seu zumbido com TS (62% no grupo ZNP, em comparação com 14% no grupo com zumbido não pulsátil; p < 0,0001).

Quando o ZNP É Intermitente

Dos 19 sujeitos com ZNP intermitente, 9 estavam ouvindo seu zumbido por ocasião do TS. Oito de 9 (88%) foram capazes de suprimir tais pulsações com o TS; em todos exceto 1 o ZNP foi completamente abolido. Dos 11 sujeitos submetidos ao TS quando seu ZNP intermitente não estava presente, 7 (64% ou 7 de 11) tiveram seu ZNP desencadeado naquele momento (Quadro 21-1). O zumbido pulsátil não foi desencadeado pelo TS, em nenhum dos 99 sujeitos com zumbido não pulsátil.

Quando o ZNP É Constante

Dos 54 sujeitos (74%) com ZNP constante, 50 (93%) puderam suprimir suas pulsações com TS. A supressão foi total para cerca de ¾ dos sujeitos. Para o outro ¼, a qualidade pulsátil foi apenas reduzida; e algum zumbido não pulsátil residual ainda podia ser percebido. Combinando os casos de ZNP intermitente e constante, 63 tinham ZNP por ocasião do TS, e 58 (92% ou 58 de 63) deles suprimiram suas pulsações com TS (Quadro 21-1).

Como o ZNP É Afetado por Tratamentos Dirigidos à Disfunção Miofascial de Cabeça e Pescoço

Em inúmeros casos de ZNP há resposta significante ao tratamento. Embora circunstanciais, tais evidências têm implicações diretas para o ZPSS como causa de ZNP.

Quadro 21-1. Como o teste somático (TS) modula o zumbido neuropulsátil (ZNP)

ZNP presente na ocasião do teste?	Efeito do TS sobre o ZNP	N° de casos	%
Sim	Suprime	58	79
	não Suprime	5*	7
Não	Desencadeia	7*	10
	não desencadeia	4	6
	Total	**73***	

*Um sujeito está incluído na tabela duas vezes. Seu ZNP era intermitente, e ele foi testado por TS duas vezes. Na 1ª consulta, quando o ZNP não estava presente, o TS desencadeou ZNP. Na 2ª consulta, o ZNP estava presente, mas não foi suprimido.

Agulhamento à Seco de Pontos-Gatilho Miofasciais (PGM) Cervicais
Caso 1
Nos últimos 4 anos (aproximadamente 12 vezes), um otolaringologista de 70 anos evoluiu com episódios recorrentes de cervicalgia intensa à direita e ZNP constante do lado direito. Cada vez que seu ZNP recorria, ele recebia agulhamento à seco do músculo esternocleidomastóideo direito e adjacentes. Após 3 sessões semanais, seu ZNP e a dor associada resolveram completamente.

Caso 2
Mulher, 67 anos, desenvolveu zumbido constante, não pulsátil, não lateralizado, associado a ZNP constante, este em geral, mas não sempre, do lado esquerdo. Seu exame revelou múltiplos PGM cervicais posterolateral à esquerda. Sete meses após o início do ZNP, e durante seis semanas, ela recebeu 4 sessões de agulhamento à seco dos PGM; após as quais, o ZNP constante cedeu, enquanto o outro zumbido persistiu.

Injeções de Toxina Botulínica em PGM Cervicais
Recentemente foi publicada supressão completa do ZNP intermitente e unilateral, em 11 pacientes, 4 a 9 meses após injeções de toxina botulínica no músculo esplênio da cabeça ipsilateral ao nível da junção craniocervical.[8]

Estimulação Elétrica Auricular (EEA)
Caso 3
Mulher, 58 anos, com ZNP constante no lado direito há um ano; cujo TS suprimia total e transitoriamente a qualidade pulsátil do seu zumbido. Após 7 aplicações semanais de EEA (consiste em 3 dias de pulsos contínuos, de 1 milissegundos cada, 1 pulso por segundo); o ZNP gradualmente atenuou e, após quatro meses, aboliu.[9,10]

Caso 4
Homem, 59 anos, submetido a 10 aplicações semanais de EEA para ZNP constante não lateralizado presente há mais de um ano. Após as aplicações, o ZNP aboliu e foi substituído por zumbido não pulsátil intermitente; este último não era percebido em cerca de 1/3 do tempo, e era mais silencioso do que o ZNP. Tal melhora persistiu por mais de quatro anos. Antes da EEA, ele percebeu que massagem no esternocleidomastóideo e no esplênio da cabeça algumas vezes proporcionavam alívio total por 1-2 dias, mas era inconsistente.

O agulhamento à seco de PGM cervicais e injeções de toxina botulínica de PGM cervicais claramente atuam sobre os músculos cervicais e, desta forma, suportam a hipótese que o ZPSS possa levar a um ZNP. O mecanismo por trás da EEA é menos direto, mas a inervação auricular consiste em ramos dos nervos cranianos trigêmeo, vago e das raízes espinais dorsais de C2 e C3; todos os quais estão implicados na geração de zumbido, pois convergem ao núcleo somatossensorial bulbar do tronco encefálico, que por sua vez projeta-se ao núcleo coclear dorsal (NCD), e também porque o NCD é o centro perpetuador da percepção do zumbido.[11,12]

Como o ZNP se Associa ao Decúbito?

De nossos 72 pacientes, 5 tinham ZNP intermitente sem nenhum outro tipo de zumbido não pulsátil. Desses, 4 de 5 relataram clara associação entre o ZNP intermitente e o decúbito; da mesma forma referiram outros 2 pacientes que além do ZNP intermitente, também percebiam um zumbido não pulsátil (Quadro 21-2 – 6 casos de ZNP associado ao decúbito). No Quadro 21-2, 5 dos 6 casos descritos eram mulheres cuja pulsação era não lateralizada. O sexto caso descrito era um homem (M/81) com ZNP intermitente lateralizado. Os 5 casos de ZNP intermitente ocorriam quase exclusivamente com o decúbito prolongado, e desapareciam ao levantar-se da cama. F/40 por vezes não percebia a pulsação quando deitada, mas sempre ao acordar, mesmo que não ocorresse ao longo da noite. Apenas F/70 foi examinada quando deitada e percebendo o seu ZNP. Dentre os 11 casos relatados de ZNP abolidos pela toxina botulínica, em 4 havia associação com o decúbito (incluídos no Quadro 21-2).[8]

Paciente Examinada
Caso 5

Mulher, 70 anos, refere ZNP intermitente não lateralizado (motor) há 7 meses, diário, e quase exclusivamente quando deitada na cama, com duração de vários minutos. Audiometria, ressonância magnética arterial e venosa normais. Em sua primeira consulta o ZNP não se apresentou, mesmo tendo ficado por cerca de cinco minutos em decúbito dorsal. Não foram detectados sopros. O TS não desencadeou zumbido. Em consulta seguinte,

Quadro 21-2. Seis casos de ZNP intimamente relacionados ao decúbito

Sexo/Idade	Lateralizado?	Relação com o decúbito
F/62	Não	Primariamente na cama. Para imediatamente quando se senta
F/70	Não	Escuta quase exclusivamente quando na cama
F/47	Não	Sempre na cama antes de se levantar; e novamente no período da noite
F/40	Não	Sempre ao acordar. Gradualmente silencia durante o dia
F/48*	Não	Sempre na cama, mas não ao acordar
M/81*	Sim	Somente depois de deitado por 5-10 minutos

*Casos com zumbido não pulsátil constante, além do ZNP.

após permanecer deitada (acordada) em decúbito dorsal por 30 minutos, o ZNP apareceu localizado no occipital. A contagem da paciente de suas pulsações por 30 segundos e a contagem simultânea do examinador do pulso arterial radial foram idênticas. Sopros não foram detectados (ausculta pelo examinador). A compressão da veia jugular à direita, à esquerda ou bilateral não alterou o ZNP. A rotação ativa da cabeça da paciente para a esquerda aumentou a intensidade do ZNP. O ZNP ficou inalterado na flexão ativa ou passiva do pescoço, mas aboliu pela flexão cervical contra resistência. Quando contactada 5 anos mais tarde, o ZNP de decúbito tinha ocorrência rara.

A relação entre o ZNP e o decúbito (Quadro 21-2 e caso 5) novamente reforça a hipótese de que as aferências somatossensoriais da cabeça e pescoço sejam responsáveis por muitos desses casos. Como observado no caso 5, o ZNP não estava relacionado ao sono, e sim ao decúbito; visto que surgiu após 30 minutos deitada, estando a paciente acordada. Com o decúbito, ocorre uma mudança importante nas aferências somatossensoriais provenientes de músculos, tendões e articulações cervicais. Em posição ortostática tais estruturas cervicais dão sustentação ao peso da cabeça (10 libras ou 4,5 kg), mas quando em decúbito dorsal as mesmas tendem a ficar em estado mais relaxado. Nesses 10 casos, é provável que mudanças nos disparos das aferências somatossensoriais de músculos, tendões e articulações cervicais responda pela percepção do ZNP. Desse modo, a associação entre decúbito e ZNP reforça novamente o conceito de estreita relação entre o ZNP e as aferências somatossensoriais originadas na região de cabeça e pescoço.

Há Relação entre o ZNP Unilateral por CNA e o ZNP Unilateral por ZPSS?

Os estudos de imagens existentes até o momento ainda não identificam confiavelmente uma CNA sintomática.[13] No entanto, o zumbido tipo máquina de escrever (*typewriter tinnitus*), especialmente quando suprimido pela carbamazepina, é um sinal confiável da presença de CNA.[14,15] Por outro lado, a supressão do ZNP por TS é um sinal confiável de ZPSS. O caso a seguir levanta dúvidas intrigantes sobre a relação entre essas duas etiologias de ZNP.

Caso 6

Mulher, 60 anos que relata na 1ª consulta um zumbido em orelha direita há 3 meses, tipo toque de sirene, duração de segundos, intermitente. Há uma semana o zumbido passou a ser constante e síncrono com o batimento cardíaco. Quando o zumbido diminui, percebe apenas um clique pulsátil, e quando intenso um sibilo pulsátil. Não foram detectados sopros à ausculta das regiões cervical ou periauricular. A compressão da veia jugular não alterou o zumbido. No TS o zumbido aboliu completamente pela flexão anterior do pescoço contra resistência. A audiometria tonal mostrou limiares normais para frequências até 3 kHz. Acima de 3 kHz, havia uma perda descendente que chegava a 40 dB em 8 kHz. Os limiares eram idênticos em ambas as orelhas, exceto por diferença de 15dB para mais na orelha direita em 1 e 3 kHz. A RM em sequência CISS evidenciou uma CNA (VIII nervo direito) em seu segmento cisternal (Fig. 21-1).[16] O teste terapêutico com carbamazepina foi suspenso no terceiro dia devido a *rash* cutâneo. Em menos de um ano do início do quadro, os cliques tinham cessado. Atualmente, após nove anos do início do mesmo, persiste o ZNP sibilante.

O caso acima exposto de ZNP lateralizado tem origem inquestionável em uma CNA com base nas imagens, bem como no clique patognomônico.[17] Além disso, o ZNP é percebido como de tom (frequência) grave, como relatado em casos de CNA verificada cirurgicamente.[3,4] Em mais um de nossos casos de ZNP lateralizado, o radiologista descreve uma alça vascular no canal auditivo interno esquerdo com provável contato neurovascular.

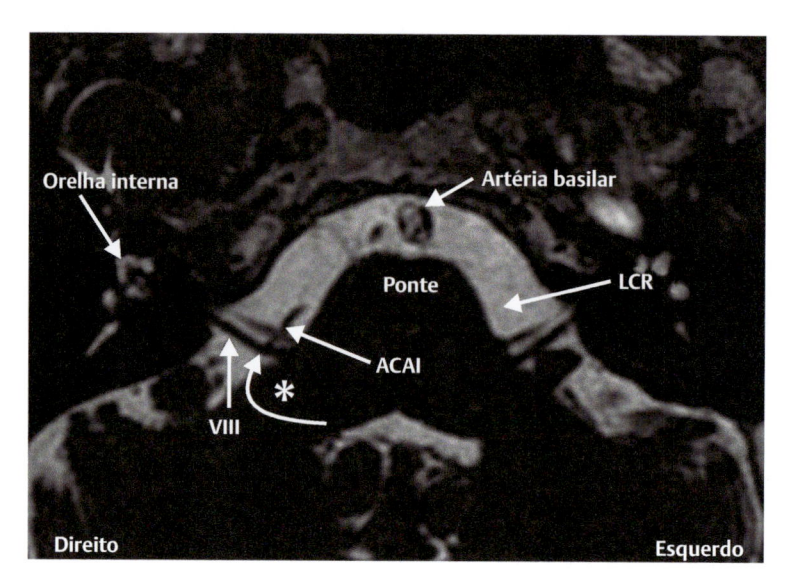

Fig. 21-1. Caso 6. RM de portador de ZNP com características de CNA e ZPSS. Além da RM que evidencia CNA cisternal à direita (seta curva, próxima ao asterisco), a paciente referia cliques intermitentes (zumbido tipo máquina de escrever) patognomônicos de CNA. Quanto à característica do ZPSS, o ZNP era totalmente abolido por flexão cervical anterior contra resistência. ACAI: artéria cerebelar anteroinferior; VIII: oitavo nervo craniano; LCR: líquido cefalorraquidiano. (Extraída de Levine RA, Oron Y. Tinnitus.)[22]

O paciente descreve seu ZNP como constante, localizado à esquerda e de tom agudo; o mesmo é abolido pelo desvio da mandíbula para a direita, contra resistência. Um terceiro sujeito (M/81 do Quadro 21-2) com ZNP lateralizado descreve dois tipos de zumbido à esquerda:

1. Um ZNP de tom grave, presente somente quando deitado;
2. Um zumbido constante.

Ele não chegou a ser examinado enquanto percebia o ZNP. Sua RM era altamente suspeita de CNA esquerda na cisterna medial, onde o nervo coclear entra no tronco encefálico, na junção bulbopontina.

Em todos esses 3 casos, o ZNP foi "totalmente localizado". Era percebido na própria orelha, não na vizinhança da orelha ou em um lado da cabeça, e não havia zumbido contralateral. Considerando-se o caso 6 com CNA definida, juntamente com outros 2 casos com imagens sugestivas de CNA; conclui-se provisoriamente que o ZNP por CNA:

A) É "totalmente lateralizado" (percebido na própria orelha);
B) Pode ser abolido por TS;
C) Pode ser constante ou intermitente;
D) Pode vir acompanhado por outros tipos de zumbido não pulsátil, como tipo "máquina de escrever" ou simplesmente um murmúrio.

Está muito claro que a supressão do ZNP unilateral pelo TS não distingue entre as duas etiologias do ZNP unilateral — ZPSS e CNA. Em outras palavras, a CNA e o ZPSS podem coexistir em um mesmo paciente. O ZPSS unilateral não exclui a possibilidade de CNA.

Mecanismo do ZNP
Compressão do Nervo Auditivo
Inicialmente foi hipotetisado que o ZNP por CNA, na realidade, seria um somatossom, e não um neurossom.[18] A ideia era que a presença de uma alça arterial, no canal auditivo interno, geraria um som por efeito de ressonância no osso petroso transmitido à cóclea. O caso 6 envolve CNA não localizado no canal auditivo interno, mas sim na cisterna APC, onde não há contato com o osso petroso. Além disso, para os casos de ZNP de Ryu *et al.*, confirmou-se visualmente CNA durante a exposição cirúrgica do nervo coclear e vasos sanguíneos vizinhos, sem referência a qualquer contato com o osso petroso. Como no caso 6, os casos de Ryu *et al.* de zumbido pulsátil com tom grave têm uma CNA no segmento cisternal do nervo coclear.[4,19] Nenhum desses casos é compatível com a hipótese inicial de ressonância.

Esses casos confirmados cirurgicamente de CNA cisternal, com ZNP de tom baixo e disfunção auditiva leve, sugerem que tais pulsações são decorrentes da modulação exercida pela pressão pulsátil sobre o segmento cisternal do nervo auditivo.

O fato do ZNP por CNA poder ser suprimido pelo TS levanta dúvidas sobre seu mecanismo de supressão. Considere os dois fatos a seguir:
1. O nervo auditivo se projeta exclusivamente ao núcleo coclear;
2. As aferências somatossensoriais de cabeça e pescoço não se projetam direta ou indiretamente ao nervo auditivo.

Quando tomados em conjunto com a proposição de que o ZNP, por CNA, se deva à modulação pulsátil sobre o segmento cisternal do nervo auditivo; esses fatos sugerem que a supressão por TS, do ZNP relacionado a CNA, ocorre no NCD ou em algum nível mais alto do sistema auditivo central.[12]

ZPSS por Disfunção Miofascial em Cabeça e Pescoço
ZPSS Unilateral
Como anteriormente descrito, quando exclusivamente unilateral e localizado na própria orelha, mesmo se suprimido por TS, a CNA é uma possibilidade distinta. Em tais casos, as pulsações provavelmente são decorrentes de compressão arterial do nervo auditivo. Outros casos unilaterais não são relatados como localizados na própria orelha, e sim mais difusamente em um lado, como na região temporal, occipital ou em um lado da cabeça. Alguns até descreverão, por vezes, o envolvimento contralateral (como no caso 2). É improvável que tais casos sejam por CNA, mas se relacionam com disfunção miofascial na cabeça e pescoço.

A disfunção miofascial na cabeça e pescoço foi proposta como causa de ZPSS lateralizada de 2 maneiras.[5] Ambas envolvem modificação da teoria original do zumbido somatossensorial, que hipotetisa o zumbido como resultante de aferências musculares da cabeça e pescoço que desinibem a atividade do NCD ipsilateral, por intermédio do núcleo somatossensorial bulbar, componente do complexo trigeminal cervical.[12] Uma explicação é que a atividade neural das aferências somatossensoriais da cabeça e pescoço, para o sistema auditivo central, seja síncrona com os batimentos cardíacos, e portanto, determine uma desinibição cardíaca-síncrona do NCD. Uma segunda explicação é que as aferências somatossensoriais da cabeça e pescoço perturbem uma das funções do NCD, a saber, a supressão de sons autogerados. Além de movimentos respiratórios, mastigação e vocalizações, o NCD suprime ainda ruídos cardiovasculares internamente gerados.[5,20,21] A perturbação na capacidade do NCD em suprimir ruídos cardiovasculares resultaria em ZNP. Uma 3a possibilidade seria a combinação desses dois mecanismos propostos.

ZPSS Não Lateralizado

Ao considerar as inúmeras possibilidades para um ZPSS não lateralizado, as únicas hipóteses viáveis são os dois mecanismos supracitados ocorrendo bilateralmente, ou modulação cardíaca-síncrona do sistema auditivo central, quer em um local rostral ao corpo trapezoide (decussação auditiva), quer por interações entre estruturas neurais de ambos os lados, acima ou abaixo do corpo trapezoide, como aquelas por meio de conexões recíprocas entre núcleos cocleares dos dois lados do tronco encefálico.[5,22]

CONCLUSÕES

O ZNP, quando não lateralizado, é causado por disfunção no sistema auditivo central mediada por aferências somatossensoriais provenientes de músculos, tendões e articulações da cabeça e pescoço (ZPSS), incluindo os 8% dos casos em que as pulsações não são suprimidas pelo TS. Diante de ZNP lateralizado, além da etiologia ZPSS, é preciso considerar a possibilidade de uma CNA, particularmente se o zumbido for localizado na orelha e não disperso de um lado da cabeça. De igual modo, quando lateralizado, a supressão das pulsações pelo TS nem sempre distingue entre essas duas etiologias (ZPSS e CNA), já que alguns casos de CNA podem suprimir suas pulsações pelo TS.

A descompressão cirúrgica do nervo auditivo geralmente causa abolição do ZNP causado por CNA na porção cisternal. O agulhamento (agulhamento à seco e/ou injeções em PGM), a EEA, e as injeções de toxina botulínica em músculos da cabeça e pescoço podem abolir o ZNP decorrente do ZPSS em alguns casos.

REFERÊNCIAS BIBLIOGRÁFICAS

1. Song J-J, An GS, Choi I, et al. Objectification and Differential Diagnosis of Vascular Pulsatile Tinnitus by Transcanal Sound Recording and Spectrotemporal Analysis: A Preliminary Study. Otol Neurotol. 2016;37:613-20.
2. Kim SH, An GS, Choi I, et al. Pre-treatment objective diagnosis and post-treatment outcome evaluation in patients with vascular pulsatile tinnitus using transcanal recording and spectro-temporal analysis. PLoS One. 2016;11:1-12.
3. Ryu H, Yamamoto S, Sugiyama K, et al. Neurovascular decompression of the eighth cranial nerve in patients with hemifacial spasm and incidental tinnitus: an alternative way to study tinnitus. J Neurosurg. 1998;88:232-6.
4. Ryu H, Yamamoto S, Sugiyama K, Nozue M. Neurovascular compression syndrome of the eighth cranial nerve. What are the most reliable diagnostic signs? Acta Neurochir (Wien). 1998;140:1279-86.
5. Levine RA, Nam E-C, Melcher J. Somatosensory Pulsatile Tinnitus Syndrome: Somatic Testing Identifies a Pulsatile Tinnitus Subtype That Implicates the Somatosensory System. Trends Amplif. 2008;12:242-253.
6. Levine RA. Somatosensory Pulsatile Tinnitus Syndrome (SSPT) Revisited. Int Tinnitus J. 2021;25:39-45.
7. Levine RA, Abel M, Cheng H. CNS somatosensory-auditory interactions elicit or modulate tinnitus. Exp Brain Res. 2003;153:643-648.
8. Ranoux D, Levine RA. More evidence that botulinum toxin (BTX) can abolish tinnitus: intermittent unilateral pulsatile tinnitus: what can it do for other types of tinnitus? In: Israel Otoneurology Society. 2022.

9. Sator-Katzenschlager SM, Szeles JC, Scharbert G, et al. Electrical stimulation of auricular acupuncture points is more effective than conventional manual auricular acupuncture in chronic cervical pain: a pilot study. Anesth Analg. 2003;97:1469-1473.
10. Cardarelli F, Melcher J, Szeles J, Levine RA. Continuous auricular electrical stimulation quiets the tinnitus of the somatosensory pulsatile tinnitus syndrome [poster presentation abstract]. In: Frontiers in Tinnitus Research: Fourth International TRI Tinnitus Conference, Dallas, Texas. 2010:61.
11. Peuker ET, Filler TJ. The nerve supply of the human auricle. Clin Anat. 2002;15:35-7.
12. Levine RA. Somatic (craniocervical) tinnitus and the dorsal cochlear nucleus hypothesis. Am J Otolaryngol – Head Neck Med Surg. 1999;20:351-362.
13. Di Stadio A, Dipietro L, Ralli M, et al. Loop characteristics and audio-vestibular symptoms or hemifacial spasm: is there a correlation? A multiplanar MRI study. Eur Radiol. 2020;30:99-109.
14. Levine RA. Pathognomonic tinnitus percepts, even when intermittent or intermixed with non-specific tinnitus, (i) identify tinnitus subtypes, (ii) suggest the tinnitus mechanism, and (iii) can lead to successful intervention. In: Tenth International TRI Tinnitus Conference. Nottingham. 2016:31.
15. Sunwoo W, Jeon YJ, Bae YJ, et al. Typewriter tinnitus revisited: The typical symptoms and the initial response to carbamazepine are the most reliable diagnostic clues. Sci Rep. 2017;7:10615.
16. Levine RA, Oron Y. Tinnitus. In: Handbook of Clinical Neurology – The Human Auditory System: Fundamental Organization and Clinical Disorders. 2015:409-431.
17. Levine RA. Typewriter Tinnitus: A Carbamazepine-Responsive Syndrome Related to Auditory Nerve Vascular Compression. ORL. 2006;68:43-47.
18. Nowé V, De Ridder D, Van de Heyning PH, et al. Does the location of a vascular loop in the cerebellopontine angle explain pulsatile and non-pulsatile tinnitus? Eur Radiol. 2004;14:2282-9.
19. Ryu H, Yamamoto S, Sugiyama K, et al. Neurovascular compression syndrome of the eighth cranial nerve. Can the site of compression explain the symptoms? Acta Neurochir (Wien). 1999;141:495-501.
20. Shore SE. Multisensory integration in the dorsal cochlear nucleus: unit responses to acoustic and trigeminal ganglion stimulation. Eur J Neurosci. 2005;21:3334-48.
21. Haenggeli C-A, Pongstaporn T, Doucet JR, Ryugo DK. Projections from the spinal trigeminal nucleus to the cochlear nucleus in the rat. J Comp Neurol. 2005;484:191-205.
22. Cant NB, Gaston KC. Pathways connecting the right and left cochlear nuclei. J Comp Neurol. 1982;212:313-26.

ALÇAS VASCULARES, CONFLITO NEUROVASCULAR E ZUMBIDO

CAPÍTULO 22

Rita de Cássia Cassou Guimarães

INTRODUÇÃO

As relações anatômicas entre o nervo vestibulococlear e os vasos sanguíneos no conduto auditivo interno (CAI) e no ângulo ponto cerebelar (APC) podem ser responsáveis por um tipo específico de zumbido. A investigação e diagnóstico diferencial são cruciais. Isto porque há tratamento específico para alívio do sintoma.[1]

ALÇAS VASCULARES

Alças vasculares e seus contatos com estruturas adjacentes estão presentes em todo o corpo humano. Algumas formas de zumbido estão associadas ao contato de um vaso sanguíneo com o VIII nervo craniano em sua emergência a partir do tronco encefálico, no APC ou até mesmo no interior do CAI.[2]

O conflito neurovascular (CNV) é uma síndrome que se caracteriza pela compressão de um nervo craniano por uma estrutura vascular (arterial ou venosa), e sua consequente disfunção ativa. Tal fenômeno neurológico seria capaz de desencadear disfunção hiperativa com ou sem perda da função neural.[1,3-5]

Disfunções hiperativas relacionadas aos CNV são descritas para vários nervos cranianos como: neuralgia do trigêmeo (V par), espasmo hemifacial (VII par), neuralgia glossofaríngea (IX par) e mioclonia palpebral (*myokymia*) do músculo extrínseco ocular oblíquo superior (IV par).[6]

Em 1934, Walter Dandy propôs a síndrome ao descrever um CNV do V nervo craniano na fossa posterior, como causa de neuralgia do trigêmeo. A teoria do CNV recebeu maior atenção na década de 60 e surgiram as cirurgias de descompressão microvascular para tratamento dos sintomas secundários às compressões dos nervos cranianos. Inferiu-se na época que o CNV do nervo vestibulococlear seria responsável por perda auditiva, zumbido e vertigem sendo denominada síndrome do CNV do VIII nervo.[5-7]

ANATOMIA DO ÂNGULO PONTOCEREBELAR E CANAL AUDITIVO INTERNO

A anatomia do complexo neurovascular do APC é muito variável e atribuída ao desenvolvimento tardio da artéria cerebelar anteroinferior (ACAI) (AICA – *anterior inferior cerebellar artery*) e da artéria cerebelar posteroinferior (ACPI) (PICA – *posterior inferior cerebellar artery*), ramos da anastomose da artéria vertebrobasilar lateral primitiva.[4]

O APC é um compartimento anatômico onde estruturas nervosas e vasculares interagem entre si. Nele, encontram-se os nervos cranianos V, VII, VIII, IX além dos vasos sanguíneos ACAI, artéria auditiva, ramos da veia petrosa, veia do pedúnculo cerebelar médio, veia do recesso lateral do IV ventrículo e a veia pontinha transversa. Interações anatômicas entre essas estruturas podem-se manifestar como síndromes hiperativas de compressão neurovascular.

O trajeto do VIII nervo craniano, desde o tronco encefálico em direção ao CAI, apresenta um curso que pode ser didaticamente dividido em:

A) Zona de mielina central (ZMC) mielinizada por oligodendrócitos;
B) Zona de transição (ZT) da mielinização de glia para células de Schwann;
C) Zona de mielina periférica (ZMP).

A ZMC encontra-se proximal à emergência ou raiz de entrada/saída (REZ, do inglês *Root Entry/Exit Zone*) do VIII nervo craniano no tronco encefálico, tem aproximadamente 11,5 mm de comprimento e é seguida de cerca de 0,8 mm de ZT, antes do nervo seguir seu curso canalicular periférico (Fig. 22-1a). A localização e o comprimento da ZT, a partir da REZ dos nervos no tronco encefálico, variam entre os pares cranianos. A ZT do VIII nervo craniano encontra-se mais distante da emergência deste, no tronco cerebral, quando comparada aos nervos trigêmeo (4 mm), facial (2,5 mm) e glossofaríngeo (1,5 mm).[2,4] Nesta região, há também uma zona de transição do componente vascular. Enquanto o suprimento vascular periférico corre longitudinalmente; no segmento de mielinização glial não há um padrão de vascularização regular, e as anastomoses são raras. O que teoricamente potencializa lesão na região de transição, por vascularização e mielinização precárias.[6]

Enquanto a ZT é próxima ao tronco encefálico (mielina central) e se sobrepõe à topografia de saída nos nervos cranianos V, VII e IX, no caso do VIII par ocorre o contrário: a ZT está localizada mais distalmente e não se sobrepõe à topografia de saída no tronco encefálico (Fig. 22-1b).[4] Inicialmente a ZT foi considerada a porção mais sensível e predisposta a irritação mecânica pelo contato neurovascular, contudo novos estudos evidenciaram que a compressão neurovascular clinicamente significante ocorre nas porções mais proximais.[3] Segundo alguns autores a maioria dos CNV ocorrem por contatos no segmento cisternal do nervo vestíbulo coclear e poucos acometem a ZT.[3]

Devido à dificuldade técnica para identificação precisa do ponto de contato responsável pelo CNV, sugere-se denominar o segmento do nervo envolvido como segmento cisternal (proximal) ou canalicular (distal). A alça da ACAI pode deslocar e comprimir o VIII nervo craniano no APC (cisternal) ou no segmento intracanalicular. As alças vasculares dentro do CAI que é o segmento periférico mais resistente morfologicamente, no entanto, são capazes de gerar zumbido rítmico do tipo pulsátil.

Qualquer ponto de contato no trajeto entre o tronco encefálico e CAI é capaz de produzir zumbido por compressão neurovascular. Como o nervo vestibulococlear apresenta o maior comprimento de mielina central em relação aos demais nervos cranianos, é mais vulnerável às forças compressivas vasculares.[2,3]

ALÇAS VASCULARES, CONFLITO NEUROVASCULAR E ZUMBIDO 211

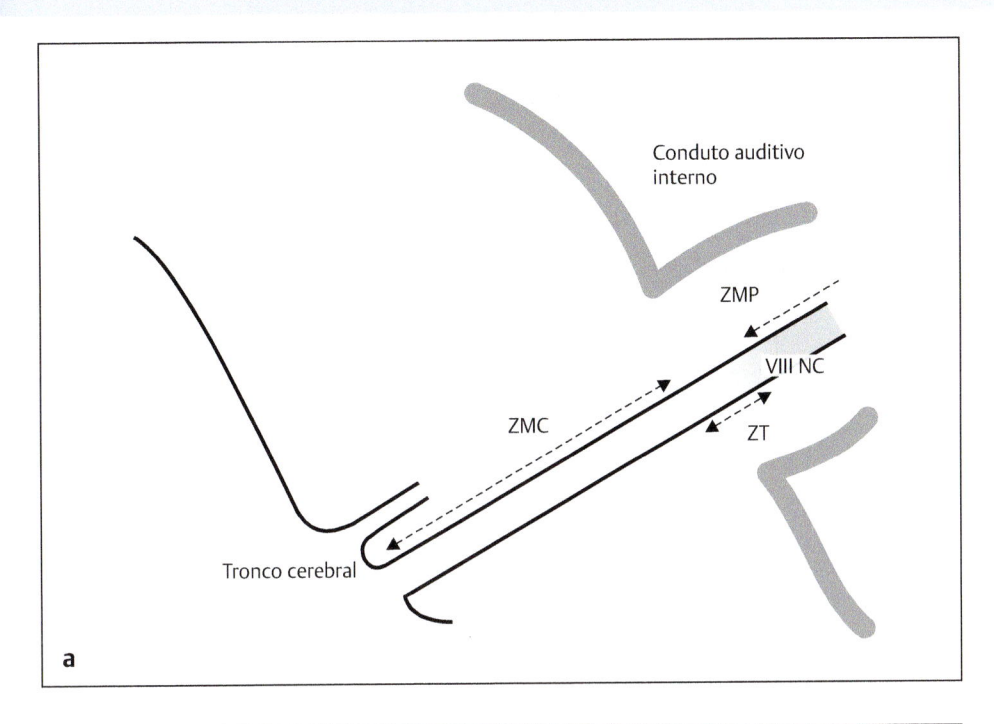

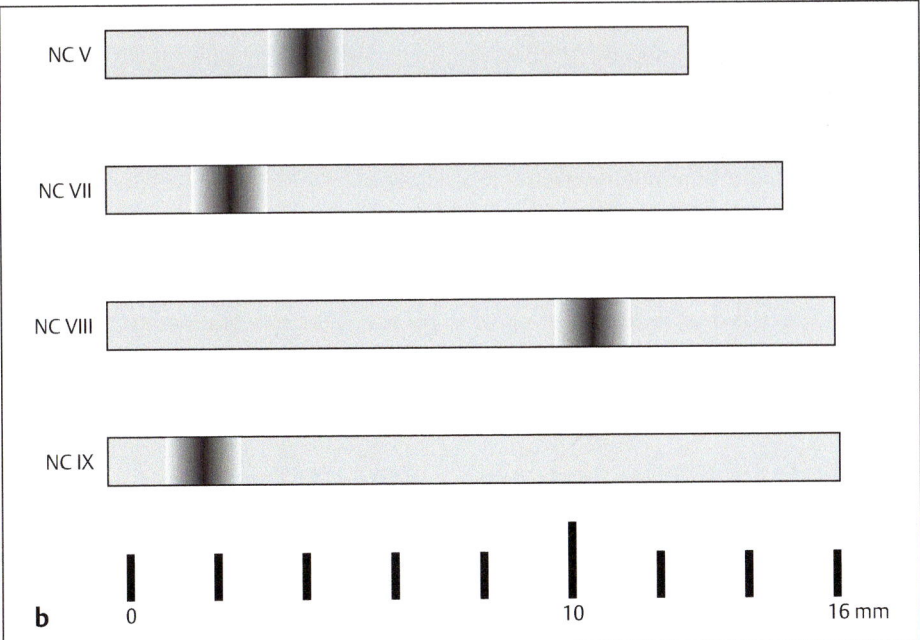

Fig. 22-1. (**a**) Representação diagramática do VIII nervo craniano (VIII NC), da sua emergência no tronco cerebral até seu acesso ao conduto auditivo interno (CAI). A zona de mielina central (ZMC), a zona de transição (ZT) e a zona de mielina periférica (ZMP) estão devidamente representadas.[4] (**b**) Ilustração esquemática do comprimento e da localização da zona de transição (ZT) para os V, VII, VIII e IX nervos cranianos (NC).[3]

FISIOPATOLOGIA

A prevalência de alças vasculares que afetam o VII e VIII nervos cranianos nos segmentos cisternal e canalicular (CAI) varia de 7 a 23%.[8,9]

O mecanismo subjacente é a despolarização efática (do grego *efático* significa *tocar um ponto*). A pressão arterial patológica crônica e repetitiva aplicada sobre o nervo gera as descargas efáticas, induz à desmielinização e culmina com a hiperexcitabilidade, despolarização e perda funcional progressiva. Tal pressão é capaz de alterar o limiar de disparos elétricos, aumentar a suscetibilidade a estimulações indesejáveis, originar impulsos nervosos de baixo limiar (frente a estímulos mínimos), provocar isquemia pela compressão dos vasos do nervo (*vasa nervorum*)[3,10,11] e induzir à despolarização ectópica. Esses mecanismos explicam tanto os sinais de hipoexcitabilidade, como os de hiperexcitabilidade advindos da mesma estrutura neural.[3] A alça vascular no interior do CAI nem sempre comprime o nervo e muitas vezes há apenas o contato. O CNV pode repercutir no SNC, por exemplo, causando a hiperexcitabilidade do respectivo núcleo do nervo craniano, ou ainda a redução da projeção tálamo-cortical auditiva inibitória.

SÍNDROMES COMPRESSIVAS NEUROVASCULARES DO VII E VIII NERVOS CRANIANOS

Como os nervos facial e vestibulococlear seguem juntos no CAI, existe relevante correlação entre o CNV desses e sintomas associados; portanto, zumbido, perda de audição, vertigem, desequilíbrio, espasmo hemifacial, são sintomas que podem estar presentes.

Síndrome da Compressão Neurovascular do VII Par Craniano

O sintoma típico é o espasmo hemifacial. Alguns casos podem cursar com zumbido pelo CNV adicional com o nervo coclear.[11] Dois mecanismos podem explicar o zumbido associado aos espasmos hemifaciais:

1. Transmissão efática que acomete também o nervo coclear;
2. E o consequente zumbido intermitente associado.[6]

Hiperatividade e hipercondutividade do núcleo coclear dorsal ipsilateral ao espasmo hemifacial poderiam explicar a existência do zumbido. O núcleo coclear dorsal recebe aferências multissensoriais vindas do nervo facial. Essas aferências seriam capazes de modular a função coclear e gerar zumbido contínuo em pacientes com audiometria normal. A descompressão neurocirúrgica do conflito neurovascular do VII par extingue o espasmo hemifacial, mas se ocorrem mudanças irreversíveis no sistema auditivo central, pode não ter o mesmo efeito sob o zumbido.[12]

Síndrome do Conflito Neurovascular do VIII Par Craniano

Caracteriza-se por paroxismos ou ataques paroxísticos (sintoma súbito, brusco, rápido/curto, intenso e recorrente/frequente) do nervo vestibulococlear ipsilateral ao conflito. Os sintomas ocorrem espontaneamente e/ou desencadeados por estímulos fisiológicos de seus ramos.[4]

Ramo Vestibular

O CNV do ramo vestibular do VIII nervo craniano está associado ao quadro clínico denominado paroxismia vestibular. Zumbido e hiperacusia podem acompanhar os sintomas vestibulares assim como espasmo hemifacial.[10,12]

Ramo Coclear

O CNV do VIII nervo craniano pode acometer o nervo coclear. É comparado ao espasmo hemifacial do VII par e ao *tic douloureux* da compressão do V nervo craniano.[1,4,7,13] O zumbido tem característica de som em *staccato* (intervalado de curta duração) descrito como *typewriter*, código Morse, rajada de metralhadora, estouro de pipoca, do tipo paroxístico. O som ocorre em crescendo e com término súbito, com duração de poucos segundos, várias vezes ao dia e pode ser espontâneo ou desencadeado por estímulos sonoros e movimentos da cabeça. Dependendo do tempo de sintoma e da localização do conflito, alguns autores descrevem zumbido contínuo e zumbido intermitente com característica pulsátil ipsilateral à compressão do VIII nervo craniano em decorrência da pulsação arterial sobre o nervo coclear.[9,10,14,15]

O zumbido pode ou não estar associado à perda auditiva neurossensorial, sem sintomas vestibulares ou do nervo facial. O zumbido *typewriter* é raro se comparado à vertigem da paroxismia vestibular, o que sugere uma excitabilidade diferente para descargas efáticas dos nervos vestibular e coclear. Uma hipótese atribui a diferença à maior espessura/densidade do feixe de fibras do nervo coclear, que poderia amortecer e minimizar as descargas efáticas em suas fibras.

A distribuição tonotópica de frequências no nervo coclear demonstra que as fibras para altas frequências estão localizadas mais superficialmente em relação às fibras para baixas frequências. O CNV leve e recente estimula as fibras mais superficiais, que explicaria o zumbido rítmico de alta frequência. Já o zumbido de baixa frequência pode estar relacionado ao próprio envelhecimento da vasculatura, aumento de sua rigidez, maior tortuosidade dos vasos sanguíneos, maior pressão sobre o nervo e o estímulo de fibras mais profundas.[12] A deaferentação auditiva, em casos de maior grau de desmielinização do nervo coclear, diminui a aferência para o núcleo coclear e poderia justificar a hiperatividade em uma ou mais estruturas da via auditiva, além do zumbido contínuo.[12]

DIAGNÓSTICO

Na síndrome de CNV do IV, V e VII nervos cranianos o lado acometido pode ser facilmente identificado pela sintomatologia típica entretanto, o mesmo não acontece na síndrome compressiva do VIII nervo craniano.[3] É fundamental a caracterização clínica meticulosa das características psicoacústicas específicas do zumbido e dos sintomas associados, como crises múltiplas e rápidas de vertigem, desequilíbrio, oscilopsia, espasmo hemifacial ou salvas de neuralgia do trigêmeo ipsilateral ao lado do zumbido.[5,6]

Avaliação Audiológica

Há perda neurossensorial ipsilateral ao zumbido ou bilateral assimétrica para sons agudos. A perda auditiva pode ser de grau leve em até 83% dos pacientes. A progressão da hipoacusia é referida em 76% dos casos. Há correlação significativa entre o zumbido e a perda auditiva em altas frequências. Em cerca de 10% dos casos os limiares auditivos tonais estão normais. Há casos de preservação da função auditiva, fato que indica que o dano coclear não é mandatório para a geração do zumbido.[9,12]

Avaliação Eletrofisiológica

Afastadas outras etiologias para a queixa do zumbido, alguns sinais eletrofisiológicos no potencial evocado auditivo de tronco encefálico (PEATE) podem sugerir CNV do nervo coclear. Entre eles o prolongamento do intervalo I-III (maior ou igual a 2,3 ms), relacionado à perda auditiva e à frequência do zumbido. É observada redução da amplitude da onda II (< 33%), que geralmente diminui após 2 anos do início dos sintomas.[5,6,13]

Avaliação por Neuroimagem por meio de Ressonância Magnética (RM)

A RM permite a detecção de anormalidades vasculares no APC e CAI, uni ou bilaterais. Dentre os vasos responsáveis pelas alças vasculares, estão a ACAI (77%), artéria vertebral (10%), veias (10%), ACPI (5%), além de anomalias vasculares relacionadas à idade (19%) e bulbo jugular (9%). A sensibilidade da RM na detecção de alças vasculares no APC é da ordem de 100% e a especificidade está em torno de 65%.[2,4,16]

A combinação de imagens de alta resolução 3D em T2, com angiografia específica e sequências realçadas por gadolínio em T1, constitui o melhor método para detectar CNV. A excelente resolução espacial e clara definição do contraste de pequenas estruturas como nervos cranianos, especialmente dentro do espaço cisternal, realça o contraste com o liquor, vasos e nervos. Os achados podem orientar o tratamento neurocirúrgico e seu prognóstico.[4,16]

Na porção cisternal, o CNV localizado no setor anteromedial (ventral e rostral) do APC está relacionado principalmente a sintomas vestibulares, enquanto no setor inferior (caudal) os sintomas cocleares predominam. A posição do contato pode ser útil para estabelecer a relação entre a CNV visualizada e os sintomas do paciente.[2]

Entretanto, o contato entre nervo e vaso não significa, necessariamente, que exista um padrão sintomático. A presença da ACAI no CAI pode ser encontrada entre 40 a 60% de indivíduos assintomáticos. Deste modo, a evidência do contato vascular com o nervo coclear na ressonância magnética pode ter significado limitado, muitas vezes não sendo possível estabelecer relação com o zumbido.[6]

CARACTERÍSTICAS DO CONTATO NEUROVASCULAR NA RM DO CAI

Alguns parâmetros que avaliam o contato entre os vasos e o VII e VIII pares cranianos foram estudados por alguns autores. Seguem as propostas de avaliação e classificação mais conhecidas.

Classificação de Chavda

Bae et al. comparam a presença de contato neurovascular sob o VIII nervo craniano por meio de RM (localização, angulação, tortuosidade) em 3 grupos de pacientes:

1. Zumbido com alça ipsilateral;
2. Zumbido com alça contralateral;
3. Controle.

A localização anatômica da alça vascular não mostrou diferença estatisticamente significante entre os grupos. A presença do contato do nervo coclear foi significantemente maior no grupo 1 do que nos grupos 2 e 3. Entretanto, observou-se um elevado número de falso-positivos (ausência de sintoma e contato presente) e de falso-negativos (zumbido na ausência de contato). Embora exista maior tendência de alça vascular da ACAI tipo II e III em contato com o nervo vestibulococlear ipsilateral ao zumbido, deve-se considerar o elevado númeross de falso positivo e negativo. Concluem que a coleta de uma história clínica meticulosa somada ao teste terapêutico com carbamazepina fornecem dados mais confiáveis para o diagnóstico do que a imagem isoladamente (Quadro 22-1).[9,17]

ALÇAS VASCULARES, CONFLITO NEUROVASCULAR E ZUMBIDO

Quadro 22-1. Extensão da alça segundo a classificação de Chavda (em axial) (Fig. 22-2).

Tipo	Localização
I	Alça da ACAI no APC, mas sem entrar no CAI (Fig. 22-3).
II	Alça da ACAI em até 50% do comprimento do CAI (Fig. 22-4).
III	Alça da ACAI se estende por mais de 50% do comprimento do CAI (Fig. 22-5).

ACAI: *artéria cerebelar anteroinferior;* APC: ângulo pontocerebelar, CAI: conduto auditivo interno.

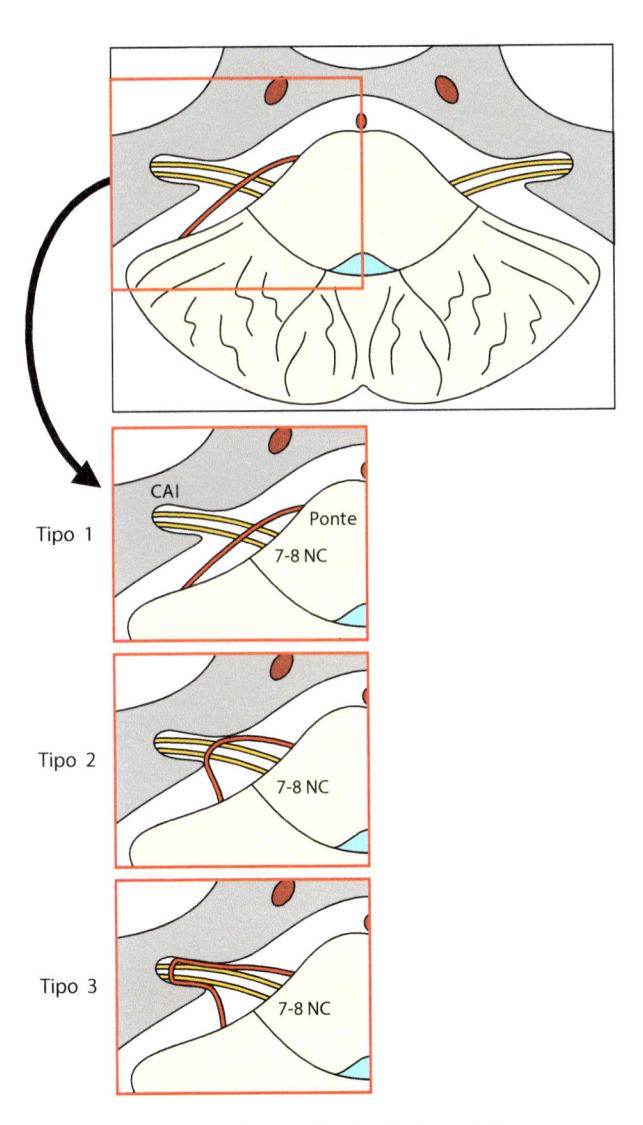

Fig. 22-2. Extensão da alça segundo a classificação de Chavda (em axial).

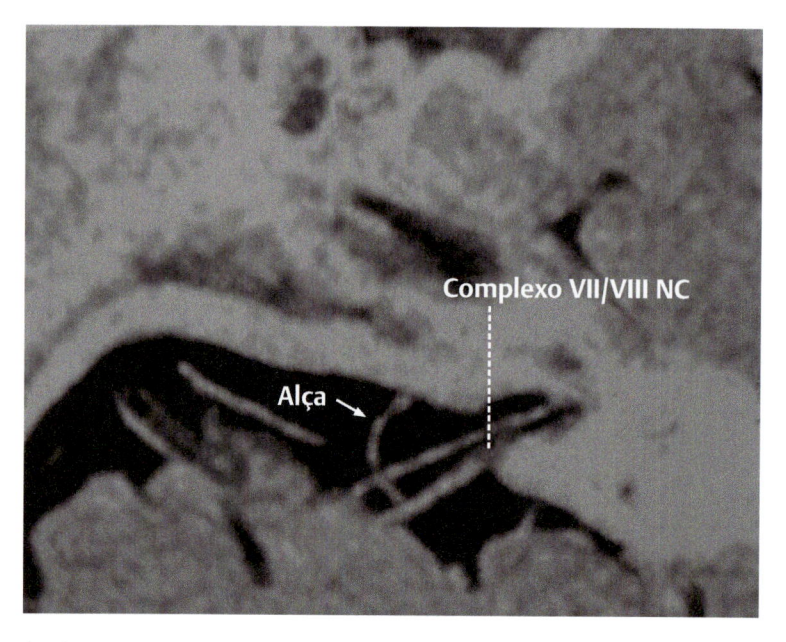

Fig. 22-3. Alça da ACAI no APC, mas sem entrar no CAI. (Arquivo da autora.)

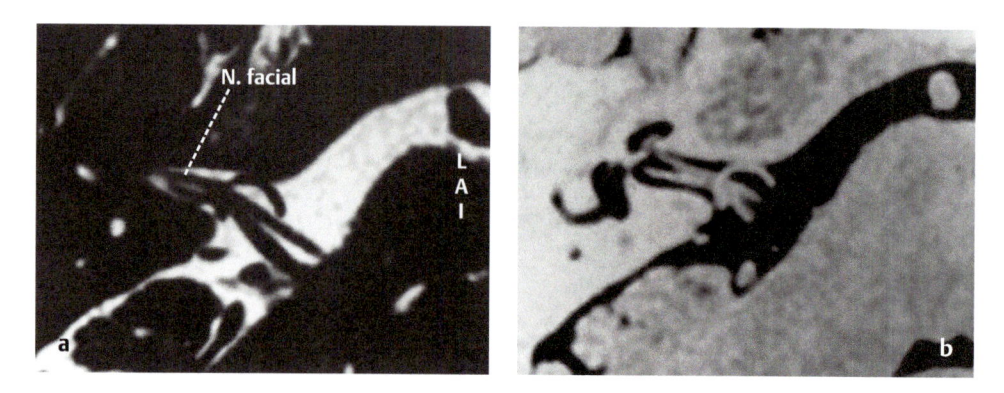

Fig. 22-4. (a,b) Alça da ACAI em até 50% do comprimento do CAI. (Arquivo da autora.)

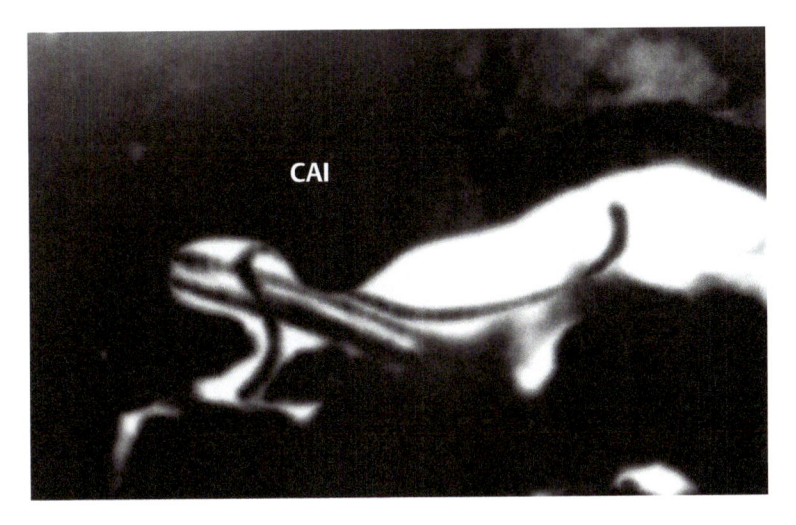

Fig. 22-5. Alça da ACAI se estende por mais de 50% do comprimento do CAI. (Arquivo da autora.)

Classificação Proposta por Di Stadio

Di Stadio et al.[10] tentaram correlacionar sintomas cocleovestibulares e ou espasmo hemifacial em pacientes cujo contato estava localizado na REZ (VII e VIII nervos cranianos) e no CAI. Foram avaliados:

A) A extensão: localização da alça vascular no CAI;
B) O calibre do vaso;
C) Nervo acometido, posição da alça em relação ao nervo craniano e número de contatos entre vaso e nervo;
D) Extensão do contato entre vaso e nervo (Quadro 22-2).

As alças vasculares localizadas na porção média do CAI (posições II e III) estão relacionadas com os sintomas de vertigem, zumbido e espasmo hemifacial. A perda auditiva assimétrica para altas frequências apresenta relação com o número de contatos e sua extensão. Segundo alguns autores, o contato é assintomático em 41,5% dos pacientes e a descompressão do nervo coclear pode suprimir o zumbido e preservar bons limiares auditivos. Outros autores encontraram o contato NV com mais frequência na posição IV, próximo à cóclea.[9,11]

Quadro 22-2. Extensão: distância desde a zona de saída (REZ) até o fundo do CAI. Essa distância foi dividida em 4 quartis

Posição	Distância
I	Primeiro 1/4 do trajeto
II	Até 2/4 do trajeto
III	Até 3/4 do trajeto
IV	Até a porção mais distal (fundo) do CAI

CAI: conduto auditivo interno.

Quadro 22-3. Contato entre nervo e vaso

Tipo	Trajetória
A	O vaso cruza 2 a 4 nervos no CAI como uma ponte
B	O vaso cruza somente um nervo
C	A alça segue em paralelo aos nervos sem cruzá-los

CAI: conduto auditivo interno.

Calibre do Vaso

No corte axial da RM foi medido o calibre do vaso (diâmetro principal) no APC e no CAI. Quando o calibre não foi constante, optou-se por medir o maior diâmetro do vaso.[10] Ao que parece, o calibre do vaso apresenta relação com o sintoma. Se o vaso possui calibre igual ou maior a 0,85 mm, há maior probabilidade de injúria ao nervo. Se a alça vascular ocupa 15% ou mais do CAI, pode existir zumbido e tontura.

Tipo de Contato Entre Nervo e Vaso

A imagem axial à RM retrata a posição do vaso em relação ao nervo; as estruturas se cruzam ou seguem em paralelo. O contato é definido como a ausência de sinal do liquor entre o nervo e o vaso; a angulação é definida como a mudança de direção ou do calibre do nervo vestibulococlear no ponto do contato.[2] A partir da imagem no plano axial, a alça foi definida como visto no Quadro 22-3 (Fig. 22-6).

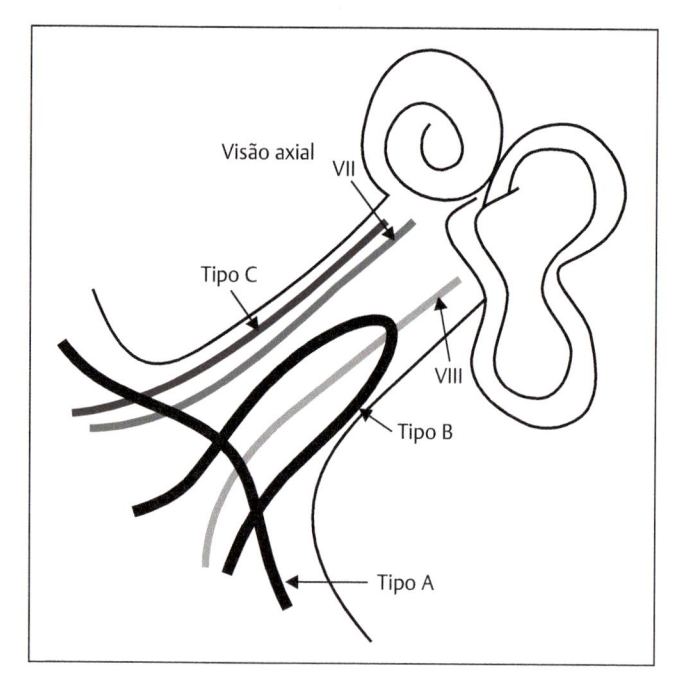

Fig. 22-6. Tipo de contato entre o nervo craniano e a estrutura vascular adjacente.

Alças dos tipos A e B podem envolver vários nervos no CAI. Segundo alguns autores, o tipo de contato mais comum é o tipo A (63% dos casos) em ponte que cruza acima ou abaixo do feixe nervoso junto à parede óssea do CAI, ou mesmo entre os feixes; seguido do B (33%) e C (4%). O sintoma está relacionado ao contato direto entre a alça vascular e o nervo específico. O contato vascular envolve somente o nervo coclear em 57%. Há contato simultâneo com nervo coclear e os nervos vestibulares em 55%, e com o nervo facial e o vestibulococlear em 3%.[9,11]

Comprimento do Contato (Número de Contatos)

A avaliação de contato contínuo ou múltiplo entre vasos e nervos é feita pelos cortes axial e coronal na RM. Observou-se que a média do número de contatos é de 1,3 para o nervo coclear e a média de comprimento do contato é maior que 3 mm. Há correlação positiva entre a presença do zumbido de alta frequência e o número de contatos entre o nervo coclear e também com o calibre vascular. Observou-se ainda que o comprimento do contato entre o vaso e o nervo coclear correlaciona-se com a perda auditiva em agudos.[5,9,11]

Categorias de Gukltekin

A proposta avalia a angulação do contato entre nervo e vaso. Segundo o sistema de Gukltekin,[17] os cortes de RM em coronal e sagital permitem secções não apenas na direção do plano do CAI, mas também perpendiculares. Assim é possível selecionar a configuração geométrica potencialmente capaz de estabelecer o contato vascular com o nervo vestibulococlear (Quadro 22-4).[5]

Quadro 22-4. Configuração geométrica

Tipo	Configuração
I	Sem contato
II	Contato vascular sem angulação com o nervo
III	Contato vascular com angulação com o nervo causada pela CNV

CNV: conflito neurovascular.

A incidência de CNV capaz de determinar angulação/indentação no nervo coclear é maior nos lados sintomáticos dos pacientes com zumbido do que nos controles.[6] A relação entre o contato NV e o zumbido pode ser atribuída a dois fatores:
1. A proximidade anatômica do nervo coclear com a ACAI, pode levar à desmielinização do nervo;
2. Mudanças de posição da cabeça que desencadeiam o sintoma.

Nesta segunda situação, o contato NV entre a alça vascular e o nervo é dinâmico, que sugere um padrão *on* e *off* e a RM captaria apenas o estado de contato *off*.[7]

DIAGNÓSTICO DIFERENCIAL

Constituem diagnósticos diferenciais da síndrome CNV do VIII nervo craniano: deiscência do canal semicircular, migrânea vestibular, doença de Ménière, fístula perilinfática, schwannoma vestibular, crises paroxísticas do mesencéfalo, epilepsia vestibular, cisto aracnoide, dolicoectasia vertebrobasilar, aneurismas, variações anatômicas e anormalidades da veia jugular no forame jugular.[10]

TRATAMENTO
Medicamentoso

A carbamazepina (5H-dibenzapina-5-carboxamina) é um anticonvulsivante largamente usado para o tratamento de epilepsia parcial e generalizada. Seus efeitos ocorrem por bloqueio parcial dos canais de sódio, e consequente redução dos potenciais de ação, por retardo na recuperação dos canais de sódio.[18]

A carbamazepina também é usada para tratar vários distúrbios neurológicos não epilépticos em que descargas ectópicas em nervos comprometidos estão presentes (neuralgia do trigêmeo, espasmo hemifacial, síndrome de CNV). A inibição dos canais de sódio é capaz de suprimir a transmissão axonal efática no nervo coclear afetado com consequente alívio do zumbido.[5,18]

O zumbido resultante do CNV responde uniformemente à carbamazepina. A resposta ocorre em poucos dias, mesmo em baixa dose, o que não costuma acontecer com zumbido de outras etiologias.

A posologia inicial é de 200 mg/dia e pode ser aumentada para 400 mg/dia. Após melhora do sintoma, é feita a diminuição gradativa até a dosagem mínima responsiva (usualmente 100 mg/dia). A retirada da medicação pode ser iniciada após o paciente estar assintomático durante, no mínimo, três meses.[11,12] Kim *et al.* preconizam 100 mg 3 vezes ao dia, com aumento lento e progressivo da dose, podendo chegar até 600 a 1000 mg/dia. O controle do zumbido é esperado a partir da segunda semana de tratamento. Após a abolição do sintoma, a medicação é mantida por 3 meses e sua retirada é feita de maneira decrescente.[18] A carbamazepina não tem qualquer benefício para outros tipos de zumbido e o controle do sintoma com o uso de baixas doses é considerado o critério mais confiável para o diagnóstico do zumbido secundário ao CNV.[13,15]

A oxcarbazepina tem resultados similares à carbamazepina em dose média de 300 a 900 mg/dia, com menos efeitos adversos. Outras drogas propostas como lamotrigina, baclofen e topiramato não mostraram resposta favorável para o zumbido.[19]

Os efeitos adversos descritos incluem: tontura, dispepsia, *rush* cutâneo, hipotensão arterial, alterações hepáticas, supressão da medula óssea com leucemia e trombocitopenia.[19]

O controle do efeito terapêutico e monitoramento da recorrência do zumbido pode ser acessado por questionários e escalas relacionadas à percepção, intensidade e grau de incômodo do zumbido no início e ao fim do tratamento. Entre eles estão o *Tinnitus Handicap Inventory* (THI) e os índices de qualidade de vida (descritos no capítulo 8).

Cerca de 60% dos pacientes sofrem recorrência do zumbido após tratamento com CBZ ou Oxcarbazepina, portanto recomenda-se manter o seguimento prolongado desses pacientes. A diferença entre a recorrência e não recorrência desses pacientes está relacionada à idade e a duração dos sintomas. Portanto, o diagnóstico e a intervenção precoce são de relevância para o acompanhamento dos pacientes. Associado à remissão do zumbido, pode ocorrer também melhora da vertigem e do espasmo hemifacial em 100% e 60% dos casos, respectivamente.[13]

Cirúrgico

A abordagem neurocirúrgica para compressões vasculares dos nervos cranianos foi historicamente documentada por Walter Dandy, em 1932. Descreveu pela primeira vez a descompressão vascular do V par craniano em pacientes com neuralgia do trigêmeo. William James Gardner, em 1962, abordou o VII par para o alívio do espasmo hemifacial. Em 1975, Peter Jannetta, executou a descompressão do VIII par, por meio de microcirurgia, em pacientes com vertigem e zumbido intratáveis causados por compressão vascular do nervo vestibulococlear.[2]

A intervenção cirúrgica para descompressão NV é sugerida como tratamento para zumbido e vertigem. O critério de seleção original inclui zumbido unilateral com agravamento posicional e perda auditiva ipsilateral. Os critérios clínicos se sobrepõem aos de imagem para a indicação cirúrgica. Apesar do zumbido secundário ao CNV apresentar alta taxa de resposta à carbamazepina, alguns pacientes não mostram alívio do sintoma ou são responsivos, mas não toleram o tratamento medicamentoso.[11] O zumbido incapacitante, refratário ao tratamento farmacológico e alteração eletrofisiológica no PEATE podem ter indicação cirúrgica e, as imagens de RM sinalizam a posição do conflito e o calibre do vaso.[20]

A taxa de sucesso cirúrgico da descompressão microvascular do nervo coclear para o zumbido varia de 20 a 100% em decorrência da variabilidade dos critérios de indicação. Segundo Ward e Gold, os casos que preenchem os critérios obtêm o sucesso esperado, apesar da divergência de resultados.[11]

A duração do sintoma, desde seu início, até a indicação cirúrgica está relacionada ao sucesso da cirurgia. Estudos de De Ridder *et al.*[1] demonstraram que no CNV, o nervo coclear apresenta maior desmielinização quanto maior o tempo de compressão e sugere que a cirurgia deveria ocorrer em até 4 anos após o início do sintoma. Os autores atribuem 78% de sensibilidade e 80% de especificidade para esta relação.

O alívio do zumbido após a descompressão do nervo coclear é a maneira direta de confirmar a relação causal entre o CNV e o sintoma.[7] A melhora dos parâmetros eletrofisiológicos do PEATE, que se iguala ao lado contralateral assintomático, sugere que a compressão vascular é a responsável pelo comprometimento da transmissão no nervo coclear.[2]

A taxa de complicação citada é de cerca de 11%. Entre as complicações estão perda auditiva permanente, fístula liquórica, paralisia facial, vertigem, dificuldade de deglutição, meningite, AVC.[8]

COMENTÁRIOS FINAIS – CONCLUSÃO

A relação entre os conflitos e as compressões que as alças vasculares exercem sobre os nervos cranianos, no APC e CAI, e o zumbido é bem conhecida. A correlação clínica e a resposta à carbamazepina sugerem o nexo causal. Quando a alça vascular tem contato direto com o nervo, calibre de pelo menos 0,85 mm e localiza-se no segmento proximal do CAI, há significativa correlação com vertigem, zumbido e espasmo hemifacial. O comprimento do contato tem correlação significativa com a perda auditiva nas frequências agudas e o espasmo hemifacial. Os achados nas imagens de RM devem ser considerados em conjunto com a avaliação clínica antes dos sintomas audiovestibulares serem atribuídos ao CNV. As pistas diagnósticas mais importantes são a história clínica e a resposta à carbamazepina.

REFERÊNCIAS BIBLIOGRÁFICAS

1. De Ridder D, Vanneste S, Adriaenssens I, et al. Microvascular Decompression for Tinnitus: Significant Improvement for Tinnitus Intensity Without Improvement for Distress. A 4-Year Limit. Neurosurgery. 2010;66:656-660.
2. Grocoske FB, Mendes RG, Vosguerau R, et al. Neurotology findings in patients with diagnosis of vascular loop of cranial nerves VIII in magnetic resonance imaging. Intl. Arch. Otorhinolaryngol – São Paulo – Brasil. 2011;15(4):418-425.

3. Haller S, Etienne L, Ko¨vari E, et al. Imaging of Neurovascular Compression Syndromes: Trigeminal Neuralgia, Hemifacial Spasm, Vestibular Paroxysmia, and Glossopharyngeal Neuralgia – Review. AJNR Am J Neuroradiol. 2016.
4. Sivarasan N, Touska P, Murdin L, Connor S. MRI findings in vestibular paroxysmia – An observational study. Journal of Vestibular Research. 2019;29:137-145.
5. Van den Berge, MC, van Dijk JC, Posthumus IA, et al. Microvascular decompression of the cochleovestibular nerve for treatment of tinnitus and vertigo: a systematic review and meta-analysis of individual patient data. J Neurosurg. 2017;127:588-601.
6. Best C, et al. MRI and neurophysiology in vestibular paroxysmia: contradiction and correlation. J Neurol Neurosurg Psychiatry. 2013;84:1349-1356.
7. Nash B, Carlson ML, Van Gompel JJ. Microvascular decompression for tinnitus: systematic Review. J Neurosurg. 2016.
8. Bae YJ, Jeon YJ, Choi BS, et al. The Role of MRI in Diagnosing Neurovascular Compression of the Cochlear Nerve Resulting in Typewriter Tinnitus. AJNR Am J Neuroradiol. 2017.
9. Borghei-Razavi H, Darvish O, Schick U. Disabling Vertigo and Tinnitus Caused by Intrameatal Compression of the Anterior Inferior Cerebellar Artery on the Vestibulocochlear Nerve: A Case Report, Surgical Considerations, and Review of the Literature. J Neurol Surg Rep. 2014;75:e47-e51.
10. Di Stadio A, Dipietro L, Ralli M, et al. Loop characteristics and audio-vestibular symptoms or hemifacial spasm: is there a correlation? A multiplanar MRI study. Eur 100 Radiol. 2020;30:99-109.
11. Ward BK, Gold DR. Tinnitus, oscilopsia and hyperventilation-induced nystagmus: vestibular paroxysmia. Open J Clin Med Case Rep. 2016;2(7):1100.
12. Chang WS, Kim BS, Lee JE, et al. Is tinnitus accompanied by hemifacial spasm in normal-hearing patients also a type of hyperactive neurovascular compression syndrom? A magnetoencephalography study. BMC Neurology [Internet]. 2013.
13. Koo YJ, Kim HJ, Choi JY, Kim JS. Vestibular paroxysmia associated with typewriter tunnitus: a case report and literature review. J Neurol. 2021;268:2267-2272.
14. Mathiesen T, Brantberg K. Microvascular decompression for typewriter tinnitus-case report. Acta Neurochir. 2015;157:333-336.
15. Han JS, Park JM, Park SY, et al. Typewriter tinnitus: An investigative comparison with middle ear myoclonic tinnitus and its long-term therapeutic response to carbamazepine, Auris Nasus Larynx. 2020.
16. Cavusoglu M, Ciliz DS, Duran S, et al. Temporal boné MRI with 3D-FIESTA in the evaluation of facial and audovestibular dysfunction. Diagnostic and Interventional Imaging. 2015.
17. Gukltekin S, Celik H, Akpek S, et al. Vascular loop at the cerebellopontine angle: is there a correlation with tinnitus? AJNR. 2008;29(9):1746-1749.
18. Sunwoo W, Jeon YJ, Bae YJ, et al. Typewriter tinnitus revisited: The typical symptoms and the initial response to carbamazepine are the most reliable diagnostic clues. Scientific Reports. 2017;7:10615.
19. Kim SH, Kim D, Lee JM, et al. Review of Pharmacotherapy for Tinnitus. Healthcare. 2021;9:779.
20. Onishi ET, Coelho CB, Oiticica J, ueiredo RR, Guimarães RC, Sanchez TG et al. Tinnitus and sound intolerance: evidence and experience of a Brazilian group. Braz J Otorhinolaryngol. 2018;84(2):135-49.

TRATAMENTO OSTEOPÁTICO EM PORTADORES DE ZUMBIDO – QUAIS SÃO AS EVIDÊNCIAS?

CAPÍTULO 23

Alexandre Rabello
Jeanne Oiticica

OSTEOPATIA, EVOLUÇÃO DOS CONCEITOS, JUSTIFICATIVAS NEUROFISIOLÓGICAS E RESULTADOS

A Osteopatia trata-se de método diagnóstico e terapêutico, que utiliza do contato manual, para acessar a integridade estrutural e funcional do corpo, direcionando-o, por meio de duas tendências intrínsecas, para a própria cura.[1] Diz respeito à relação de corpo, mente e espírito na saúde e na doença.

O médico Andrew Taylor Still desenvolveu a Osteopatia em 1874, nos Estados Unidos. É uma abordagem da saúde com uma filosofia própria, possui métodos de avaliação e diagnóstico centrados na individualidade do paciente, na inter-relação de seus tecidos e de seus sistemas corporais, bem como na interação destes com o meio.[2]

Still postulou a teoria que ossos, músculos, membranas, vísceras, nervos, sangue e linfa estão interligados, mutuamente integrados, e influenciam uns aos outros, harmoniosamente. Caso os pacientes apresentem alterações mecânicas, denominadas disfunção ou lesão osteopática, estas podem gerar desequilíbrio estrutural (anatomia) e nas funções fisiológicas do organismo. O que pode ser o motivo de queixas ou doenças em pacientes.[3,4]

A teoria de Still da lesão reconhece que o corpo é capaz de se proteger contra doenças por meio de suas próprias defesas, e de recuperar a saúde por meio de habilidades intrínsecas inerentes.[5] O objetivo é, portanto, quando o corpo não conseguir, por si só, o equilíbrio; avaliar e tratar as estruturas que apresentem restrições de movimento. Para isso, Still desenvolveu técnicas manuais sobre a coluna vertebral, crânio, costelas, membros superiores, membros inferiores, vísceras. Essas estratégias melhoravam as funções dos sistemas de movimento, e as informações neurais; assim, o corpo poderia voltar ao seu equilíbrio (termo que ele chamava de homeostasia).[6]

Embora Still tenha usado a lesão de forma relativamente imprecisa e sem definição adicional, outros osteopatas desenvolveram-na e moldaram-na com o tempo.[6]

Guy Dudley Hulett, DO (1906) e Carter Harrison Downing, MD DO (1923), descrevem que a lesão osteopática incluía deficiências, na mobilidade normal da articulação na coluna, dentro dos limites anatômicos de movimento. Comprometimento este que possui efeito reflexo em regiões da medula espinhal, capaz de causar distúrbios próximos e distantes ao tecido lesado. As consequências adaptativas da lesão osteopática podem atuar no sistema nervoso, sistema circulatório, sistema secretor.[4,7,8]

Yale Castlio, DO (1930) e George Malcom McCole, DO (1935) consideraram também, como consequências adaptativas da lesão osteopática, mudanças palpáveis do tecido mole associado (isto é, contrações musculares; ligamentos espessos; edema; neurite; disfunções vasomotoras, tróficas e metabólicas; restrições de movimento). Além da medula espinhal, incluíram os gânglios simpáticos. Foi postulado que os efeitos da lesão osteopática podem incluir aumento do metabolismo, e perturbação da atividade motora e secretora, acompanhada de estase.[6,9]

Harrison Fryette, DO, em 1954, expandiu tais conceitos, e não mais se refere restritamente a fatores mecânicos, mas a quaisquer elementos capazes de predispor os pacientes a doenças. Nos quais incluem, por exemplo, fatores ambientais, agentes infecciosos, fatores nutricionais e fatores emocionais, capazes de potencialmente afetar à saúde.[10]

O termo lesão osteopática foi substituído por disfunção somática em meados de 1960. O Conselho Educacional de Princípios Osteopáticos define a disfunção somática da seguinte forma: função prejudicada ou alterada de componentes relacionados ao sistema somático (organização corporal): estruturas esqueléticas, artrodiais e miofasciais e seus elementos vasculares, linfáticos e neurais relacionados.[11]

Os indicadores diagnósticos típicos para disfunção somática são anormalidade na textura do tecido, assimetria, restrição de movimento e sensibilidade de tecidos afetados.[12]

A Disfunção somática foi explicada pela primeira vez no final da década de 1940 por J. Stedman Denslow, DO e Irvin Korr, PhD. Eles investigaram aspectos neurofisiológicos, especialmente a hiperexcitação do sistema nervoso simpático. O modelo propôs que uma barreira em estruturas somáticas ou viscerais lesadas, pode resultar em aferência constante, excitação segmentar, facilitar a transmissão neuronal e, por sua vez, produzir resposta eferente excessiva pelo segmento medular relacionado à tal disfunção.[6]

Em 1976, Michael M. Patterson, PhD, sugeriu um possível mecanismo para a origem e manutenção da disfunção somática. Propôs que a informação aferente exteroceptiva (receptores sensoriais na pele), proprioceptiva (receptores nas articulações, músculos e tendões) e introceptiva (receptores em vísceras) seria capaz de iniciar a sensibilização das vias neurais, resultar em aumento e redefinição da excitabilidade de áreas afetadas da medula espinhal. Assim, o controle dos centros superiores em áreas sensibilizadas sofreria redução, culminando com segmentos prejudicados. Esse processo levaria ao comprometimento das atividades esquelética e autonômica, bem como da função visceral.[6,13]

Richard L. Van Buskirk, DO, PhD, apresentou modelo de disfunção somática em 1990, com base no papel central de nociceptores no desenvolvimento da disfunção somática segmentar. Ele propôs que neurônios sensoriais relacionados à dor e aos seus reflexos, causariam, além de restrições de motilidade, alterações viscerais, imunológicas e autonômicas.[6,14]

Gary Fryer, PhD, BSc, com base na teoria/conceito de nociceptores, propõe que a lesão tecidual leva à inflamação e ativação de receptores álgicos. Tal informação nociceptiva é capaz de inibir a atividade de músculos segmentares profundos, resultando em atividade de proteção dos mesmos; enquanto aumenta a ativação da musculatura superficial. Esta relação entre os dois grandes grupos musculares do pescoço, a musculatura superficial (fásica) e a profunda (tônica postural), é importante para estabilização segmentar da coluna cervical. A musculatura tônica postural é responsável pela postura e movimentos mais refinados; já a musculatura fásica responde pelos movimentos mais grosseiros, e que dependem de maior sustentação ao deslocamento. Portanto, diante de uma disfunção somática, ao nível metamérico específico, a musculatura cervical profunda (músculos paravertebrais) tende a ser inibida; já a musculatura superficial tende a aumentar o seu tônus para compensar tal desarranjo. A musculatura superficial tem um tipo de fibra que fadiga rápido quando trabalha em termos de postura/posicionamento, o que pode culminar com o aparecimento de pontos gatilhos miofasciais. A dor resulta em prejuízo da propriocepção e do controle motor, o que torna o segmento mais vulnerável a novas lesões. No entanto, Fryer sabiamente enfatiza; fatores de confusão nos quesitos, palpação da sensibilidade e alteração da textura tecidual, podem ser decorrentes da sensibilização central (aumento do ganho central), como hiperalgesia e alodínia, que resultam do aumento da excitabilidade de neurônios nas vias nociceptivas centrais.[6,12,15,16] Isso deriva primariamente do fenômeno de facilitação segmentar. No caso de lesão aguda, que se resolve em poucas semanas, tal fenômeno não é visto. Entretanto, após esse período, as vias nociceptivas periféricas (da pele, músculo, tendão, periósteo do tecido ósseo) ficam sensibilizadas, com incremento da aferência medular. Tal *input* medular (*body up*) atinge o sistema nervoso central, que por sua vez pode responder por meio de *output* ou eferência central (*top down*). É assim que pode ocorrer progressão para hiperalgesia (extensão maior de acometimento, que extrapola a área inicial de lesão) e alodínia (incremento da sensibilidade local).

O interessante é que toda essa evolução na compreensão das queixas do paciente, e nas teorias acima expostas, passa pelo atual modelo de estudo da dor. Onde a dor pode ser categorizada como nociceptiva (de lesão tecidual), neuropática (de lesão nervosa) ou nociplástica (de um sistema nervoso sensibilizado).[17]

A *International Association for the Study of Pain* (IASP), define a DOR como uma experiência sensorial e emocional desagradável, associada ou semelhante a uma lesão tecidual real ou potencial. Esta definição reconhece que a dor pode ocorrer na ausência de dano tecidual identificável.[18]

A dor nociceptiva resulta da atividade nas vias neurais; secundária a estímulos reais ou potencialmente capazes de lesar o tecido. Ela é a forma mais comum de dor crônica. Um exemplo é a artrite e a maioria das formas de dor na coluna. No zumbido, a dor nociceptiva associada pode estar relacionada com alterações nas estruturas (articulação, discos, ligamentos, músculos) da articulação temporomandibular e ou coluna cervical, cabeça e pescoço.[17,19]

A dor neuropática é definida pela IASP como dor causada por dano ou doença que afeta o sistema somatossensorial e sistema nervoso.[18] Ela é tipicamente associada a anormalidades sensoriais, como dormência e alodinia. As condições mais comuns são neuropatia diabética, neuralgia pós-herpética, ciática, nevralgia cervicobraquial e radiculopatia.[17,18] No zumbido pode vir associada à nevralgia trigeminal, mas não vemos com frequência na prática clínica.

A dor nociplásica é a que surge do processamento disfuncional dos sinais de dor, sem qualquer evidência clara de dano tecidual; ou diante de patologia discreta envolvendo o sistema somatossensorial. Exemplos e mecanismos apontam para sensibilização central, ativação do sistema imunológico, inflamatório, neuroendócrino, resposta perturbada a estressores psicossociais, inibição central reduzida.[17,19,20]

OSTEOPATIA E ZUMBIDO DO TIPO SOMATOSSENSORIAL

O zumbido somatossensorial deve ser clinicamente suspeitado quando a anamnese mostra pelo menos uma das seguintes ocorrências antes do início do zumbido:[21,22]

- História evidente de traumatismo craniano ou cervical;
- Associação do zumbido com alguma manipulação dos dentes, mandíbula ou coluna cervical;

- Episódios de dor recorrente na cabeça, pescoço ou cintura escapular;
- Coincidência temporal de aparecimento ou aumento da dor e do zumbido;
- Aumento do zumbido em posturas inadequadas durante o repouso, caminhada, trabalho ou sono;
- Períodos de bruxismo intenso ao longo do dia ou da noite.

Uma característica importante no zumbido somatossensorial é a modulação, ou seja, capacidade de modificar a intensidade (aumentar ou diminuir), a frequência e ou a localização do sintoma, por meio de manobras específicas em articulação temporomandibular, cabeça e pescoço, olhos e membros.[23] Estudos estabeleceram que o sistema somatossensorial, em especial da região cervical superior e cabeça, pode estar intimamente envolvido na percepção, reações e incômodo do zumbido. Testes somáticos, que são uma série de contrações musculares da cabeça, pescoço e articulação temporomandibular, são capazes de modular a percepção do zumbido.[24-27]

A neuroplasticidade parece desempenhar papel central nessa capacidade de modulação. Isso reforça a hipótese de *cross-talking* (comunicação inesperada/desarranjada/desalinhada entre circuitos neuronais); interações atípicas (não fisiológicas) entre as modalidades sensoriais. Tal cruzamento e troca de sinais sensoriais, entre sistemas sensório-motores, neurotransmissores, redes neurocognitivas, endocrinometabólicas e límbicas podem contribuir para o desenvolvimento do zumbido somatossensorial.[23,27]

Estudos em modelos animais identificaram alterações neurais associadas ao zumbido, tendo início no núcleo coclear, e estendendo-se ao córtex auditivo e outras regiões do cérebro. Tal plasticidade neural desadaptativa parece ser a base dessas disfunções; e resulta em aumento das taxas de disparos espontâneos e sincronia entre neurônios, nas vias auditivas centrais; capaz de culminar com uma percepção fantasma.[28]

Os gânglios da raiz trigeminal e dorsal, da medula espinhal, transmitem informações somatossensoriais aferentes, da periferia para os neurônios sensoriais secundários localizados no tronco encefálico; núcleo do trigêmeo espinhal e núcleos da coluna dorsal, respectivamente (Fig. 23-1).[29]

Estímulos da coluna dorsal, dos gânglios da raiz dorsal cervical, e gânglio trigeminal, são capazes de inibição de latência curta e longa, separada por um pico excitatório transitório, sobre neurônios cocleares, no tronco encefálico. Tal integração bimodal, entre neurônios cocleares e proprioceptivos, pode ser demonstrada pela comparação de respostas frente à estimulação somatossensorial e auditiva isoladas, e emparelhadas. A modulação nas taxas de disparos e sincronia sobre neurônios cocleares, por entrada proprioceptiva, correlaciona-se fisiologicamente com o zumbido somatossensorial.[29]

Para chegar ao diagnóstico osteopático, algumas etapas são importantes. Deve ser realizada anamnese geral e específica, histórico de traumas e cirurgias, funcionamento geral do organismo, uso de medicamentos, aplicação de questionários de zumbido e qualidade de vida, testes de modulação para zumbido.

Exame físico:

- Inspeção postural estática;
- Dinâmica de movimento;
- Testes ortopédico e neurológico.

Exame osteopático específico:

- Palpação com testes de mobilidade segmentar na coluna, vísceras e crânio;
- Testes de sensibilidade de tecidos ósseos, pele, músculos.

TRATAMENTO OSTEOPÁTICO EM PORTADORES DE ZUMBIDO – QUAIS SÃO AS EVIDÊNCIAS?   227

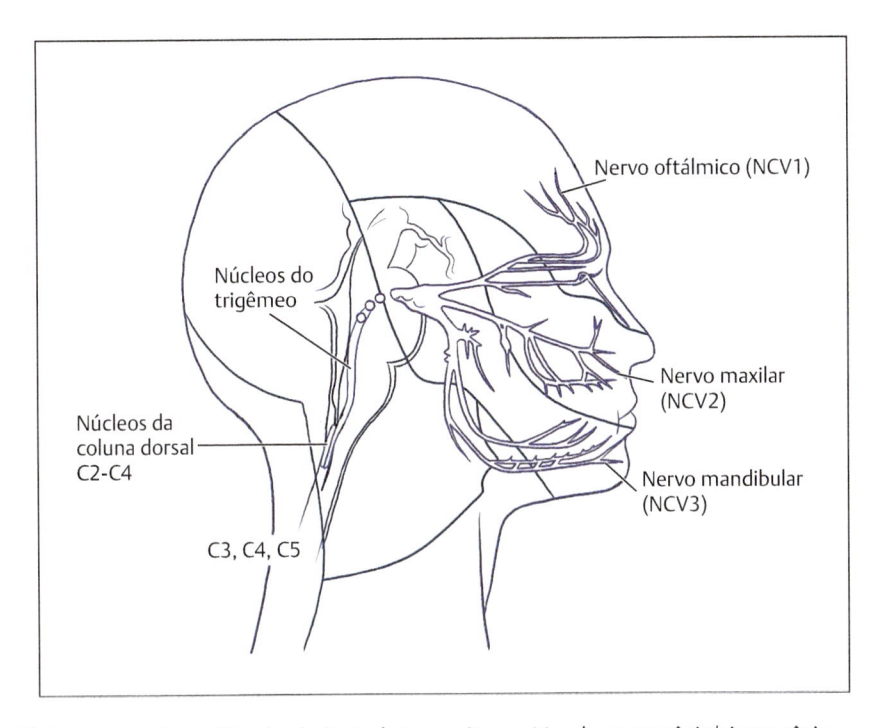

Fig. 23-1. Esquema das regiões de aferência da inervação sensitiva do neurocrânio/viscerocânio e integração no tronco encefálico e medula da coluna cervical.

Todas as informações coletadas são relacionadas com as queixas clínicas do paciente, para realizar associações com a anatomia, fisiologia, anatomopatologia; e dessa forma chegar ao diagnóstico osteopático.[30-32]

Realizado o diagnóstico osteopático, pode-se utilizar de várias técnicas para corrigir o tecido que necessita de tratamento. Essas estratégias atuam tanto na aferência, quanto na eferência da informação para o sistema corporal.[30-32]

Técnicas funcionais (*Hoover, Johnston, Jones, Sutherland*), a aproximação das inserções musculares, ou a diminuição de tensão de membranas craniais, estão entre as estratégias que podem ser utilizadas para reduzir as informações aferentes, cujo objetivo é alcançar o silêncio neurológico, e modificar a resposta eferente muscular.[30-32]

Técnicas de tecidos conjuntivo, com alongamento mantido e rítmico, músculo energia, e neuromusculares, atuam tanto na aferência quanto na eferência.[30-32]

Técnicas de *Thrust* (*High velocity thrust*) são utilizadas com o objetivo de desencadear um reflexo aferente, até a medula espinhal ou tronco encefálico, a depender da estrutura trabalhada; e como resultado temos diminuição da resposta eferente.[30-32]

O crânio possui fibras sensitivas aferentes proprioceptivas, dos músculos da mastigação e articulação temporomandibular, que enviam informação de percepção (não visual) de movimento e posição, através do nervo trigêmeo (NCV) para núcleos do mesencéfalo.[33]

O NCV com suas divisões, oftálmico (NCV1), maxilar (NCV2) e mandibular (NCV3), através de fibras sensitivas aferentes gerais, carreia informações da pele da face e do crânio, dentes, suturas craniais, mucosas da boca e da cavidade nasal, dura-máter da cavidade craniana. A informação captada chega ao núcleo sensitivo principal do NCV, no tronco encefálico.[33]

A coluna cervical alta recebe inervação aferente da região posterior do crânio e suturas, através dos nervos occipital maior (C2), occipital terceiro (C3), occipital menor (C2, C3) e auricular magno (C2, C3). E também informações de posição da cabeça, em relação a horizontalidade do olhar, pelos músculos suboccipitais. Essas informações chegam até o tronco encefálico, no núcleo espinhal do NCV. As informações aferentes da coluna cervical baixa, transmitidas pelos ligamentos, articulações, e músculos, ascendem ao corno posterior da medula espinhal.[33]

O incremento de informações aferentes excita neurônios do corno anterior da medula espinal, ou de núcleos motores do NCV, no tronco encefálico. Como consequência, um aumento da resposta eferente pode ser encontrado nos músculos da coluna cervical, a depender do nível de inervação, e ainda nos músculos da mastigação (Fig. 23-2).[31,32]

A Osteopatia, através do uso de diagnóstico próprio e técnicas manuais, e da regulação e reajuste da informação aferente e eferente (neuromodulação), que influenciam núcleo coclear e se estendem ao córtex auditivo e às demais regiões do cérebro; teoricamente tem o potencial para auxiliar no tratamento de pacientes com zumbido do tipo somatossensorial.

Em nossa experiência clínica, no Grupo de Pesquisa de Zumbido do Hospital da Clínica da Faculdade de Medicina da Universidade de São Paulo (HCFMUSP), Setor de Otoneurologia; a osteopatia faz parte da lista de opções terapêuticas capazes de contribuir no tratamento do portador de zumbido crônico. Os pacientes realizam consulta médica e fonoaudiológica antes de serem encaminhados para avaliação e tratamento Fisioterapêutico/

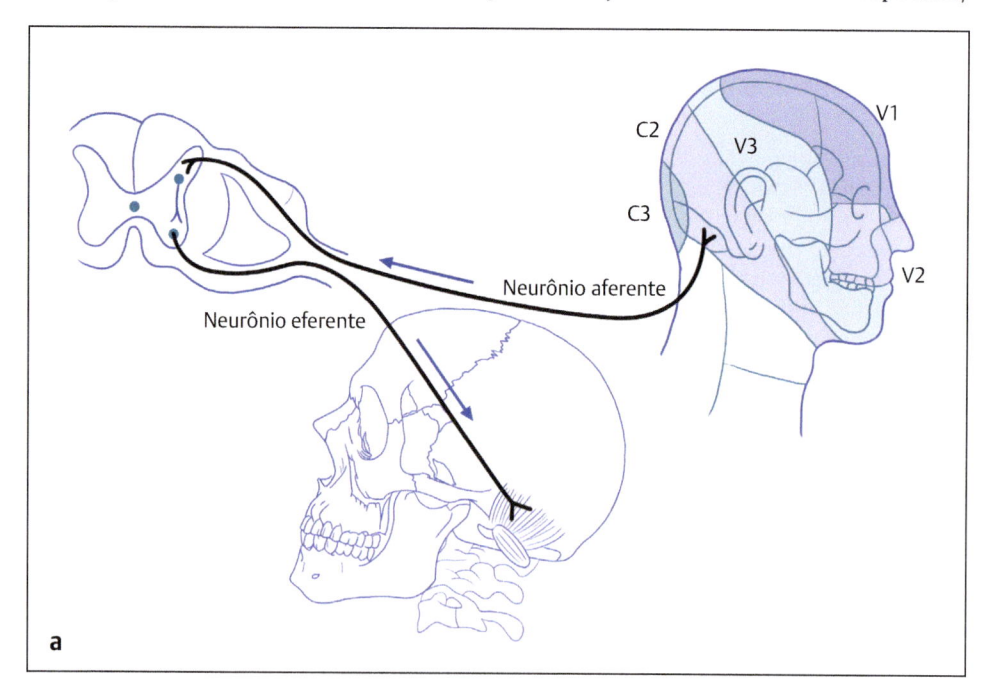

Fig. 23-2. Informação carreada pelo neurônio aferente: (a) Na região posterior do neurocrânio (pele, suturas, músculos e vasos), integração da informação na medula espinhal e resposta do neurônio eferente na musculatura suboccipital.

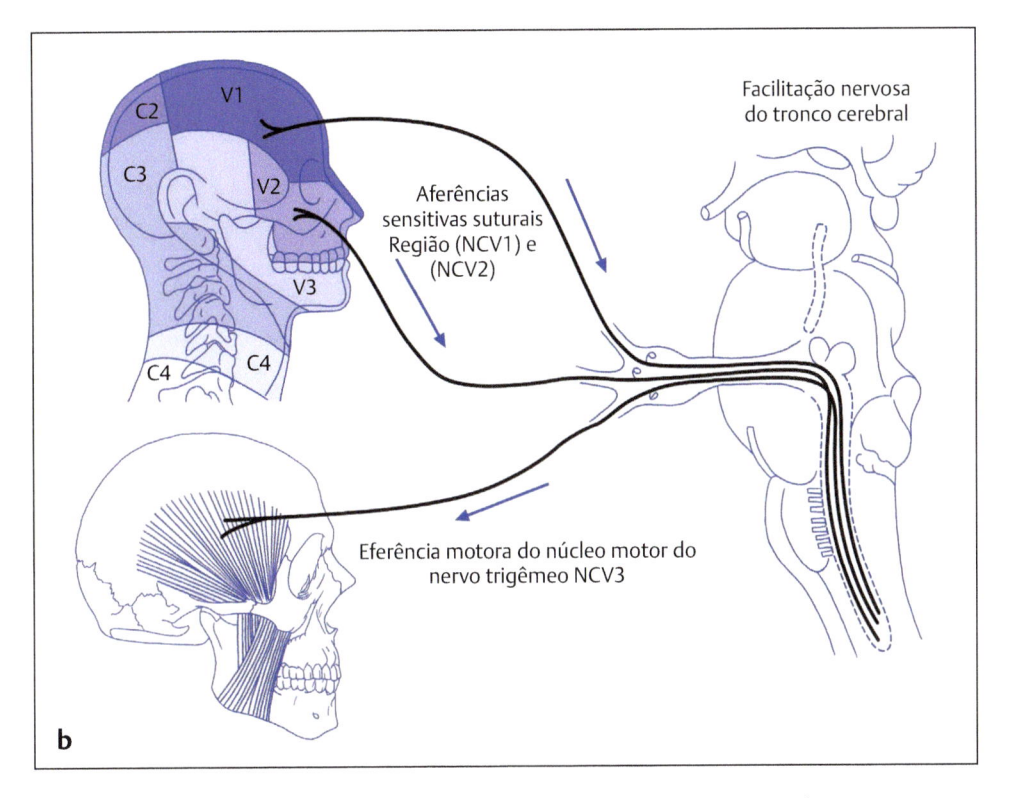

Fig. 23-2. *(Cont.)* **(b)** Na região do viscerocrânio (pele, suturas, músculos, vasos, articulação temporomandibular), integração da informação no tronco encefálico e resposta do neurônio eferente na musculatura mastigatória.

Osteopático. Foram atendidos (estudo piloto – dados não publicados) 12 pacientes, com predomínio do zumbido do tipo somatossensorial, com modulação em pelo menos um ou mais dos seguintes itens:

- Manobras ativas e resistidas, nas regiões de cabeça, pescoço, ATM, olhos e membros superiores;
- Testes para ativação de pontos gatilhos miofasciais em músculos trapézio superior, esternocleidomastóideo, elevador da escápula, suboccipitais, masseter, temporal.

No exame audiométrico, oito pacientes não apresentavam perda auditiva e quatro tinham perda auditiva neurossensorial de leve a moderada.

Foram utilizados como variáveis de mensuração do incômodo do zumbido, a Escala Visual Analógica (EVA) e o *Tinnitus Handicap Inventory* (THI), no início e ao final do tratamento. Foram realizados um total de nove atendimentos Fisioterapêuticos, com estratégias da especialidade Osteopatia. Observamos como resultados: redução de 2,79 cm na EVA (cuja escala varia de 0 a 10cm). No início do tratamento os pacientes apresentavam EVA média de 6,33 cm, que reduziu para 3,54 cm ao final do mesmo. Quanto ao THI, o valor médio no início do tratamento era de 46,67 pontos (cujo escore varia de 0 a 100), e caiu para média de 32,25 pontos ao final do mesmo, redução de 14,42 pontos no questionário.

REFERÊNCIAS BIBLIOGRÁFICAS
1. https://www.who.int/eportuguese/publications/pt/
2. https://osteopatiabrasil.org.br
3. Fuller D, Hartman C. Osteopathie und Swedenborg: Swedenborgs Einfluss auf die Entstehung der Osteopathie, im Besonderen auf A.T. Still und W.G. Sutherland. Pähl. Germany: Jolandos. 2015.
4. McCole GM. An Analysis of the Osteopathic Lesion: A Study in Pathology, Physiology and Anatomy. Great Falls, MT: published by the author. 1935.
5. Booth ER. History of Osteopathy and Twentieth-Century Medical Practice. Cincinnati, OH: Caxton Press. 1924.
6. Liem TAT. Still's Osteopathic Lesion Theory and Evidence-Based Models Supporting the Emerged Concept of Somatic Dysfunction. J Am Osteopath Assoc. 2016;116(10):654-61.
7. Hulett GD. A Textbook of the Principles of Osteopathy. 4th ed, Kirksville, MO: Journal Printing Company. 1906.
8. Downing CH. Principles and Practice of Osteopathy. Kansas City, MO: Williams Publishing Co; 1923.
9. Castlio Y. Principles of Osteopathy. Kansas City, MO: Kansas City College of Osteopathy and Surgery. 1930.
10. Fryette HH. Principles of Osteopathic Technique. Carmel, CA: American Academy of Applied Osteopathy. 1954.
11. Educational Council on Osteopathic Principles. Glossary of Osteopathic Terminology. Chevy Chase, MD: American Association of Colleges of Osteopathic Medicine. 2011. http://www.aacom.org/docs/default-source/insideome/got2011ed.pdf?sfvrsn=2.
12. Fryer G. Somatic dysfunction: An osteopathic conundrum. Masterclass. International Journal of Osteopathic Medicine. 2016;22:52-63.P52-63, DECEMBE2016
13. Patterson MM. A model mechanism for spinal segmental facilitation. J Am Osteopath Assoc. 1976;76(1):62-72.
14. Van Buskirk RL. Nociceptive reflexes and the somatic dysfunction: a model. J Am Osteopath Assoc. 1990;90(9):792-805.
15. Fryer G. Somatic dysfunction: updating the concept. Aust J Osteopath. 1999;10(2):14-19.
16. Fryer G. Intervertebral dysfunction: a discussion of the manipulable spinal lesion. J Osteopath Med. 2003;6(2):64-73.
17. Cohen SP, Vase L, Hooten WM. Chronic pain: an update on burden, best practices, and new advances. Lancet. 2021;397(10289):2082-2097.
18. Treede RD, Rief W, Barke A, et al. Chronic pain as a symptom or a disease: the IASP Classification of Chronic Pain for the International Classification of Diseases (ICD-11). Pain. 2019;160(1):19-27.
19. Woolf CJ. What is this thing called pain? J Clin Invest. 2010;120(11):3742-4.
20. Fitzcharles MA, Cohen SP, Clauw DJ, et al. Nociplastic pain: towards an understanding of prevalent pain conditions. Lancet. 2021;397(10289):2098-2110.
21. Sanchez TG, Rocha CB. Diagnosis and magement of somatosensory tinnitus: review article. Clinics (São Paulo). 2011;66(6):1089-94
22. Shore SE, Roberts LE, Langguth B. Maladaptive plasticity in tinnitus--triggers, mechanisms and treatment. Nat Rev Neurol. 2016;12(3):150-60.
23. Ralli M, Greco A, Turchetta R, et al. Somatosensory tinnitus: Current evidence and future perspectives. J Int Med Res. 2017;45(3):933-947.
24. Levine RA, Nam EC, Oron Y, Melcher JR. Evidence for a tinnitus subgroup responsive to somatosensory based treatment modalities. Brain Res. 2007;166:195-207.
25. Levine RA. Somatic (craniocervical) tinnitus and the dorsal cochlear nucleus hypothesis. Am J Otolaryngol. 1999;20(6):351-62.
26. Abel MD, Lenine RA. Muscle contractions and auditory perception in tinnitus patients and nonclinical subjects. Cranio. 2004;22(3):181-91.
27. Cacace A. Expanding the biological basis of tinnitus: crossmodal origins and the role of neuroplasticity. Hear Res. 2003;175(1-2):112-32.
28. Shore SE, Roberts LE, Langguth B. Maladaptive plasticity in tinnitus triggers, mechanisms and treatment. Nat Rev Neurol. 2016;12(3):150-60.

29. Shore S, Zhou J, Koehler S. Neural mechanisms underlying somatic tinnitus. Prog Brain Res. 2007;166:107-23.
30. Ricard F. Tratamento Osteopático das lombalgias e ciáticas. Rio de Janeiro: Atlântica. 2006:50-62.
31. Ricard F. Colección de medicina osteopática Tratado de Osteopatía Craneal Articulación Temporomandibular. 3. ed. Madrid: Escuela de Osteopatia de Madrid. 2012:737-836.
32. Ricard F, Sallé J. Tratado de Osteopatia teórico prático. São Paulo: Robe. 1996:99-103.
33. Moore KL, Dalley AF, Agur AM. Anatomia Orientada para a Clínica. 8. ed. Rio de Janeiro: Guanabara Koogan. 2019:1031-46.

SÍNDROME TÔNICA DO TENSOR DO TÍMPANO

CAPÍTULO 24

Clarice Maria Saba Silva
Tanit Ganz Sanchez

ANATOMIA E FISIOLOGIA

O músculo tensor do tímpano (TT) está localizado na orelha média e ocupa um canal ósseo acima da parte óssea da tuba auditiva, na parte petrosa do osso temporal, conhecido como semicanal do tensor do tímpano (Fig. 24-1).

Devido à inserção de seu tendão no cabo do martelo, a contração fisiológica do TT permite a compressão da membrana timpânica, reduzindo temporariamente a sua amplitude de vibração e a transmissão do som para a orelha interna. Cogita-se que essa função tenha sido importante na adaptação evolutiva para proteger a orelha interna de ruídos excessivamente altos e potencialmente lesivos.

DESCRIÇÃO E FISIOPATOLOGIA

Dentro da grande diversidade de tipos de zumbido, há uma tendência de estabelecer subgrupos que apresentam características clínicas semelhantes. Um desses subgrupos é o do zumbido somatossensorial, no qual o sintoma é mais sujeito a aparecer ou ser

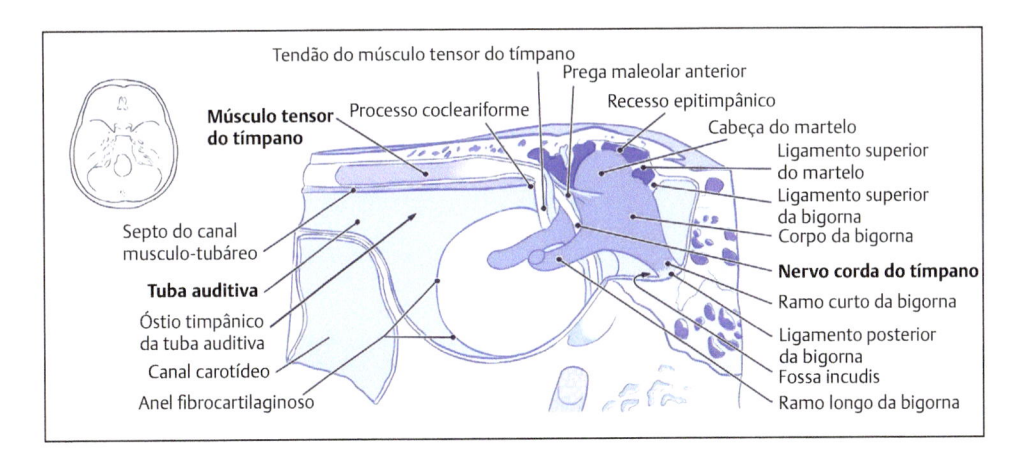

Fig. 24-1. Músculo Tensor do Tímpano.

modulado – na intensidade, na frequência sonora ou na localização – devido às interações da via auditiva com a via somatossensorial.[1] Essa interação entre ambos os sistemas é uma propriedade fisiológica e não limitada aos pacientes com zumbido.[2,3]

A síndrome tônica do tensor do tímpano (STTT) também é conhecida como mioclonia do tensor do tímpano.[4] Ela é um dos tipos de zumbido somatossensorial e ocorre por contrações involuntárias anormais do TT que geram aumento do tônus desse músculo.[5]

Na STTT, o limiar do reflexo mediado centralmente para a atividade do músculo TT (inervado pelo nervo trigêmeo através do ramo tensor do nervo corda do tímpano) torna-se reduzido como resultado de ansiedade e/ou de exposições sonoras intensas ou abruptas.[3,6,7] Por isso, a contração do TT é contínua e rítmica, agravada pela exposição sonora. Isto parece iniciar uma cascata de reações fisiológicas na orelha e nas adjacências.

A STTT foi descrita pela primeira vez por Klochoff,[8] como consequência de tensão elevada do músculo TT por estresse e ansiedade, mas também podendo ser ativada pelo toque no pavilhão auricular ou pela mastigação, deglutição, fala, bocejo etc.[9] Segundo o autor, esse aumento do tônus muscular provoca variados sintomas auditivos e vestibulares e pode até ser captado durante a imitanciometria por flutuações espontâneas do ponteiro do imitanciômetro pelo movimento involuntário da membrana timpânica.[8]

DIAGNÓSTICO

Os sintomas podem ser manifestados dentro e fora da orelha. Em geral, os pacientes referem zumbido, hiperacusia, plenitude auricular, tontura, perda auditiva, otalgia ou sensação de queimação na orelha ou nas adjacências, autofonia e sensação de distorção sonora. Além disso, alguns pacientes referem também cefaleia, cervicalgia, dor miofascial e náuseas.[3,7,10-13] Na sua forma severa, a STTT pode simular nevralgia do trigêmeo ou síndrome da dor facial, com espasmos hemifaciais, tremores de pálpebra e paralisia facial.[4]

Frequentemente os sintomas começam ou pioram após a exposição a sons altos. Devido à riqueza do quadro clínico, a STTT pode ser confundida com doenças da orelha média e da orelha interna ou com a disfunção temporomandibular.

Especificamente em relação ao zumbido, a boa anamnese sugere o diagnóstico nos quadros unilaterais, geralmente subjetivos – podendo ser objetivos – e com sons semelhantes a cliques repetidos de curta duração, que podem ou não ser provocados na presença de determinados sons. As características psicoacústicas do zumbido podem ser temporariamente moduladas em alguns pacientes durante diferentes estímulos, como contrações dos músculos da cabeça e pescoço, pressão de pontos-gatilho contidos nesses músculos ou toque no pavilhão auditivo e nas regiões adjacentes.

Possíveis Relações entre STTT e DTM

Pesquisas demonstraram uma possível conexão entre STTT e disfunções da articulação temporomandibular (DTM) em pacientes que apresentam sobremordida com dimensão vertical reduzida e deslocamento posterior do côndilo, bruxismo e/ou apertamento. Estas condições exercem secundariamente pressão no nervo auriculotemporal e corda do tímpano, bem como na tuba auditiva.[14]

A disfunção no sistema estomatognático pode levar à hiperatividade dos músculos mastigatórios que podem refletir no músculo TT, no músculo tensor do véu palatino (TVP) e nos ligamentos otomandibulares.[2,4,15] A atividade anormal do TT na DTM pode ser associada aos sintomas auditivos anteriormente citados. Hábitos parafuncionais da musculatura mastigatória podem ser agravados pelo estresse e podem causar ou acentuar a DTM.[10]

Possíveis Relações entre STTT e Síndrome de Ménière

Há autores que apontam a STTT e a contração do músculo estapédio (ME) como um possível mecanismo de gatilho para a síndrome de Ménière (SM). Segundo eles, o TT e o ME são responsáveis por modular os estímulos acústicos e reajustar dinamicamente a sensibilidade auditiva para reforçar a percepção dos sons externos e atenuar a percepção dos sons gerados internamente. O ajuste imediato ocorreria por regulação da pressão da orelha interna, dependente da contração dos músculos da orelha média que resulta em aumento da pressão intralabiríntica através da janela oval.[9] Assim, se esses músculos estiverem com função alterada, como ocorre na STTT, as células ciliadas poderiam se deteriorar por conta dessa pressão atípica, o que levaria ao surgimento de sintomas compatíveis com a SM. Portanto, segundo eles, tanto a STTT quanto a SM seriam atribuídas à disfunção do TT por diferentes mecanismos.[5,9]

Possíveis Relações entre STTT e Choque Acústico em Usuários Intensivos de Fones de Ouvido e Telefones

Com o aumento da utilização do sistema de telefones, muitos indivíduos estão mais vulneráveis aos choques acústicos, representados por incidentes acústicos intensos, súbitos e inesperados que aleatoriamente viajam através da linha telefônica ou da interface da *web* até o receptor do *headset* ou do telefone.[16]

Tal exposição pode resultar em um conjunto de sintomas[16] causados pela contração reflexa dos músculos da orelha média durante o incidente, sendo que a persistência desses sintomas é atribuída à STTT. Diferente da lesão coclear esperada no trauma acústico típico, a ausência de perda auditiva neurossensorial ocorre em muitos casos de choque acústico.[12,16-20]

TRATAMENTO

Vários tratamentos já foram propostos, desde técnicas de relaxamento até a tenotomia do TT.

Em geral, a abordagem multidisciplinar é a opção mais indicada: otorrinolaringologista, dentista, fisioterapeuta, quiropraxista, osteopata, massoterapeuta, psicólogo e psiquiatra podem ter um papel importante e complementar no tratamento de pacientes com STTT:[8,19,21]

A) Acolhimento do paciente e orientação personalizada contendo informação a respeito do sistema auditivo, da STTT e do zumbido, do potencial das emoções negativas na hipervigilância com o zumbido, dos resultados do exame físico e dos exames complementares e da forma de tratamento escolhida;
B) Avaliação e tratamento das estruturas ósseas e musculares da cabeça e pescoço, em especial do sistema estomatognático e da coluna cervical: melhorar a oclusão dentária, desativar pontos-gatilho miofasciais, alongamento, relaxamento muscular, agulhamento a seco;
C) Medicamentos miorrelaxantes podem ser importantes aliados. Nos casos graves de otalgia é indicado o tratamento para a neuralgia do trigêmeo;
D) Terapia sonora nos casos de zumbido e hiperacusia;
E) Estratégias de gerenciamento do sono também podem ser úteis;
F) Abordagem de possíveis situações geradoras ou mantenedoras de ansiedade;[15]

REFERÊNCIAS BIBLIOGRÁFICAS

1. Rocha C, Sanchez T. Efficacy of myofascial trigger point deactivation for tinnitus control. Braz J Otorhinolaryngol 2012;78:21-6.
2. Onishi E T, Coelho C C B, Oiticica J, et al. Zumbido e Intolerancia a Sons: Evidência e Experiência de Um Grupo Brasileiro. Braz J Otorhinolaryngol Artigo Especial. 2018;84(2).
3. Saba C. Zumbidos Musculares e Vasculares. Azevedo AA, Figueiredo RR, Zumbido. Livraria e Editora Revinter Ltda. 2013;6:49-66.
4. Keidar E, De Jong R, Kwartowitz G. Tensor Tympani Syndrome Review. Treasure Island (FL): StatPearls Publishing. 2021.
5. Bento R F, Sanchez T G, Miniti A, Tedesco-Marchesi A J. Zumbido Objetivo Contínuo de Alta Frequência Causado por Mioclonia do Ouvido Médio. BJORL. 1996;62(4):351-355.
6. Medeiros & Santos. Síndrome do Choque Acústico em 8080 Revista Brasileira Multidisciplinar – ReBraM. 2016;19(2).
7. Pita M S, Ribeiro A B, Zuim P R J, Garcia A R. Sintomas Auditivos e Desordens Temporomandibulares. Revista Odontológica de Araçatuba. 2010;31(1):38-45.
8. Klochof I. Impedance Fluctuation and a Tensor Tympani Syndrome. In: Proccedings of the 4th International Symposium on Acoustic Impedance Measurement, Penha and Pizarro eds., Universidade Nova de Lisboa. 1981:69-76.
9. Alós C, Bell A. Transtornos de los Músculos del Oído Medio Como Causa del Síndrome de Ménière. Espanha. Tradução de Middle Ear Muscle Dysfunction as The Cause of Meniere's Disease. Journal of Hearing Science. 2018;7(3):9-25.
10. Curtis A W. Myofascial pain-dysfunction syndrome: the role of nonmasticatory muscles in 91 patients. Otolaryngol Head Neck Surg. 1980;88(4):361-7.
11. Seraidarian P I, Melgaço C A, Dutra S R. Zumbido, Vertigem e Desordens Temporomandibulares. Caderno de Debates da RBORL. 2003;69:03-08.
12. Westcott M, Sanchez T G, Saba C, et al. Tonic Tensor Tympani Syndrome in Tinnitus and Hyperacusis Patients: A MultiClinic Prevalence Study. Multicenter Study. Noise Health. 2013;15(63):117-28.
13. Westcott M. A perspective on tinnitus, hyperacusis and acoustic shock research. ENTNews. 2008;17:94-98.
14. Rocha C A C B, Sanchez T G, Siqueira J T T. Myofascial Trigger Point: A Possible Way of Modulating Tinnitus. PubMed. 2008;13(3):153-60.
15. Ramirez L M, Ballesteros L E, Sandoval G P. Síntomas Óticos Referidos en Desórdenes Temporomandibulares. Relación con Músculos Masticatorios. Revista Medica de Chile. 2007;135:1582-1590.
16. McFerran D. Acoustic shock. Canadian Academy of Audiology. 2016;3(2):1.
17. Groothoff B. Acoustic shock in call centres. Australian Acoustical Society. 2005:335-340.
18. Westcott M. Acoustic Shock Disorder (ASD) and Tonic Tensor Tympani Syndrome (TTTS). Guide for Medical Practitioners. 2006b.
19. Westcott M. Acoustic shock disorder: tinnitus discovery. New Zealand Medical Journal. 2010;123:25-31.
20. Westcott M. Assessment and management of acoustic shock, tonic tensor tympani syndrome (TTTS), hyperacusis and misophonia. In: Proccedings of the International TRI Tinnitus Conference, 8; Auckland. 2014.
21. Ia Kosiakov S, Gunenkov A V. The Modern View of the Clinical Significance of Tensor Tympani Muscle. Review. PubMed. Russia. Vestn Otorinolaringol. 2014;(6):81-83.

ZUMBIDO OBJETIVO

Camila de Giacomo Carneiro
Mônica Alcantara de Oliveira Santos

INTRODUÇÃO

Zumbido é definido como a percepção de um som que não está relacionado a uma estimulação externa[1] e que pode se manifestar de diversas maneiras: zunido, chiado, apito, sons de estática, assobios etc.

A grande maioria dos zumbidos são subjetivos, percebidos apenas pelo paciente como um som fantasma. Já o zumbido objetivo refere-se à percepção da atividade acústica vibratória gerada mecanicamente dentro do corpo, que pode ser ouvida pelo paciente e pelo examinador. Sendo assim, o zumbido objetivo é uma entidade mais rara. Entretanto, a categorização do zumbido em subjetivo e objetivo ou periférico e central pode envolver sobreposições. Com o conhecimento mais aprofundado do sistema auditivo e melhores técnicas de medição, alguns casos de zumbido subjetivo podem ser mensurados objetivamente como por exemplo quando se trata de emissões otoacústicas espontâneas.

Uma das primeiras descrições de zumbido objetivo foi feita por Politzer em 1962. O autor relatava um caso de mioclonia descrevendo espasmos clônicos dos músculos da tuba auditiva. Após esse relato, vários autores descreveram casos e formularam teorias a respeito da origem do zumbido que podia ser escutado pelo examinador. Além de considerarem etiologias diversas, como psicogênicas e anomalias do sistema nervoso central, essas teorias variavam de contrações musculares do tensor do tímpano, estapédio, tensor e levantador do véu palatino, enquanto outros acreditavam que o ruído era provocado pela abertura e fechamento da tuba auditiva.[2]

Um estudo recente sobre a audição na Inglaterra, com 48.313 participantes, mostrou que 10,1% da população apresenta zumbido e que sua prevalência aumenta com a idade.[3] Em outro estudo realizado na cidade de São Paulo, foi observada prevalência de 22% com predomínio no sexo feminino (26% em mulheres e 17% nos homens) e aumento da prevalência associada ao envelhecimento.[4] Os estudos não detalham a porcentagem dos casos de zumbidos objetivos, entretanto sabe-se que algumas causas, como o hum venoso, não são tão raras.

Em muitos casos, o zumbido torna-se um problema crônico. A gravidade não está necessariamente relacionada às características psicoacústicas ou intensidade do zumbido, mas às condições que muitas vezes estão associadas como a ansiedade, depressão e insônia. A sintomatologia persistente pode ser debilitante e causar considerável sofrimento psicológico com prejuízo na qualidade de vida.[5]

Na identificação de sintomas característicos, a anamnese detalhada e a avaliação clínica completa do paciente ainda são as melhores ferramentas diagnósticas. Nesse sentido, especial atenção deve ser dada aos sinais de alerta indicativos de etiologias mais graves: zumbidos de início abrupto, unilaterais ou pulsáteis, associados a qualquer déficit neurológico ou ainda com sopro ou audíveis. Nunca é demais enfatizar que o zumbido é um sintoma que pode estar associado a inúmeras condições clínicas subjacentes. A tentativa de identificar as causas envolvidas é a primeira etapa na avaliação dos pacientes. A complementação diagnóstica por meio de exames de imagem deve ser considerada de acordo com as características de cada caso.

No caso específico do zumbido objetivo, algumas partes do exame físico tem uma importância crucial, como a otoscopia (com atenção para movimentação da membrana timpânica e lesões retro timpânicas), palpação e ausculta cervical e eventualmente do próprio conduto.

Neste capítulo, abordaremos algumas causas de zumbido objetivo. A Síndrome Tônica do Tensor do Tímpano e o Zumbido Mioclônico também são considerados zumbidos objetivos e serão discutidos em capítulos específicos.

DIAGNÓSTICOS PRINCIPAIS
Tumor Glômico

Os tumores glômicos, também chamados de glômus ou paragangliomas, são tumores neuroendócrinos com origem em tecidos paragangliônicos do sistema nervoso autônomo. Os paragânglios contém dois tipos de células: tipo I, que contém grânulos de catecolamina, e tipo II, de sustentação, que circundam as células tipo I. Dessa forma, embora menos frequente, alguns dos tumores são produtores de catecolaminas - adrenalina, noradrenalina e dopamina.

A maioria dos tumores é benigna, mas existem casos de malignização que variam de 6 a 19%, dependendo do sítio,[6] com invasão local, metástase para linfonodos e, também para mediastino, pulmão e ossos. Os paragangliomas apresentam diversas localizações: glômus jugular, jugulo-timpânico, do corpo carotídeo, orbital, subclávio, laríngeo, pulmonar, renal, ilíaco, entre outros.

A sintomatologia pode variar de acordo com o local de acometimento e estruturas próximas que sofrem compressão pelo crescimento tumoral. Neste capítulo, ao tratarmos de zumbidos objetivos, chamamos atenção para os tumores da região da cabeça e pescoço, que por seu aspecto ricamente vascularizado, levam a zumbidos pulsáteis objetivos, também podendo levar a perda auditiva que geralmente é do tipo condutiva no início.

O exame físico otorrinolaringológico é especialmente importante nos casos de tumores glômicos timpânicos e jugulo-timpânicos que podem ser muitas vezes visualizados na otoscopia, variando de lesões vermelho arroxeadas em orelha média até a tumores exteriorizando pelo meato acústico externo. O aspecto pulsátil pode ser observado, assim como a característica de sangramento e dor ao toque pela sua rica vascularização e inervação.

Nos tumores que acometem a orelha média, mas que ainda mantêm a membrana timpânica íntegra, é descrito o sinal de Lopes Filho, no qual observa-se uma pulsação na agulha do impedanciômetro.[7]

A investigação desse tipo de tumor inclui a pesquisa de metanefrina urinária, que contribui para identificação de neoplasia endócrina múltipla, doença de característica familiar e genética na qual pode ter associação do paraganglioma com feocromocitoma.[8]

Os exames de imagem contrastados auxiliam não apenas no diagnóstico dos tumores glômicos mas na avaliação dos seus limites e estruturas adjacentes, que muitas vezes é o que define a melhor conduta para cada caso a depender da morbidade envolvida na abordagem cirúrgica.

A angiografia é útil principalmente nos casos que serão tratados com cirurgia porque pode ser utilizada para realização de embolização pré-operatória, diminuindo o grau de sangramento durante o procedimento.

O tratamento expectante pode ser uma opção para casos em que a morbidade cirúrgica seja alta, mas a cirurgia permanece sendo a primeira opção de tratamento. Existem ainda grupos que utilizam a radioterapia[9] e a radiocirurgia.[10]

Malformações Arteriovenosas

As malformações arteriovenosas (MAV) ocorrem por erros no desenvolvimento vascular embrionário, no período entre a quarta e a sexta semana gestacional. Embora os indivíduos nasçam com a malformação, nem sempre ela é diagnosticada ao nascimento porque sua manifestação clínica passa a existir quando ocorre o aumento da vascularização levando a um aumento no volume. Esse aumento pode ocorrer durante a infância ou adolescência, mas em alguns casos ocorre apenas na idade adulta, por vezes relacionado à gravidez. Provavelmente, devido a essa relação com gestação, observa-se incidência semelhante nos dois sexos nas malformações diagnosticadas ao nascimento, porém aquelas diagnosticadas na puberdade ou após são 4 vezes mais frequentes no sexo feminino.[11]

Existem várias maneiras de classificar as MAV, porém a classificação de Schobinger é interessante porque avalia a sintomatologia.[12] Assim, são definidos quatro estágios:

- *Estágio 1*: quiescência: pode ou não apresentar manchas na pele, alterações são detectadas por ultrassom Doppler, mas não há manifestação clínica;
- *Estágio 2*: expansão: aumento, pulsação, frêmito palpável, sopro audível e presença de vasos tortuosos aumentados;
- *Estágio 3*: destrutivo: distrofia ou ulceração da pele, sangramento de pele ou mucosa, necrose do tecido e lesões líticas em osso;
- *Estágio 4*: descompensação: insuficiência cardíaca congestiva, diminuição da resistência vascular periférica, hipertensão venosa.

Observa-se que lesões iniciais, em estágio 1, podem ser assintomáticas, mas quando ocorre crescimento da MAV, já aparecem pulsação, sopro e frêmito que levam ao aparecimento do zumbido pulsátil.

Embora o diagnóstico se faça em grande parte apenas pela história e exame físico, o ultrassom Doppler pode revelar pequenas MAV. Exames de imagem, como tomografia, ressonância e angiorressonância auxiliam na definição mais precisa da anatomia, da expansão local e eventual destruição das estruturas que margeiam a lesão. A angiografia tem papel diagnóstico e de tratamento, pois além de avaliar a MAV, identifica seu suprimento vascular e permite sua embolização.

Embora não exista um consenso, a ressecção cirúrgica da lesão precedida pela embolização é um dos tratamentos mais utilizados. Existem casos em que a conduta expectante é a mais adequada, tanto em estágios iniciais ainda assintomáticos como em lesões já destrutivas cuja cirurgia traria muita morbimortalidade.

Especificamente para o zumbido, o tratamento da causa, com embolização ou ressecção da lesão tem bons resultados, mas alguns autores relatam boa resposta com tratamentos clínicos com carbamazepina[13] e com a combinação de clonazepan com propranolol.[14]

Hum Venoso

O hum venoso é descrito como um zumbido pulsátil, síncrono com o batimento cardíaco, relacionado com alterações da veia jugular que podem ser:

- Primárias: alterações anatômicas como bulbo jugular alto, aumento do calibre da veia, seio sigmoide largo com bulbo jugular estreito;
- Compressivas: tumoração em região cervical, compressão pelo processo transverso da segunda vértebra;
- Sistêmicas: anemia, alterações hormonais (anticoncepcionais e tireotoxicose), gestação, febre;
- Idiopáticas.[15]

O exame físico é bastante rico. Ausculta-se a pulsação caracterizada como um sopro ruidoso preferencialmente na região supraclavicular que aumenta de intensidade quando o indivíduo se deita, durante a inspiração e quando a cabeça é girada para o lado oposto, retificando a veia. O zumbido desaparece com a compressão da veia.[16]

A ocorrência do hum venoso não é tão rara.[15,17] Entretanto é fundamental estabelecer diagnóstico diferencial com outras causas de zumbidos pulsáteis objetivos uma vez que algumas destas condições são potencialmente graves e necessitam tratamento específico. Alguns de seus principais diagnósticos diferenciais são: aneurismas, insuficiência aórtica, estenose da artéria carótida, persistência do canal arterial, persistência da artéria estapediana.

O diagnóstico é eminentemente clínico, sendo que os exames complementares auxiliam na exclusão de outras doenças e comorbidades.

O tratamento consiste em, inicialmente, afastar causas sistêmicas ou compressivas que exijam alguma conduta clínica ou cirúrgica. Sendo eliminadas, a conduta frente ao zumbido pode ser expectante, mas há relatos de tratamento com ligadura da jugular interna.[18]

OUTRAS CAUSAS MENOS FREQUENTES DE ZUMBIDO OBJETIVO
Hemangiomas

Os hemangiomas são anomalias vasculares benignas que podem ocorrer na infância ou na vida adulta. Normalmente não estão presentes ao nascimento, apresentam crescimento até um ano de vida e regressão espontânea. O comportamento no adulto é diferente, não havendo regressão espontânea e sendo necessário o diagnóstico diferencial com malformações arteriovenosas.

Embora não seja uma lesão rara, os hemangiomas geralmente não possuem característica pulsátil que possa gerar zumbidos objetivos. Essa manifestação é mais comum quando localizados na órbita, orelha média ou região cervical, mas, mesmo nesses casos, discute-se se a origem do zumbido pulsátil seria primária do tumor ou secundária a compressão de estruturas adjacentes.

A abordagem varia com tamanho, localização e evolução da lesão. O tratamento clínico com propranolol pode ser efetivo na regressão do hemangioma. Outras opções terapêuticas são crioterapia, corticoide, *laser*, escleroterapia e, em alguns casos, a ressecção cirúrgica.[19]

Ectasia Jugular

A ectasia jugular é uma condição rara caracterizada como uma dilatação da veia jugular. A apresentação clínica é uma massa cervical de consistência amolecida, que pode aumentar de volume com a manobra de Valsalva ou durante a tosse, choro ou respiração profunda.

Como é uma alteração congênita, geralmente é diagnosticada na infância. A manifestação clínica pode ser bem evidente. O diagnóstico é confirmado pela ultrassonografia que pode ser realizada em repouso e com manobra de Valsalva que auxilia na verificação da dilatação venosa.

O zumbido pulsátil não ocorre em todos os casos de ectasia jugular. Dois casos de ectasia jugular levando a zumbido pulsátil objetivo são descritos na literatura. Em um deles foi realizada a exérese cirúrgica com remissão do zumbido[20] enquanto no outro optou-se pela conduta expectante.

Tuba Patente

A tuba auditiva comunica a orelha média à rinofaringe e encontra-se fechada no repouso. Por ação dos músculos tensor do véu palatino e elevador do véu palatino existe a abertura da tuba que permite a equalização da pressão do ar externo com a da cavidade timpânica, além de auxiliar na drenagem de secreção da orelha média para as fossas nasais.

No caso da tuba patente, a tuba auditiva encontra-se anormalmente aberta, levando a percepção do som da própria respiração. Em alguns casos, a movimentação da membrana timpânica pode ser observada à otoscopia durante a respiração. Outras ações como falar, bocejar, mastigar e a prática de exercícios também podem causar vibrações na membrana timpânica levando ao zumbido, além da sensação de autofonia. A perda de peso rápida em algumas situações como após cirurgia bariátrica ou doenças sistêmicas pode ser um fator predisponente.

Alguns casos de tuba aberta estão associados a mioclonias dos músculos que promovem sua abertura.[2] Nesta situação, essa contração repetida desses músculos pode ser um fator para manter a tuba aberta.

REFERÊNCIAS BIBLIOGRÁFICAS

1. Jastreboff P J, Hazell J W P. Tinnitus Retraining Therapy: Implementing the Neurophysiological Model. Cambridge: Cambridge University Press. 2008.
2. Slack R W, Soucek S O, Wong K. Sonotubometry in the investigation of objective tinnitus and palatal myoclonus: a demonstration of eustachian tube opening. J Laryngol Otol. 1986;100(5):529-31.
3. Han B I. Lee H W, Ryu S, Kim J S. Tinnitus Update. J Clin Neurol. 2021;17(1):1-10.
4. Oiticica J, Bittar R S M. Tinnitus prevalence in the city of Sao Paulo. Braz J Otorhinolaryngol. 2015;81:167-76.
5. Conrad I, Kleinstauber M, Jasper K, et al. The role of dysfunctional cognitions in patients with chronic tinnitus. Ear Hear. 2015;36:279-289.
6. Myssiorek D. Head and neck paragangliomas: an overview. Otolaryngol Clin North Am. 2001;34(5):829-36.
7. Bogar P, Freitas E B, Caropreso C A, et al. Timpanic glomus. Diagnosis and treatment - 3 cases report. Braz J Otorhinolaryngol. 1990;(56):1,33-7.
8. Martin TP, Irving RM, Maher ER. The genetics of paragangliomas: a review. Clin Otolaryngol 2007;32:7–11.
9. Gilbo P, Morris C G, Amdur R J, et al. Radiotherapy for benign head and neck paragangliomas: a 45-year experience. Cancer. 2014;120(23):3738-43.

10. Ibrahim R, Ammori M B, Yianni J, et al. Gamma Knife radiosurgery for glomus jugulare tumors: a single-center series of 75 cases. J Neurosurg. 2017;126(5):1488-1497.
11. Kohout M P, Hansen M, Pribaz J J, Mulliken J B. Arteriovenous malformations of the head and neck: natural history and management. Plast Reconstr Surg. 1998;102(3):643-54.
12. Gilbert P, Dubois J, Giroux M F, Soulez G. New Treatment Approaches to Arteriovenous Malformations. Semin Intervent Radiol. 2017;34(3):258-271.
13. Lima B T, Balsalobre Filho L L, Vieira F M J, et al. Uso da Carbamazepina no tratamento de Zumbido Pulsátil de origem vascular [Carbamazepine use in treatment of pulsatile tinnitus from vascular etiology]. Revista Brasileira de Otorrinolaringologia [on line]. 2007;73(2).
14. Albertino S, Assunção A R M, Souza J A. Zumbido pulsátil: tratamento com clonazepan e propranolol. Revista Brasileira de Otorrinolaringologia [online]. 2005;71(1):111-3.
15. Dib G C, Onishi E, Penido N O. O hum venoso como causa de zumbido pulsátil de origem vascular. Revista Brasileira de Otorrinolaringologia [online]. 2004;70(2):178-81.
16. Moscovitz H L. The venous hum. Am Heart J. 1961;62:141-2.
17. Rivin A U. The neck venous hum in adults. Calif Med. 1966;105(2):102-103.
18. Nehru V I, al-Khaboori M J, Kishore K. Ligation of the internal jugular vein in venous hum tinnitus. J Laryngol Otol. 1993;107(11):1037-8.
19. Werner J A, Eivazi B, Folz B J, Dünne A A. State of the Art zur Klassifikation, Diagnostik und Therapie von zervikofazialen Hämangiomen und vaskulären Malformationen [State of the art of classification, diagnostics and therapy for cervicofacial hemangiomas and vascular malformations]. Laryngorhinootologie. 2006;85(12):883-91.
20. Verma R K, Modi R, Panda N K. Anterior jugular phlebectasia and tinnitus: A case report. Ear Nose Throat J. 2013;92(3):E24-5.

HIPERACUSIA E TRANSTORNOS DA PERCEPÇÃO DOS SONS

CAPÍTULO 26

Elaine Miwa Watanabe
Jeanne Oiticica

INTRODUÇÃO

Os transtornos de percepção dos sons são conhecidos também como hipersensibilidade ou distúrbios de tolerância aos sons.

São transtornos em que o incômodo ocorre, em geral, quando o som não é de alta intensidade; e na maioria das vezes não trazem repercussões e nem são percebidos pela maioria da população (desprovida de tal síndrome). Clinicamente os mais conhecidos são hiperacusia, recrutamento, misofonia e fonofobia.[1] Nesse capítulo abordaremos os dois primeiros.

HIPERACUSIA

A primeira vez que o termo hiperacusia foi cunhado na literatura data de 1938, por Perlman.[2] Trata-se de uma intolerância a sons comuns do dia a dia, de baixa a moderada intensidade, em indivíduos com audição normal. Esses sons são imensamente variáveis como música, água corrente, ventilador, refrigerador, lava-roupas, carro, telefone, campainha, portas fechando, ar-condicionado, entre outros.[3,4]

Sua prevalência varia em torno de 8% a 15% da população adulta geral.[4] Cerca de 40% das pessoas que têm zumbido sofrem de hiperacusia. E entre os portadores de hiperacusia, 86% relatam zumbido.[1] Em crianças, a prevalência é muito variável e inconclusiva.[5] A hiperacusia também já foi descrita como um estágio que antecede o aparecimento do zumbido.[6]

A hiperacusia pode ser extremamente debilitante e causar grande impacto na qualidade de vida. Sua sintomatologia é variada; e pode incluir dor ao ouvir determinados sons, cansaço e ansiedade. É costumeiro o relato do uso de protetores auriculares e ou fones de ouvido, cujo intuito é minimizar o desconforto que tais sons desencadeiam.[6]

Em crianças, a identificação da hiperacusia pode ser mais difícil. A família deve estar atentar há pelo menos uma das reações a seguir: cobrir as orelhas com as mãos, chorar ou afastar-se da origem do som, tentar evitar alguns sons, dizer que **ouvido dói**, ou queixar-se que não gosta de determinado som.[5]

Porém, convém lembrar que a hiperacusia, em crianças entre 3 e 4 anos de idade, é considerada parte normal do desenvolvimento auditivo, repertório plausível no contexto de maturação do sistema auditivo central.[5]

ETIOLOGIA

Devido a intensa associação entre hiperacusia e zumbido, sugere-se que os mecanismos envolvidos estejam correlacionados com alteração na atividade neural das vias auditivas e corticais.[4]

A maioria dos casos não tem uma causa específica definida.[1] Mas existem várias comorbidades relacionadas com hiperacusia, como estresse e ansiedade.[1,4] Além disso, a hiperacusia pode cursar com outras sensibilidades (visuais, táteis, olfatórias, alodinia, hiperalgesia).

Seguem alguns exemplos de síndromes que podem cursar com hiperacusia: síndrome de Williams, transtorno do espectro autista, depressão, síndrome da fadiga crônica, doença de Lyme, doença de Ménière, transtorno de estresse pós-traumático (TEPT) e enxaqueca.[4,6] Katzenell e Segal,[7] dividiram essas comorbidades em quatro grupos etiológicos:

1. Sistema auditivo periférico;
2. Sistema nervoso central;
3. Hormonal e infeccioso;
4. Idiopático.

CAUSAS EM QUE O SISTEMA AUDITIVO PERIFÉRICO ESTÁ IMPLICADO
Paralisia Facial Periférica

Estima-se que 30% dos pacientes acometidos por paralisia facial periférica evoluam com hiperacusia. O comprometimento do reflexo acústico poderia explicar a desregulação do sistema de proteção auditiva contra sons de alta intensidade. À semelhança do que pode ocorrer nos pacientes submetidos à estapedectomia, na síndrome de Ramsay Hunt, e em casos de fístula perilinfática idiopática.

Perda Auditiva Induzida por Ruído

Esta seria capaz de cursar com recrutamento e hiperacusia ao mesmo tempo. Achados estes também frequentes nos casos de surdez súbita. Músicos regularmente expostos a sons altos igualmente estariam incluídos no grupo **Perda Auditiva Induzida por Ruído**.[7]

Hiperacusia Condutiva

Existe uma condição especial nomeada **hiperacusia condutiva** ou **audiossensibilidade**. Fenômeno este associado à deiscência do canal semicircular superior. O indivíduo apresenta limiares audiométricos na via aérea normais, porém, limiares acima da normalidade na condução óssea. Isso resulta em um gap entre a via aérea e a via óssea. O paciente queixa-se de ouvir muito alto seus próprios sons (autofonia).[1]

Síndrome de Ménière

É possível que nesses pacientes haja elevação da intensidade do zumbido, e que esta esteja relacionada com maior severidade da hiperacusia e da perda auditiva.[8]

Outros

A hiperacusia também pode estar fortemente presente na síndrome tônica do tensor do tímpano (STTT), síndrome do choque acústico e disfunções da articulação temporomandibular (ATM).[9]

CAUSAS CENTRAIS
Cefaleia

Pacientes com cefaleia cervicogênica e enxaquecosos são mais sensíveis aos sons. Nestes últimos, pode ocorrer uma diferença de 12,1 dB no limiar de desconforto auditivo

(LDA) [também conhecido como *Loudness Discomfort Level (LDL)* ou *Uncomfortable Loudness Levels test (ULLs)*], quando comparados a seus controles. Foi visto que durante as crises de enxaqueca o LDA reduz. E mais, quando a queixa é unilateral ou pulsátil, a sensibilidade é ainda maior se comparada à dor bilateral ou em pressão.

Depressão

A diminuição da serotonina pode amplificar a sensibilidade auditiva, fisiopatologia que será explicada em detalhes mais à frente.

Medicamentos

Existem relatos de casos de hiperacusia relacionados com intoxicação aguda por drogas. Entre elas o uso da fenitoína; além da abstinência à benzodiazepínicos e antidepressivos.[7,8]

Síndrome de William

Trata-se de uma doença genética rara caracterizada por alterações faciais, cardiovasculares, hipercalcemia e atraso no desenvolvimento pré e pós-natal. Cerca de 95% desses são hiperacúsicos.[7]

Medula Espinhal

Após anestesia espinhal, suspeita-se que a flutuação na pressão do líquido cefalorraquidiano possa atingir a cóclea e ocasionar hiperacusia. Tal condição também tem sido descrita em casos de crianças com espinha bífida.[7]

Transtorno do Espectro Autista

Esses pacientes podem apresentar não somente sensibilidade auditiva exagerada, mas também visual, olfatória, gustatória e tátil.[8]

Aneurisma da Artéria Cerebral Média

A sintomatologia caracteriza-se por episódios breves, intermitentes e bilaterais de hiperacusia, associada à audiometria normal. É sabido que a artéria cerebral média supre a região lateral do cérebro, incluindo o córtex auditivo. Os autores sugerem que a irrigação vascular anômala impacta na regulação neuroendócrina habitual, do córtex auditivo, pela serotonina. Isso porque esta é responsável pelo sistema de inibição do processamento sensitivo central, e quando disfuncional é capaz de resultar em hiperacusia.[8,10]

Alodinia

Ocorre quando há dor por estímulos que normalmente não geram dor. Cerca de 40% dos pacientes que sofrem de enxaqueca possuem alodinia e hiperacusia. Não está claro ainda seu mecanismo.[8,11]

Outros

Há relatos de hiperacusia também em casos de lesões cerebrais, concussão, esclerose múltipla, ataque isquêmico transitório, lesões do lobo temporal, síndrome dolorosa complexa regional, fibromialgia.[7,8]

CAUSAS HORMONAIS E INFECCIOSAS
Hormonais
Doença de Addison, pan-hipopituitarismo e hipertireoidismo podem cursar com hiperacusia.[7]

Infecciosas
Na doença de Lyme, embora o reflexo acústico possa estar comprometido, sugere-se que a hiperacusia decorra de disfunção central. Isso porque já foram identificados casos de hiperacusia, mesmo diante de função do nervo facial e reflexo acústico preservados. Existem também relatos de hiperacusia na neurossífilis.[7]

FISIOPATOLOGIA
Existem inúmeras hipóteses que tentam explicar os mecanismos implicados na hiperacusia. A seguir discutiremos algumas delas:

Serotonina
Especula-se que a disfunção das vias serotoninérgicas esteja associada à hiperacusia, visto que se trata de condição presente em várias doenças tais como enxaqueca, depressão, transtorno de estresse pós-trauma, síndrome pós-concussão, e dependência de benzodiazepínicos.[1,7]

Peptídeos Opioides
Situações de estresse promovem a liberação de peptídeos endógenos. A atuação dessas dinorfinas, sobre as células ciliadas internas, poderia causar aumento da sensibilidade auditiva, ao potencializar o efeito do neurotransmissor excitatório **glutamato** na cóclea.[1,12]

Plasticidade da Via Auditiva Ascendente
A longa exposição ao ruído ou lesão periférica do sistema auditivo pode ser responsável, ao menos parcialmente, por disfunções na percepção auditiva, e ao mesmo tempo por um desarranjo central. Nota-se que nestes casos, mesmo diante de reflexo do acústico presente, o LDA reduz. Isso porque a exposição ao ruído causa uma série de ajustes, que podem resultar em mudanças na percepção dos sons. Dentre os mecanismos implicados temos:

A) A diminuição da inibição do núcleo coclear;
B) A modificação do mapa tonotópico no núcleo coclear dorsal;
C) O aumento da amplitude dos potenciais evocados auditivos decorrentes da atividade do colículo inferior;
D) Além da diminuição na inibição gabaérgica sob os neurônios do colículo inferior, e mudanças na sua integração temporal.[7]

Hipótese Coclear x Central
À semelhança do que ocorre com o zumbido, é possível que a hiperacusia esteja associada a fatores periféricos e centrais, simultaneamente. Nos casos em que a hiperacusia está associada à perda auditiva induzida por ruído, teríamos lesão nas células ciliadas, com subsequente degeneração do nervo auditivo. Entretanto, o desconforto emocional atrelado à queixa clínica da hiperacusia envolve mecanismos de origem central. Uma das teorias

sugeridas é que a hiperacusia seja gerada por uma espécie de modulação do sistema auditivo central, conhecida como **ganho central**, como forma de compensar a perda auditiva de origem periférica, lesão coclear inicial gatilho de todo processo.[8] Em contraponto a esta hipótese, estudo em modelos animais, com perda auditiva induzida por ruído, verificou que a resposta *output* proveniente do córtex auditivo e da amígdala cerebral (vias eferentes), apesar de proporcionalmente maior do que a informação *input* oriunda da cóclea (vias aferentes), não era robusta o suficiente para justificar uma hipersensibilidade auditiva.[13]

Evitação do Medo

Esse conceito foi originalmente proposto para casos de resposta exacerbada à dor, associado ao processo de **luta** e **fuga**. Sugere-se que um mecanismo similar seja responsável também por quadros clínicos de hiperacusia, misofonia e fonofobia. A ativação do sistema límbico e do sistema nervoso autônomo proporcionaria uma resposta amplificada da via auditiva.[1]

AVALIAÇÃO E DIAGNÓSTICO

História e Exame Físico

Colher uma boa história e realizar um exame otorrinolaringológico acurado, incluindo avaliação dos pares cranianos, são quesitos fundamentais. Os exames laboratoriais são geralmente dirigidos de acordo com a suspeita diagnóstica, sejam causas hormonais ou infecciosas, entre outras. Contudo, observa-se que as deficiências de vitamina B6 e magnésio costumam estar presentes em síndromes ligadas à hiperatividade neural.[14]

Questionários

Inúmeros deles já foram elaborados com o intuito de avaliar o impacto da hiperacusia na qualidade de vida, além da severidade da mesma; e como ferramenta para seguimento clínico e controle terapêutico desses pacientes. Dentre eles temos o *Hyperacusis Questionnaire* (HQ), *Multiple-Activity Scale for Hyperacusis* (MASH), o *German Questionnaire Hypersensitivity to Sound* (GQHS), e o *Inventory of Hyperacusis Symtoms* (IHS).[6]

O questionário de hiperacusia elaborado por Khalfa *et al.*,[15] foi validado no Brasil por Bastos e Sanchez.[16] O questionário encontra-se subdividido em duas partes. A primeira parte consiste em questões sobre alterações auditivas e exposição ao ruído. A segunda parte contém 14 perguntas, que pontuam (cada uma) de 0 a 3, de acordo com a resposta: **não** (0 ponto), **sim, pouco** (1 ponto), **sim, razoavelmente** (2 pontos), **sim, bastante** (3 pontos). Essas questões avaliam 3 aspectos: atenção (questões 1 a 4), social (questões 5 a 10) e emocional (questões 11 a 14). A pontuação total varia de 0 a 42. Quanto maior o escore, mais intensa é a hipersensibilidade. A mesma é considerada severa quando igual ou maior que 28 pontos. Tal questionário encontra-se no Quadro 26-1.

Reflexo Acústico

A hiperacusia costuma estar relacionada com a disfunção do reflexo acústico. Entretanto, nem todas as pessoas com tal disfunção terão a queixa clínica de hiperacusia. O LDA pode estar diminuído especialmente em hiperacúsicos com hipoadrenalismo e hipertireoidismo.[7]

Quadro 26-1. Questionário de Hiperacusia (Adaptação cultural de Khalfa)[15,16]

Nome: _____
Sexo: (_) masculino (_) feminino Idade: Profissão: _____
Endereço: _____ Contatos: _____
Você está ou tem estado exposto a ruído?
_____
Você tolera menos barulho quando comparado com poucos anos atrás?
_____
Você já teve problemas auditivos? Se sim, quais?
_____

		Não	Sim, pouco	Sim, razoavelmente	Sim, bastante
1	Você já usou tampões por dentro ou por fora dos ouvidos para diminuir a percepção de ruídos (não considere o uso de proteção auditiva durante situações de ruído anormalmente alto)				
2	Você acha difícil ignorar os sons ao seu redor no dia a dia?				
3	Você tem dificuldade para ler em locais ruidosos?				
4	Você tem dificuldade para se concentrar em ambientes ruidosos?				
5	Você tem dificuldade para manter conversas em locais ruidosos?				
6	Alguém já lhe disse que você tolera pouco o ruído ou certos tipos de som?				
7	Você é sensível ou particularmente incomodado pelo barulho da rua?				
8	Você acha o ruído desagradável em certas situações sociais (casas noturnas, bares, concertos, coquetéis, fogos de artifício)?				
9	Quando lhe propõem alguma coisa (sair, ir ao cinema, concerto), você já pensa logo no ruído que terá que enfrentar?				
10	Você já recusou convite ou não saiu de casa por causa do barulho a que poderia ser exposto?				

Quadro 26-1. (*Cont.*) Questionário de Hiperacusia (Adaptação cultural de Khalfa)[15,16]

		Não	Sim, pouco	Sim, razoavelmente	Sim, bastante
11	Os ruídos ou sons específicos incomodam você mais em um local calmo do que em ambiente com som leve de fundo?				
12	O estresse e o cansaço reduzem sua capacidade de se concentrar em ambiente ruidoso?				
13	Você é menos capaz de se concentrar em ambiente ruidoso quando chega no final do dia?				
14	O ambiente ruidoso ou determinados sons lhe causam estresse ou irritação?				

Limiar de Desconforto Auditivo

Embora não haja consenso formal na literatura, o LDA é utilizado para mensurar o grau de sensibilidade aos sons. Os limiares são pesquisados nas frequências entre 500 e 8.000 Hz. A redução do LDA pode estar presente em uma ou ambas orelhas, em pelo menos duas ou mais frequências de som. É considerada hiperacusia leve quando o LDA está entre 80-90 dB, hiperacusia moderada quando entre 65-75 dB, e hiperacusia severa quando LDA igual ou menor que 60 dB.[16]

Emissões Otoacústicas

Acredita-se que o sistema eferente, por meio do trato olivococlear medial, module os movimentos das células ciliadas externas (CCE), pela liberação de acetilcolina na fenda sináptica. Tal liberação culmina com a hiperpolarização das CCE, e se contrapõe à despolarização induzida pelos estímulos sonoros. A finalidade é proteger a orelha interna de um eventual trauma acústico. Acredita-se que em casos de zumbido/hiperacusia haja uma disfunção do sistema eferente, com perda da modulação usual das CCE, por dois motivos:

1. Redução da aferência por lesão coclear gatilho, com consequente diminuição das eferências inibitórias;
2. Dequilíbrio intrínseco entre mecanismos excitatório e inibitório, com o predomínio do primeiro.

Sabemos que as otoemissões são úteis para avaliar o trato olivococlear medial. Em indivíduos normais elas podem ser suprimidas frente ao estímulo acústico na orelha contralateral. Alguns estudos têm demonstrado redução na amplitude global da resposta das emissões otoacústicas evocadas, além da diminuição/ausência de supressão dessas, em pacientes com zumbido e/ou hiperacusia. Este menor efeito supressor sugere possível disfunção do trato eferente medial associada à fisiopatologia do zumbido e da hiperacusia.[3,14]

Exames de Imagem

Estão indicados, a semelhança do que ocorre no zumbido, em casos de queixas assimétricas em audiometria; e ou sinais e sintomas neurológicos associados. Atenta-se ao fato de que embora a ressonância magnética seja a melhor escolha, há a problemática do ruído intenso ser extremamente desagradável para o hiperacúsico, mesmo diante do uso de protetores auriculares. Assim, nesses casos, é possível considerar, caso a caso, um exame mais silencioso, porém menos sensível, como a tomografia computadorizada associada ao potencial evocado auditivo de tronco cerebral.[1]

CLASSIFICAÇÃO

O LDA pode contribuir para classificação **quantitativa** da hiperacusia de acordo com a severidade (como descrito anteriormente no item **limiar de desconforto auditivo**); apesar de não existir consenso formal na literatura.[8] Outra forma de classificação, proposta por Tyler *et al.*[14] subdivide a hiperacusia **qualitativamente** em categorias, de acordo com suas características clínicas: intensidade, irritabilidade, dor ou medo.

TRATAMENTO

O aconselhamento, a terapia cognitivo comportamental e a terapia sonora têm sido utilizados com resultados positivos.[1,14]

O enriquecimento sonoro e a recomendação de evitar o uso de protetores auriculares são estratégias importantes para modular o ganho auditivo central e enfraquecer a hipersensibilidade a sons, de forma a amenizar o cortejo de sintomas.[6]

Em termos de tratamento medicamentoso há muito pouco na literatura.[6] Existem relatos de casos de melhora da hiperacusia com imipramina em pacientes depressivos; carbamazepina em doença de Lyme;[7] além do alprazolam, fluvoxamina, fluoxetina e citalopram.[14]

Em crianças existe relato de casos de melhora da hiperacusia com risperidona, topiramato, ou ácido valproico associado à risperidona.[5]

RECRUTAMENTO

Diferentemente da hiperacusia, o recrutamento está associado à perda auditiva neurossensorial, com dificuldade em ouvir sons de fraca intensidade.[3,7] Pode advir de exposição intensa ao ruído, ototoxicidade e avanço da idade.

Resulta em um incômodo em que o paciente acaba percebendo o som mais alto do que realmente é, por redução do campo dinâmico da audição (500 Hz a 4 kHz). Essa distorção ocorre porque quando há lesão das células ciliadas externas, recrutam-se mais fibras nervosas para um determinado estímulo, o que culmina com incremento atípico da sensação sonora. Esse aumento progressivamente rápido da sensação sonora, provoca desconforto ao ouvir sons de determinadas frequências, de acordo com a porção (tonotopia auditiva) da orelha interna lesada.[3,7]

Para a pesquisa desse fenômeno existem alguns testes: teste de Fowler, teste de Luscher-Zwislocki, teste para medida do reflexo do estapédio na impedanciometria e teste de S.I.S.I.[17]

Em geral é difícil perceber pequenas diferenças de intensidade quando próximas ao limiar tonal. O paciente recrutante consegue perceber 60% ou mais dos incrementos de intensidade dados em som puro nas frequências apresentadas. Já os indivíduos normais, ou seja, sem lesão coclear, costumam perceber apenas cerca de 20% desses aumentos.[17]

Distintivamente dos hiperacúsicos, os pacientes com recrutamento não possuem LDA alterado,[7] e não há modulação por fatores como humor e níveis de ansiedade.[1]

REFERÊNCIAS BIBLIOGRÁFICAS

1. Baguley DM, Ferran DJ. Hyperacusis and Disorders of Loudness Perception. In: Moller AR, Langguth B, DeRidder D, Kleinjung T (Eds). Textbook of Tinnitus. New York: Springer. 2011a:41-51.
2. Perlman HB. Hyperacusis. Ann Otol Rhinol Laryngol. 1938;47:947-953.
3. Fávero ML, Sanchez TG, Nascimento AF, Bento RF. The Function of Medial Olivocochlear Bundle in Tinnitus Patients. Internati Arch Otorhinolaryngol. 2003;7(4):247.
4. Smit AL, Stegeman I, Eikelboom RH, et al. Prevalence of Hyperacusis and Its Relation to Health: The Busselton Healthy Ageing Study. Laryngoscope. 2021;131(12):E2887-E2896.
5. Potgieter I, Fackrell K, Kennedy V, et al. Hyperacusis in children: a scoping review. BMC Pediatr. 2020;20:319.
6. Adams B, Sereda M, Casey A, et al. A Delphi survey to determine a definition and description of hyperacusis by clinician consensus. Internat J Audiol. 2021;60(8):607-613.
7. Katzenell U, Segal S. Hyperacusis: review and clinical guidelines. Otol Neurotol. 2001;22:321-326.
8. Tyler RS, Pienkowski M, Roncancio ER, et al. A Review of Hyperacusis and Future Directions: Part I. Definitions and Manifestations. Am J Audiol. 2014;23(4):402-419.
9. Westcott M, Sanchez TG, Diges I, et al. Tonic tensor tympani syndrome in tinnitus and hyperacusis patients: A multi-clinic prevalence study. Noise Health. 2013;15:117-28.
10. Khalil, S, Ogunyemi L, Osbourne J. Middle cerebral artery aneurysm presenting as isolated hyperacusis. J Laryngol Otol. 2002;116:376-378.
11. Ashkenazi A, Yang I, Mushtaq A, Oshinsky ML. Is phonophobia associated with cutaneous allodynia in migraine? Journal of Neurology, Neurosurgery and Psychiatry. 2010;81:1256-1260.
12. Sahley TL, Nodar RH. A biochemical model of peripheral tinnitus. Hear Res. 2001;182:43-54.
13. Radziwon K, Auerbach BD, Ding D, et al. Noise-Induced loudness recruitment and hyperacusis: Insufficient central gain in auditory cortex and amygdala. Neuroscience. 2019; 422:212-227.
14. Pienkowski M, Tyler RS, Roncancio ER, et al. A review of hyperacusis and future directions: part II. Measurement, mechanisms, and treatment. Am J Audiol. 2014;23(4):420-436.
15. Khalfa S, Dubal S, Veuillet E, et al. Psychometric normalization of a hyperacusis questionnaire. ORL J Otorhinolaryngol Relat Spec. 2002;64:436-442.
16. Bastos S, Sanchez TG. Validation of the Portuguese Version of Hyperacusis Questionnaire and Comparison of Diagnostic Skills with Loudness Discomfort Levels. Otolaryngol Res Rev. 2017;1(1):49-54.
17. Bento RF, Miniti A, Butugan O. Semiologia Otológica, In: Bento RF; Miniti A; Marone SAM. Tratado de Otologia, Edusp, São Paulo. 1988:75-134.

MISOFONIA E FONOFOBIA

Tanit Ganz Sanchez
Márcia Akemi Kii

INTRODUÇÃO

Queixas relacionadas com distúrbios das vias auditivas periféricas ou centrais são comuns na rotina do otorrinolaringologista. Dentre elas, o zumbido e as intolerâncias a sons merecem especial atenção por serem capazes de induzir desconforto intenso. Comprometem a qualidade de vida e podem incapacitar o indivíduo para o convívio social e realização de atividades do cotidiano.

Embora existam relatos antigos de tolerância reduzida a sons, estes sintomas passaram a ser mais estudados com o crescimento das pesquisas sobre zumbido, pois a associação dos dois sintomas é frequente. A presença simultânea de zumbido e intolerância a sons requer abordagens específicas, daí ser primordial sua identificação e investigação.

Dadas as suas repercussões e peculiaridades, neste capítulo, voltaremos nossas atenções fundamentalmente para a misofonia e fonofobia.

INTOLERÂNCIA A SONS

A variedade imensa de termos utilizados na literatura e a falta de definições tornou necessária a uniformização dos critérios. Assim, o termo intolerância a sons passou a ser utilizado nas situações em que o indivíduo apresenta reações negativas após exposição a um som que não induz a mesma resposta em outro ouvinte.[1,2] Não é necessário que o nível de pressão sonora desse som seja elevado para desencadear desconforto. A intolerância a sons é constituída de dois sintomas: **hiperacusia** e **misofonia**. Na maioria dos casos, os dois sintomas coexistem. A hiperacusia de grau intenso sempre é acompanhada de misofonia.[2]

Não há relação entre hiperacusia ou misofonia e os limiares auditivos, que podem ser normais ou apresentarem perda auditiva. Desta forma, as intolerâncias a sons não estão associadas ao fenômeno de recrutamento auditivo*.

Na **hiperacusia** ocorre uma amplificação anormal do som nas vias auditivas durante uma exposição sonora. Deste modo, a atividade neuronal evocada após a exposição ao som desconfortável, é semelhante à induzida em indivíduos normais após sons com níveis de pressão sonora muito mais elevados. No paciente com hiperacusia, as reações negativas

---

* Fenômeno do recrutamento auditivo: definido como um aumento desproporcional da sensação da intensidade sonora em relação ao aumento da intensidade física do som. Implica em uma redução do campo dinâmico de audição. Ocorre em associação com perda auditiva. Fenômeno coclear.

ocorrem na dependência das características físicas do som apresentado, seu espectro e sua intensidade. A ativação dos sistemas límbico e nervoso autônomo pode ocorrer secundariamente, e suas conexões com as vias auditivas não estão alteradas. O significado do som e o seu contexto não são relevantes.

Na **misofonia,** os sistemas límbico e nervoso autônomo são anormalmente ativados após exposição a determinado som, embora o sistema auditivo se encontre preservado. Supõe-se que a misofonia esteja associada ao mau funcionamento das amígdalas, região responsável pelo comportamento social, emoções negativas, aprendizagem de emoções relevantes, atenção e vigília. O diagnóstico de misofonia é considerado quando há reação negativa frente a um som de padrão específico, tenha ele significado ou não. O grau da reação depende não apenas das características do som, mas da experiência prévia e do contexto que o som representa para o indivíduo misofônico. O perfil psicológico do paciente exerce diferença significativa na resposta aversiva à situação. Quando um indivíduo com misofonia tem como reação dominante o medo do som, sua intolerância sonora é definida como **fonofobia** (fobia = medo).

MISOFONIA

A palavra misofonia, do grego miso (que significa ódio, horror, aversão) e fonia, de phoné (som) foi reconhecida cientificamente há pouco mais de 20 anos. É um sintoma ainda pouco conhecido, mas com potencial risco para promover repercussões alarmantes na vida pessoal, profissional, familiar e social.[2] A misofonia, também denominada **s**índrome da **s**ensibilidade **s**eletiva a **s**ons (apelidada de 4**S**), é um distúrbio caracterizado pela aversão a sons seletivos, capazes de induzir a uma forte reação emocional, desproporcional e abrupta como raiva, irritação e angústia, por vezes acompanhada de sintomas neurovegetativos.

Aspectos Clínicos

Na misofonia ocorre aversão a sons específicos, em geral repetitivos, de baixo volume, capazes de gerar respostas emocionais abruptas e fortes. Os sintomas de aversão a sons frequentemente têm início na infância ou na adolescência.

Os sons deflagradores costumam ser repetitivos e de fraca intensidade como os sons produzidos pelo corpo, especialmente os associados à alimentação (81%) e respiração (64%).[3] É comum a aversão a ruídos como mastigar alimentos, mascar chiclete, tomar sopa, estalar os lábios, roer unhas, respirar ruidosamente, fungar, assoar, tossir, pigarrear. E ainda, a sons produzidos por mãos e pés como batucar, digitar, clicar canetas, arrastar os pés, andar de salto alto, arrastar os móveis, abrir sacos de salgadinho, desenrolar bala etc.[4] Ao contrário da maioria das pessoas, os portadores de misofonia não conseguem lidar bem com esses estímulos sonoros específicos e acabam por reagir de forma abrupta e desproporcional a sua presença. Irritação, angústia, raiva e ódio podem estar associados a sintomas físicos e autonômicos como sudorese, palidez, aumento da frequência cardíaca e respiratória, sensação de opressão no peito ou na cabeça, espasmos musculares. Alguns sujeitos são capazes de automutilações nas crises mais intensas. Segundo a literatura, os sentimentos mais expressos por pacientes misofônicos são a raiva ou ódio pelos sons ou pelas pessoas que os produzem, mesmo que de forma não intencional.[4]

Os pacientes com misofonia são totalmente cientes das suas reações anormais de aversão a esses sons, mas não conseguem evitá-las, à semelhança do que ocorre com os reflexos condicionados.[5] Por isso, tendem ao isolamento e passam a evitar as situações em que exista possibilidade de exposição aos sons aversivos: refeições com familiares ou colegas, reuniões, eventos sociais, transporte público, entre outros. A produtividade escolar ou laboral é prejudicada pela incapacidade de ignorar esses sons durante as tarefas diárias. Não é raro que as reações de raiva sejam seguidas de desespero ou agressão a quem produziu o som. Isso pode tornar a misofonia incapacitante ao ponto de alguns preferirem ficar surdos só para não ouvir os sons deflagradores de tal reação.[6]

Em termos de comportamento frente a um som que lhes incomoda, a tendência de algumas pessoas é se afastar da fonte sonora. Outras são agressivas, verbal e/ou fisicamente, e uma minoria se contrai ou até se machuca para tolerar o desconforto em situações que lhes dê a liberdade de se manifestarem. Frequentemente, familiares e amigos desconhecem o problema da misofonia, seu desconforto e as consequentes crises de raiva frente a sons. O que pode criar ou acirrar conflitos familiares e sociais, e ou promover no paciente um aumento do desgaste e da sensação de estar sozinho. Assim, relacionamentos familiares, profissionais, afetivos ou sociais podem vir a ser profundamente comprometidos pela falta de compreensão do sintoma. Comentários em grupos e fóruns de pacientes ratificam com frequência o isolamento social, os conflitos familiares e até divórcios por falta de apoio dos familiares e parceiros, o que respalda o potencial prejuízo à qualidade de vida.[4,5,7] Pensamentos suicidas também já foram descritos.[4,7] Pelo desconhecimento do problema, esses indivíduos são frequentemente considerados chatos, ranzinzas, mal-educados, antissociais e passam a ser marginalizados pela família e sociedade.[4]

Prevalência

A prevalência da misofonia ainda é desconhecida, provavelmente pela falta de uniformização dos termos, definições e abordagem. O surgimento cada vez maior de grupos online com milhares de membros, ao menos nos idiomas inglês, espanhol e português, faz crer que a prevalência seja significativa.

A misofonia mostrou-se mais prevalente no sexo feminino em 64% a 80% dos casos em alguns estudos, embora há estudos que demostrem distribuição equivalente entre homens e mulheres.[4,6,8] Entre 483 estudantes de graduação americanos, cerca de 20% apresentavam sintomas de misofonia,[2,9] assim como 17% de 415 estudantes chineses.[10] Portanto, a misofonia parece ser um problema social prevalente.

Etiologia

A etiologia da misofonia é desconhecida, mas possivelmente haja um componente hereditário. Estudos demonstram que sujeitos misofônicos apresentam outros familiares com o mesmo sintoma.[4,11] Mais recentemente, Sanchez e Silva (2018) identificaram uma família com 15 membros misofônicos distribuídos em três gerações, 10 deles apresentaram os primeiros sintomas na infância ou adolescência.[12] Essa alta incidência familiar sugere a hereditariedade, embora não descarte que a misofonia possa ser aprendida pela convivência dos filhos com os pais afetados.

Fisiopatologia

A fisiopatologia também é pouco esclarecida. Possíveis justificativas incluem a hiperativação entre conexões do córtex auditivo e do sistema límbico,[13] maior mielinização de fibras nervosas no córtex pré-frontal,[14] ativação da via de passagem de sons específicos[14] ou ainda a hiperativação do córtex insular anterior, região associada à detecção de sons ambientais relevantes e à regulação emocional.[15] A literatura existente tem observado amplas semelhanças entre misofonia e o zumbido, um sintoma frequentemente associado que deve ser considerado durante a investigação[1,2].

O modelo neurofisiológico do zumbido é classicamente utilizado nos casos de zumbido ou intolerância a sons clinicamente significantes. Além do sistema auditivo, outras regiões cerebrais são ativadas, como o sistema límbico e o sistema nervoso autônomo – responsáveis pelas reações emocionais negativas e autonômicas evocadas[14]. Estudos mostram que indivíduos com misofonia apresentam predominância de exames audiométricos normais[4,15], ou seja, o sistema auditivo funciona normalmente. No entanto, as conexões entre o sistema auditivo e os sistemas límbico e nervoso autônomo são sensibilizadas para alguns padrões específicos de som[1,13]. Assim, por mais que o indivíduo perceba que o som não oferece risco, fortes reações são abruptamente geradas[7].

Especula-se que se o sistema nervoso autônomo sofra hiperativação e é possível a sensibilização do músculo tensor do tímpano, resultando na síndrome do tensor tímpano tônico (TTTS) nos quadros de misofonia severa[1,2]. Os sons que desencadeiam a misofonia causam hiperatividade em região insular (ínsula anterior). São observadas conexões anormais entre a ínsula e os lobos frontal, temporal e parietal, possivelmente explicadas pela presença de mielinização anormal no córtex frontal medial[14].

Atenção Seletiva

Como exposto, supõe-se que a misofonia esteja associada à hiperconectividade entre os sistemas auditivo e límbico, à semelhança do zumbido. A redução da atenção seletiva nesses casos tem sido motivo de estudos. Em um estudo com 40 voluntários (10 com misofonia, 10 com zumbido e 20 sem misofonia ou zumbido) foi aplicado o teste de identificação de sentenças dicóticas. Os três grupos apresentaram resultados semelhantes no silêncio. Mas, quando expostos ao som de mastigação de uma maçã, os indivíduos com misofonia apresentaram porcentagem de acertos inferior aos outros dois grupos e relatos de mal-estar, taquicardia e sudorese após a exposição a tais sons. Conclui-se que existe um prejuízo importante da atenção em pessoas misofônicas na presença dos sons deflagradores, o que pode provocar até mesmo respostas físicas (reflexos corporais)[6].

A misofonia, com suas características clínicas e mecanismo neurofisiológico, está presente em cerca de 86% dos indivíduos com sensibilidade a sons. Alguns estudos observam sua relação com alterações no processamento auditivo central. Do mesmo modo, embora ainda não tenha sido incluída em nenhum sistema de classificação de doenças psiquiátricas (p. ex., *Diagnostic and Statistical Manual of Mental Disorders* – DSM-V) não é raro encontrar este sintoma em associação com transtornos de estresse pós-traumático, obsessivo-compulsivo, tricotilomania, escoriação (*skin-picking*), de depressão (p. ex., depressão maior, distimia), de ansiedade (p. ex., fobia, pânico, agorafobia, ansiedade generalizada), alimentares (bulimia, anorexia), de déficit de atenção e hiperatividade, síndrome Tourette e transtorno do espectro autista. Assim, ressalta-se a importância da abordagem multidisciplinar do portador de misofonia, com o objetivo de identificar suas comorbidades e possibilitar a escolha da melhor abordagem para o sucesso do tratamento destes pacientes.

Tratamento

Não existe, até o momento, evidências ou consenso sobre tratamento da misofonia. São encontradas na literatura algumas possibilidades terapêuticas:

A) Estimulação sonora: utilizando sons baixos, suaves e estáveis para modular a hiperativação do sistema límbico (emoção) e do córtex pré-frontal (atenção). Jastreboff e Jastreboff (2014)[7] utilizaram o *Tinnitus Retraining Therapy* (TRT) em 184 pacientes com misofonia e obtiveram resultado favorável em 83% deles. Na misofonia não há comprometimento do sistema auditivo, mas suas conexões com os sistemas límbico e nervoso autonômico estão exacerbadas e desencadeiam os reflexos condicionados. Assim, o tratamento do paciente misofônico baseia-se em enfraquecer e remover estas conexões, com a utilização de aconselhamento diferenciado e protocolos de terapia específicos. Os reflexos condicionados são eliminados pelo estabelecimento de associações positivas com o estímulo sonoro, à semelhança da abordagem utilizada no zumbido;

B) Terapia cognitiva comportamental (TCC)[14] pode ser uma opção, embora sua eficácia não tenha sido comprovada. A TCC é utilizada com o objetivo de interromper e substituir as respostas desadaptativas e de evitamento por reações mais positivas, associadas ou não ao emprego de ferramentas que redirecionem e treinem a atenção (p. ex., *neurofeedback, mindfulness*);

C) Medicamentos: são recomendados para diminuir sintomas associados a transtornos de humor, ansiedade, obsessivos-compulsivos e fobia.

Na tentativa de amenizar situações angustiantes, os indivíduos com misofonia criam comportamentos como: abandono da situação (uso de fones de ouvido e tampões; mudança da rotina, como alterar horários de trabalho, almoço); uso de estratégias de confronto (forçar o deflagrador do som a parar); imitação do som de gatilho; distração com outros sons competidores; desvio de pensamento e técnicas de relaxamento. Devemos ressaltar que a superproteção dos ouvidos deve ser evitada, pois o uso indiscriminado de tampões auriculares e o isolamento do som pode contribuir para o agravamento da sensibilidade auditiva.

REFERÊNCIAS BIBLIOGRÁFICAS

1. Jastreboff M, Jastreboff P. Decreased Sound Tolerance and Tinnitus Retraining Therapy (TRT). Australian and New Zealand Journal of Audiology. 2002;24:74-84.
2. Jastreboff M, Jastreboff P. Tinnitus and decreased sound tolerance. In: Wackym PA, and J.B. Snow Jr JB, editores. Ballenger's Otorhinolaryngology Head and Neck Surgery. 18a ed. EUA: People's Medical Publishing House. 2018:391-404.
3. Bruxner G. 'Mastication rage': a review of misophonia – an under-recognised symptom of psychiatric relevance? Australas Psychiatry. 2016;24(2):195-7.
4. Edelstein M, Brang D, Rouw R, Ramachandran V S. Misophonia: physiological investigations and case descriptions. Front Hum Neurosci. 2013;7:296.
5. Dozier TH, Morrison KL. Phenomenology of misophonia: initial physical and emotional responses. Am J Psychol. 2017;130:431-438.
6. Silva FE. Avaliação da atenção seletiva em pacientes com misofonia [dissertação]. São Paulo: Universidade de São Paulo, Faculdade de Medicina. 2017.
7. Jastreboff M, Jastreboff P. Treatments for Decreased Sound Tolerance (Hyperacusis and Misophonia). Seminars in Hearing. 2014;35(02):105-120.
8. Johnson M. Misophonia. Considerations for providing misophonia care in your practice. In: The National Meeting of the American Academy of Audiology. Anaheim, CA. 2013.
9. Wu MS, Lewin AB, Murphy TK, Storch EA. Misophonia: Incidence, phenomenology, and clinical correlates in an undergraduate student sample. J Clin Psychol. 2014;70(10):994-1007.
10. Zhou X, Wu MS, Storch EA. Misophonia symptoms among Chinese university students: Incidence, associated impairment, and clinical correlates. Journal of Obsessive-Compulsive and Related Disorders. 2017;14:7-12.
11. Rouw R, Erfanian M. A large study of misophonia. J Clin Psychol. 2018;74(3):453-479.

12. Sanchez T G, Silva F E D. Familial misophonia or selective sound sensitivity syndrome: evidence for autosomal dominant inheritance? Braz J Otorhinolaryngol. 2018;84(5):553-559.
13. Jastreboff P J, Hazell J W. Tinnitus Retraining Therapy. Implementing the Neurophysiological Model. New York, NY: Cambridge University Press. 2004.
14. Kumar S, Tansley-Hancock O, Sedley W, et al. The Brain Basis for Misophonia. Curr. Biol. 2017;27(4):1-7.
15. Schröder A, van Wingen G, Eijsker N, et al. Misophonia is associated with altered brain activity in the auditory cortex and salience network. Sci Rep. 2019;9(1):7542.

ZUMBIDO MÁQUINA DE ESCREVER (*TYPEWRITER TINNITUS*): RESPONSIVO À CARBAMAZEPINA E PATOGNOMÔNICO DE COMPRESSÃO DO NERVO COCLEAR

Robert Aaron Levine

INTRODUÇÃO

A compressão do nervo coclear (CNC), quando sintomática, pode causar:

A) Perda auditiva unilateral;
B) Vários tipos de zumbido unilateral;
C) Perda auditiva e zumbido.

O único tipo de zumbido peculiar à CNC é o zumbido máquina escrever (TT – *typewriter tinnitus*), que é intermitente, irregular e em *staccato*. Além de "máquina de escrever", o clique tem sido descrito como em "cortador de unhas", "pipoca", "código Morse", "batida", "estalar de dedos", "estalido" e "metralhadora". Costuma ocorrer como um surto de cliques irregulares por vários segundos, deixando de ocorrer novamente por minutos, horas ou até dias. Não pode ser registrado por um microfone no canal auditivo externo. Tampouco pode ser detectado como uma mudança da impedância da membrana timpânica. Em algumas pessoas, o TT pode ser desencadeado por um som específico, como "água corrente".[1] O TT é o único tipo de zumbido que é sempre atenuado por medicação, geralmente a carbamazepina. De fato, tem sido proposto que o seu silenciamento/atenuação pela carbamazepina seja um dos critérios diagnósticos para TT, já que ocorre em todos os sujeitos e independe dos achados de RM.[2] Tal peculiaridade do TT o identifica como patognomônico de CNC. Se o TT estiver presente, então estará presente também uma CNC.

Mesmo que o TT não esteja presente, a CNC ainda poderá estar presente, já que ela pode ser assintomática ou sintomática com perda auditiva e/ou zumbido. Além do TT, a CNC pode causar dois tipos inespecíficos de zumbido unilateral, a saber, o não pulsátil e o pulsátil (síncrono com o coração). Ambos costumam ser percebidos como de baixa frequência. Os três tipos de zumbido podem ocorrer isoladamente ou com dois outros tipos de zumbido. Dois casos ilustrarão esses pontos.

CASOS

Caso 1

Um homem de 50 anos desenvolveu perda auditiva no lado direito, zumbido constante à direita [como um **zzzzzz**] e tonturas. Sua audiometria inicial era normal à esquerda, mas, à direita, mostrou perda progressiva dos limiares tonais puros entre 2 e 8 kHz, chegando a 90 dB com 8 kHz com discriminação da fala de 82%. Uma RM em sequência CISS revelou alça arterial proeminente, estendendo-se ao conduto auditivo interno direito, sugerindo

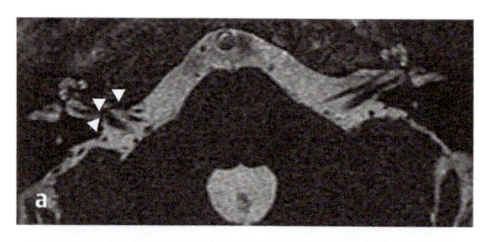

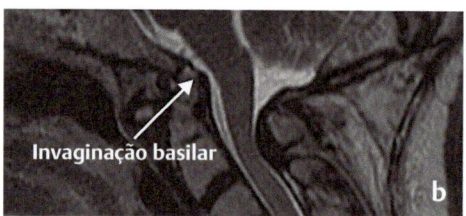

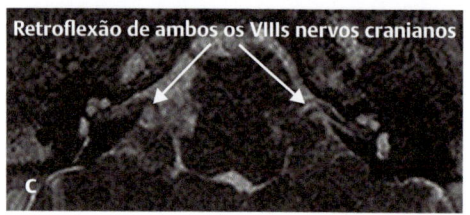

Fig. 28-1. (a) Caso 1. RM axial artéria cerebelar anteroinferior anterior (pontas de setas) direita faz uma alça para o interior do conduto auditivo interno direito, causando CNC. **(b,c)** Imagens de RM sagital e axial de um paciente com síndrome de Stickler. O tronco encefálico, na junção bulbopontina, encontra-se distorcido pela coluna vertebral que se invagina (**b**, plano sagital), e causa CNC bilateral. Ambos os VIIIs nervos cranianos fazem um ângulo agudo (mais à direita do que à esquerda), a partir de cada poro acústico (**c**, no mesmo plano axial que a), para alcançar à junção bulbopontina.

contato com os nervos na porção média do mesmo (Fig. 28-1). Quatro anos mais tarde, além de seu zumbido inespecífico não pulsátil, ele desenvolveu TT à direita, descrito como um clique intermitente similar a um cortador de unhas, duas a três vezes por semana, dois ou três cliques por vez, seguidos por um curto intervalo sem cliques e continuando repetidamente ao longo dos 15 minutos seguintes. A carbamazepina aboliu seu TT, mas não teve efeito sobre seus outros sintomas.

Comentário

O zumbido desse paciente inicialmente era constante, inespecífico e grave, aparentemente relacionado com sua RM, que foi interpretada como compatível com CNC. Apenas 4 anos mais tarde, ele também desenvolveu TT.

Nesse caso, ele descrevia seu TT como parecido com um cortador de unhas. Como é característico no TT, sempre responde à carbamazepina, geralmente em baixa dose.[1,3] No Quadro 28-1, sugere-se um esquema para início da carbamazepina. Se ela não for bem tolerada, várias outras medicações para neuralgia do trigêmeo podem ter efeito, incluindo oxcarbazepina, lamotrigina, gabapentina, pregabalina e baclofeno.

Caso 2

Uma mulher de 60 anos relatou que seu zumbido na orelha direita começara 3 meses antes, como uma sirene, com duração de alguns segundos. Uma semana mais tarde, tornou-se constante e pulsátil, alternando entre sibilante e cliques. A intensidade variava entre os dois tipos de zumbido. Quando o zumbido tinha baixa intensidade, era em cliques e, quando em alta intensidade, era sibilante. A compressão jugular não alterava o zumbido. Mas, com testes somáticos (flexão anterior do pescoço contra resistência), todo

Quadro 28-1. Esquema posológico sugerido para início da carbamazepina. Recomenda-se que os pacientes sigam esse esquema até que o TT esteja controlado ou que ocorram efeitos colaterais intoleráveis, como náuseas ou tonturas

Dia	Manhã	Meio do dia	Noite
1 a 3	100	0	0
4 a 6	100	0	100
7 a 9	100	100	100
10 a 12	100	100	200
13 a 15	200	100	200
16 a 18	200	200	200

o zumbido era abolido.[4] Sua audiometria mostrava limiares tonais puros normais abaixo de 3 kHz. Acima de 3 kHz, ambas as orelhas tinham uma perda em declive, chegando a 40 dB com 8 kHz. Os limiares eram idênticos nas duas orelhas, exceto por 15 dB piores para a orelha direita em 1 e 3 kHz. Sua RM CISS detectou compressão do VIII nervo craniano à direita em seu segmento cisternal (Fig. 28-2). Uma tentativa de carbamazepina foi abortada depois de 3 dias devido a um *rash*; ela declinou outras tentativas de medicação. Um ano após seu início, os cliques cessaram. Atualmente (a 9 anos do início), seu zumbido pulsátil sibilante persiste.

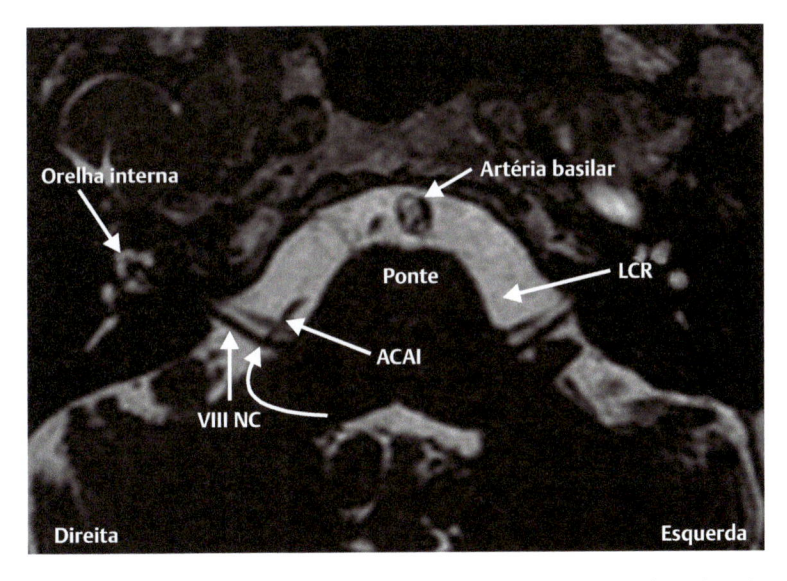

Fig. 28-2. RM do Caso 2, mostrando CNC à direita pela artéria cerebelar anteroinferior (ACAI). O ponto de contato entre a ACAI direita e o VIII nervo craniano direito (seta curva) resulta em desvio do nervo, de seu trajeto habitual, como se pode observar na comparação com o VIII nervo craniano esquerdo LCR = líquido cefalorraquidiano; NC = nervo craniano.

Comentário

A RM desse caso tem CNC inquestionável. Na ocasião de sua avaliação, ela tinha zumbido pulsátil que alternava entre grave inespecífico e em cliques. A literatura mostra que o zumbido pulsátil grave (sibilante) é compatível com CNC e pode ser abolido por descompressão cirúrgica da CNC.[5,6] De igual modo, o TT (em cliques) pode ser abolido com descompressão cirúrgica da CNC.[7] Adicionalmente, Ryu *et al.*, relataram que o zumbido constante não pulsátil grave, em alguns casos, pode ser abolido por tal cirurgia.[6]

Conquanto a CNC ocorra mais comumente por compressão arterial do nervo coclear, qualquer patologia que cause CNC pode causar zumbido, como se vê em relatos de invaginação basilar (Fig. 28-1b,c). Nesse caso, a distorção da anatomia da fossa posterior obriga que o nervo coclear se curve (quando deveria estar reto e alinhado) em torno do poro do conduto auditivo interno, o que pode resultar, como no caso 2 em: (i) TT, que respondeu à carbamazepina, e (ii) zumbido inespecífico não pulsátil, que não respondeu.[8]

O caso a seguir mostra que TT e ZP (zumbido pulsátil) podem ocorrer também por um schwannoma vestibular.

Caso 3

Homem de 63 anos, com uma história de 3,5 anos de perda auditiva à esquerda, seguida, meses mais tarde, por zumbido pulsátil síncrono com o coração à esquerda. Cerca de 1 ano mais tarde, ele também desenvolveu TT à esquerda, descrito como cliques intermitentes com duração de alguns segundos, recorrentes várias vezes ao dia. Em razão da presença desses dois tipos de zumbido, a impressão clínica inicial foi CNC vascular, para a qual se iniciou uma tentativa de carbamazepina e foi pedida uma RM CISS. A RM, na verdade, detectou CNC, e sim a compressão do nervo não era arterial, mas neoplásica (schwannoma vestibular intracoclear). Outros relatos têm descrito TT por meningiomas no ângulo pontocerebelar e cistos da aracnoide.

Qualquer paciente com zumbido unilateral precisa ser questionado sobre a existência de algum clique irregular intermitente, mesmo que bem pouco importante, por ser patognomônico de CNC. De igual modo, eles precisam ser questionados sobre a existência de um componente pulsátil, mesmo que suave, sugestivo de CNC.

Caso 4

Homem de 61 anos, com zumbido constante à direita por 4 anos. Sua audiometria mostrou perda auditiva simétrica, exceto por um limiar pior à direita, em 1 kHz, 40 dB. Quando questionado sobre cliques, relatou que, no ano anterior, tinha apresentado batidas por 1-2 minutos, algumas vezes por dia, na mesma orelha. Uma experiência com carbamazepina fez cessar apenas essa sensação. Sua RM e achados cirúrgicos revelaram CNC pela ACAI. Após cirurgia de descompressão, somente o zumbido intermitente se resolveu, mas não o zumbido constante.

COMO A CNC CAUSA OS TRÊS TIPOS DE ZUMBIDO?
Zumbido Inespecífico Constante

Como qualquer zumbido por perda de função do nervo coclear, a hipótese é que resulte do aumento da atividade da célula fusiforme no núcleo coclear dorsal (NCD)[9], sua célula eferente neural primária. Modelos em animais fornecem evidências da hipótese do NCD.

Os modelos verificaram que nem todas as células fusiformes do NCD se tornam hiperativas pela perda de aferência do nervo coclear. A hiperatividade se limita à subpopulação de células fusiformes que recebem aferências somatossensoriais além das aferências do nervo coclear.[10] Esse refinamento é compatível com o achado do caso 2 em que ela conseguia suprimir o zumbido ativando o sistema somatossensorial cervical com flexão cervical anterior contra resistência.

Zumbido de Máquina de Escrever (TT)

Para compreender como o TT provavelmente ocorre, é preciso entender como sons suaves são ouvidos. Em uma orelha humana intacta, todas as 30.000 fibras do nervo coclear têm "atividade espontânea". Na ausência de som, as fibras nervosas cocleares ficam continuamente transmitindo impulsos nervosos da orelha interna para os núcleos cocleares dorsal e ventral (em uma taxa de 1 a 100/segundo).[11] Na ausência de estimulação acústica, nenhum som é percebido porque:

A) A atividade espontânea é aleatória;
B) As fibras nervosas descarregam independentemente entre si.[12]

O padrão de disparos de uma fibra nervosa auditiva é diferente do padrão de disparos de todas as outras fibras nervosas auditivas. Não há sincronia entre os padrões de descargas de qualquer das fibras nervosas auditivas.

Quando um som suave é ouvido, não há alteração na taxa de disparos das fibras nervosas individuais, mas elas entram em sincronia umas com as outras. Em outras palavras, sons suaves são ouvidos por causa da sincronia neural.

O TT (decorrente de CNC) pode ser explicado pela hipótese do "*crosstalk*" que postula que a pressão ou distorção do nervo coclear resulta em redução da espessura da bainha de mielina, responsável por ser a isolante das fibras nervosas auditivas. O afinamento da bainha de mielina leva à transmissão efática ou "*crosstalk*" (curto-circuito) entre fibras nervosas auditivas adjacentes. Nos pontos em que a mielina está criticamente fina, o disparo neural de uma fibra nervosa será capaz de determinar a descarga sicrônica das vizinhas. Como a sincronia de fibras neurais auditivas é responsável pela percepção auditiva, esse "*crosstalk*" pode ser percebido como um clique.[13]

A hipótese do "*crosstalk*" explica não apenas por que os cliques do zumbido máquina de escrever podem ocorrer espontaneamente, mas também porque algumas vezes são desencadeados por um som externo. Sons externos geram atividade no nervo auditivo, e essa seria gatilho para o "crosstalk", que induz à sincronia das fibras neurais, cuja percepção ocorre na forma de clique.

Medicações que suprimem o zumbido máquina de escrever, como a carbamazepina, fazem-no por diminuírem a excitabilidade nervosa, o que reduz a probabilidade "*crosstalk*" e, portanto, os cliques.

O TT é uma das várias neuralgias de nervos cranianos que, na sua totalidade, são:

A) Em *staccato*, irregulares, intermitentes;
B) Algumas vezes desencadeadas por um estímulo no domínio sensorial do nervo craniano;
C) Inicialmente tratáveis com medicação (carbamazepina e outras);
D) Podem ser aliviadas por descompressão cirúrgica.

A mais conhecida e primeira a ser descrita é a neuralgia do trigêmeo.[14] Outras são o espasmo hemifacial, paroxismia vestibular, neuralgia do nervo intermédio e neuralgia do glossofaríngeo.[15-18]

Zumbido Pulsátil (ZP)

Levanta-se a hipótese de que o ZP ocorra como modulação de zumbido inespecífico constante ou até do TT (caso 2). A fonte da modulação parece ser o elemento causador da compressão, que, na maioria dos casos, é arterial e, portanto, pulsátil. Mesmo nos casos mais raros, como um schwannoma vestibular (caso 3), a vascularização do tumor poderia ser responsável pela modulação pulsátil da atividade neural do nervo coclear comprimido.

CONCLUSÕES

O zumbido resultante de CNC pode se manifestar em um de três modos, todos unilaterais: constante inespecífico, pulsátil e máquina de escrever (*staccato*, irregular, intermitente, eventualmente desencadeado por um som). O TT é o único zumbido consistentemente responsivo à medicação (carbamazepina e outros). Mais comumente, é causado por compressão arterial do VIII nervo craniano, mas qualquer processo que distorça o nervo coclear pode causar TT.

Como o TT é patognomônico de CNC, qualquer paciente com perda auditiva unilateral ou zumbido unilateral precisa ser questionado sobre a presença de cliques, mesmo que infrequentes.

REFERÊNCIAS BIBLIOGRÁFICAS

1. Levine RA. Typewriter Tinnitus: A Carbamazepine-Responsive Syndrome Related to Auditory Nerve Vascular Compression. ORL. 2006;68(1):43-47.
2. Sunwoo W, Jeon YJ, Bae YJ, et al. Typewriter tinnitus revisited: The typical symptoms and the initial response to carbamazepine are the most reliable diagnostic clues. Scientific Reports. 2017;7(1):10615.
3. Brantberg K. Paroxysmal staccato tinnitus: a carbamazepine responsive hyperactivity dysfunction symptom of the eighth cranial nerve. J Neurol Neurosurg Psychiatr. 2010;81(4):451-455.
4. Levine RA. Somatic tinnitus. In J. B. Snow (Ed.), Tinnitus: theory and management (pp. 108-124). BC Decker Inc. 2004.
5. Ohashi N, Yasumura S, Nakagawa H, et al. Vascular cross-compression of the VIIth and VIIIth cranial nerves. J Laryngol Otol. 1992;106(5):436-439.
6. Ryu H, Yamamoto S, Sugiyama K, et al. Neurovascular decompression of the eighth cranial nerve in patients with hemifacial spasm and incidental tinnitus: an alternative way to study tinnitus. J Neurosurg. 1998;88(2):232-236.
7. Mathiesen T, Brantberg K. Microvascular decompression for typewriter tinnitus-case report. Acta Neurochirurgica. 2015;157(2):333-336.
8. Nam EC, Handzel O, Levine RA. Carbamazepine responsive typewriter tinnitus from basilar invagination. Journal of Neurology, Neurosurgery and Psychiatry. 2010;81(4):456-458.
9. Levine RA. Somatic (craniocervical) tinnitus and the dorsal cochlear nucleus hypothesis. Am J Otolaryngol. 1999;20(6):351-362.
10. Brandt T, Strupp M, Dieterich M. Vestibular paroxysmia: a treatable neurovascular cross-compression syndrome. J Neurol. 2016;263:S90-6.
11. Goulin LFE, van Doormaal T, de Ru S, et al. Microvascular Decompression of the VII/VIII Cranial Nerve Complex for the Treatment of Intermediate Nerve Neuralgia: A Retrospective Case Series. Operative Neurosurgery (Hagerstown, Md.). 2018;15(4):378-385.

12. Jannetta PJ, Abbasy M, Maroon JC, et al. Etiology and definitive microsurgical treatment of hemifacial spasm. Operative techniques and results in 47 patients. Journal of Neurosurgery. 1977;47(3):321-328.
13. Laha RK, Jannetta PJ. Glossopharyngeal neuralgia. Journal of Neurosurgery. 1977;47(3):316-320.
14. Koehler SD, Shore SE. Stimulus timing-dependent plasticity in dorsal cochlear nucleus is altered in tinnitus. The Journal of Neuroscience : J Neuroscie. 2013;33(50):19647-19656.
15. Liberman MC. Auditory-nerve response from cats raised in a low-noise chamber. J Acoustic Society Am. 1978;63(2):442-455.
16. Johnson DH, Kiang NY. Analysis of discharges recorded simultaneously from pairs of auditory nerve fibers. Biophysical Journal. 1976;16(7):719-734.
17. Levine RA, Oron Y. Tinnitus. In Handbook of Clinical Neurology. 2015;129:409-431.
18. Dandy WE. The treatment of trigeminal neuralgia by the cerebellar route. Ann Surg. 1932;96(4):787-795.

CAPÍTULO 29

ZUMBIDO UNILATERAL BREVE SÚBITO COM INTENSIDADE DECRESCENTE (SBUTT)

Robert Aaron Levine

INTRODUÇÃO

O ditado "meu ouvido está zumbindo, alguém com certeza está falando de mim", parece se referir ao tipo mais comum de zumbido; conhecido como zumbido unilateral breve súbito com intensidade decrescente (SBUTT). Em um levantamento com 60 sujeitos sem queixa clínica, 78% relataram ter SBUTT.[1] De fato, o SBUTT deve ser provavelmente universal em pessoas com audição, já que alguns dos demais participantes desse estudo, que originalmente não relataram SBUTT, referiram, anos mais tarde, terem experimentado tal fenômeno. Não há relatos se o SBUTT ocorre nos indivíduos profundamente surdos ou naqueles com implantes cocleares, mas vale a pena estudar a fim de compreender melhor o fenômeno e testar a hipótese recentemente proposta de que o SBUTT seria um somatossom (para melhor compreensão do termo, vide capítulo específico), um fenômeno acústico, e não neurológico, relacionado ao músculo pterigóideo lateral (MPL).[2] O SBUTT é benigno e não prediz outros tipos de zumbido crônico ou perda auditiva.

O SBUTT geralmente é descrito como início súbito de um tom (ruído, som) em uma orelha, o qual desaparece em segundos, e parece não ter gatilho definido. Algumas vezes pode vir associado a sensações de plenitude, pressão, bloqueio ou perda auditiva na mesma orelha, as quais têm evolução no tempo simultânea e idêntica ao zumbido. Uma vez ocorrendo o zumbido, ele permanece em uma intensidade constante por vários segundos. A intensidade então decresce até que já não seja percebido. Ao mesmo tempo, a qualidade do zumbido, de outro modo, permanece inalterada. O fenômeno inteiro tipicamente dura menos do que 1 minuto, sem alteração permanente da audição.

O único estudo sistemático sobre SBUTT incluiu 74 adultos, que anotaram em um diário seus eventos de SBUTT por 4 meses.[3] Foram selecionados pois referiram ter apresentado pelo menos um SBUTT no passado. A frequência média dos eventos de SBUTT para esses sujeitos foi de 1,2 por mês (variação de 0 a 11,5; mediana de 0,75 por mês). Cerca de 25% da amostra, não apresentou SBUTT durante o período de seguimento de 4 meses. A taxa de eventos de SBUTT em portadores de zumbido crônico foi duas vezes maior que nos demais. O predomínio de SBUTT na orelha direita ocorreu na proporção de quase 2 para 1. Uma minoria dos sujeitos percebeu alguns SBUTT na orelha direita, e os outros, na orelha esquerda.

O SBUTT foi, em geral, descrito como tonal. A frequência do SBUTT estimada por três indivíduos capazes de precisá-la com exatidão variou entre 0,1 e 4,4 kHz. Em 1/4 dos eventos, o SBUTT ocorreu associado à plenitude aural ipsilateral. Cerca de 1/4 dos indivíduos referiu uma sensação de pressão associada ao SBUTT; 70% jamais tiveram sensação de pressão com qualquer SBUTT. Quatro por cento apresentaram pressão para alguns, mas não para todos os eventos de SBUTT.

A duração do SBUTT variou entre 1 segundo e 10 minutos, com mediana de 15 segundos, moda de 10 segundos, e média de 29 segundos. A duração de 75% dos SBUTT foi de menos de 25 segundos. Somente 5% durou mais de 1 minuto.

HIPÓTESE DO MÚSCULO PTERIGÓIDEO LATERAL NA ORIGEM DO SBUTT

Observações anedóticas, ao longo dos últimos 20 anos, convergem à impressão que o MPL, ou seus músculos adjacentes, estejam intimamente implicados na geração de alguns, se não de todos, SBUTT.

Considere os seguintes casos, todos os quais, exceto o caso 4, tinham audiometrias normais.

Caso 1

Homem de 27 anos, sem antecedentes clínicos significantes, nem zumbido crônico, passou a perceber SBUTT ocasional na orelha direita. Por quatro meses, manteve um diário de seus SBUTT. Todas as seis ocorrências foram na orelha direita; nenhuma se deu na orelha esquerda. Um episódio ocorreu associado à plenitude aural. Percebeu que era capaz de abortar o SBUTT por meio de bocejos ou com a abertura ampla da mandíbula, o que não acontecia ao cerrar a mandíbula.

Caso 2

Homem de 33 anos, sem antecedentes prévios ou atuais de comorbidades, traz relato de seus SBUTT similar ao caso 1. Também relata que alguns de seus SBUTT vinham associados à plenitude aural. Era capaz de abortá-los com bocejos ou pela abertura extrema da mandíbula, mas não pelo fechamento da mesma.

Caso 3

Mulher de 45 anos monitorou seus SBUTT por 4 meses, e detectou apenas um evento. Os eventos de SBUTT foram bem raros até cerca de 2 anos mais tarde, quando ela desenvolveu otalgia à direita, que persistiu por alguns meses, associada a aumento importante na frequência dos SBUTT à direita (12 em 4 meses). Quando sua otalgia se resolveu abruptamente, o mesmo ocorreu com seus SBUTT.

Caso 4

Laceração pré-auricular à direita, decorrente da explosão de uma lata de *spray*, em uma professora de 44 anos, com a necessidade de 22 pontos para o reparo da lesão (Fig. 29-1a,b). Um zumbo constante, em sua orelha direita, teve início imediatamente após o trauma, e persistiu por 5 meses. Depois de 2 a 3 semanas sem zumbido, múltiplos SBUTT diários passaram a ocorrer na orelha direita. Sempre associados a uma sensação de plenitude na orelha direita. Inicialmente os SBUTT duravam até 4 minutos. Por ocasião de sua avaliação, 10 meses após o trauma, e cerca de 4 meses após o início do SBUTT, os mesmos reduziram para 4 a 5 eventos por dia, e duravam menos de 5 segundos. Os limiares tonais puros eram normais para ambas as orelhas, com exceção da orelha direita em 6 kHz (30 dB) e 8 kHz (25 dB). Cerca de 17 meses após o trauma inicial, os SBUTT tinham diminuído para 1 a 3 por dia e eram muito breves.

Caso 5

Desde a adolescência, este terapeuta muscular de 40 anos de idade, tinha SBUTT cerca de 1 ou 2 vezes por mês, com duração de aproximadamente 30 segundos. Há 2 anos seus SBUTT tornaram-se mais frequentes e mais longos: 1 a 2 SBUTT por dia, com duração típica entre 1 e 2 minutos. Eram mais comuns à esquerda, mas ocorriam em quaisquer das orelhas; alguns associados à plenitude aural. Há 5 anos atrás foi casualmente submetido a um agulhamento à seco de ambos os MPL e, no mês seguinte, não teve SBUTT (Fig. 29-1c).[4] Nos últimos 5 anos a frequência dos SBUTT foi de ao menos uma vez por semana, com cerca de 3 segundos de duração.

Esses cinco casos se complementam e fornecem pistas sobre a origem do SBUTT. O caso 5 é o mais específico. Implica o MPL, e possivelmente o masseter, na geração do SBUTT, já

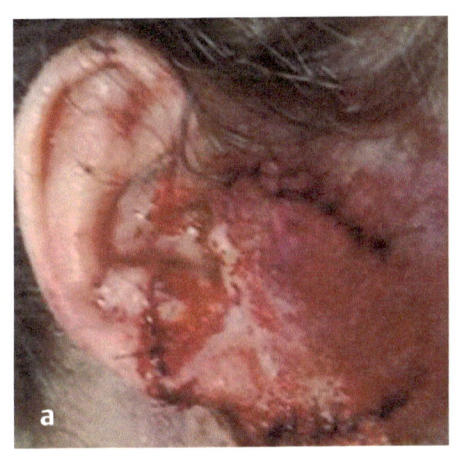

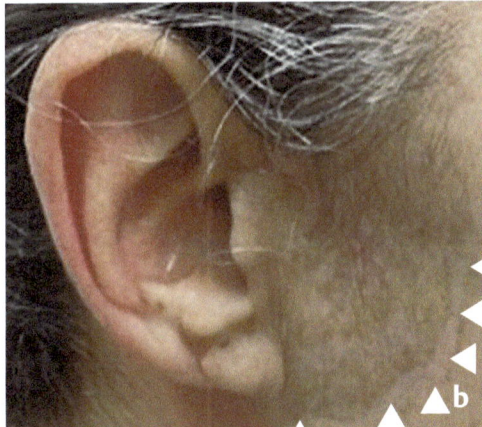

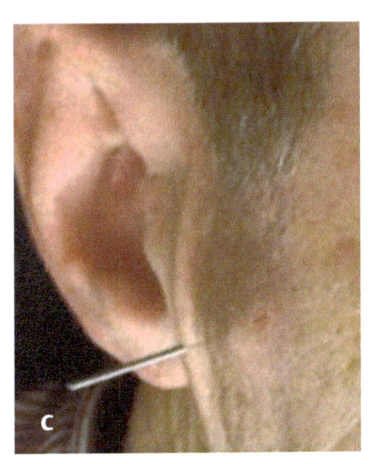

Fig. 29-1. (a,b) São do caso 4, mostrando a laceração aguda (22 pontos) e a laceração curada depois de 10 meses. As pontas de setas brancas contornam a cicatriz. **(c)** Ilustra a colocação da agulha usada no caso 5. Para chegar ao MPL, a agulha atravessa o masseter. Observe a localização semelhante do trauma do caso 4 e a agulha do caso 5.

que o agulhamento à seco restringiu-se a esses dois músculos e, assim, exclui uma origem no nervo auditivo. Uma forma de zumbido somático, que emerge a partir desses músculos e projeta-se para o núcleo coclear dorsal ipsilateral, via complexo trigeminal-cervical, é uma das possibilidades, já que este é capaz de responder ao agulhamento à seco.[5,6] No entanto, este não poderia justificar a plenitude aural, que ocorre ao mesmo tempo que o zumbido, e que tem o mesmo curso no tempo, a saber, início súbito, seguido por declínio. O relato de Klinke, de que seu aluno ouvia o SBUTT de um amigo, colocando orelha contra orelha, vai contra a teoria do zumbido somático e sustenta a gênese acústica do SBUTT (Klinke, R, Comunicação Pessoal, 1987).

A região da laceração traumática do caso 4 é idêntica à da topografia do agulhamento à seco do caso 5. Tomados em conjunto, esses dois casos claramente sustentam a hipótese de que o MPL e, possivelmente, o masseter estejam estreitamente relacionados com a geração do SBUTT, caso não sejam a própria origem.

Como a abertura da mandíbula, e não seu fechamento, é uma das funções do MPL; e como o fechamento da mandíbula, e não sua abertura, é a função principal do masseter; os casos 1 e 2 sustentam a hipótese de envolvimento do MPL, e não do masseter.[7] De igual modo, a localização da dor do caso 3 é mais compatível com o MPL, do que com o masseter.[8] Ao que parece, portanto, o MPL, e não o masseter, deve ser o músculo primário associado ao SBUTT.

A análise mais profunda da resposta do SBUTT do caso 5 ao agulhamento à seco leva a outras hipóteses. O agulhamento à seco trata-se de técnica para inativar pontos gatilhos miofasciais (PGM) em músculos esqueléticos.[4] PGM podem ser **ativos** quando associados a dor espontânea, ou **latentes** na ausência de tal fenômeno. No caso 5 não há relato de dor, apenas SBUTT; ainda assim, tal fenômeno se resolveu por meio de agulhamento a seco. A resposta do MPL ao agulhamento a seco, sugere que a inativação de PGM latentes, em tal músculo, foi a responsável pela supressão dos eventos de SBUTT.

O caso 3 também dá suporte à hipótese de que o SBUTT seja decorrente de PGM no MPL. Diferente do caso 5, cujos PGM eram latentes, no caso 3 os PGM são classificados como **ativos**, já que havia dor associada ao SBUTT. Tendo em vista que:

A) O SBUTT e a dor na orelha eram temporalmente relacionados;
B) A localização da dor era consistente com a distribuição álgica descrita para PGM ativo do MPL, tais achados sugerem que a dor na orelha do caso 3 era decorrente de PGM ativo do MPL, e esses eram a causa do SBUTT.

O conceito que SBUTT se deve a PGM no MPL pode ir um passo além. Uma das propriedades do PGM é a resposta de contração local (RCL), ou seja, uma contração breve e súbita do músculo classicamente provocada por estimulação mecânica (dígito-pressão ou o agulhamento a seco) ao atingir o alvo.[4] Isso leva à especulação de que um SBUTT seja gerado por uma RCL no MPL; pois, assim como o SBUTT, a RCL é súbita, breve e unilateral (Quadro 29-1).

A ausência de relatos de RCL ocorrida espontaneamente não surpreendente, por duas razões. Em 1° lugar, se, como o SBUTT, a RCL ocorrer muito raramente, então, RCL espontâneas podem passar igualmente despercebidas por pacientes e médicos. A 2ª razão pode ser até mais provável; em todos os outros contextos, o fato de a RCL ocorrer ou não de modo espontâneo não é questão significativa (preocupante). Consequentemente, caso uma RCL espontânea infrequente ocorra, provavelmente passará despercebida.

Quadro 29-1. Comparação do SBUTT com a RCL

	Resposta de contração local (RCL)	SBUTT
Início	Súbita	Súbita
Duração	Muito breve (< 0,4 s)	Breve (moda de 10 s)
Localização	Unilateral	Unilateral
Deslocamento	Decréscimo (rápido)	Decréscimo
Energia mecânica	Motora	Acústica

Outro tópico a ser considerado sobre essa especulação é a brevidade da RCL (< 1 segundo), em comparação com o SBUTT (mediana de 15 segundos). Essa discrepância pode ser responsável pela postulação de que a RCL cria um desequilíbrio mecânico, que então ressoa pela cabeça, o que é semelhante a acionar um diapasão, e se propaga à orelha por condução óssea ou partes moles.[9] Tal ressonância também seria responsável pela qualidade tonal e pela intensidade decrescente do SBUTT. A variabilidade na RCL, em termos de:

A) Localização no MPL;
B) Força de contração, poderia justificar a variabilidade de tom, intensidade e duração do SUBTT, assim como a presença ou ausência de plenitude aural associada.

É indiscutível que a plenitude aural pode vir de disfunção miofascial em cabeça ou pescoço, visto que o tratamento de tal disfunção, por meio de infiltrações de PGM, pode aliviar a plenitude aural que, por sua vez, não poderia ser explicada por otoscopia, audiometria ou timpanometria.[10] A especulação referente a como a plenitude aural responde a infiltrações de PGM em cabeça e pescoço inclui:

A) A plenitude aural é causada por disfunção miofascial do tensor do véu palatino e do levantador do véu palatino, músculos esses primariamente envolvidos na abertura da tuba auditiva;
B) A disfunção miofascial desses músculos ocorre porque são satélites de outros músculos da cabeça e do pescoço portadores de disfunção miofascial;
C) O tratamento desses outros músculos da cabeça e do pescoço também trata seus satélites.[10,11]

Alguns estudos têm implicado o próprio MPL na abertura da tuba auditiva.[12] Por isso, seja pelo próprio MPL ou por seus satélites, incluindo o músculo tensor do tímpano, a plenitude aural associada ao SBUTT sustenta a hipótese de envolvimento do MPL em tal fenômeno.

CONCLUSÃO

Pela análise desses cinco casos, juntamente com dados de autorrelatos de 74 outros indivíduos, concluímos que o SBUTT não tem origem neurossensorial (coclear, nervo coclear ou sistema nervoso central), mas sim acústica, trata-se de um **somatossom**; e relaciona-se estreitamente com PGM musculares, provavelmente no MPL. Além disso, argumenta-se que RCL espontâneas, provenientes do MPL, geram tais somatossons.

REFERÊNCIAS BIBLIOGRÁFICAS

1. Abel MD, Levine RA. Muscle contractions and auditory perception in tinnitus patients and nonclinical subjects. Cranio [Internet]. 2004;22(3):181-91.
2. Levine RA, Lerner Y. Sudden Brief Unilateral Tapering Tinnitus (SBUTT) Is Closely Related to the Lateral Pterygoid Muscle. Otol Neurotol [Internet]. 2021;42(6):e795-7.
3. Oron Y, Roth Y, Levine RA. Sudden brief unilateral tapering tinnitus: Prevalence and properties. Otol Neurotol. 2011;32(9):1409-14.
4. Fernández-de-Las-Peñas C, Nijs J. Trigger point dry needling for the treatment of myofascial pain syndrome: current perspectives within a pain neuroscience paradigm. J Pain Res [Internet]. 2019;12:1899-911.
5. Teachey WS, Wijtmans EH, Cardarelli F, Levine RA. Tinnitus of myofascial origin. Int Tinnitus J. 2012;17(1).
6. Levine RA. Somatic (craniocervical) tinnitus and the dorsal cochlear nucleus hypothesis. Am J Otolaryngol – Head Neck Med Surg. 1999;20(6):351-62.
7. Gray H. Grays Anatomy. 42nd ed. London, England: Arcturus Publishing. 2013.
8. Davies, Clair, Davies A. Pterygoid Muscles. In: The trigger point therapy workbook: your self-treatment guide for pain relief. New Harbinger Publications. 2013:83-4.
9. Sohmer H. Soft tissue conduction is the third mode of auditory stimulation. Auris Nasus Larynx [Internet]. 2020;47(1):168-9.
10. Teachey WS. Otolaryngic myofascial pain syndromes. Current pain and headache reports. 2004.
11. Hsieh Y-L, Kao M-J, Kuan T-S, et al. Dry needling to a key myofascial trigger point may reduce the irritability of satellite MTrPs. Am J Phys Med Rehabil [Internet]. 2007;86(5):397-403.
12. McDonald MH, Hoffman MR, Gentry LR, Jiang JJ. New insights into mechanism of Eustachian tube ventilation based on cine computed tomography images. Eur Arch Otorhinolaryngol [Internet]. 2012;269(8):1901-7.

ZUMBIDO PULSÁTIL – UM SOMATOSSOM OU UM NEUROSSOM?

CAPÍTULO 30

Robert Aaron Levine

INTRODUÇÃO

O zumbido pulsátil (ZP) trata-se da percepção de um som, síncrono com os batimentos cardíacos, na ausência de fonte sonora externa. Se for identificada a fonte de percepção do som que se origina dentro do corpo, o ZP é então referido como um **somatossom**. Entretanto, se após investigação completa, nenhuma fonte acústica possa ser atribuída à percepção do ZP, este então pode ser decorrente de um **neurossom**; seja por:

A) Compressão do nervo auditivo (CNA);
B) Síndrome do zumbido pulsátil somatossensorial (ZPSS).

Esta última causada por um distúrbio miofascial nos músculos, tendões ou articulações da região de cabeça e pescoço (Quadro 30-1).[1]

Quadro 30-1. Causas de zumbido pulsátil

Acústica (somatossom)	Estado de alto débito cardíaco	Anemia, hipertireoidismo, gravidez
	Pressão intracraniana elevada	Pseudotumor cerebral (hipertensão intracraniana idiopática – HII), lesão ocupa o espaço intracraniano
	Anomalias vasculares	Malformação arteriovenosa, divertículo do seio sigmoide/bulbo jugular, estenose do seio sigmoide/transverso, veia emissária mastóidea proeminente, artéria estapediana persistente, fístula carotídeo-cavernosa, artéria carótida aberrante; dissecção da artéria carótida, estenose, aneurisma, displasia fibromuscular, *glomus* jugular
	Defeito no isolamento acústico da cóclea	Deiscência do canal semicircular superior, bulbo jugular deiscente
Neural (neurossom)	Compressão do nervo auditivo	Geralmente vascular (ACAI, ACPI ou artéria vertebral). Tumor (raramente)
	Síndrome do zumbido pulsátil somatossensorial	Disfunção miofascial da cabeça e/ou do pescoço

ACAI: artéria cerebelar anteroinferior, ACPI = artéria cerebelar posteroinferior.

Por definição, um **somatossom** é um som físico que estimula a cóclea, a partir da qual os sinais neurais se projetam para o sistema nervoso central (SNC). Assim, teoricamente, com um microfone sensível posicionado dentro do meato acústico externo e um pós-processamento sofisticado das gravações, um sinal correspondente a um **somatossom** deveria ser identificável.[1-4] Na verdade, tal estratégia já foi previamente documentada.[1-4] Os estudos de Song *et al.* incorporaram a análise espectro-temporal (AET). Com a AET, diferenças nos registros puderam ser detectadas em portadores de ZP por um **somatossom**, e comparadas com controles que não apresentavam ZP.[3] Além disso, mudanças na AET dos registros antes e depois da correção cirúrgica da fonte do **somatossom**, corresponderam às mudanças na percepção do ZP.[4] No entanto, o potencial total da AET para distinguir entre portadores cujo ZP é um **somatossom**, daqueles cujo ZP é um **neurossom**, ainda é desconhecido; uma vez que pacientes com ZP por um **neurossom** nunca antes foram estudados.[5] Por esse motivo, atualmente os pacientes com ZP ainda devem ser submetidos a uma avaliação diagnóstica abrangente, antes que se possa concluir tratar-se de um **neurossom**, e não um **somatossom**.

AVALIAÇÃO DA QUEIXA DE ZP

A primeira etapa é determinar se a queixa de ZP, as pulsações, são sincrônicas com os batimentos cardíacos. Isso pode ser realizado pelo examinador, ao comparar sua contagem silenciosa da pulsação cardíaca pelo pulso com a contagem silenciosa das pulsações do zumbido realizada pelo paciente. Se as duas contagens forem discordantes, o zumbido não tem relação com os batimentos cardíacos. Uma vez estabelecido que o ZP é síncrono com o batimento cardíaco, a próxima etapa é determinar de onde tal percepção é proveniente.

ZP por um Somatossom Não Lateralizado

Se o ZP for percebido em toda a cabeça ou em ambas as orelhas, então as condições de um **somatossom** a serem considerados não são muitas. Duas fontes unilaterais diversas, uma de cada lado, podem ser facilmente excluídas porque seu início terá ocorrido em momentos diferentes. A hipótese de estado de alto débito cardíaco, como gravidez, anemia ou hipertireoidismo, pode ser facilmente verificada por meio de um teste de gravidez, hemograma completo e perfil tireoidiano. A hipertensão intracraniana idiopática (HII) raramente se manifesta de forma não lateralizada.[6] Um **somatossom** central é outra possibilidade, como, por exemplo, em uma fístula carotídeo-cavernosa ou estenose aórtica. Uma vez que essas possibilidades incomuns sejam excluídas, então um **neurossom** por ZPSS é o mais provável; já que, ao contrário da CNA, o ZPSS é não lateralizado em aproximadamente metade desses casos.[1,5]

ZP por um Neurossom Não Lateralizado (ZPSS)

A percepção do ZPSS é síncrona com o coração, e geralmente o tom (frequência) deste é agudo. Uma de suas características mais marcantes é que quase sempre tais pulsações podem ser momentaneamente abolidas por meio de testes somáticos: contração muscular intensa da região de cabeça e pescoço ou forte pressão aplicada a esses músculos.[1,5,7] Normalmente, o ZP é constante, mas em alguns casos pode ser intermitente, ou até mesmo pode ser percebido mesclado a um zumbido não pulsátil. A estimulação auricular contínua, com pulsos elétricos, muitas vezes pode aliviar tal zumbido. O tratamento dos pontos-gatilho miofasciais (PGM) com agulhamento a seco, ou injeções nos PGM pode eliminar tal zumbido.[5] Injeções de toxina botulínica em PGM do músculo esplênio da cabeça, na junção craniocervical, podem representar o tratamento mais eficaz para tal condição.[8]

ZP por um Somatossom Lateralizado

A história do paciente pode fornecer pistas sobre a origem de um ZP por um **somatossom** lateralizado.[9] A associação com dor de cabeça, visão turva e irregularidades menstruais, em uma jovem obesa, é altamente sugestiva de HII. Dor unilateral de início abrupto na cabeça ou no pescoço pode indicar dissecção da artéria carótida. Se a intensidade do zumbido modifica ao girar a cabeça, isso pode sugerir uma origem venosa para a percepção do mesmo — ipsilateral à direção que diminui o zumbido. Tal hipótese pode ser confirmada pela compressão da veia jugular. Se o ZP atenuar ou desaparecer com uma leve pressão na região periauricular, então sua origem pode provavelmente corresponder a uma veia emissária.

Exame Físico

O **exame físico** em um paciente com ZP por um **somatossom** pode ser revelador. A eliminação do zumbido pela compressão da veia jugular ipsilateral aponta para uma fonte venosa, incluindo HII. Uma coloração arroxeada crescente na membrana timpânica pode sugerir o diagnóstico de *glomus* jugular. Uma massa avermelhada atrás da membrana timpânica pode ser evidência de uma artéria carótida aberrante, bulbo jugular deiscente ou tumor vascular. Uma perda auditiva condutiva unilateral, em associação ao zumbido pulsátil ipsilateral, e um exame físico normal, pode sugerir uma deiscência da cápsula coclear (p. ex., síndrome da deiscência do canal semicircular superior) ou otosclerose, esta última às vezes está associada ao sinal de Schwartze (tonalidade avermelhada atrás da membrana timpânica vista à otoscopia). Um sopro ipsilateral na região da bifurcação da artéria carótida sugere displasia fibromuscular, estenose carotídea ou dissecção carotídea; a síndrome de Horner ipsilateral sugere dissecção da carótida. Um sopro mais amplamente distribuído, como em toda a região periauricular ou ainda mais disseminado, sugere fístula arteriovenosa dural. Um sopro sobre o globo ocular, principalmente se houver proptose, é suspeito de fístula do seio carotídeo-cavernoso. Diante de pulsações venosas, em pelo menos um dos fundos ópticos, a pressão do líquido cefalorraquidiano provavelmente será normal, portanto, a HII é improvável.

Diagnóstico

Os **exames para diagnóstico** serão guiados pelos achados de avaliação clínica. Visto que estados de alto débito cardíaco, incluindo gravidez, anemia ou hipertireoidismo, podem causar ZP (geralmente bilateral); todos os pacientes devem realizar o exame laboratorial de perfil tireoidiano e o hematócrito. Em caso de suspeita de lesão carotídea, deve-se realizar Doppler de carótidas, angiografia por tomografia computadorizada (ATC) ou angiografia por ressonância magnética (ARM). Em caso de suspeita de massa retrotimpânica, uma tomografia computadorizada (TC) de osso temporal com contraste de alta resolução deve ser obtida. Se a compressão da veia jugular atenuar o ZP, o volume-alvo clínico (VAC) deve ser realizado para avaliar estenose do seio venoso ou divertículo e deiscência do canal semicircular superior ou bulbo jugular. Caso contrário, um exame de RM com contraste do osso temporal e do crânio deve ser solicitado. A RM pode não detectar padrões arteriais anômalos, como uma artéria estapediana persistente; portanto, um exame de TC do osso temporal de alta resolução sem contraste é realizado, caso a RM seja normal. Se não houver etiologia aparente, nem papiledema, e nem mesmo pulsações venosas retinianas forem observadas; a pressão do líquido cefalorraquidiano deve ser mensurada por meio de punção lombar. Se todos exames de imagem não invasivos acima citados forem normais, e uma pressão intracraniana elevada foi excluída, então uma angiografia cerebral por meio de tecnologia de subtração digital deve ser considerada. Isto porque uma malformação arteriovenosa dural pode, às vezes, passar despercebida por qualquer outro estudo diagnóstico, mesmo que haja ou não um frêmito ou sopro ao exame físico.[10]

ZP por um Neurossom Lateralizado

Se o **teste somático** suprime parcialmente ou elimina totalmente as pulsações do ZP, então é provável que a mesma seja um **neurossom**, tanto ZPSS ou CNA.[5] Há alguma limitação para tal afirmação, visto que o teste somático (TS) não foi estudado para todas as causas de ZP do tipo **somatossom**. A história do paciente pode sugerir ZPSS, se o início do ZP estiver associado a um evento miofascial, como o início concomitante de dor na cabeça ou no pescoço, enquanto a CNA não tem tal associação. Por outro lado, se além do ZP lateralizado, houver um estalido ipsilateral intermitente, espasmos faciais ipsilaterais ou vertigem paroxística, a probabilidade de CNA deve ser considerada.[11,12] Além disso, se o ZP for percebido como vindo da própria orelha, e não difusamente de um lado da cabeça, mais uma vez a possibilidade de CNA pode ser aventada.[5]

Exame Físico

O **exame físico** do paciente com ZP por um **neurossom** lateralizado pode ser revelador; a presença de PGM ipsilaterais pode indicar a hipótese de ZPSS, da mesma forma que o desgaste dentário trata-se de sinal indireto de bruxismo.

Diagnóstico

O único **estudo diagnóstico** necessário para o ZP por um **neurossom** lateralizado é a RM da fossa posterior, com os protocolos CISS ou FIESTA. Esses estudos às vezes podem identificar claramente a CNA, mas muitas vezes são inconclusivos por causa de falso-negativos, bem como falso-positivos.[13] Com base em um único caso em que a CNA foi inequívoca e o TS eliminou o ZP, parece que a supressão de ZP por meio do TS pode ocorrer em casos de CNA.[11] Por essa razão, o TS não é capaz de distinguir entre as duas causas de ZP por um **neurossom** lateralizado, ZPSS e CNA.

Compressão do Nervo Auditivo (CNA)

A observação de que a compressão vascular do VIII nervo poderia causar ZP unilateral foi bem estabelecida por Ryu *et al*. Eles fizeram suas observações em indivíduos cuja queixa principal era espasmo hemifacial, e não zumbido. Pela observação direta do nervo auditivo, durante a descompressão cirúrgica do nervo facial no ângulo pontocerebelar, observou-se que 100% daqueles com zumbido ipsilateral pré-operatório, metade dos quais era pulsátil, apresentavam CNA de origem arterial. Por outro lado, para os casos de espasmo hemifacial sem zumbido, apenas 6% apresentavam CNA. Além disso, com a descompressão cirúrgica do nervo auditivo, 80% tiveram resolução do ZP.[14] Consequentemente, a CNA pode causar ZP unilateral, e pode ser aliviada por descompressão cirúrgica.

CONCLUSÕES

O ZP pode ser devido a um **somatossom** ou a um **neurossom**. Até que evidências sólidas se tornem disponíveis, e confirmem que o registro do meato acústico externo é capaz de distinguir entre **somatossons** e **neurossons**; todo ZP requer uma detalhada avaliação metabólica, de imagem e da pressão do líquido cefalorraquidiano, conforme descrito nesse capítulo. A supressão do ZP com o teste somático é altamente sugestiva de que ele seja um **neurossom** por CNA ou ZPSS.

REFERÊNCIAS BIBLIOGRÁFICAS

1. Levine RA, Nam E-C, Melcher J. Somatosensory Pulsatile Tinnitus Syndrome: Somatic Testing Identifies a Pulsatile Tinnitus Subtype That Implicates the Somatosensory System. Trends Amplif [Internet]. 2008;12(3):242-53.
2. Ubbink SWJ, Hofman R, van Dijk P, van Dijk M. Transcanal sound recordings as a screening tool in the clinical management of patients with pulsatile tinnitus: A pilot study of twenty patients with pulsatile tinnitus eligible for digital subtraction angiography. Clin Otolaryngol. 2019;44(3):452-6.
3. Song J-J, An GS, Choi I, et al. Objectification and Differential Diagnosis of Vascular Pulsatile Tinnitus by Transcanal Sound Recording and Spectrotemporal Analysis: A Preliminary Study. Otol Neurotol [Internet]. 2016;37(6):613-20.
4. Kim SH, An GS, Choi I, et al. Pre-treatment objective diagnosis and post-treatment outcome evaluation in patients with vascular pulsatile tinnitus using transcanal recording and spectro-temporal analysis. PLoS One. 2016;11(6):1-12.
5. Levine RA. Somatosensory Pulsatile Tinnitus Syndrome (SSPT) Revisited. Int Tinnitus J [Internet]. 2021;25(1):39-45.
6. Boddu S, Dinkin M, Suurna M, et al. Resolution of Pulsatile Tinnitus after Venous Sinus Stenting in Patients with Idiopathic Intracranial Hypertension. Vanneste S, editor. PLoS One [Internet]. 2016;11(10):e0164466.
7. Levine RA. Tinnitus: Diagnostic approach leading to treatment. Semin Neurol. 2013;33(3).
8. Ranoux D, Levine RA. More evidence that botulinum toxin (BTX) can abolish tinnitus: intermittent unilateral pulsatile tinnitus: what can it do for other types of tinnitus? In: Israel Otoneurology Society Annual Meeting. 2022.
9. Sismanis A. Pulsatile tinnitus: contemporary assessment and management. Curr Opin Otolaryngol Head Neck Surg [Internet]. 2011;19(5):348-57.
10. Abdalkader M, Nguyen TN, Norbash AM, et al. State of the Art: Venous Causes of Pulsatile Tinnitus and Diagnostic Considerations Guiding Endovascular Therapy. Radiology [Internet]. 2021;300(1):2-16.
11. Levine RA, Oron Y. Tinnitus. In: Handbook of Clinical Neurology – The Human Auditory System: Fundamental Organization and Clinical Disorders. 2015:409-31.
12. Chang T-P, Wu Y-C, Hsu Y-C. Vestibular paroxysmia associated with paroxysmal pulsatile tinnitus: a case report and review of the literature. Acta Neurol Taiwan [Internet]. 2013;22(2):72-5.
13. Sunwoo W, Jeon YJ, Bae YJ, et al. Typewriter tinnitus revisited: The typical symptoms and the initial response to carbamazepine are the most reliable diagnostic clues. Sci Rep [Internet]. 2017;7(1):10615.
14. Ryu H, Yamamoto S, Sugiyama K, et al. Neurovascular decompression of the eighth cranial nerve in patients with hemifacial spasm and incidental tinnitus: an alternative way to study tinnitus. J Neurosurg [Internet]. 1998;88(2):232-6.

AMPLIFICAÇÃO SONORA

Patricia Simonetti
Mauricio Malavasi Ganança

INTRODUÇÃO

A indicação do uso do aparelho de amplificação sonora individual (AASI) sempre foi o primeiro recurso para a reabilitação de pacientes com zumbido e perda auditiva associada.[1,2] É fato que a maioria dos pacientes que apresenta zumbido mostra algum grau de perda auditiva, mesmo que não detectável ao exame audiométrico. A correlação entre perda auditiva e zumbido é tão notória que pode ultrapassar 90% dos casos, segundo alguns autores.[3]

A experiência clínica no manejo do paciente com zumbido crônico e perda auditiva demonstra que a amplificação sonora fornecida pelo AASI, ao compensar o dano periférico, reduz o esforço auditivo e cognitivo em situações de comunicação; promove bem-estar e melhora na qualidade de vida do paciente. Já as pesquisas em zumbido têm mostrado que a estimulação fornecida pela amplificação sonora previne a privação sensorial, pode induzir a plasticidade neural secundária no sistema nervoso central (SNC), por meio da reorganização do mapa neural cortical.[4-6] Ademais, sabemos que o enriquecimento sonoro, ou seja, a amplificação dos sons ambientais, diminui o contraste entre o zumbido e o meio externo, e interfere na detecção e no monitoramento do sintoma. A possibilidade de mascaramento parcial ou total do zumbido, por meio da amplificação completa, está no rol de justificativas e indicações para o uso do AASI. O intuito é a melhora da queixa de incômodo do zumbido.

Alguns estudos que compararam diferentes estratégias de tratamento do zumbido demonstraram resultados positivos da amplificação sonora. O uso de AASI e aconselhamento do paciente mostraram-se superiores do que o aconselhamento isolado[2], e do que a terapia sonora (gerador de som) exclusiva.[7] Em um dos poucos ensaios randomizados realizados, o uso de amplificação sonora convencional foi igualmente eficaz na redução do incômodo causado pelo zumbido, quando comparado com a amplificação sonora com gerador de som.[8] Entretanto, apesar dos benefícios apontados nesses estudos, a evidência para recomendação do uso de AASI para a melhora, tanto do incômodo, quanto da magnitude do zumbido, ainda é limitada.[9] A diversidade dos sintomas e as comorbidades que afetam o paciente com zumbido são alguns dos fatores que dificultam a realização de ensaios clínicos. Claramente há questões metodológicas que interferem na interpretação e na comparação dos resultados na pesquisa do zumbido de uma forma geral. Os diferentes instrumentos de avaliação, sendo em sua maioria questionários, a impossibilidade de mensurar o sintoma objetivamente, amostras reduzidas, estudos sem seguimento que não avaliam o paciente em longo prazo, efeito placebo, e, principalmente, a ausência de grupos-controle e estudos randomizados,[10] estão entre os principais fatores.

No entanto, faremos a seguir uma discussão dos principais pontos relacionados com o uso de amplificação sonora como estratégia de tratamento do zumbido em pacientes com perda auditiva associada. De forma elucidativa, deve-se procurar entender por que indicar o uso de amplificação para o paciente com perda auditiva e zumbido: **1. Por que amplificar?**; quem é o paciente candidato ao uso de amplificação: **2. Para quem amplificar?**; e, quais estratégias e protocolo de adaptação de AASI para o paciente com zumbido: **3. Como amplificar?**

PRINCIPAIS PONTOS RELACIONADOS COM O USO DE AMPLIFICAÇÃO
Por Que Amplificar?

Historicamente, foi atribuído ao sistema auditivo periférico o papel de gerador do zumbido. Entretanto, apesar de esse sistema justificar parte dos sintomas apresentados pelos pacientes, não explica a persistência e a cronificação do zumbido. As cirurgias de retirada de schwannoma do acústico e de secção total do nervo auditivo,[11] o modelo neurofisiológico,[12] as evidências a partir dos modelos de estudo com animais,[13] e a crescente pesquisa em neuroimagem corroboram com a tese de que todo o sistema nervoso central (SNC) esteja envolvido na patogênese do zumbido crônico. Dentre as teorias recentes, as lesões periféricas da via auditiva, especialmente as cocleares, ainda são consideradas o **gatilho**, para alterações funcionais que, ao se propagarem em múltiplos níveis, resultariam na percepção do zumbido. Essas alterações podem implicar os sistemas cognitivo (atenção), límbico (emocional), executivo (mecanismos inibitórios – *top-down*) e o de modalidade cruzada (somatossensorial).

A deaferentação da via auditiva leva ao aumento da taxa de disparos neurais espontâneos e ao aumento da sincronização neural em várias estruturas; entre elas núcleo coclear dorsal (NCD), núcleo coclear ventral (NCV), colículo inferior, córtex auditivo primário e secundário. Esse aumento dos disparos neurais espontâneos é observado em células fusiformes, que sobrevivem após lesão coclear. Isso altera o balanço excitatório/inibitório (plasticidade homeostática) cortical: o controle inibitório diminui, a fim de compensar a deaferentação, mas há o aumento da excitação neural, que leva à desregulação da via auditiva. A lesão de um grupo específico de células ciliadas internas, como na perda auditiva induzida por ruído, leva à redução do controle inibitório na mesma região, dada a organização tonotópica da via auditiva; e também ao aumento da excitação em áreas adjacentes à área lesionada. Esse **ajuste plástico** é projetado centralmente, o que resulta em alterações corticais auditivas. Para alguns autores, o zumbido é consequência da percepção de padrões alterados da atividade neural intrínseca e atípica, por toda a rede neural central implicada na percepção auditiva, após danos nas estruturas periféricas.[6,14]

Desta forma, parece indiscutível o benefício do uso do AASI na reabilitação desses pacientes. A amplificação sonora restaura a perda auditiva, compensa o dano periférico, reduz a hiperatividade neural e o ganho gerado por homeostase no SNC, bem como é capaz de induzir à plasticidade reversa, reorganizando o mapa neural cortical.[4] A hipótese é que todos esses fatores possam reduzir a percepção do zumbido de modo permanente.

Uma pesquisa recente, realizada com pacientes com perda auditiva, avaliados por meio de potencial evocado visual cortical, durante tarefas auditivas e visuais, revelou o aumento do recrutamento de áreas auditivas corticais frontais e pré-frontais, responsáveis por processos cognitivos e visuais. Esse recrutamento *cross modal* (modalidades sensoriais cruzadas) foi maior em indivíduos com maior grau de perda auditiva, e revertido após

6 meses de uso do AASI; o que reforça a plasticidade e reorganização cortical a partir do uso de amplificação sonora.[15]

Em estudo recente, indivíduos com zumbido crônico e perda auditiva neurossensorial associada foram avaliados por meio de tomografia de emissão de pósitrons (PET), antes e 6 meses após o uso de AASI. Os resultados positivos comportamentais obtidos nos questionários *Tinnitus Handicap Inventory* (THI), *Hearing Handicap Inventory for Adults* (HHIA) e na Escala Visual Analógica (EVA) para o incômodo do zumbido foram estatística e clinicamente relevantes (Quadro 31-1). Os resultados do mapeamento cortical revelaram alterações funcionais igualmente estatisticamente significantes; como o aumento de metabolismo glicolítico em áreas frontais e regiões associadas ao controle executivo, envolvidas em circuitos de associação de regiões auditivas e do sistema límbico. De forma inédita, houve redução do metabolismo do cerebelo, 6 meses após o uso de amplificação sonora, associado à redução do incômodo do zumbido.[16]

Quadro 31-1. Resultados para THI, HHIA e subescalas e EVA ao longo de 6 meses de uso de AASI

	Inicial	1º mês	3º mês	6º mês	p
EVA					< 0,001
Média ± DP	8,4 ± 1,2	6,2 ± 2,3	5,3 ± 2,1	4,5 ± 2,4	
Mediana (p25; p75)	8 (8; 10)	7 (5; 8)	5 (4; 7)	4 (2; 7)	
THI					< 0,001
Média ± DP	56,9 ± 15,5	37,6 ± 14,7	33,7 ± 16,3	30,5 ± 2,.8	
Mediana (p25; p75)	50 (44; 66)	38 (28; 50)	34 (20; 44)	32 (14; 40)	
HHIA					0,005
Média ± DP	54,9 ± 27,0	33,4 ± 20,7	28,7 ± 22,3	26,7 ± 23,4	
Mediana (p25; p75)	52 (36; 72)	36 (16; 46)	18 (16; 38)	20 (8; 34)	

p: nível de significância estatística, EVA: escala visual analógica, DP: desvio-padrão, p25: percentil 25, p75: percentil 75, THI: *tinnitus handicap inventory*, HHIA: *hearing handicap inventory for adults*. (Fonte: Simonetti P.)

Como já mencionado anteriormente, os benefícios do uso do AASI para a melhora do zumbido conhecidos na clínica são:

A) Amplifica os sons ambientais e diminui o contraste entre o zumbido e o meio;
B) Interfere na detecção e no monitoramento do zumbido, principais obstáculos à habituação;
C) Promove mascaramento parcial ou total do zumbido.

Foi demonstrado que, quando a resposta de frequências do AASI é abrangente e contempla a frequência do zumbido (determinada pela acufenometria), há maior chance de mascaramento da sensação e alívio do paciente durante o uso do dispositivo.[17-18]

Para Quem Amplificar?

Tecnicamente todos os pacientes com zumbido crônico e perda auditiva associada se beneficiam com amplificação sonora. As perdas auditivas condutivas e/ou mistas, exceto pelos casos com impedimentos anatômicos ou funcionais, também demonstram bons resultados com uso do AASI. São vários os relatos de pacientes que têm o zumbido mascarado quando estão com o AASI. A amplificação, voltada para reabilitação de pacientes com perdas auditivas neurossensoriais, tem efeitos diversos na percepção do zumbido. Etiologia, grau da perda, lateralidade, tempo de privação sensorial e características psicoacústicas do zumbido são as variáveis capazes de influenciar diretamente nos resultados obtidos. A indicação do uso de AASI para perdas leves e moderadas, cujas dificuldades residem na percepção de sons de intensidade fraca e moderada, também é capaz de fornecer bons resultados no controle da percepção do zumbido. Esses indivíduos voltam a ouvir sons ambientais, entender melhor conversação, localizar sons, ouvir à distância, o que reduz o esforço auditivo, o estresse nas situações de comunicação diárias e melhora a qualidade de vida. Esse enriquecimento sonoro favorece a habituação ao zumbido,[19] reduz a percepção do mesmo enquanto em uso do AASI, e, ao que tudo indica, pode induzir alterações funcionais no SNC que estejam relacionadas com os mecanismos de geração, percepção e incômodo do zumbido. As perdas auditivas de grau severo ou profundo são evidentemente as mais difíceis para adaptação do AASI, mesmo para a compensação da perda. Atualmente os implantes cocleares são os mais indicados para os casos em que o ganho com a amplificação dada pelo AASI é restrita e limitada.[20]

A indicação de uso de AASI binaural é sempre preferencial para as perdas auditivas bilaterais, ainda que o zumbido seja unilateral. Estudos de neuroimagem mostram alterações funcionais nos córtices auditivos primários em ambos os hemisférios cerebrais, mesmo quando o zumbido é percebido somente em uma das orelhas.[21-22]

Zumbido e Perda Unilateral

É recomendado o uso de amplificação em perdas auditivas unilaterais, principalmente na presença de zumbido na orelha acometida. Na prática clínica, observamos que essa adaptação pode trazer resultados satisfatórios para perdas leves e moderadas, com redução da percepção do zumbido devido ao mascaramento parcial ou até mesmo total. Já para as perdas severas, o teste não deve ser descartado, mas os resultados tendem a depender do tempo de privação sensorial e das dificuldades individuais decorrentes desta condição. O sistema conhecido como Roteamento Cruzado de Sinais, do inglês *Cross Routing of Signals* (CROS), é uma alternativa interessante quando a amplificação não traz o benefício esperado. Nesse sistema, o som que atinge o microfone do transmissor adaptado na orelha pior é transmitido para o AASI adaptado na orelha melhor ou normal. Tal sistema resulta em um **espelhamento** da orelha normal para o lado acometido. Esse sistema está disponível com transmissão por via aérea ou por via óssea, com o *Bone Anchored Hearing Aids* (BAHA). O incremento de sons ambientais trazido pelo lado pior, via transmissor, pode contribuir para a redução da percepção do zumbido. Além do mais, a adaptação de dispositivos combinados: AASI + gerador de som, pode fornecer a terapia sonora desejada (Fig. 31-1).

Perdas em Rampa

A reabilitação auditiva para perdas com configurações em rampa é sempre um desafio para o profissional, para o paciente e até mesmo para a tecnologia atual. O ganho acústico necessário para restaurar a audibilidade em limiares auditivos acima de 70 dBNA, nas frequências altas, geralmente trazem pouco benefício para a melhora da discriminação auditiva, e podem trazer distorção e desconforto sonoro. Mesmo quando a amplificação é válida nessa região de frequências, o contraponto aos limiares normais nas frequências graves requer

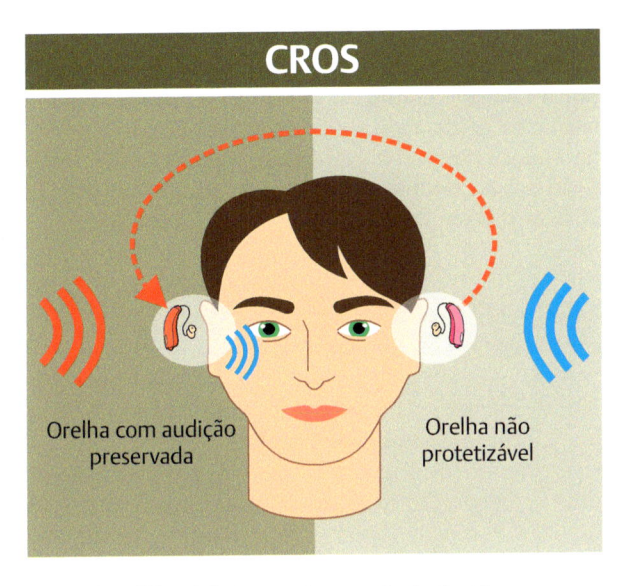

Fig. 31-1. CROS – *Cros Routing of Signals* (roteamento cruzado de sinais).

toda a tecnologia disponível, além de conhecimento adequado por parte do audiologista. É possível também que essa configuração de perda reflita regiões mortas da cóclea para as frequências altas e, neste caso, a amplificação desta região deve ser descartada.[23]

Hiperacusia

A hiperacusia é uma queixa bastante comum entre indivíduos com zumbido. É prevalente em pacientes mais jovens ou em estágios iniciais de perda auditiva, muitas vezes na presença de associações somatossensoriais e de outras hipersensibilidades.[24] Em pacientes hiperacúsicos, o zumbido pode estar presente em até 85% dos casos.[25] O desconforto sonoro para sons de forte intensidade é um obstáculo para a adaptação e aceitação do AASI. Os sistemas de compressão presentes nos AASI, quando programados a partir de protocolos de prescrição validados (NAL-NL2[26] e DSL v5)[27] trazem audibilidade e conforto em suas medidas ideais. No entanto, pacientes hiperacúsicos reportam desconforto sonoro para sons de moderada intensidade, que certamente seriam amplificados. É necessário que a hiperacusia seja tratada antes. Orientação e terapia sonora para a diminuição dessa hipersensibilidade devem vir em primeiro lugar, de outra forma corre-se grande risco de rejeição do uso do AASI e fracasso na adaptação à terapia sonora.

Perdas Mínimas

Segundo o comitê europeu de profissionais audiologistas (*Bureau International d'Audio Phonologie*),[28] a classificação do grau da perda auditiva é determinada pela média dos limiares aéreos, em cada orelha, para as frequências de 500 Hz, 1.000 Hz, 2.000 Hz e 4.000 Hz. Silman e Silverman, na mesma época,[29] propuseram uma classificação baseada tanto nas frequências baixas quanto nas frequências altas. De qualquer forma, se a média da perda tonal não ultrapassar 20 dBNA, não é considerada uma perda auditiva, pois geralmente não tem implicações sociais. No entanto, as dificuldades individuais para discriminar e entender a fala, principalmente na presença de ruídos e interferências, consequências desse déficit, ainda que mínimo ou localizado em frequências não contempladas no cálculo da magnitude da perda auditiva, devem ser consideradas. A audiometria tonal fornece informações valiosas sobre o sistema auditivo, mas não reflete o desempenho desse indivíduo em situações comunicativas. A presença de zumbido com incômodo e a ocorrência de perdas auditivas unilaterais ou bilaterais, ainda que mínimas, justificam o teste para o uso do AASI.

Como Amplificar?

A tecnologia aplicada ao desenvolvimento de dispositivos eletrônicos de amplificação sonora contribuiu de forma decisiva para a maior utilização desse recurso na terapêutica do paciente com zumbido crônico. Os sistemas compressivos adequam a amplificação à área dinâmica dos pacientes, fornecem ganho acústico favorável para fala ou sons ambientais de fraca intensidade, o que promove o enriquecimento sonoro recomendável a esses indivíduos. Da mesma forma, limita a percepção excessiva de sons fortes, o que favorece a adaptação em pacientes com hipersensibilidade a sons. Além da compressão dinâmica de faixa ampla (WDRC), controles de limitação da saída acústica são utilizados para a mesma finalidade.

A adaptação aberta (*open fit*) é outro recurso recomendável, uma vez que não oclui o meato acústico externo (MAE), fato que, por vezes, resulta no aumento da percepção do zumbido para alguns indivíduos. Além do mais, esse tipo de adaptação permite que sons ambientais sejam ouvidos naturalmente por indivíduos com pouca ou nenhuma perda auditiva em frequências graves, trazendo mais conforto acústico e, consequentemente, maior adesão ao uso de AASI.[30]

Dentre os recursos presentes nos dispositivos atuais, os algoritmos de supressão de ruídos, expansão e os microfones direcionais devem ser utilizados com cautela, ou de preferência não devem ser empregados em pacientes com zumbido, uma vez que tornam os sons ambientais menos audíveis. Recentemente, alguns fabricantes incorporaram algoritmos de extensão de ganho para as frequências mais agudas, ampliando as possibilidades de adaptação e ajuste para os casos em pacientes com perdas auditivas que ocorrem nas frequências altas e mais agudas. Os algoritmos atualmente utilizados para esses casos são: transposição ou compressão de frequências, que possibilitam que sons muito agudos sejam audíveis, porém amplificados em faixas de frequências menos agudas.

A programabilidade é um recurso que permite ajustes específicos para situações de comunicação variadas e ambientes acústicos diversificados, e maior flexibilização quanto à adoção da terapia sonora combinada. A maioria dos fabricantes de AASI introduziu em seu portfólio de produtos estímulos sonoros que, a partir dos algoritmos de prescrição de ganho acústico, são calculados e amplificados para a perda auditiva em questão. Os estímulos sonoros atualmente presentes em AASI são:

- Estímulos estáticos (conjunto de tons ou ruídos de banda de frequência ampla) ou moduláveis, por exemplo: *white noise, pink noise, brown noise, high tone noise, speech noise*; com ajustes de:
  - Ganho: filtro ou ênfase em frequências específicas;
  - Modulação: ajuste de amplitude e velocidade.
- Sons da natureza, *sound waves,* algoritmos que simulam o som de ondas do mar (com possibilidade de ajustes de amplitude e velocidade);

- *Fractal Tones*, estímulos neutros, lembram tons musicais, porém não se repetem, propiciam o relaxamento e são parte do protocolo *Widex ZEN Therapy*;[31]
- *Notch Therapy*, ausência/entalhe na amplificação sonora auditiva de uma região específica de frequências, a partir da mensuração da frequência (*pitch*) do zumbido percebido, determinado pelo próprio algoritmo (geralmente coincidente com a região de maior perda auditiva). Dada a organização tonotópica da via auditiva, a ausência de estimulação dessa região de frequências levaria a uma resposta cortical menor da frequência (*pitch*) do zumbido percebido, devido à inibição lateral proveniente de neurônios de regiões adjacentes e vizinhas que estão sendo amplificados. Estudos recentes demonstram resultados positivos com essa terapia, a *Tailor-made Notched Music Therapy*.[32]

Dentre as tecnologias aplicadas aos modernos dispositivos de amplificação, a possibilidade de conectividade por *bluetooth* (*streaming*) a outros equipamentos de áudio, como TV, som, computadores, rádio e *smartphones*, veio somar e agregar ainda mais recursos para a utilização de terapias sonoras no tratamento do zumbido.

Pelas várias razões já expostas, a utilização da amplificação sonora de forma única e exclusiva pode já ser suficiente em muitos casos, sem a necessidade de estímulos sonoros adicionais. O objetivo na conduta terapêutica pode ser promover a habituação, o mascaramento ou alívio na percepção do zumbido, a expansão da percepção de sons ambientais (enriquecimento sonoro); e, em todas as possibilidades, a seleção e a adaptação adequadas dos recursos disponíveis podem levar ou não ao encontro dessas metas. A adoção de um protocolo de boas práticas clínicas, baseado em evidências científicas, parece ser o recomendável para que tais objetivos sejam alcançados. Uma pesquisa, realizada em 3.900 usuários de AASI sobre os efeitos dos diferentes tratamentos para a redução do zumbido crônico,[33] demonstrou que 43,5% dos casos confirmaram a redução de incômodo e percepção do sintoma, durante o uso do dispositivo. Vale ressaltar que 3,4% afirmaram que tais efeitos se sustentavam mesmo quando não estavam em uso do AASI. Esses resultados apontam para o benefício positivo e permanente dessa estratégia. O protocolo de seleção e adaptação de AASI, recomendado pela ASHA (*The American Speech-Language-Hearing Association*),[34] apontado como diferencial nos achados positivos de benefício desse estudo, inclui a realização de:

- Avaliação audiológica completa;
- Realização de medidas de desconforto sonoro para tons puros (por frequência) e para fala;
- Conforto acústico e físico no uso do AASI;
- Medidas objetivas de benefício, incluindo testes de fala e medidas *in situ* (*Real ear measurements* – REM);
- Medidas de satisfação (questionários de autoavaliação);
- Aconselhamento;
- Qualificação e conhecimento do profissional.

O benefício na utilização de amplificação sonora para redução do incômodo e magnitude do zumbido vai além de um protocolo validado de prescrição e adaptação de AASI. Além dos ajustes focalizados na redução da percepção do zumbido, o acompanhamento constante do uso é parte indispensável deste protocolo. Deve ser reforçada a importância da educação e da aderência do paciente ao processo. O aconselhamento, realizado individualmente para todos os pacientes no início da intervenção e nas visitas de acompanhamento, é crucial para a aceitação e a adaptação do AASI.

O uso constante da amplificação sonora auditiva é indispensável para que a estimulação sensorial perpetue alterações funcionais e neuroplasticidade no SNC, tendo em vista as novas demandas de transmissão e integração de sinais acústicos que se sucedem. Ao longo do tempo, é esperado que a neuroplasticidade cerebral, advinda desta maior aferência sensorial, resulte em aclimatização, aprimoramento do desempenho auditivo e cognitivo, além da redução na percepção e no estímulo do zumbido.

REFERÊNCIAS BIBLIOGRÁFICAS

1. Saltzman M, Ersner MS. A hearing aid for the relief of tinnitus aurium. Laryngoscope. 1947;57:358-66.
2. Searchfield G, Kaur M, Martin WH. Hearing aids as an adjunct to counseling: Tinnitus patients who choose amplification do better than those that don't. Int J Audiol. 2010;49(8):574-9.
3. Sanchez TG, Medeiros IRM, Levy CPD, et al. Zumbido em pacientes com audiometria normal: caracterização clínica e repercussões. Rev Bras Otorrinolaringol. 2005;71(4): 27-31.
4. Noreña AJ, Eggermont JJ. Enriched acoustic environment after noise trauma reduces hearing loss and prevents cortical map reorganization. J Neurosci. 2005;25:699-705.
5. Engineer ND, Riley JR, Seale JD, et al. Reversing pathological neural activity using targeted plasticity. Nature. 2011;470(7332):101-4.
6. Engineer ND, Mooler AR, Kilgard M P. Directing neural plasticity to understand and treat tinnitus. Hear Res. 2013;295:58-66.
7. Parazzini M, Del Bo L, Jastreboff M, et al. Open ear hearing aids in tinnitus therapy: an efficacy comparison with sound generators. Int J Audiol. 2011;50(8):548-53.
8. dos Santos GM, Bento RF, de Medeiros IR, et al. The influence of sound generator associated with conventional amplification for tinnitus control: randomized blind clinical trial. Trends Hear. 2014;18:2331216514542657.
9. Hoare DJ, Edmondson-Jones M, Sereda M, et al. Amplification with hearing aids for patients with tinnitus and co-existing hearing loss. Cochrane Database Syst Rev. 2014;(1):CD010151.
10. Landgrebe M, Azevedo A., Baguley D, et al. Methodological aspects of clinical trials in tinnitus: a proposal for an international standard. J Psychosom Res. 2012;73(2):112-21.
11. House JW, Brackman DE. Tinnitus: surgical treatment. Ciba Foundation Symposium. 1981;85:204-16.
12. Jastreboff PW. Phantom Auditory Perception: mechanisms of generation and perception. Neurosc Res. 1990; 8:221-54.
13. Eggermont JJ, Roberts LE. The neuroscience of Tinnitus. Trends Neurosci. 2004;27,676-82.
14. Auerbach BD, Rodrigues PV, Salvi RJ. Central gain control in tinnitus and hyperacusis. Fron Neurol. 2014;5:206.
15. Glick HA, Sharma A. Cortical neuroplasticity and cognitive function in early-stage, mild-moderate hearing loss: evidence of neurocognitive benefit from hearing aid use. Front Neurosci. 2020;14:93.
16. Simonetti P, Ono CR, Godoi Carneiro C, Ali Khan R, Shahsavarani S, Husain FT, Oiticica J. Evaluating the efficacy of hearing aids for tinnitus therapy – A positron emission tomography study. Brain Res. 2022 Jan 15;1775:147728.
17. Schaette R, König O, Hornig D, et al. Acoustic stimulation treatments against tinnitus could be most effective when tinnitus pitch is within the stimulated frequency range. Hear Res. 2010; 269(1-2):95-101.
18. McNeill C, Távora-Vieira D, Alnafjan F, et al. Tinnitus pitch, masking, and the effectiveness of hearing aids for tinnitus therapy. Int J Audiol. 2012;51(12):914-9.
19. Jastreboff PW. Categories of the patients in TRT and the treatment outcome. In: Hazell JWP, editor. Proceedings of the Sixth International Tinnitus Seminar. 1999:394-8.
20. Ramakers GG, van Zon A, Stegeman I, Grolman W. The effect of cochlear implantation on tinnitus in patients with bilateral hearing loss: a systematic review. Laryngoscope. 2015;125(11):2584-92.

21. Giraud AL, Chery-Croze S, Fischer G, et al. A selective imaging of tinnitus. Neuroreport. 1999;10(1): 1-5.
22. Geven LI, de Kleine E, Willemsen AT, van Dijk P. Asymmetry in primary auditory cortex activity in tinnitus patients and controls. Neurosci. 2014;256:117-25.
23. Kluk K, Moore BC. Dead regions in the cochlea and enhancement of frequency discrimination: Effects of audiogram slope, unilateral versus bilateral loss, and hearing-aid use. Hear Res. 2006;222(1-2):1-15.
24. Schecklmann M, Landgrebe M, Langguth B. TRI Database Study Group. Phenotypic characteristics of hyperacusis in tinnitus. PLoS One. 2014;9(1):e86944.
25. Sheldrake J, Diehl PU, Schaette R. Audiometric characteristics of hyperacusis patients. Front Neurol. 2015;6:105.
26. Keidser G, Dillon H, Flax M, et al. The NAL-NL2 Prescription Procedure. Audiol Res. 2011;1(1):e24.
27. Scollie, S. DSL version v5. 0: description and early results in children. Children/Pediatrics 959 [Internet]. 2007.
28. Bureau International d'Audio Phonologie. Recommendation 02/1. BIA; [Internet]. 1997.
29. Silman S, Silverman CA. Basic Audiology testing. In: Auditory diagnosis: principles and applications. San Diego: Singular. 1997:10-65.
30. Del Bo L, Ambrosetti U. Hearing aids for the treatment of tinnitus. Prog Brain Res. 2007;166:341-5.
31. Sweetow RW, Sabes JH. Effects of acoustical stimuli delivered through hearing aids on tinnitus. J Am Acad Audiol. 2010;21(7):461-73.
32. Okamoto H, Stracke H, Stoll W, Pantev C. Listening to tailor-made notched music reduces tinnitus loudness and tinnitus-related auditory cortex activity. Proc Natl Acad Sci U S A. 2010;107(3):1207-10.
33. Kochkin S, Tyler R, Born J. MarkTrak VIII: prevalence of tinnitus and efficacy of treatments. The Hearing Review. 2011;18(12):10-26.
34. Valente M, Bentler R, Seewald R, et al. Guidelines for hearing aid fitting for adults. Am J Audiol. 1998;7:5-13.

TERAPIA DE RETREINAMENTO DO ZUMBIDO (*TINNITUS RETRAINING* THERAPY – TRT)

Fátima Cristina Alves Branco-Barreiro
Jeanne Oiticica

INTRODUÇÃO

A terapia de retreinamento do zumbido (*tinnitus retraining therapy* – TRT) foi proposta por Pawell Jastreboff e Johnatan Hazell, em 1990, e é baseada no modelo neurofisiológico do zumbido.[1]

De acordo com o modelo, o zumbido é tipicamente gerado no sistema auditivo periférico, processado por centros subconscientes auditivos, e interpretado no sistema auditivo central. Se uma pessoa percebe o zumbido, e não tem reação negativa a ele, então o sinal permanece restrito às vias auditivas. Por outro lado, o zumbido se torna intrusivo quando temporalmente associado a um reforço negativo, o que culmina com a ativação de áreas do cérebro implicadas na emoção (sistema límbico) e nas reações físicas e comportamentais (sistema nervoso autônomo).

Embora tenha sofrido muitas críticas, os princípios básicos deste modelo ainda são bastante utilizados no mundo todo.

A TRT consiste em uma modalidade de aconselhamento educativo associado à terapia sonora, realizada de acordo com um protocolo específico, com o objetivo de induzir à habituação das reações ao zumbido e de sua percepção.

Este capítulo abordará primeiramente o modelo neurofisiológico do zumbido para facilitar a compreensão da TRT. Ao final serão apresentados os estudos sobre os resultados desse tipo de intervenção.

MODELO NEUROFISIOLÓGICO DO ZUMBIDO

O primeiro modelo conceitual proposto foi o modelo neurofisiológico que considera o zumbido como percepção auditiva fantasma (Fig. 32-1). Ele explica o processo pelo qual o zumbido emerge, e divide-o em três estágios:

1. Geração;
2. Detecção;
3. Percepção e avaliação (Jastreboff, 1990; Jastreboff e Hazell, 1993).

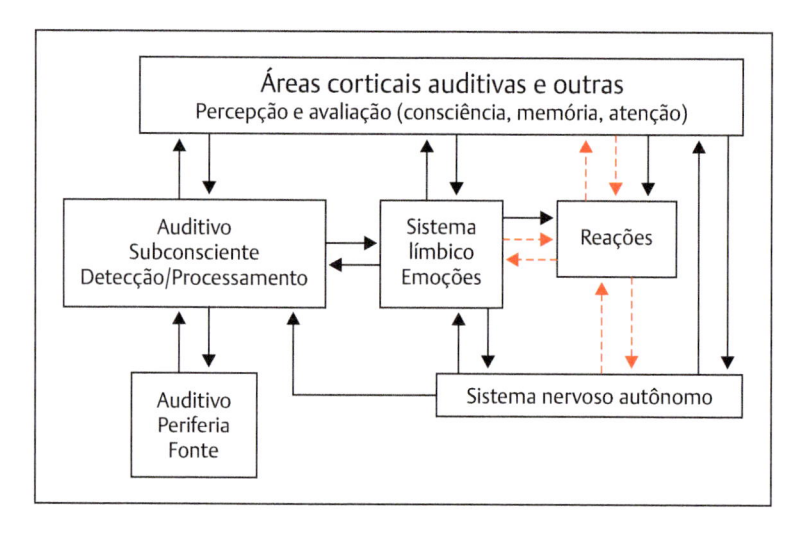

Fig. 32-1. Modelo neurofisiológico do zumbido.

A geração pode ser atribuída a causas diferentes como:

A) Lesão discrepante entre células ciliadas externas (CCE) e internas (CCI);
B) Ativação cruzada (*crosstalk*) entre as fibras do VIII par craniano;
C) Desequilíbrio iônico na cóclea;
D) Disfunção dos neurotransmissores cocleares;
E) Ativação heterogênea do sistema eferente auditivo;
F) Ativação heterogênea da aferência coclear entre fibras neurais auditivas Tipos I e II.

A detecção é baseada em um princípio de reconhecimento de padrões de decodificação da informação auditiva por mecanismos de rede neural.[2,3] O processo de percepção e avaliação envolve diferentes áreas corticais, incluindo memória e emoção.[2,3]

O modelo sugere que a atividade neural anormal que causa o zumbido é gerada tipicamente no sistema auditivo periférico, possivelmente no núcleo coclear dorsal.[4] Esse sinal pode ser detectado e processado em áreas do subconsciente cerebral. Finalmente atinge os centros corticais auditivos, onde pode ser percebido. Caso o sinal **zumbido** seja classificado como um estímulo neutro, este é então bloqueado, não alcança percepção consciente (habituação da percepção), não atinge outros sistemas cerebrais, e, portanto, não há qualquer necessidade de ação em resposta à sua presença. Este cenário ocorre espontaneamente na maioria das pessoas com zumbido.

No entanto, quando uma atividade neuronal atípica na via auditiva (zumbido) coincide temporalmente com mecanismos de reforço negativo, passa a ser classificada como importante, o que cria um arco reflexo para a ativação cognitivamente induzida de outros sistemas cerebrais.[4]

Isto posto, quando um novo estímulo sonoro surge pela primeira vez, é convertido em sinal elétrico na cóclea, e detectado por centros subcorticais, que o projetam no córtex auditivo cerebral para que este seja conscientemente percebido e analisado. Tal sinal sonoro é então comparado com outros padrões armazenados na memória e, a partir daí, categorizado segundo a sua importância em: neutro, positivo ou negativo.

Como é um sinal novo, ativa discretamente o sistema límbico e o sistema nervoso autônomo. Se for avaliado como neutro e não tiver significado importante, sua apresentação, após repetidas vezes, não mais ativará os sistemas límbico e nervoso autônomo. Tal estímulo sonoro será, portanto, habituado.

Por outro lado, se o sinal for considerado negativo (irritante, ameaçador, desagradável ou perigoso), o sistema límbico será ativado, o que induz a reações comportamentais, como por exemplo medo/incômodo. O sistema nervoso autônomo também será acionado, o que pode culminar com reações físicas de **luta ou fuga**, coração acelerado, bloqueio da digestão, e preparo do corpo para uma ação. A ativação desses sistemas cria um arco reflexo condicionado, o que reforça a percepção do sinal sonoro (zumbido), que por sua vez ativa ainda mais os sistemas límbico e nervoso autônomo, culminando em estresse, ansiedade e comprometimento do bem-estar.

Existem vários pontos nos sistemas auditivo, límbico e nervoso autônomo onde o *feedback* (retroalimentação) pode ocorrer. Um dos principais é o chamado *loop* (arco reflexo) inferior do modelo que ocorre a nível dos centros auditivos subconscientes. O *feedback* do *loop* (arco reflexo) superior inclui os sistemas límbico e nervoso autônomo, incorpora centros corticais superiores e, portanto, atua em nível de consciência. As interconexões das vias neurais envolvidas nos efeitos adversos do zumbido, segundo o modelo, são governadas pelos princípios do arco reflexo condicionado.[5]

Ao adquirir significância emocional, o zumbido passa a ter prioridade no sistema processador da atenção.[6] Desse modo, a habilidade de focar a atenção em outros sinais e de desempenhar outras tarefas fica reduzida, pois o foco encontra-se constantemente sobre o sintoma. A capacidade de concentração fica prejudicada, o que pode impactar sobre o trabalho e a vida social. A ativação persistente do sistema nervoso autônomo pode interferir no sono, dificultar o adormecer e/ou a sua qualidade, e a capacidade de aproveitar a vida, o que pode levar a depressão.

Segundo tal modelo, a severidade do zumbido está diretamente associada à intensidade de ativação dos sistemas límbico e nervoso autônomo, e independe de suas características psicoacústicas.

TERAPIA DE RETREINAMENTO DO ZUMBIDO (*TINNITUS RETRAINING THERAPY* – TRT)

O mecanismo neurofisiológico de habituação é frequentemente utilizado na intervenção audiológica, especialmente do zumbido. Por habituação entende-se a diminuição de resposta/reação a um estímulo neutro e repetitivo. A maioria das estratégias adotadas para induzir a habituação ao zumbido incluem terapia sonora combinada a aconselhamento. Uma das intervenções mais conhecidas é a terapia de retreinamento do zumbido (*tinnitus retraining therapy* – TRT).

A TRT é um método específico que combina aconselhamento e terapia sonora, com foco no enfraquecimento das reações negativas decorrentes do zumbido e/ou da tolerância reduzida a sons, e na supressão ou até eliminação da sua percepção, por meio da habituação da resposta condicionada. É baseada no modelo neurofisiológico de Jastreboff, que identifica a contribuição dos sistemas límbico e nervoso autônomo na geração e persistência do zumbido.

O protocolo da TRT inclui:

A) *Entrevista inicial*: para coletar informações pessoais e sobre o zumbido, que serão utilizadas no aconselhamento;

Quadro 32-1. Classificação do zumbido

Categorias	Classificação	Tratamento
0	Zumbido com baixo impacto	Aconselhamento e enriquecimento sonoro ambiental
I	Zumbido com alto impacto	Aconselhamento e gerador de som
II	Presença de perda auditiva associada ao zumbido	Aconselhamento e aparelho de amplificação sonora individual – AASI com ou sem gerador de som
III	Hipersensibilidade a sons com ou sem zumbido	Aconselhamento e gerador de som para dessensibilização, com aumento gradual de intensidade
IV	Zumbido e/ou hipersensibilidade a sons que pioram com a exposição sonora	Aconselhamento e terapia sonora mais indicada

B) *Avaliação audiológica*: para determinar a presença ou não de outros sintomas e distúrbios da audição, bem como as características psicoacústicas do zumbido;
C) *Seleção do tratamento*: a partir da classificação do paciente em cinco categorias (Quadro 32-1).
D) *Aconselhamento*: sessão de aproximadamente 1 hora que irá explicar os resultados da avaliação clínica audiológica/das medidas psicoacústicas do zumbido/da tolerância reduzida a sons;
E) *Sessões de acompanhamento* (*Follow-up*): para monitoramento da terapia sonora e reforço do aconselhamento (após 1 mês, de 3 a 6 meses, de 1 ano a 1 ano e meio).[3]

O objetivo do aconselhamento é reclassificar o zumbido, de sinal negativo para categoria de estímulo neutro; já a terapia sonora visa enfraquecer a intensidade neuronal relacionada com o zumbido.[1]

O aconselhamento facilita a habituação da reação ao zumbido. Procura desmistificar o sintoma, fornece informações específicas, cruciais para neutralizar as associações negativas e os equívocos do paciente. Nele, o modelo neurofisiológico do zumbido é discutido em linguagem simples, para fornecer um novo quadro de referência sobre o sintoma. Uma discussão detalhada de objetivos realistas para atingir a habituação faz parte do aconselhamento. O zumbido deixa de ter impacto na vida do paciente; embora o seu sinal possa permanecer inalterado, não induz a reações negativas. Porém, não é **uma solução rápida** e o retreinamento leva tempo (meses). Os participantes são aconselhados individualmente ou com familiares. O uso recursos visuais é encorajado para ilustrar e explicar aspectos importantes e conceitos da TRT (ênfase na relação do zumbido com os achados clínicos, descrição da anatomia e fisiologia do sistema auditivo normal e lesionado, reforço que a percepção auditiva ocorre no cérebro, e não no ouvido, discussão sobre o papel do sistema auditivo central e de áreas corticais superiores na interpretação do sinal auditivo, relação desses na percepção do sintoma, descrição do modelo neurofisiológico de zumbido de Jastreboff, informação sobre os processos conscientes e subconscientes envolvidos na geração e habituação do mesmo). O aconselhamento é contínuo e acontece também nas sessões de acompanhamento (*follow-up*).[7]

A terapia sonora facilita a habituação à percepção do zumbido. O som constante de fraca intensidade e de banda larga diminui a diferença entre a atividade neuronal relacionada com zumbido e ambiente sonoro. Consequentemente, a força de ativação dos sistemas límbico e nervoso autônomo é reduzida; o que a nível comportamental se reflete por uma diminuição no incômodo evocado pelo zumbido. Isso, por sua vez, diminui as alças de retroalimentação dos arcos reflexos condicionados, com consequente enfraquecimento do sinal **zumbido** nos centros auditivos subconscientes, ou seja, facilita a habituação da sua percepção. O aumento do ruído de fundo cria uma situação essencialmente oposta ao ambiente típico silencioso de reforço da grandeza de percepção do zumbido no cérebro. Especificamente, todos os pacientes são aconselhados a evitar o silêncio e promover o enriquecimento do ambiente com estímulos sonoros, por exemplo, com sons da natureza ou música. Para pacientes com perda auditiva, os sons de fundo são amplificados por meio de AASI.

Logo quando surgiu a TRT, a orientação era para que a intensidade dos geradores de som fosse ajustada no chamado **ponto de mistura** (*mixing point*), um nível de mascaramento parcial, logo abaixo do mascaramento total, em que o zumbido era audível e mesclado ao som mascarador. Se o som encobrisse o zumbido, não haveria possibilidade de habituação ao sintoma. No entanto, após a introdução de medidas da orelha real, do nível de som gerado pelos geradores de som, ficou clara a limitação – o **ponto de mistura** acabou sendo irreal para a maioria dos pacientes, que referiam incômodo ao tentar fazer o ajuste do som.[8] Além disso, o estudo de Tyler *et al.* em 2012,[9] mostrou que a habituação acontece independe do ajuste do gerador de som (mascaramento parcial ou total).[9] Portanto, a configuração de som dos dispositivos usados na TRT foi atualizada, e o **ponto de mistura** deixou de ser recomendado.[5]

Para acompanhar a resposta do paciente no protocolo da TRT, Jastreboff propõe o uso de questionários que avaliem a severidade do zumbido. O questionário de handicap do zumbido (*tinnitus handicap inventory* – THI) é o mais utilizado. A diminuição de pelo menos 20 pontos no escore total deste instrumento demonstra melhora clínica.[1]

Inicialmente a TRT preconizava 18 a 24 meses de terapia para que o paciente atingisse estabilidade e controle do zumbido. No entanto, com os avanços tecnológicos dos dispositivos eletrônicos, resultados positivos têm sido observados em um menor tempo (em cerca de 1 mês); e a duração do tratamento também diminuiu (para 9 a 18 meses).[1]

Uma revisão sistemática recentemente conduzida para avaliar a eficácia da TRT no tratamento do zumbido incluiu 13 ensaios clínicos randomizados elegíveis, totalizando 1.345 pacientes. Os resultados mostraram que a TRT combinada com medicamentos foi eficaz no tratamento do zumbido, e proporcionou melhora dos sintomas associados (ansiedade, depressão ou insônia). Respaldam que a TRT se trata de tratamento eficaz para o zumbido, capaz de melhorar o sintoma, e reduzir os escores do THI. No entanto, os autores enfatizaram a necessidade de novos ensaios clínicos randomizados com amostras maiores, e melhor qualidade, para confirmação de tal conclusão.[11]

CRÍTICAS AO MODELO NEUROFISIOLÓGICO E À TRT

Embora ainda seja amplamente utilizado, o modelo neurofisiológico recebeu muitas críticas ao longo dos anos. Dentre os pontos mais contestados estão:

A) A necessidade de esclarecimento sobre a possibilidade de comparação do zumbido com um tom ao qual o paciente é classicamente condicionado;
B) Atributos pessoais, como experiência e personalidade não são considerados;[12]

C) Do ponto de vista da psicologia da aprendizagem, as propriedades temporais, instâncias reais e reações aversivas tornam-se condicionadas.[6]

Uma das maiores críticas à TRT é que não oferece um alívio imediato ao zumbido e que, muitas vezes, não consegue eliminar totalmente a percepção do sintoma. Além disso, requer paciência e disciplina por parte do paciente, assim como profissionais treinados e experientes.[13] Em casos de pacientes com comorbidade psicossomática, o aconselhamento e a terapia sonora podem não ser suficientes.[14]

CONSIDERAÇÕES FINAIS

O modelo neurofisiológico do zumbido, proposto por Jastreboff em 1990,[2] sugere que a reação do paciente ao sintoma indica o envolvimento de outros sistemas cerebrais além do auditivo, particularmente o límbico e o nervoso autônomo.

A TRT, proposta terapêutica derivada deste modelo, tem por objetivo principal modular as conexões funcionais responsáveis pela ativação desses sistemas cerebrais, por meio da combinação de aconselhamento e terapia sonora. Visa ainda reclassificar e enfraquecer o sinal, habituando as respostas reflexas ao mesmo. Embora não seja uma terapia breve, e cujo sucesso depende de profissional treinado, a TRT é um tratamento não invasivo e oferece informações e estratégias que podem ser facilmente adotadas pelo paciente.

Lacunas nas evidências científicas sobre a TRT ainda existem, porém se trata de método mundialmente utilizado, e que serve de base para a intervenção do zumbido em diferentes culturas.

REFERÊNCIAS BIBLIOGRÁFICAS

1. Jastreboff PJ. 25 years of tinnitus retraining therapy. HNO. 2015; 63(4):307-311.
2. Jastreboff PJ. Phantom auditory perception (tinnitus): mechanisms of generation and perception. Neurosci, Res. 1990;8(4):221-254.
3. Jastreboff PJ, Hazell JWP. A neurophysiological model for tinnitus: clinical implications. Br J Audiol. 1993;27(1):7-17.
4. Jastreboff PJ, Hazell JWP. Tinnitus Retraining Therapy: Implementing the Neurophysiological Model. Cambridge, Cambridge University Press. 2004.
5. Jastreboff PJ. Tinnitus Retraining Therapy. 10.1007/978-1-60761-145-5_73.In: Mooler, A et al. Textbook of Tinnitus. New York: Springer. 2011:575-596.
6. McKenna L, Handscomb L, Hoare DJ, Hall DA. A scientific cognitive-behavioral model of tinnitus: novel conceptualizations of tinnitus distress. Frontiers in neurology. 2014;5:196.
7. Scherer RW, Formby C, Gold S, et al. The Tinnitus Retraining Therapy Trial (TRTT): study protocol for a randomized controlled trial. Trials. 2014;15:396.
8. Jastreboff PJ. Thirty Years of The Neurophysiological Model of Tinnitus and Tinnitus Retraining Therapy (TRT). Canadian Audiologist. 2019;6(4).
9. Tyler RS, Noble W, Coelho CB, Ji H. Tinnitus retraining therapy: mixing point and total masking are equally effective. Ear Hear. 2012;33(5):588-594.
10. Newman CW, Jacobson GP, Spitzer JB. Development of the Tinnitus Handicap Inventory. Arch. Otolaryngol. Head Neck Surg. 1996;122(2):143-148.
11. Han M, Yang X, Lv J. Efficacy of tinnitus retraining therapy in the treatment of tinnitus: A meta-analysis and systematic review. American journal of otolaryngology. Advance online publication. 2021;42(6):103151.
12. Baguley D, McFerran D, Hall D. The Lancet. 2013;382(9904):1600-1607.
13. Bartinik GM. Managing Tinnitus in Adults: Audiological Strategies. In: Baguley DM; Fagelson, M. Tinnitus Clinical and Research Perspectives. San Diego: Plural Publishing. 2016:287-308.
14. Hesse G. Evidence and evidence gaps in tinnitus therapy. GMS Curr Top Otorhinolaryngol Head Neck Surg. 2016;15:Doc04.

ATIVIDADES DE TRATAMENTO DO ZUMBIDO

CAPÍTULO 33

Gabriel Felipe Garippo Peixoto
Jeanne Oiticica

INTRODUÇÃO

A *tinnitus activities treatment* – TAT (atividades de tratamento do zumbido, em tradução livre) foi desenvolvida por pesquisadores da Universidade de Iowa, Estados Unidos da América, com o objetivo de aconselhar o portador de zumbido, de modo a focar nas necessidades e diferenças individuais de cada um deles. A TAT está estruturada em quatro áreas principais a seguir.

Um questionário específico é aplicado para a seleção das áreas comprometidas em cada paciente, e para determinar a severidade de acometimento de cada uma delas. A versão do questionário em português brasileiro se encontra no Quadro 33-1.[1] A TAT inclui ainda terapia sonora por mascaramento parcial, abordagem visual através de imagens para o enriquecimento e a estruturação do aconselhamento. E, como estratégia de engajamento, propõe exercícios e atividades para realização em domicílio.[2]

ACONSELHAMENTO

Os problemas e desafios dos pacientes em tratamento são categorizados em quatro áreas:

1. Pensamentos e emoções;
2. Audição e comunicação;
3. Sono;
4. Concentração.

O indivíduo que sofre em alguma destas áreas pode atravessar dificuldades pessoais e sociais. O plano terapêutico deve visar cada uma dessas categorias, levando em conta a individualização, pode-se omitir ou abreviar alguma das áreas descritas, caso não seja relevante para o caso em questão.

A informação transmitida durante o aconselhamento é sistematicamente aplicada em várias consultas. Desta forma, os pacientes são capazes de praticar as atividades fora do consultório. Além disso, pontos-chave são reforçados durante as consultas, fazendo com que o indivíduo não seja sobrecarregado com informações em excesso em uma ocasião isolada.[2]

Quadro 33-1. Questionário TAT ou TPFQ (*Tinnitus Primary Function Questionnaire*, renomeado por ocasião da validação inglês realizada por Tyler, em 2014).[6] Traduzido para o português brasileiro e validado em 2022 (Gentilmente cedido pela Dra. Patrícia Coradini)[1]

\multicolumn{3}{l}{Instruções: Este questionário tem 20 perguntas. Por favor, indique de 0, se você discorda fortemente, (até) 100, se você concorda plenamente. Por favor, não pule nenhuma pergunta}
ITEM	PERGUNTA	PONTUAÇÃO
1	Eu tenho dificuldade em focar minha atenção em algumas tarefas importantes por causa do zumbido	
2	Eu fico acordado à noite por causa do meu zumbido	
3	Eu só queria que o zumbido acabasse. É muito frustrante	
4	Eu tenho dificuldade em dormir de noite por causa do meu zumbido	
5	Quando há muitas coisas acontecendo ao mesmo tempo, o meu zumbido interfere na minha capacidade de prestar atenção nas coisas importantes	
6	O meu zumbido atrapalha alguns sons da fala	
7	A minha incapacidade de pensar em algo sem interferências é um dos piores efeitos do meu zumbido	
8	Meu zumbido é irritante	
9	Uma das piores coisas sobre o zumbido é o efeito sobre a compreensão da fala, além dos efeitos da perda auditiva	
10	O zumbido, não minha perda auditiva, interfere na apreciação de música e canções	
11	Eu fico cansado durante o dia porque o meu zumbido interrompe o meu sono	
12	Além da perda auditiva, o zumbido interfere na compreensão da fala	
13	Estou deprimido por causa do meu zumbido	
14	Quando eu acordo à noite, o meu zumbido torna difícil voltar a dormir	
15	Um dos piores efeitos do meu zumbido é a interferência na minha paz emocional	
16	Tenho dificuldade em me concentrar enquanto estou lendo em uma sala silenciosa por causa do meu zumbido	
17	A dificuldade que eu tenho para dormir é um dos piores efeitos do meu zumbido	
18	Estou ansioso por causa do meu zumbido	
19	Os efeitos do zumbido na minha audição são piores do que os efeitos da minha perda auditiva	
20	Eu sinto que o meu zumbido faz com que seja difícil eu me concentrar em algumas tarefas	

Cada resposta é mensurada de 0 a 100.

Pensamentos e Emoções

O portador de zumbido frequentemente convive com outros problemas em sua vida, os quais não são relacionados ao zumbido em si. É imperioso que a assistência se inicie determinando as maiores preocupações do paciente no que concerne ao seu zumbido. Em muitos casos, o sofrimento psíquico do indivíduo extrapola a *expertise* profissional do médico assistente, e necessita de avaliação psicológica ou psiquiátrica complementar.

A primeira etapa baseia-se em escutar o paciente, avaliar o que é mais importante para o mesmo. O que o traz em busca de informação? Quais são as suas expectativas? Há outros fatores estressantes em sua vida além do zumbido? Questões específicas podem direcionar o aconselhamento, como por exemplo solicitar ao paciente que descreva como o zumbido afeta a sua vida. A abertura para o indivíduo expor seus medos e preocupações pode servir, por si, como ferramenta terapêutica.

Faz parte dessa estratégia a promoção de informação básica sobre audição, disacusia, zumbido e atenção. Assim, é possível para o indivíduo desmistificar conceitos errôneos que possam prejudicar o seu tratamento; além de desenvolver expectativas realistas sobre o que pode ou não ser feito em sua evolução. Tais conceitos podem ser demonstrados verbalmente e/ou com a ajuda de imagens, cujo objetivo é ilustrar a fisiologia da audição e a atividade espontânea das vias auditivas, mesmo no silêncio.

É expressiva a importância da atenção em relação a audição e ao zumbido. Na maioria dos indivíduos a atenção foca em apenas um fator por vez. Porém, o que foge do usual, ou causa surpresa, pode roubar a atenção. Assim, ruídos ambientais repetitivos (como por exemplo o ruído de refrigeradores) do dia a dia, tornam-se inexpressivos ao longo do tempo. O zumbido, assemelha-se à essa apresentação, sendo repetitivo e não usual. Se o indivíduo determina que o zumbido é importante e merece atenção, ele monitora sua percepção; tal estado de hipervigilância culmina com a ausência de habituação ao mesmo. Em contrapartida, se o paciente impõe menor *status* ao seu zumbido, fixa seu foco de atenção em outros estímulos, a tendência natural é que ocorra desensibilização, e progressiva redução da percepção do mesmo.[3]

A TAT foi desenvolvida com o objetivo de colaborar com a mudança de comportamento e atitude, de cada indivíduo, no que tange seus pensamentos e reações ao zumbido. Assim, é crucial que o examinador entenda como o paciente vislumbra o seu sintoma. Como forma de reduzir a vigilância na percepção do zumbido, os indivíduos são encorajados a focar sua atenção em outras atividades, aprender novas habilidades ou ingressar em um novo *hobby*.

Sono

Distúrbios do sono são muito comuns em pacientes com zumbido. A TAT leva em consideração o entendimento dos padrões fisiológicos de sono, fatores que podem perturbar o mesmo, a organização do local de dormir, atividades diurnas promotoras do adormecimento, o uso de som ambiente para reduzir a intensidade do zumbido, e o uso de exercícios de relaxamento.

Conceitos distorcidos sobre o padrão de normalidade do sono são frequentes, tanto sobre os ciclos do sono, quanto a respeito da higiene do sono e da quantidade de horas de sono necessárias. Essas informações são discutidas com o paciente, mitos são desconstruídos e o aconselhamento é fortificado.

Há uma gama variada de opções disponíveis, no quesito sons ambientes (música relaxante, sons de natureza), cujo objetivo é facilitar e favorecer o sono. Recomenda-se o uso rotineiro de som ambiente no local de sono, já que o enriquecimento sonoro é imperativo para todo e qualquer portador de zumbido. Assim, o som ambiente fará parte da rotina, e o indivíduo não precisará, conscientemente, ligar ou desligar o som.[4]

Audição e Comunicação

Outra meta da TAT é melhorar o entendimento do paciente sobre o quanto o zumbido pode afetar a sua habilidade auditiva e de compreensão. Assim, propõe-se que o indivíduo seja orientado sobre audição e perda auditiva, além do impacto da perda auditiva para a vias auditivas e a gênese e/ou piora do zumbido. Além da aplicabilidade da reabilitação auditiva, com os benefícios e limitações da amplificação devidamente discutidos.

Há três principais áreas a serem detalhadas para ajudar o paciente com perda auditiva: amplificação, ambiente e comunicação. A amplificação é o primeiro passo no manejo do paciente que apresenta perda auditiva, e o método de reabilitação ideal deve ser discutido de forma individualizada. A consideração sobre o ambiente não é frequente; porém, essa estratégia pode melhorar a comunicação do paciente ao escolher ambientes com boa iluminação, posicionar-se próximo ao comunicador de forma a visualizar de forma completa e frontal a face do mesmo, ou posicionar a orelha com a melhor acuidade auditiva (em casos de disacusia assimétrica) mais próxima ao comunicador, minimizar possíveis distrações visuais e sonoras (como fechar portas e janelas, desligar televisores e outros aparelhos emissores de ruídos).

Concentração

Uma das queixas comuns quando se trata de zumbido é a dificuldade em manter a concentração em tarefas específicas. Dentro da TAT, há três estratégias que podem ser utilizadas para melhorar a concentração de portadores de zumbido:

1. Prover informação;
2. Diminuir a proeminência do zumbido;
3. Aumentar a atenção na tarefa atual.

Atualmente, os ambientes são repletos de distratatores visuais e auditivos. Além disso, a concentração individual depende de fatores intrínsecos como: ansiedade, cansaço, fome, tédio e desconforto com a temperatura ambiental.

Entre indivíduos há uma grande variedade no que diz respeito à habilidade pessoal de concentração. Algumas pessoas não conseguem, por exemplo, ler em uma cafeteria, tendo em vista seus sons ambientes e conversas em paralelo; enquanto outras, usam esta atmosfera como facilitador para se concentrar na leitura.

No que tange ao zumbido, nem todos os indivíduos sentem-se distraídos pelo sintoma. A TAT incentiva que o paciente liste as situações nas quais o zumbido não interfere na sua concentração. A meta é compreender o que há de diferente nestas situações, e se isso pode ser transferido para outras conjunturas.

A autoconfiança também pode fazer parte do processo de concentração. O aprendizado de novas tarefas pode impulsionar a motivação. Completar tarefas que no passado foram falhas, funciona como um impulso de confiança. Essa experiência de sucesso com suas habilidades de concentração, fazem o indivíduo sentir-se bem e mais preparado para lidar com tarefas futuras.[5]

REFERÊNCIAS BIBLIOGRÁFICAS

1. Coradini PP, Gonçalves SN, Oiticica J. Translation and validation of the Tinnitus Primary Function Questionnaire into Brazilian Portuguese. Braz J Otorhinolaryngol. 2022 Jul 5:S1808-8694(22)00096-9.
2. Tyler RS, Gogel SA, Gehringer AK. Tinnitus activities treatment. Prog Brain Res. 2007;166:425-34.
3. Coles RRA, Hallam RS. Tinnitus and its management. Br. Med. Bull. 1987;43:983-998.
4. McKena L. Tinnitus and insomnia. In: Tyler R.S. (Ed.), Tinnitus Handbook. Chapter 3. Singular, Sand Diego, CA. 2000:59-84.
5. Wilson PH, Henry JL, Andersson G, et al. A critical analysis of directive counseling as a component of tinnitus retraining therapy. Br. J. Audiol. 1998;32:273-286.
6. Tyler R, Ji H, Perreau A, Witt S, Noble W, Coelho C. Development and validation of the tinnitus primary function questionnaire. Am J Audiol. 2014 Sep;23(3):260-72.

TONS FRACTAIS E ZUMBIDO

Patricia Simonetti
Jeanne Oiticica

INTRODUÇÃO

O zumbido é um sintoma comum caracterizado por uma sensação sonora nos **ouvidos** ou na **cabeça** que não é produzida por sinais mecânicos-acústicos do ambiente externo.[1] Estudo epidemiológico recente realizado na cidade de São Paulo, mostrou prevalência de zumbido em 22% da sua população.[2] Muitos dos que sofrem de zumbido também apresentam perda auditiva e hipersensibilidade sonora.[3,4] O estresse associado a essas comorbidades vem da cascata de eventos plásticos, em múltiplos segmentos; a saber, a deaferentação da via auditiva, a ativação do sistema límbico, além de alterações cognitivas, como atenção e controle inibitório.[5] Ou, pode ser reflexo da *reação* do indivíduo, causada pela *percepção* do zumbido, e associação negativa decorrente de crenças e pensamentos.

São várias as causas fisiopatológicas; e as diversas comorbidades associadas interferem tanto na avaliação do tratamento, quanto nos resultados obtidos. Para a maioria dos pacientes com zumbido, a conduta médica adequada e o aconselhamento podem ser suficientes; contudo, para outros, o sintoma persistente, incomoda, interfere nas atividades diárias e na qualidade de vida.

A teoria da habituação e o modelo neurofisiológico[6] do zumbido, proposto por Jastreboff em 1990, trouxeram à clínica um novo olhar sobre as possibilidades de tratamento desses pacientes. Alguns protocolos foram propostos com base neste modelo; como a TRT (*tinnitus retraining therapy*),[3] que classifica o paciente de acordo com a existência de comorbidades (perda auditiva, hipersensibilidade sonora, grau de incômodo do zumbido), e propõe conduta diferente para cada categoria. O aconselhamento estruturado e diretivo visa esclarecer e desmistificar o zumbido, e tem por objetivo reduzir a ativação de áreas corticais para o sistema límbico (consciência e atenção ao estímulo). Diferentes possibilidades de terapia sonora (enriquecimento sonoro, *white noise*, amplificação sonora e/ou a combinação dessas) são utilizadas caso a caso, com o objetivo de reduzir a percepção do zumbido de áreas subcorticais (detecção). Diversos outros protocolos de atendimento ao portador de zumbido crônico, que combinam aconselhamento, terapia sonora e relaxamento, surgiram após a TRT.[7] Estes associam terapia sonora com procedimentos que facilitam a habituação das reações causadas pela persistência do zumbido; e, com isso, reduzem a percepção consciente do sinal.

TERAPIAS SONORAS

A terapia sonora, entre elas a amplificação auditiva, ao resgatar a audibilidade de sons ambientais, promove o enriquecimento sonoro e a diminuição do contraste em ambientes silenciosos; e também pode mascarar parcial ou totalmente o sinal do zumbido, e determinar alívio imediato do incômodo. Em longo prazo, tal aumento da estimulação sensorial deve induzir à plasticidade secundária, e resultar em melhora permanente. Atualmente, são vários os recursos/estímulos disponíveis; esses podem ser fornecidos a partir de geradores ambientais (caixas acústicas), ou portáteis, como o aparelho de amplificação sonora individual (AASI). Essa última opção permite que recursos selecionados sejam incorporados/associados à amplificação auditiva. Há ainda a opção dos aplicativos criados para computadores ou *smartphones* que reúnem várias opções de estímulos para terapia sonora, além de informações sobre o zumbido, tutorial para meditação, e exercícios de relaxamento.

Os estímulos sonoros mais utilizados para a terapêutica do zumbido são tons ou ruídos com ajustes de ganho (filtro ou ênfase) por região de frequências, por exemplo: *white noise, pink noise, brown noise, high tone noise, speech noise;* esses podem também ser modulados, com ajustes de amplitude e velocidade de modulação. Na linha de sons modulados, alguns sons da natureza são bastante utilizados, como os *sound waves,* algoritmos que simulam o som de ondas do mar.

TERAPIAS SONORAS E MÚSICA

Recentemente, terapias sonoras baseadas em música tornaram-se foco de estudo no tratamento do zumbido, pois visam atingir dois dos mecanismos subjacentes ao zumbido: **percepção** e **reação**. Em pacientes que sofrem de zumbido, a presença de outro sinal sonoro, persistente e fora do contexto, pode, muitas vezes, ser irritante e ou exacerbar a percepção do sintoma. Ouvir música, por sua vez, traz como vantagem a indução do relaxamento e do alívio do estresse, o que pode contribuir para maior controle do zumbido. A pesquisa em neuroimagem revelou estruturas cerebrais implicadas na percepção do zumbido; a saber, hipocampo, sistema límbico, áreas frontais e cerebelo.[8] Áreas estas também intensamente ativadas quando se ouve música.[9-11]

Estudos em terapia sonora para alívio do zumbido têm revelado o grande potencial terapêutico da música.[12,13] Uma pesquisa que utilizou a base de dados de 1999-2004 do *National Health and Nutrition Examination Surveys* (NHANES), incluiu mais de 14.000 portadores de zumbido entre a população adulta dos EUA. Nove métodos de tratamento do zumbido foram avaliados (aparelhos auditivos, música, medicação, exercícios de relaxamento, aconselhamento, geradores de som, ervas, suplementos alimentares, e aconselhamento psicológico). Detectou-se melhora substancial do zumbido após tratamento com aparelhos auditivos (34%) e música (30%).[14]

Um dos primeiros estudos sobre a utilização de música como alternativa terapêutica no tratamento do zumbido foi publicado em 1988. Neste estudo, a música e os diferentes tipos de dispositivos com ruídos mascaradores foram comparados. A música foi recomendada pela primeira vez em relação aos mascaradores tradicionais. No entanto, só recentemente a música foi utilizada como forma de terapia sonora.[15-18]

O dispositivo *Neuromonics* utiliza música personalizada pré-gravada (com aumento de intensidade) de acordo com a perda auditiva e o *pitch* do zumbido.[15]

A *Tailor Made Notched Music Therapy* (TMNMT),[17] tem mostrado resultados positivos, inclusive com supressão do zumbido. Basea-se na organização tonotópica da via auditiva. Os criadores desta técnica assumiram que a ausência de estimulação sonora sensorial na região de frequência fundamental do zumbido, o *pitch* do zumbido, determinado por acufenometria, levaria a uma resposta cortical menor em decorrência da inibição lateral aumentada proveniente da hiperatividade neural de áreas adjacentes. Para tal, é realizado um **entalhe** na música a ser ouvida, na região do *pitch* do zumbido.

A *Heidelberg Neuro Music Therapy* é um protocolo curto e intenso, em que o indivíduo ouve e toca música, em duas sessões de 50 minutos diárias, por 5 dias. Combina assistência psicológica, aconselhamento diretivo, sessões de relaxamento, além de treinamento vocal para engajamento musical.[18]

TONS FRACTAIS

Os tons fractais representam uma cadeia de tons harmônicos e melódicos, que se repetem o suficiente para trazer familiaridade, mas também variam o suficiente para que não sejam previsíveis. Não seguem a **lógica** musical, portanto não podem ser associados a qualquer outra música convencional à qual o paciente possa ter sido previamente exposto. Esta imprevisibilidade é uma característica única da terapia sonora de tons fractais, que de modo premeditado induz a audição passiva, condição necessária para a habituação do zumbido. Conceitualmente, a habituação é a diminuição da percepção (resposta cerebral) de estímulos neutros, mediante exposição repetida. Estudos recentes mostraram que a utilização de tons fractais pode representar uma alternativa viável para minimizar o incômodo causado pelo zumbido.[19] Os tons fractais parecem levar o ouvinte a uma experiência auditiva agradável e relaxante, além de induzir maior alívio do estresse comparado com a música convencional. Em um ensaio clínico não randomizado, 14 adultos com perda auditiva e zumbido como queixa principal, foram expostos a quatro diferentes terapias sonoras:

1. Amplificação auditiva pura;
2. Tons fractais;
3. Combinação de amplificação auditiva e ruído branco;
4. Tons fractais combinados à amplificação auditiva.

Embora os resultados não tenham demonstrado que o uso de tons fractais fosse vantajoso em relação às demais terapias sonoras, os pacientes preferiram ouvir esses tons em vez de ruído durante longos períodos de tempo. No entanto, a efetividade dos tons fractais para o tratamento dos pacientes com zumbido crônico não pode ser determinada com base no estudo acima relatado;[19] uma vez que esse não incluiu o número de indivíduos de cada grupo, e os resultados foram demasiado semelhantes entre as quatro terapias estudadas.

Os tons fractais são programados para criar uma cadeia melódica de tons. Utilizam um algoritmo que filtra e amplifica o sinal acústico para indivíduos com perda auditiva. Enfatizam certos elementos musicais, tais como início lento, tempo mais lento (próximo do ritmo cardíaco em repouso de aproximadamente 60-72 batidas/minuto), tom mais baixo (frequência grave), repetição, conteúdo não emocional (para evitar evocar memórias negativas de outro som). A combinação destes elementos pode produzir um efeito calmante e/ou aumentar a concentração em certos indivíduos.[20] Além disso, estão disponíveis em cinco versões (acqua, coral, lavanda, verde e praia).

Com o objetivo de verificar a efetividade dos tons fractais no tratamento da percepção, incômodo e magnitude do zumbido foram recrutados indivíduos do grupo de pesquisa em zumbido do Hospital das Clínicas do Departamento de Otorrinolaringologia da Faculdade de Medicina da Universidade de São Paulo. Os critérios de seleção incluíram, pacientes com zumbido crônico de graus moderados, severo, ou catastrófico, conforme classificação do *tinnitus handicap inventory* (THI).[21] Tais pacientes tinham o zumbido como queixa principal, e não se queixavam de perda auditiva, ou do impacto desta; medida pelo *hearing handicap inventory for adults* (HHIA).[22] Alguns deles apresentavam perda auditiva mínima ou de grau leve. Os pacientes foram acompanhados por 6 meses e alguns por 1 ano. Todos os pacientes foram instruídos a ouvir os tons fractais durante as horas de vigília. A nossa análise do registro de dados (*datalog*) mostrou que os dispositivos foram utilizados durante pelo menos 8 horas por dia, em média. Após um período de 6 meses, alguns pacientes decidiram manter o uso do dispositivo. No entanto, outros, que não observaram melhoras consideráveis e/ou supressão do zumbido, deixaram de utilizar o dispositivo continuamente após o fim do estudo. Durante o período do estudo, apenas o estilo aqua fractal foi utilizado; tal escolha partiu do próprio participante.[23] Este estilo foi também o preferido pelos participantes de outro estudo.[19]

Os benefícios observados em nossa casuística[23] indicaram melhora clínica e na qualidade de vida diária, principalmente para atividades que requerem concentração. Além disso os pacientes referiram maior facilidade para relaxamento. Todos os seis participantes (100%) mostraram melhora clínica significativa na pontuação de THI (Quadro 34-1), com redução de quase 20 pontos no escore total do questionário. Tais resultados são consistentes com estudo anterior no qual foi observada melhora de 30 pontos no escore total do THI.[24] De acordo com os nossos dados,[23] tal resultado clinicamente significativo foi obtido após 6 meses de terapia; observação esta que contrasta com a de estudos anteriores, nos quais foi observada uma resposta precoce, após 2 meses de utilização do dispositivo.[24,25] Nesse caso, os autores aplicaram o protocolo completo *widex zen therapy* (WZT), que incluiu quatro componentes: tons fractais, amplificação, exercícios de relaxamento e higiene do sono. Ao utilizar uma combinação simultânea de diferentes estratégias, a contribuição de cada uma delas no resultado final da terapia não fica clara.

Em outro estudo, semelhante ao nosso,[26] o autor investigou a eficácia dos tons fractais em pacientes com perda auditiva mínima. Dois grupos (n = 19/22) que possuíam as mesmas características de zumbido (THI > 18) foram comparados. Um grupo de estudo, e outro, intitulado grupo-controle, que recebeu apenas aconselhamento. Durante 2 meses, apenas os tons fractais foram utilizados no grupo de estudo. A amplificação foi posteriormente recomendada para aqueles que não se beneficiaram apenas os tons fractais e/ou tiveram piora da acuidade auditiva. Para aqueles com audição normal, foram adicionados outros componentes da WZT. O desfecho foi clinicamente e estatisticamente melhor no grupo de estudo, durante os dois primeiros meses, e continuamente até o 6º mês. Os autores também investigaram os efeitos em longo prazo (6 meses) após o final do tratamento, e verificaram que os participantes que continuaram a utilizar o dispositivo mantiveram os benefícios alcançados com o tratamento. Enquanto os que deixaram de utilizar o dispositivo, não mantiveram quaisquer benefícios. Esta última constatação foi também observada em vários dos nossos participantes.

Quadro 34-1. THI e subescalas, antes e depois de 6 meses da terapia sonora com tons fractais

	THI total		Funcional		Emocional		Catastrófico	
	A0	A6	A0	A6	A0	A6	A0	A6
Média	45,17	25,60	18,17	8,40	17,7	10,80	9,83	6,40
DP	11,84	4,77	6,46	0,89	4,02	1,78	4,21	3,28
p	0,0136		0,0245		0,0579		0,0743	

DP: desvio-padrão; p: nível de significância; THI: *Tinnitus Handcap Inventory*; A0: medida inicial; A6: medida após 6 meses de terapia sonora com tons fractais.

O THI é um questionário de autoavaliação de 25 itens, com três subescalas ou domínios. O domínio funcional reflete as limitações experimentadas pelo paciente nas áreas de funcionamento mental, social/ocupacional e físico; o domínio emocional inclui reações emocionais ao zumbido; e o domínio catastrófico inclui os efeitos destrutivos da experiência do zumbido. Ao comparar os domínios que influenciaram na melhoria da pontuação THI, após 6 meses de terapia sonora fractal, os nossos resultados indicaram a diminuição da pontuação na escala funcional, que mede a capacidade de concentração, leitura, atenção, consciência, sono, atividades sociais e tarefas domésticas. Esta descoberta foi surpreendente[23] e confronta estudos anteriores que revelam melhora nas respostas dos domínios emocional e catastrófico.[25,26] No nosso estudo[23], não foram observadas mudanças significativas dos domínios emocionais e catastróficos do THI, após 6 meses de terapia sonora fractal.

A escala visual analógica (EVA) utilizada na mensuração do incômodo do zumbido, e a medida do nível mínimo de mascaramento (NMM), mostraram uma ligeira tendência à melhora em determinados participantes. Contudo, o tamanho limitado da amostra impediu a detecção de diferenças clinicamente significativas, nestas variáveis de mensuração do zumbido, após 6 meses de terapia de som fractal.[23]

Embora não esperássemos observar mudanças drásticas nas medidas psicoacústicas, esperávamos observar mudanças nas reações dos participantes ao zumbido, assim como redução do impacto desse na qualidade de vida dos mesmos. Tais mudanças foram detectadas pelo THI, que indicou que as maiores influências ocorreram no domínio funcional; o que foi respaldado pelos relatos espontâneos dos participantes, com relação à melhora nas atividades diárias que demandam atenção e concentração.[23]

CONSIDERAÇÕES

As características audiológicas ou psicoacústicas do zumbido, bem como o grau de incômodo, não predizem a melhor terapia sonora a ser utilizada. Cada paciente vai se beneficiar de uma estratégia personalizada e única. Os tons fractais são recomendados em casos em que o relaxamento e o gerenciamento do estresse se façam necessários. De fato, alguns participantes do nosso estudo tiveram o sono facilitado. A partir dos nossos resultados, a recomendação desse tipo de terapia sonora estende-se para a melhora da concentração.

Os estudos já realizados até o momento mostraram que tons fractais representam uma alternativa viável, para terapia sonora, no tratamento de pacientes com zumbido crônico. Adicionalmente, estratégias de manejo do estresse, como exercícios de relaxamento ou mesmo atividade física monitorada, meditação e *mindfulness*; além do aconselhamento, são muito bem-vindas.

REFERÊNCIAS BIBLIOGRÁFICAS

1. American Speech and Hearing Association (ASHA). Tinnitus Audiology Information Series. Retrieved from www.asha.org. 2009.
2. Oiticica J, Bittar RS. Tinnitus prevalence in the city of São Paulo. Braz J Otorhinolaryngol. 2015;81(2):167-76.
3. Jastreboff P, Hazell JWP. Tinnitus Retraining Therapy: Implementing the Neurophysiological Model. Cambridge University Press; Cambridge. 2004:83-4.
4. Tyler RS. Neuropyisiological models, psychological models, and treatments for tinnitus, In: Tyler RS, editor. Tinnitus Treatments: Clinical Protocols. New York: Thieme Medical Publishers. 2006:2-23.
5. Engineer ND, Mooler AR, Kilgard MP. Directing neural plasticity to understand and treat tinnitus. Hear Res. 2013;295:58-66.

6. Jastreboff PJ. Phantom auditory perception (tinnitus): mechanisms of generation and perception. Neurosci Res. 1990;8(4):221-54.
7. Jastreboff PW. Categories of the patients in TRT and the treatment outcome. In: Hazell JWP, editor. Proceedings of the Sixth International Tinnitus Seminar 1999. London, The Tinnitus and Hyperacusis Center. 1999:394-8.
8. Simonetti P, Ono CR, Godoi Carneiro C, Ali Khan R, Shahsavarani S, Husain FT, Oiticica J. Evaluating the efficacy of hearing aids for tinnitus therapy – A positron emission tomography study. Brain Res. 2022 Jan 15;1775:147728
9. Lockwood AH, Salvi RJ, Coad ML, et al. The functional neuroanatomy of tinnitus: evidence for limbic system links and neural plasticity. Neurology. 1998;50(1):114-20.
10. Leaver AM, Seydell-Greenwald A, Turesky TK, et al. Cortico-limbic morphology separates tinnitus from tinnitus distress. Front Syst Neurosci. 2012;6:21.
11. Simonetti P, Oiticica J. Tinnitus neural mechanisms and structural changes in the brain: the contribution of neuroimaging research. Int Arch Otorhinolaryngol. 2015;19(3):259-65.
12. Attanasio G, Cartocci G, Covelli E, et al. The Mozart effect in patients suffering from tinnitus. Acta Otolaryngol. 2012;132(11):1172-7.
13. Hann D, Searchfield GD, Sanders M, Wise K. Strategies for the selection of music in the short-term management of mild tinnitus. Australian N Zealand J Audiol. 2008;30(2):129-40.
14. Kochkin S, Tyler R, Born J. MarkeTrakVIII: Prevalence of tinnitus and efficacy of treatments. Hear Rev. 2011;18(12):10-26.
15. Davis PB, Wilde RA, Steed LG, Hanley PJ. Treatment of tinnitus with a customized acoustic neural stimulus: a controlled clinical study. Ear Nose Throat J. 2008;87(6):330-9.
16. Kuk F, Peeters H, Lau CL. The efficacy of fractal music employed in hearing aids for tinnitus management. Hear Rev. 2010;17(10):32-42.
17. Okamoto H, Stracke H, Stoll W, Pantev C. Listening to tailor-made notched music reduces tinnitus loudness and tinnitus-related auditory cortex activity. Proc Natl Acad Sci U S A. 2010;107(3):1207-10.
18. Argstatter H, Grapp M, Hutter E, et al. The effectiveness of neuromusic therapy according to the Heidelberg model compared to a single session of educational counseling as treatment for tinnitus: a controlled trial. J Psychosom Res. 2015;78(3):285-292.
19. Sweetow RW, Sabes JH. Effects of acoustical stimuli delivered through hearing aids on tinnitus. J Am Acad Audiol. 2010;21(7):461-73.
20. Furnham A, Allass K. The influence of musical distraction of varying complexity on the cognitive performance of extroverts and introverts. Eur J Pers. 1999;13(1):27-38.
21. Ferreira PEA, Cunha F, Onishi ET, et al. Tinnitus Handicap Inventory: cultural adaptation to Brazilian Portuguese. Pró-Fono. 2005;17(3):303-10.
22. Newman CW, Weinstein BE, Jacobson GP, Hug GA. The Hearing Handicap Inventory for Adults: psychometric adequacy and audiometric correlates. Ear Hear. 1990;11(6):430-3.
23. Simonetti P, Vasconcelos LG, Oiticica J. Effect of fractal tones on the improvement of tinnitus handicap inventory functional scores among chronic tinnitus patients: an open-label pilot study. Int Archiv Otorhinolaryngol. 2018;22(04):387-394.
24. Herzfeld M, Ciurlia-Guy E, Sweetow R. Clinical trial on the effectiveness of Widex Zen Therapy for tinnitus the hearing (Review), [Internet]. 2014.
25. Sweetow RW, Fehl M, Ramos PM. Do tinnitus patients continue to use amplification and sound therapy post habilitation? Hear Rev. 2015;21(3):34.
26. Sweetow R, Kuk F, Caporali S. A controlled study on the effectiveness of fractal tones on subjects with minimal need for amplification. Hearing Review. 2015;22(9):30.

TERAPIA *NOTCH* COMO OPÇÃO PARA O ZUMBIDO TONAL

CAPÍTULO 35

Gisele Munhóes dos Santos
Mauricio Malavasi Ganança

INTRODUÇÃO

A eficácia da terapia sonora na mudança da percepção do zumbido tem sido estudada há muito tempo. Nas últimas décadas, o uso do som ou enriquecimento sonoro para mascarar ou suprimir o zumbido, ou para interromper a atividade neural responsável pela geração do mesmo, tornou-se parte fundamental do manejo clínico. Além das terapias sonoras tradicionais, como mascaramento[1] e a terapia de habituação do zumbido,[2] diversas outras foram desenvolvidas, cujas estratégias visam promover a reorganização cortical ou a mudança na sincronização disfuncional de neurônios, a fim de coibir a percepção do sintoma.[3]

Para indivíduos que apresentam zumbido tonal, que é a percepção de um som contínuo, geralmente subjetivo, com uma frequência bem delimitada,[4] uma alternativa à terapia sonora tradicional é a terapia *notch*. Nesta a remoção de uma determinada faixa de frequência de estímulo auditivo, deve provocar uma reorganização tonotópica na região cortical responsável pela codificação das mesmas, dentro daquela respectiva faixa.[5]

UTILIZANDO ENTALHE ESPECTRAL (*NOTCH*) PARA TRATAR O ZUMBIDO

Acredita-se que a perda da aferência sensorial periférica seja responsável pelo aumento na atividade espontânea neural, na área danificada da cóclea correspondente (sistema auditivo periférico). No entanto, o aumento de ganho subsequente, secundário a essa atividade espontânea, provoca a ativação sincronizada das fibras neurais, e pode ser percebido como zumbido tonal.[6] Ainda em conjunto com esta atividade sincronizada, ocorre uma falta de inibição lateral no córtex auditivo.[7] Esta, por sua vez, caracteriza-se como um processo no qual neurônios mais ativos inibem potenciais de ação em fibras adjacentes na sua direção lateral.[8]

Em 1999, os idealizadores da terapia *notch* realizaram uma pesquisa com indivíduos adultos, sem histórico de alteração otológica, utilizando música espectralmente modificada por meio de um entalhe na frequência de 1.000 Hz. Os participantes foram orientados a ouvir a música modificada por 3 horas durante 3 dias consecutivos. Os resultados, analisados por meio da magnetoencefalometria (MEG), mostraram que plasticidade de curto prazo pode ocorrer no córtex auditivo do indivíduo adulto, já que o entalhe cria bordas espectrais na banda de frequência em privação na cóclea, que ajudam a suprimir a hiperatividade neural, aumentando o processo de inibição lateral.[9]

Estes achados impulsionaram o desenvolvimento de um tratamento conhecido como *Tailor-made Notched Music Training* (TMNMT), que conta com a utilização de música, com entalhe personalizado na faixa de frequência do zumbido do paciente. O objetivo do tratamento é favorecer o aumento da inibição lateral, além de fornecer um estímulo agradável capaz de atenuar a reação do sistema límbico ao zumbido. Os resultados de um estudo duplo-cego, com indivíduos adultos portadores de zumbido tonal crônico, acompanhados por 12 meses, revelaram uma redução significativa na intensidade subjetiva do mesmo, no grupo submetido ao TMNMT. Quando comparado com grupos-controle e placebo, o grupo de estudo também mostrou redução significativa nos potenciais evocados do córtex auditivo (medidos por meio da MEG), e na resposta auditiva de estado estável (RAEE).[5]

A teoria por trás desta abordagem preconiza que a TMNMT reduz a atividade cortical, correspondente à frequência central do entalhe que, por sua vez, deve corresponder à frequência do zumbido do indivíduo. Esta frequência pode ser identificada por meio da realização de exame audiológico de acufenometria. Este consiste na apresentação de tons audíveis, de frequências variadas, para que o paciente escolha o tom que mais se assemelha ao seu zumbido.[10] Uma vez que a música modificada utiliza tipicamente um filtro da largura de faixa entre 0,5 e 1 oitava, uma medida exata da frequência do zumbido do paciente não é absolutamente necessária.[7] A Figura 35-1 mostra uma representação do entalhe espectral (*notch*) aplicado à música, capaz de desencar o processo de inibição lateral.

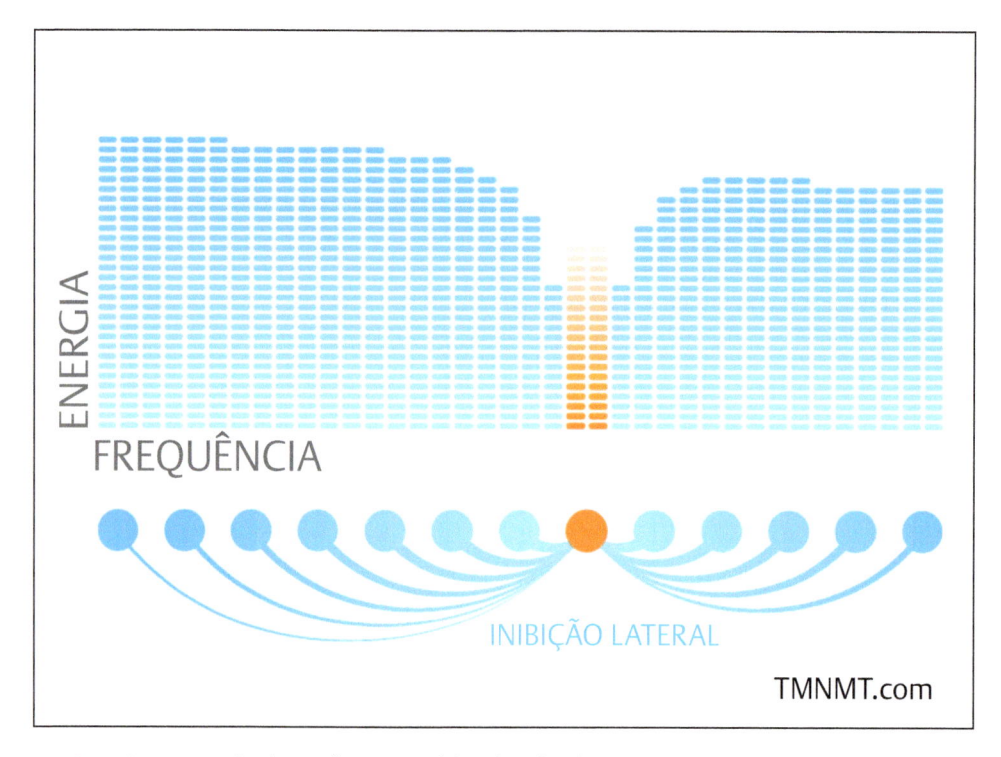

Fig. 35-1. Representação do entalhe espectral (*notch*) aplicado à música, capaz de desencadear o processo de inibição lateral. Disponível em: (http://www.tmnmt.com/tinnitus-treatment/).

Uma limitação do TMNMT é que o indivíduo é obrigado a dedicar um tempo diário para ouvir a música *notch*. Isso envolve dedicação ao programa, e pode interferir na rotina diária habitual do paciente. Além disso, o tratamento não atende as necessidades de amplificação do paciente com perda auditiva associada, e não traz benefício adicional para a comunicação.[11]

Terapia *Notch* associada à Amplificação

Com base no conceito da inibição lateral, a indústria utiliza o entalhe espectral, e aplica-o aos princípios da amplificação tradicional com aparelhos auditivos.[12] Assim, a terapia notch associada à amplificação tem como objetivo atacar o zumbido em duas frentes

1. Melhorar o ambiente acústico, por meio da amplificação, para compensar a perda auditiva do paciente;
2. Suprimir a hiperatividade neural associada ao zumbido, por meio do aumento da inibição lateral.

Em 2015, um estudo duplo-cego foi realizado para determinar a eficácia da terapia *notch* em indivíduos adultos com zumbido tonal. O estudo contou com 20 indivíduos com perda auditiva leve e zumbido incômodo, conforme definido pelo *tinnitus questionnaire* (TQ12), questionário que quantifica subjetivamente o sofrimento psicológico relacionado ao zumbido.[13] Os indivíduos foram distribuídos aleatoriamente em um dos dois grupos: grupo 1 foi adaptado com aparelhos auditivos retroauriculares convencionais disponíveis comercialmente; e o grupo 2 foi adaptado com os mesmos instrumentos associado, a terapia *notch* ativada para a frequência do zumbido.[12]

O TQ12 foi coletado no início do estudo, e repetido 3 semanas após, para avaliar os efeitos subjetivos da terapia *notch*. As medidas de eletroencefalograma (EEG) e RAEE foram utilizadas para avaliar objetivamente a intervenção. Os resultados indicaram uma melhora predominante do grupo 2, claramente perceptível após apenas 3 semanas de uso dos aparelhos. Este estudo mostra que a terapia *notch* associada à amplificação parece ser capaz de reduzir o incômodo com o zumbido, já que favorece a habituação em menor período de tempo.[12]

Para saber se esta abordagem também teria efeito a longo prazo, foi realizado um estudo duplo-cego, com 34 indivíduos adultos, com perda auditiva leve a moderada, e zumbido subjetivo crônico. Os indivíduos foram divididos em dois grupos: grupo 1 adaptado com aparelhos auditivos de processamento digital disponíveis no mercado; e o grupo 2 com os mesmos aparelhos auditivos associados a terapia notch ativada na frequência do zumbido dos indivíduos.[14]

Todos os indivíduos completaram o *tinnitus questionnaire* 52 (TQ52) no início do estudo, após 3 e 6 meses. Tal como o TQ12, o TQ52 avalia a severidade do zumbido, porém de uma forma mais abrangente.[13] As medidas de EEG e RAEE foram utilizadas para avaliação objetiva da a terapia. Os resultados da avaliação subjetiva indicam uma melhora importante nos escores do TQ52, após 3 meses, em ambos os grupos. Contudo, o grupo 2 apresentou melhora mais evidente em relação ao grupo-controle resultado este sustentado na avaliação de 6 meses. A análise dos dados sugere ainda que o benefício da terapia *notch* ocorre independente da frequência do zumbido e do grau da perda auditiva do indivíduo.[14]

Terapia *Notch* na Prática Clínica

Algumas marcas de aparelhos auditivos disponibilizam o recurso da terapia *notch* como alternativa de tratamento para pacientes com perda auditiva e zumbido tonal. Para utilizar este recurso, o fonoaudiólogo, após passar pelos procedimentos-padrão de ajuste da amplificação, precisa determinar a colocação do *notch* por meio da pesquisa da frequência do zumbido, feita no próprio programa do aparelho auditivo do respectivo fabricante.[11]

O programa oferece três opções para determinar e inserir o som que mais se parece com o zumbido do paciente: mensuração guiada (sequência de comparações entre dois tons); avaliação manual (simula a pesquisa feita por meio de um audiômetro) e entrada direta (inserção da frequência do zumbido obtida por meio de acufenometria feita em cabine acústica). Uma vez definida, esta frequência deve ser confirmada por meio do teste de confusão de oitava, disponibilizado pelo mesmo programa. Em seguida, o fonoaudiólogo seleciona em quais programas acústicos deseja ativar a terapia *notch*. Essas etapas estão ilustradas na Figura 35-2.

A grande vantagem da terapia *notch* associada à amplificação é que ela pode ser utilizada continuamente ao longo da rotina diária do usuário. Além de reduzir a percepção do zumbido, o tratamento visa aumentar a capacidade auditiva por meio da amplificação. Vale destacar que, para a efetividade da terapia, e para que seja desencadeado o processo de inibição lateral, é importante que haja ao menos 10 dB de ganho acústico nas bordas laterais do *notch*. Além disso, podem se beneficiar dessa abordagem pacientes com zumbido tonal, com frequência central entre 250 e 8.000 Hz.

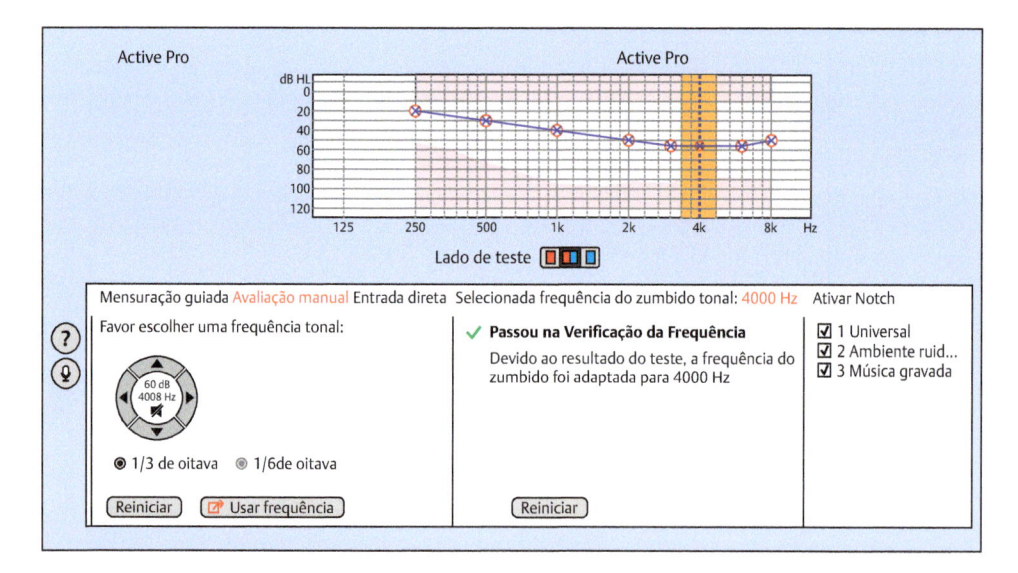

Fig. 35-2. Tela da terapia *notch* encontrada no programa *Connexx* do aparelho auditivo (WSAudiology), que mostra a pesquisa da frequência do zumbido, por meio de avaliação manual, com a verificação de frequência concluída, e o entalhe ativado nos três programas de escuta.

REFERÊNCIAS BIBLIOGRÁFICAS

1. Vernon J. The use of masking for relief of tinnitus. In: Silverstein H, Norrell H, eds. Neurological surgery of the ear Vol. II. Birmingham: Aesculapius. 1976:104-18.
2. Jastreboff P J, Jastreboff M M. Tinnitus Retraining Therapy (TRT) as a method for treatment of tinnitus and hyperacusis patients. J Am Acad Audiol. 2000;11(3):162-77.
3. Wang H, Tang D, Wu Y, et al. The state of the art of sound therapy for subjective tinnitus in adults. Ther Adv Chronic Dis. 2020;11:1-22.
4. American Tinnitus Association. [acesso em: 07 de setembro de 2021]. Disponível em: [https://www.ata.org/understanding-facts/symptoms].
5. Okamoto H, Stracke H, Stoll W, Pantev C. Listening to tail-made notched music reduces tinnitus loudness and tinnitus-related auditory cortex activity. Proc Natl Acad Sci U S A. 2010;107(3):1207-10.
6. Lanting C P, de Kleine E, van Dijk P. Neural activity underlying tinnitus generation: results from PET and fMRI. Hear Res. 2009;255(1-2):1-13.
7. Wunderlich R, Lau P, Stein A, et al. Impact of spectral notch width on neurophysiological plasticity and clinical effectiveness of the tailor-made notched music training. PLoS ONE. 2015;10(9):e0138595.
8. Youngson R M. The Free Dictionary [Internet]. lateral inhibition. Collins Dictionary of Medicine. 2004.
9. Pantev C, Wolbrink A, Roberts L E, et al. Short-term plasticity of the human auditory Cortex. Brain Res. 1999;842:192-9.
10. Teismann H, Okamoto H, Pantev C. Short and intense tailor-made notched music training against tinnitus: the tinnitus frequency matters. PLoS ONE. 2011;6(9):e24685.
11. Powers L, dos Santos G M, Jons C. Notch therapy: A new approach to tinnitus treatment. AudiologyOnline. 2016.
12. Strauss D J, Corona-Strauss F I, Seidler H, et al. Notched environmental sounds: a new hearing aid-supported tinnitus treatment evaluated in 20 patients. Clin Otolaryngol. 2017;42(1):172-5.
13. Zeman F, Koller M, Schecklmann M, et al. TRI database study group. Tinnitus assessment by means of standardized self-report questionnaires: Psychometric properties of the Tinnitus Questionnaire (TQ), the Tinnitus Handicap Inventory (THI), and their short versions in an international and multi-lingual sample. Health Qual Life Outcomes. 2012;10:128.
14. Haab L, Lehser C, Corona-Strauss FI, et al. Implementation and long-term evaluation of a hearing aid supported tinnitus treatment using notched environmental sounds. IEEE J Transl Eng Health Med. 2019;7:1600109.

MUSICOTERAPIA PARA O ZUMBIDO

Ronaldo Kennedy de Paula Moreira

INTRODUÇÃO

A música está presente na vida da maioria das pessoas, pois tem contextos históricos, culturais e sociais. A maneira como a música nos afeta depende da nossa formação musical e do modo como a escolhemos e experenciamos. Ela é envolvente, emocional, perturbadora, social e comunicativa, um produto cognitivo de percepção cultural.[1]

A musicoterapia pode ser usada para relaxar, exercitar-se e até dormir. O papel e a função da música na terapia e na medicina, por meio das pesquisas neurocientíficas, têm mostrado uma conexão recíproca com a função comportamental, processos cognitivos e sensoriomotores no cérebro.[2]

De acordo com a American Music Therapy Association, a musicoterapia é definida como o **uso clínico e baseado em evidências científicas, de intervenções musicais, para atingir objetivos individualizados, por um profissional credenciado, dentro de um programa aprovado**. Ela pode ser aplicada por qualquer um, porém é importante diferenciar intervenções baseadas em música e musicoterapia, inclusive para melhorar a qualidade e a transparência das pesquisas científicas.[3]

O estudo da música e da musicoterapia deve ser multidisciplinar, plural, teórico e científico. A física permite estudar os aspectos psicofísicos da música (ondas sonoras, volume e pressão acústica). Os aspectos biológicos e biomédicos nos ajudam a entender como a música é processada pelo sistema nervoso central, e os seus efeitos sobre outras estruturas orgânicas do corpo. A psicologia da música nos permite entender como esta influencia o comportamento e a experiência. Seria a música apenas arte e criatividade? A complexidade da musicoterapia impõe diferentes abordagens e novos métodos de pesquisa, com importante contribuição da Neurociência.[4]

Como a música atua no tratamento de pacientes com zumbido e hiperacusia? Ouvir música requer concentração e isso exercita a capacidade do paciente de voltar sua atenção para outros estímulos auditivos, o que coloca o zumbido em segundo plano. A música é percebida em um processo ativo, e o estado de consciência depende de persistência e vontade.[5] Um estímulo acústico especializado minimiza a privação auditiva em frequências danificadas nas regiões do córtex auditivo. Somado a isso, por ser relaxante, a música seria capaz de diminuir o envolvimento do sistema nervoso límbico e autonômico, na percepção do zumbido. O ambiente sonoro enriquecido pode minimizar os efeitos da reorganização cortical mal-adaptada e reduzir o contraste entre a percepção do zumbido e o som ambiente.[5,6]

Fatores como atenção, emoção, cognição, comportamento e comunicação contribuem para os efeitos da musicoterapia. A música tem a capacidade de chamar a atenção, associada a distração e relaxamento. É capaz de ativar emoções básicas e complexas, cujo processamento ocorre em áreas como o sistema límbico, giro do cíngulo, e córtex paralímbico. É possível compreender o significado subjetivo e cultural da música, por meio de associações psicológicas e cognitivas da ativação de memórias; o que desperta e condiciona os mais diversos comportamentos. A música também é uma forma de comunicação não verbal.

HISTÓRIA DA MUSICOTERAPIA

O uso da música como terapia tem como base antigas crenças culturais, mente e corpo. As interpretações históricas dos mecanismos terapêuticos da música baseiam-se em modelos espirituais e religiosos, mas sem deixar de ser fortemente influenciada pela compreensão dos conceitos e causas das doenças. No final do século XIX e início do século XX, os fundamentos da medicina permitiram que a música, como forma de terapia, progredisse para ciência cerebral real.[7]

Aristóteles e Platão descreveram a musicoterapia como tratamento de suporte. Curandeiros da música, no antigo Egito, praticavam seu ofício intimamente relacionado à antigos conceitos de doença e cura. Acredita-se que Hipócrates, no quinto século a.C., tenha afastado as noções divinas da medicina, introduzindo as observações sobre o corpo ao conhecimento médico.

O instrumento musical arqueologicamente mais antigo é uma flauta de osso, com 45.000 anos de idade, descoberto ao redor de Geissenklosterle, no sudoeste da Alemanha. Esta flauta mostra cinco furos, em distâncias exatamente iguais, o que permitiria a um músico tocar escalas modernas.[7]

A referência mais antiga à musicoterapia data de 1789 de um artigo intitulado "*Music Physically Considered*". Edwin Atlee em 1804 e Samuel Mathews em 1806 publicaram dissertações sobre o valor terapêutico da música. No século XIX (Blackwell's Island em Nova York), a música foi utilizada para alterar os estados dos sonhos durante psicoterapia. O primeiro relatório MEDLINE sobre musicoterapia foi publicado por Pierce *et al.* em 1964.[8]

ZUMBIDO E MÚSICA

A via auditiva é um processador de sinais complexo, capaz de analisar os componentes espectrais dos sons, transmitir sua identidade e significado. Quanto mais sofisticado e experiente o ouvinte, maior a precisão em identificar os sons, e associá-los a memórias e emoções. O zumbido altera a experiência de ouvir. Os portadores de zumbido podem ter dificuldade em cantar e afinar um instrumento, já que tal sintoma pode atrair a voz ou o instrumento para notas imprecisas.[9]

O treinamento musical poderia reverter a reorganização cortical desadaptativa que gera o zumbido, e atuar em processos neurais de *top-down* e *bottom-up*. A combinação desses processos neurais iniciados pela música, poderia reverter tal reorganização aberrante, geradora e mantenedora do zumbido no córtex auditivo.[10] As intervenções musicais podem atuar em diferentes níveis da rede neural auditiva, como no treinamento auditivo direcionado ao processamento do zumbido no sistema auditivo central, e nas técnicas de controle e concentração da atenção auditiva.[11]

A terapia do som é amplamente usada atualmente ao tratamento do zumbido. Por meio da introdução de sons externos, enriquecimento ambiental, espera-se modificar a percepção e/ou a reação ao zumbido. Os sons mais usados incluem ruído de banda larga, ruído de banda estreita (com tom igual ou diferente do zumbido), sons ambientais ou música. Apesar de serem utilizados há muitos anos não há consenso quanto aos sons mais adequados; até porque isso é muito individual e depende da preferência de cada indivíduo. A compreensão dos efeitos do som na percepção do zumbido é complicada, pois não há um mecanismo único de geração e modulação do mesmo. Há alguma evidência que, em indivíduos com zumbido, há interrupção da transmissão auditiva para estímulos auditivos na frequência do mesmo ou próximo esta, possivelmente devido ao destaque do sinal do mesmo, capaz de desviar a atenção. O zumbido é o resultado de fatores psicossociais, psicoacústicos e psicológicos individuais, daí a importância de se tratar caso a caso.

NEUROMUSICOTERAPIA DE ACORDO COM O MODELO HEIDELBERG

O **Modelo Heidelberg de Musicoterapia**,[12] apresentado como uma terapia neuromusical para o tratamento do zumbido crônico, trata-se de intervenção que dura nove sessões consecutivas, de 50 minutos, individualizada. Seu objetivo é gerenciar o estado psicológico e restaurar a reorganização neurofisiológica subjacente. É elegível para os pacientes sem quaisquer desordens psiquiátricas, com idade mínima de 18 anos, e com perda auditiva na audiometria tonal liminar não superior a 50 dB NA até a de frequência estimada do zumbido. Pode ser utilizado AASI caso necessário. O método promove percepção e processamento do estímulo auditivo, utiliza elementos da terapia comportamental, com orientação neurológica, e tem como característica importante a participação ativa do paciente.[5,12,13] O manual de terapia é fundamentado na reprodução ativa da frequência do zumbido, em exercícios de ressonância com a voz, nos quais o ruído ouvido pelo paciente é reproduzido por sua própria voz. Basicamente, o modelo de Heidelberg difere de outras abordagens de musicoterapia para o tratamento do zumbido, principalmente pelo uso da frequência individual do zumbido, e pelo plano da terapia.[5,13]

O **Modelo de Heidelberg de Musicoterapia para o zumbido crônico** parece ser um método com rápido início de ação e com possível impacto duradouro para pacientes com zumbido crônico.

SONS CUSTOMIZADOS PARA A FREQUÊNCIA *(PITCH)* DO ZUMBIDO

O uso de sons customizados para a frequência do zumbido foi desenvolvido para atuar tanto no sistema auditivo, quanto nos aspectos comportamentais atrelados a percepção do mesmo. O estímulo acústico customizado promove a segmentação dos efeitos da privação auditiva e, associado a uma música relaxante, pode ser capaz de reduzir a participação do sistema límbico e nervoso autônomo na percepção do zumbido, por meio de dessensibilização sistemática, que também pode diminuir a atenção direcionada ao sintoma. Dados preliminares de um ensaio clínico que usou o Neuromonics (dispositivo de tratamento para o zumbido crônico que se baseia na escuta de um sinal acústico, personalizado para o perfil auditivo de cada paciente; sinal este incorporado a musica agradável e relaxante) mostraram que 48,9% dos pacientes atingiram uma melhora clinicamente significativa no seu zumbido, definida como diminuição superior a 40% no escore de incomodo do sintoma, medido pelo Questionário de Reação do Zumbido (*Reaction Tinnitus Questionnaire* – TRQ).[6]

Os estímulos acústicos customizados são apresentados por meio de um dispositivo semelhante a um tocador de MP3, com fones de ouvido de alta performance. Um programa de suporte personalizado inclui aconselhamento, educação e acompanhamento de um profissional especializado em zumbido durante um período de tratamento de seis meses. São oferecidos dois tipos de estímulos acústicos: (1) música suave relaxante, de amplitude variável; e (2) som de banda larga semelhante ao ruído branco. Em diferentes fases do tempo de audição, o ruído branco é retirado e acrescentado, com o intuito de mascarar o zumbido. O tempo de uso do dispositivo é de 2 a 4 horas ao dia, e pode ser dividido ao longo do mesmo. Esse tratamento usa alguns dos conceitos da Terapia de Retreinamento do Zumbido (*Tinnitus Retraining Therapy* – TRT), desenvolvida por Pawel Jastreboff e Hazell Jonathan, com o objetivo de reduzir a perturbação física, mental e a perturbação física, mental e emocional causada pelo zumbido.[6]

Os resultados clínicos observados parecem estar relacionados com a média de horas de uso diário do dispositivo nas fases iniciais do tratamento, isto é, depois de 2 a 4 meses de terapia. As diferenças nas melhorias dos TRQs variaram entre baixa, média e alta no uso durante 4 meses. Estes resultados sugerem um potencial **efeito da dosagem** do estímulo acústico, no qual o aumento do uso se reflete em melhores resultados clínicos.

TONS FRACTAIS

A musicoterapia baseada na utilização de tons fractais foi introduzida como tratamento para o zumbido em 2008. Mesmo com uma taxa de sucesso considerável, aconselhamento, educação e mudanças de comportamento parecem ser fundamentais. O dispositivo conta com cinco padrões de tons, semi-aleatórios, semelhantes a melodias de sinos.[14]

Suas características incluem tempo mais lento (60-70 batimentos por minuto), menor grau de repetição, ausência de conotação emocional e de qualquer mudança súbita na tonalidade ou no ritmo da música. Uma vantagem dos tons fractais é que se repetem de forma familiar, relaxante, mas sem parecer previsível, são agradáveis e não estão associados a nenhuma música que desperte memórias ao ouvinte. Tal fato seria capaz de alterar a taxa de habituação e incentivar a escuta ativa.

A musicoterapia com tons fractais não depende da natureza da perda auditiva ou das características do zumbido. Sua eficácia pode ser observada em pacientes sem perda auditiva. Esse tratamento não está indicado em casos de zumbido pulsátil. Além disso, em indivíduos que monitoram compulsivamente o seu zumbido, o tratamento é mais difícil.[14]

TONS-S COM AMPLITUDE E FREQUÊNCIA MODULÁVEIS

Em 2006, pesquisadores da University of California (ICA) avaliaram um paciente submetido a implante coclear, que sofria de zumbido. Um estímulo elétrico de baixa frequência foi apresentado através do implante coclear. Nos primeiros 150 segundos desta estimulação, o paciente percebeu tanto o estímulo elétrico, quanto o seu zumbido. Decorridos 180 segundos do início da estimulação, o paciente não percebia mais o zumbido estridente; ouvia apenas um tom agradável, relaxante, decorrente do estímulo de baixa frequência. A partir dessa observação foram criados os S-Tones (Tons-S), sons com frequência e amplitude moduláveis. Os S-Tones induzem à atividade neuronal robusta e sincronizada no córtex auditivo. Sons muito lentos produzem explosões na atividade neural, enquanto sons muito rápidos não mostram sincronização. Entretanto, se esses são apresentados dentro de um intervalo específico, os neurônios disparam de forma robusta e sincrônica frente ao estímulo sonoro.[15]

Reavis et al.,2012,[16] mostrou que os S-Tones, numa taxa de modulação em torno de 40 dB, são quatro vezes mais eficazes na supressão do zumbido do que o ruído de banda larga.

TREINAMENTO COM MÚSICA ENTALHADA SOB MEDIDA (TAILOR-MADE NOTCHED MUSIC TRAINING – TMNMT)

O fundamento de toda e qualquer forma de terapia sonora é estimular áreas do cérebro, e reequilibrar vias inibitórias e excitatórias ligadas ao zumbido. O Treinamento com Música Entalhada sob Medida (TMNMT) é uma dessas terapias. Baseia-se na escuta de sons submetidos a um entalhe sob medida em torno da frequência do zumbido do paciente. A terapia pode ser realizada em casa com a assistência de *software*. Para que o TMNMT seja aplicável, o zumbido deve ser crônico e tonal, em frequências abaixo de 8 kHz, e a perda auditiva do paciente deve estar em torno da frequência do zumbido.[17]

Um ensaio clínico acompanhou um grupo de 100 pacientes submetidos ao tratamento, e mostrou diminuição na percepção do zumbido, após três meses de terapia. Entretanto, outros parâmetros, como a intensidade do zumbido, não mostraram modificação significativa.[18]

TONS PARA DESINCRONIZAÇÃO NEURAL CENTRAL AUDITIVA

Uma recente opção de tratamento para o zumbido é a Neuromodulação por Reiniciação Coordenada Acústica (*Acoustic Coordinated Reset Neuromodulation* – ACRN). O objetivo específico é atuar nos níveis anormais de atividade sincrônica no córtex auditivo, onde uma grande população de células neurais disparam impulsos repetidos e espontâneos, ao mesmo tempo. A ACRN emite uma sequência de tons de baixo nível através de fones de ouvido, acoplados a um pequeno dispositivo semelhante a tocador de MP3. Os tons são obtidos por meio de um algoritmo matemático, desenvolvido por uma empresa alemã, e coincidem com a faixa circunvizinha a frequência do zumbido, de cada pessoa. Os estímulos são compostos por quatro diferentes tons, reunidos em torno da frequência dominante do zumbido, em uma sequência aleatória, durante três ciclos, seguidos por dois ciclos silenciosos, em uma escala 3:2. Essa sequência específica estimularia, sistematicamente e de forma padronizada, regiões do córtex auditivo sensíveis a diferentes tons. O Prof. Peter Tass e seus colaboradores[19] testaram 63 pacientes com zumbido tonal crônico. Os pacientes usaram o dispositivo ACRN 4-6 horas ao dia, durante 12 semanas. Após esse período, testes e questionários mostraram uma diminuição na intensidade, no desconforto e na severidade do zumbido, que persistiu por 4 semanas após o término da terapia.[19]

EFEITO MOZAR – MÉTODO TOMATIS

No tocante à musicoterapia para zumbido, várias abordagens foram propostas com base nos efeitos relaxantes e cognitivos da própria música. Alguns estudos foram publicados sugerindo efeito positivo da sonata de Mozart K.448 (Sonata para dois pianos em Ré Maior) sobre várias doenças. Ainda não está claro se esses resultados positivos são consequência da ativação de áreas específicas do cérebro, ou da inibição de outras áreas não relevantes ou da formação de novas sinapses, entretanto há evidências crescentes do efeito Mozart na função cerebral.[20]

De todos os grandes compositores, por que escolher Mozart? Levando-se em conta a teoria de que diferentes frequências influenciam aspectos específicos do desenvolvimento evolutivo, Mozart trabalhou frequências muito altas, especialmente com flautas e violinos, ideais para terapia auditiva. Mozart começou a compor aos 4 anos de idade e sua música nasceu de forma espontânea, com biorritmos universais e alegria infantil. Um estudo americano concluiu que o sistema nervoso humano precisa coletar três bilhões de estímulos por segundo durante pelo menos quatro horas e meia por dia, para atingir o nível de vigília (consciência), e que mais de 90% dessa carga neural é fornecida pelo ouvido.[21]

Atanasio et al.[20] trataram 62 pacientes com sessões de aconselhamento cognitivo comportamental associado à escuta da sonata K448 de Mozart, uma hora por dia, por um mês. Observaram que 60% dos indivíduos melhoraram, 30% apresentaram piora e 10% permaneceram inalterados em relação ao (THI). Os valores de intensidade do zumbido, avaliados pela Escala Visual Analógica (EVA), diminuíram significativamente. Pacientes mais jovens foram mais suscetíveis à melhora, provavelmente por sua maior capacidade de resposta plástica.

REFERÊNCIAS BIBLIOGRÁFICAS

1. Rolvsjord R, Stige B. Concepts of context in music therapy. Nord J Music Ther [Internet]. 2015;24(1):44-66.
2. Thaut MH. The future of music in therapy and medicine. Ann NY Acad Sci. 2005;1060:303-8.
3. Barnes TB. Integrative music therapy: A healing intervention. J Christ Nurs. 2018;35(2):100-5.
4. Hillecke T, Nickel A, Bolay HV. Scientific perspectives on music therapy. Ann NY Acad Sci. 2005;1060:271-82.
5. Sigron Krausse E. Musik- und hörtherapeutische Behandlungsmöglichkeiten bei Tinnitus und Hyperakusis dargestellt am Beispiel der Tinnitusklinik Chur – eine empirisch gestützte, musikmedizinisch- hörtherapeutische Untersuchung. 2011.
6. Goddard JC, Berliner K, Luxford WM. Recent experience with the neuromonics tinnitus treatment. Int Tinnitus J. 2009;15(2):168-73.
7. Thaut MH. Music as therapy in early history [Internet]. 1st ed. Vol. 217, Progress in Brain Research. Elsevier BV; 2015:1430158.
8. Onishi ET, Coelho CCB, Oiticica J, et al. Tinnitus and sound intolerance: evidence and experience of a Brazilian group. Braz J Otorhinolaryngol. 2018;84(2):135-49.
9. Feature A, Fagelson BYM. Tinnitus and music. 2018;27(3).
10. Okamoto H, Stracke H, Stoll W, Pantev C. Listening to tailor-made notched music reduces tinnitus loudness and tinnitus-related auditory cortex activity. Proc Natl Acad Sci USA. 2010;107(3):1207-10.
11. Grapp M, Hutter E, Argstatter H, et al. Neuromusic therapy for recent-onset Tinnitus: A Pilot study. SAGE Open. 2013;3(2):1-9.
12. Argstatter H, Krick C, Plinkert P, Bolay HV. Musiktherapie bei nichttonalem Tinnitus (Tinnitusrauschen). Vol. 58, Hno. 2010:1085-93.
13. Argstatter H, Grapp M, Hutter E, et al. Long-term effects of the Heidelberg Model of Music Therapy in patients with chronic tinnitus. Int J Clin Exp Med. 2012;5(4):273-88.
14. Herzfeld M, Kuk F. A clinician's experience with using fractal music for tinnitus management hearing review. Hear Rev. 2011;18(11):50-5.
15. Zeng FG, et al. Tinnitus suppression by low-rate electric stimulation and its electrophysiological mechanisms. Hear Res. 2011;277(1-2):61-6.

16. Reavis KM, Rothholtz VS, Tang Q, et al. Temporary suppression of tinnitus by modulated sounds. JARO – J Assoc Res Otolaryngol. 2012;13(4):561-71.
17. Paper C, Gy A. Tailor-Made Notched Music Training – a therapy of chronic tinnitus. 2016:0-7.
18. Stein A, Wunderlich R, Lau P, et al. Clinical trial on tonal tinnitus with tailor-made notched music training. BMC Neurol [Internet]. 2016;16(1):1-17.
19. Tass PA, Adamchic I, Freund HJ, et al. Counteracting tinnitus by acoustic coordinated reset neuromodulation. Restor Neurol Neurosci. 2012;30(2):137-59.
20. Attanasio G, Cartocci G, Covelli E, et al. The Mozart effect in patients suffering from tinnitus. Acta Otolaryngol. 2012;132(11):1172-7.
21. Guerrero V, de Granada CS. El Método Tomatis y Mozart. http://www.tomatisnew.com/. 2014.

MASCARAMENTO DO ZUMBIDO

CAPÍTULO 37

Gisele Munhóes dos Santos
Italo Roberto Torres de Medeiros

INTRODUÇÃO

Ao longo dos anos, vários tipos de terapia sonora foram desenvolvidos, mas há controvérsias em relação aos critérios de seleção e à eficácia das diferentes formas aplicadas na prática clínica.

Inicialmente postulava-se que as alterações periféricas, principalmente as disfunções cocleares, eram as principais causas de zumbido.[1] Contudo, o surgimento de novas técnicas de imagem e exames eletrofisiológicos levaram a uma crescente evidência do envolvimento de mecanismos centrais na geração do mesmo.[2]

Com base no modelo central do zumbido, surge a premissa de que a compensação da falta de aferência, decorrente da perda auditiva, poderia ser uma forma de prevenir ou reverter mudanças no córtex auditivo central. Assim, a estimulação acústica passou a ser considerada componente vital no tratamento do zumbido uma vez que, compensando a diminuição de aferência, poderia prevenir a reorganização tonotópica cortical e, consequentemente, atuar na origem do zumbido.[3]

Independentemente do tipo de estimulação acústica escolhida, o princípio da terapia sonora é sempre o mesmo: aumentar a percepção dos sons externos para interferir com o processamento central do zumbido, e leva a redução do incômodo.[4]

De acordo com a American Tinnitus Association, as terapias sonoras baseiam-se em quatro mecanismos gerais de ação, que podem ocorrer de forma individual ou simultânea, conforme o tipo de abordagem utilizada.[5]

- *Mascaramento*: exposição do paciente a um ruído externo, em volume intenso o suficiente para encobrir parcial ou completamente o som de seu zumbido;
- *Distração*: uso de som externo com objetivo de desviar a atenção do paciente do seu zumbido;
- *Habituação*: reclassificação do zumbido como um som neutro, sem importância, que passa a ser "ignorado" pelo sistema nervoso central;
- *Neuromodulação*: uso de sons personalizados, com objetivo de minimizar a hiperatividade neural, considerada a causa subjacente do zumbido.

Este capítulo irá abordar especificamente a Terapia do Mascaramento, desenvolvida na década de 1970, com objetivo principal de promover alívio imediato do zumbido.

TERAPIA DE MASCARAMENTO DO ZUMBIDO

A terapia de mascaramento do zumbido foi proposta pela primeira vez por Vernon em 1976.[6] Esta abordagem sugere a utilização de ruído externo para encobrir o som do zumbido, e reduzir o contraste entre o sinal do mesmo e a atividade basal do sistema auditivo.[7]

Considera-se que existem dois tipos de terapia de mascaramento: (1) mascaramento total; e (2) mascaramento parcial. No mascaramento total, o som utilizado sobrepõe-se ao zumbido, e torna-o inaudível. Já, no mascaramento parcial, ocorre uma mudança perceptual que reduz a proeminência do zumbido, mas ele ainda pode ser percebido pelo paciente.[8]

Duas características de um dispositivo mascarador de zumbido precisam ser levadas em consideração: (1) o quão eficaz é o mascaramento, e (2) o quão incômodo é o próprio som gerado. Além do espectro do som mascarador, sua amplitude determina o grau de mascaramento alcançado. Em alguns casos, a amplitude de mascaramento necessária é tão intensa, que pode causar desconforto ao usuário, não sendo possível considerar o mascaramento total nesses casos.[9]

Existem também questões de segurança associadas ao uso de dispositivos mascaradores de zumbido. A intensidade "segura" depende do tempo de utilização deste som. Vale destacar ainda que, dependendo da intensidade utilizada, esta pode interferir na compreensão de uma conversa, e compromete a capacidade auditiva funcional do indivíduo. Além disso, a frequência e outras características do zumbido podem variar ao longo do tempo, de modo que o mascaramento ideal pode precisar de ajuste periódico. Portanto, a gravação fixa de um som mascarador de zumbido pode não ser muito efetiva.[9]

Em geral, os sons de mascaramento mais eficazes são aqueles que provocam respostas emocionais positivas no paciente. Além disso, dispositivos de mascaramento normalmente são mais eficazes durante ou imediatamente após o uso ativo. Eles têm eficácia mais limitada em longo prazo na redução da percepção geral do zumbido.

Diferentes tipos de sons podem ser usados para mascarar o zumbido, como o ruído branco, o ruído de banda larga, o ruído de banda estreita, sons ambientais, música e sons personalizados. Estes sons podem ser utilizados por meios citados a seguir.

Geradores de Som Externos

São dispositivos que fornecem ruído de fundo genérico, geralmente ruído branco, ruído rosa, sons da natureza ou outros sons ambientais. O ruído gerado por estes dispositivos pode mascarar parcial ou totalmente a percepção de zumbido de um paciente, proporcionando relaxamento e alívio temporário.

O **mascarador tradicional** é um dispositivo de mesa ou de cabeceira com várias opções de som predefinidas. No entanto, quase todos os dispositivos de áudio podem ser usados para fins de mascaramento, incluindo computadores, celulares, rádios e TV. Mesmo ventiladores ou fontes de água podem fornecer sons para fins de mascaramento, contudo, por não disporem de controle de volume, seu ajuste é mais limitado.

Os mascaradores de zumbido são comumente usados por quem tem maior incômodo com zumbido ao tentar dormir ou relaxar, pois é nesses ambientes silenciosos que o zumbido é mais perceptível. Quando usados em conjunto com um travesseiro sonoro (que contém pequenos alto-falantes embutidos), eles podem mascarar o zumbido do paciente, sem perturbar seu parceiro.

Geradores de Som Individuais

Geralmente retroauriculares, são dispositivos que produzem ruído de banda larga, estático ou modulado, sons de relaxamento ou outros tipos de sons espectralmente modificados. Outros equipamentos podem ser incluídos nesta categoria, como os fones de ouvido, que podem ser adaptados a qualquer estratégia de mascaramento total ou parcial, utilizando sons gravados ou via transmissão de áudio.

Aplicativos Sonoros

Inúmeros aplicativos sonoros que podem ser utilizados para mascaramento do zumbido e relaxamento estão disponíveis nas lojas de aplicativos. Têm a vantagem de ser financeiramente mais acessíveis.

Próteses Auditivas

A amplificação proporcionada pelas próteses auditivas convencionais pode aumentar a intensidade do ruído ambiental a ponto de encobrir (mascarar) o som do zumbido. Isso torna mais difícil perceber conscientemente o zumbido e ajuda o paciente a se concentrar nos sons externos. O impacto do mascaramento por meio de próteses auditivas convencionais é particularmente forte para indivíduos que apresentam zumbido na mesma faixa de frequência da perda auditiva. Além disso, o uso da prótese auditiva pode ajudar a reduzir indiretamente os efeitos do zumbido, pois melhora a comunicação e reduz o estresse.[10]

Próteses Auditivas Combinadas

Atualmente, muitas próteses auditivas possuem a tecnologia de gerador de som integrado. Esses dispositivos combinam os benefícios da amplificação com os de outras terapias, sonoras e são particularmente adequados para pacientes com zumbido incômodo associado à perda auditiva. A eficácia desses dispositivos combinados varia, dependendo do ajuste do dispositivo, do tipo de abordagem utilizada, e do paciente em particular. E, embora os dados da literatura não sejam definitivos, o consenso profissional parece ser que as próteses auditivas com gerador de som integrado beneficiam um número significativo de pacientes.

AVALIAÇÃO PARA O MASCARAMENTO DO ZUMBIDO

A avaliação do zumbido para fins de mascaramento envolve a pesquisa da frequência do zumbido e a pesquisa do nível mínimo de mascaramento.

A pesquisa da frequência do zumbido tem por objetivo identificar que tipo de som que mais se assemelha com o som do zumbido do paciente. Para isso, são utilizados tons puros ou ruído de banda estreita, de diversas frequências, dependendo se o zumbido parece com um apito ou com um chiado. No passado, essa pesquisa era fundamental para o ajuste dos dispositivos mascaradores, uma vez que estes costumavam ser ajustados numa faixa de frequência estreita, correspondente à faixa de frequência do zumbido. Atualmente, considera-se que o uso de ruído de banda larga, quando ajustado em intensidade suficiente, é geralmente mais efetivo e mais confortável para escutar.

O nível mínimo de mascaramento é a amplitude mínima de ruído necessária para o completo mascaramento do zumbido. Essa pesquisa pode ser feita utilizando-se ruído de banda estreita, centrado na faixa de frequência do zumbido, ou ruído de banda larga, a depender do tipo de estímulo e estratégia a ser considerada no tratamento.

O efeito do mascaramento pode ser medido pela inibição residual, observada pela primeira vez em 1903. Inibição residual é a capacidade de um som, de frequência e intensidade adequadas, em atenuar ou suprimir o zumbido por um breve período. O som **gatilho** da inibição residual deve ser aplicado na orelha (ou orelhas) com zumbido, em intensidade mais alta que a intensidade do zumbido, por um ou dois minutos. Depois que esse som é retirado, o zumbido pode ser totalmente ou parcialmente suprimido. Geralmente, há um período de silêncio completo, seguido por um retorno gradual do zumbido ao seu nível original. O efeito dura menos de 5 minutos em 90% das pessoas, mas, em casos raros, uma hora ou mais. Nem todos podem experimentar inibição residual; para aqueles que não o fazem, o mascaramento do zumbido provavelmente será ineficaz.[9]

EFICÁCIA DA TERAPIA DE MASCARAMENTO

A seguir, serão apresentados alguns ensaios clínicos que utilizaram a terapia de mascaramento como alternativa de tratamento para o zumbido. Vale lembrar que muitos ensaios clínicos em zumbido apresentam limitações metodológicas, incluindo medidas de desfecho e cálculo estatístico inapropriado, amostras com tamanho insuficiente, problemas com cegamento e randomização.[11]

Em 1980, um estudo com 58 pacientes com zumbido que utilizaram dispositivos mascaradores ou próteses auditivas convencionais por algumas semanas mostrou, por meio de questionário subjetivo, mascaramento satisfatório do zumbido em 50% dos casos com próteses auditivas e em 10% com mascaradores.[12]

Em 1985, uma pesquisa com 472 pacientes com zumbido, sendo 382 avaliados seis meses após a adaptação de próteses auditivas convencionais, dispositivos mascaradores e próteses auditivas combinadas com gerador de som, concluiu que mascaradores são mais efetivos do que as próteses auditivas convencionais. Entretanto, os autores concordam que a adaptação de próteses auditivas é o tratamento mais apropriado para pacientes com zumbido e perda de audição significativa.[13]

No mesmo ano, 200 usuários de próteses auditivas foram avaliados por meio de questionário subjetivo e, dos 62% que apresentavam zumbido, 50% referiram mascaramento total ou parcial com o uso de próteses auditivas convencionais. Nos casos de zumbido severo, observou-se mascaramento apenas parcial.[14]

Em 1990, um estudo retrospectivo, com 784 pacientes do banco de dados da Oregon Hearing Reseach Center, mostrou que 9% optaram pelo uso de próteses auditivas convencionais, 25% por dispositivos mascaradores e 66% por próteses auditivas combinadas com gerador de som. Os autores preconizam o uso de próteses auditivas como a primeira opção de tratamento em pacientes com zumbido e perda de audição, mas, caso as próteses auditivas convencionais não promovam o mascaramento do zumbido, são substituídas por instrumentos combinados.[15]

Na mesma época, uma análise de diferentes tratamentos para o zumbido (eletroestimulação transtimpânica, *biofeedback*, mascaramento e prótese auditiva), em 462 pacientes adultos por mais de três anos. Observou que dos 30% de pacientes adaptados com próteses auditivas convencionais ou dispositivos mascaradores, 60% mostraram benefício estável pelo período de três anos.[16]

Ao comparar os resultados obtidos com pacientes utilizando prótese auditiva convencional, ou geradores de som regulados para o mascaramento parcial do zumbido, com pacientes utilizando os mesmos dispositivos regulados para o mascaramento total do zumbido, os autores concluíram que o grupo com mascaramento parcial apresentou resultados significantemente melhores do que o grupo com mascaramento total. A remissão completa do zumbido ocorreu em 20 a 30%, e a remissão parcial em 50 a 60% dos pacientes.[17]

Em 2009, um estudo apresentou um resultado curioso. Os autores observaram que indivíduos que tinham autonomia para controlar o som mascarador mostraram maior interferência do zumbido ao longo dos testes, e uma taxa de melhora pobre em comparação com aqueles que não podiam controlar o som. Embora os autores tivessem a ideia de que ter controle sobre o som pudesse dar mais confiança ao paciente, os resultados mostraram que controlar o som mascarador pode aumentar o foco na sensação, resultando num efeito rebote, com aumento da percepção do zumbido.[18]

Em 2012, um estudo retrospectivo, com 70 pacientes adultos, com perda auditiva de grau leve a severo e zumbido crônico, que receberam próteses auditivas convencionais e foram reavaliados após três meses de uso; mostrou que 26 pacientes referiram mascaramento total do zumbido, 28 referiram mascaramento parcial, e 16 nenhum mascaramento. Os autores concluíram que o uso da prótese auditiva pode reduzir a percepção e melhorar a reação ao zumbido. Referem melhor prognóstico quando há boa audição em frequências graves, forte reação ao zumbido, e se a frequência do mesmo está dentro da faixa de frequência da prótese auditiva escolhida.[19]

Em 2016, um ensaio clínico comparou a efetividade da terapia do mascaramento e da terapia de habituação do zumbido, com dois grupos-controle um grupo recebeu aconselhamento sobre zumbido, e o outro ficou na fila de espera aguardando tratamento. Os resultaram mostraram que as três intervenções foram eficientes na redução da severidade do zumbido, após 6 meses de tratamento, sem diferença significativa entre os grupos. O grupo que ficou aguardando tratamento não apresentou melhora.[20]

CONSIDERAÇÕES FINAIS

Muitas vezes, utilizamos abordagens híbridas ou complementares em nossa prática clínica, que visa atender as necessidades individuais de cada paciente. E, apesar da terapia do mascaramento ser uma das primeiras terapias sonoras descritas, e sua utilização ter sido substituída por outras abordagens mais recentes, ela ainda encontra espaço como alternativa terapêutica, especialmente para aqueles que anseiam por alívio imediato do zumbido.

REFERÊNCIAS BIBLIOGRÁFICAS

1. Norena A. The long road to the neurosciences of tinnitus. Proceedings of the 3rd. Tinnitus Research Initiative Meeting from Clinical Practice to Basic Neuroscience and Back. Stresa, Italy; 2009:25.
2. Bauer C. Mechanisms of tinnitus generation. Otolaryngology & Head & Neck Surgery. 2004;12(3) 413-17.
3. Norena AJ, Eggermont J. Enriched acoustic enviroment after noise trauma reduces hearing loss and prevents cortical map reorganization. J Neurosci. 2005;25:699-705.
4. Folmer RL, Carroll JR. Long-term effectiveness of ear-level devices. Otolaryngology-Head and Neck Surgery. 2006;134:132-7.
5. American Tinnitus Association. [acesso em: 11 de outubro de 2021]. Disponível em: [https://www.ata.org/managing-your-tinnitus/treatment-options/sound-therapies].
6. Vernon J. The use of masking for relief of tinnitus. In: Silverstein H, Norrell H, eds. Neurological surgery of the ear Vol. II. Birmingham: Aesculapius; 1976:104-18.
7. Vernon J. Attemps to relieve tinnitus. J Am Audiol Soc. 1977;2:124-31.
8. Henry JA, Schechter MA, Zaugg TL, et al. Clinical Trial to compare tinnitus masking and tinnitus retraining therapy. Acta Oto-Laryngologica. 2006;126:64-9.

9. Wikipedia, the free encyclopedia. [acesso em: 11 de outubro de 2021]. Disponível em: [https://en.wikipedia.org/wiki/Tinnitus_masker].
10. Henry JA, Zaugg TL, Schechter MA. Clinical guide for audiologic tinnitus management I: Assessment. American Journal of Audiologr. 2005;14:21-48.
11. Landgrebe M, Azevedo A, Baguley D, et al. Metodological aspects of clinical trials in tinnitus: A proposal for an international standard. Journal of Psychosomatic Research. 2012;73:112-21.
12. Kiessling J. Masking of Tinnitus aurium by maskers and hearing aids. Br J Audiol. 1991;25(3):163-9.
13. Hazel JW, Wood SM, Cooper HR, et al. A clinical study of tinnitus maskers. Br J Audiol. 1985;19(2):56-146.
14. Surr RK, Montgomery AA, Mueller HG. Effect of amplification on tinnitus among new hearing aid users. Ear Hear. 1985;6(2):71-5.
15. Vernon JA, Griest S, Press L. Attributes of tinnitus and the acceptance of masking. Am J Otolaryngol. 1990;11(1):44-50.
16. Von Wedel H. Tinnitus diagnosis and therapy in the aged. Acta Otolaryngol Suppl. 1990;476:195-01.
17. Von Wedel H, von Wedel UC, Streppel M, Walger M. Effectiveness of parcial and complete instrumental masking in chronic tinnitus. HNO. 1997;45(9):690-94.
18. Hesser H, Pereswetoff-Morath CE, Andersson G. Consequences of controlling background sounds: the effect of experiential avoidance on tinnitus interference. Rehabil Psychol. 2009;54:381-9.
19. McNeill C, Tavola-Vieira D, Alnafjani F, et al. Tinnitus pitch, masking, and the effectiveness of hearing aids for tinnitus therapy. Internat J Audiol. 2012;51:914-19.
20. Henry JA, Stewart BJ, Griest S, et al. Multisite randomized controlled trial to compare two methods of tinnitus intervention of two control conditions. Ear & Hearing. 2016;37:346-59.

TRATAMENTO FARMACOLÓGICO DO ZUMBIDO

CAPÍTULO 38

Ricardo Rodrigues Figueiredo
Andréia Aparecida de Azevedo

INTRODUÇÃO

Para muitos pacientes e profissionais de saúde, um dos tratamentos mais desejáveis seria algum tipo de "pílula mágica" capaz de proporcionar alívio sintomático para portadores de zumbido. Embora muito se tenha tentado, ainda estamos distantes dela, e, de fato, talvez nunca venhamos a descobrir, já que se trata de um sintoma com múltiplas origens, e não uma doença, o que requer estratégias de tratamento distintas e individualizadas. O tratamento deve, portanto, ser dirigido à causa dele. Caso uma causa não possa ser determinada ou não mais esteja presente (zumbido como uma sequela), ainda assim é possível tratá-lo.

Embora controversa, a farmacoterapia é uma possibilidade. Em consenso publicado pela AAO-HNS, não há fármaco recomendado para o tratamento do zumbido, também nenhuma droga aprovada pela FDA para tal finalidade. Entretanto, em artigo de revisão sobre o tema,[1] os autores concluem, com base no conhecimento atual de Neurofisiologia e Bioquímica, não haver nenhuma razão para que o zumbido não possa ser farmacologicamente abordado. Adicionalmente, em artigo recente que analisou casos de cura do zumbido,[2] o tratamento mais frequentemente reportado como eficaz foi o farmacológico.

A nosso ver, existem múltiplas razões que podem explicar tais controvérsias, assim como a dificuldade em se replicar resultados positivos, a saber:

- Como o zumbido é um sintoma multifatorial, pode ser causado ou modulado por diferentes condições, logo a amostra de um estudo costuma ser completamente diferente da de outro. Para não mencionar a inviabilidade em conseguir parear grupos de estudo, já que em geral, em um mesmo indivíduo, dois ou mais fatores se somam para determinar o zumbido.
- O incômodo gerado pelo zumbido difere entre pacientes, então, dependendo do grau de incômodo, a amostra de um estudo pode ser diferente da de outro.
- Aspectos sociais e culturais do zumbido podem variar entre diferentes regiões e países.
- A metodologia empregada pode variar entre diferentes estudos.
- As doses dos fármacos estudados costumam diferir de estudo para estudo.
- O efeito placebo é usualmente muito significativo em estudos sobre zumbido (em torno de 40% de resposta com o uso de fármaco placebo).[3]
- Outro ponto incerto é a duração mínima do tratamento (em geral três meses), não havendo consenso quanto à duração máxima, que deve, a nosso ver, ser individualizada.
- A maioria dos estudos avaliou o tratamento monoterapia, poucos deles testaram combinações de tratamento.

A nosso ver, o tratamento do zumbido constitui, portanto, uma questão de levar a droga correta, na quantidade correta, ao local correto. Em outras palavras, um tratamento individualizado, análogo à dualidade "chave-fechadura": encontrar a chave correta para a fechadura exata, de cada zumbido em particular. Isso, sem dúvida, aplica-se aos tratamentos farmacológicos e não farmacológicos.

MECANISMO DE AÇÃO DAS DROGAS

Na nossa experiência clínica e acadêmica, as drogas para o tratamento do zumbido podem ter os seguintes mecanismos de ação:

- Melhorar o suprimento vascular e metabólico para a orelha interna;
- Ação em canais iônicos (sódio, potássio e cálcio);
- Ação na produção e ou recaptação de neurotransmissores cerebrais, e ou seus receptores (principalmente glutamato, GABA, dopamina e serotonina);
- Outros mecanismos de ação.

Nem todas as drogas possuem mecanismos de ação totalmente elucidados no que tange ao zumbido, enquanto outras apresentam múltiplos mecanismos de ação. Usaremos a classificação abaixo para efeitos didáticos. Este capítulo abordará somente os tratamentos farmacológicos, e não o uso de suplementos.

DROGAS COM AÇÃO NO SUPRIMENTO VASCULAR E METABÓLICO DA ORELHA INTERNA

Trimetazidina

Trata-se de uma droga anti-isquêmica, utilizada na Cardiologia como coadjuvante no tratamento da *angina pectoris*. Vem sendo utilizada na Europa para o tratamento de tonturas e zumbidos desde os anos de 1970. A trimetazidina aumenta a produção de ATP e desvia o metabolismo dos ácidos graxos para glicose, reduzindo, assim, a acidose celular, a sobrecarga de cálcio, e protegendo contra lesões causadas pela produção de radicais livres. Alguns estudos sugerem que a droga é mais efetiva em zumbidos recentes (até 1 ano de sintoma), sendo a posologia recomendada 30 mg três vezes ao dia a 35 mg duas vezes ao dia (fórmula de liberação retardada).[4,] Efeitos colaterais são raros e leves (náuseas discretas).

Uma revisão sistemática recente concluiu que a droga não é eficaz no tratamento da doença de Ménière. Com relação ao zumbido, de maneira análoga a muitas outras drogas, os resultados positivos iniciais[5] não foram replicados. A Agência Europeia de Medicamentos (European Medicine Agent) publicou um comunicado em 2012 em que não recomenda a utilização da trimetazidina para o tratamento do zumbido e tonturas, devido à falta de evidências acadêmicas e aos possíveis efeitos colaterais, incluindo parkinsonismo e tendência a quedas.[6] Em nossa experiência com a droga desde os anos 2000, observamos bons resultados em alguns casos de zumbido recente, e nunca verificamos os efeitos colaterais acima citados, sendo a droga, em geral, muito bem tolerada. É contraindicada para portadores do mal de Parkinson, e não há indicação em bula para tratamento do zumbido, no Brasil.

Ginkgo Biloba (GB)

Vários extratos de GB têm sido utilizados para o tratamento de múltiplas condições clínicas, incluindo tonturas e zumbidos. No caso do zumbido, a maioria dos trabalhos empregou o extrato EGb 761. Foi demonstrado que o GB é capaz de melhorar o fluxo sanguíneo coclear, bem como o suprimento de glicose e oxigênio para as células ciliadas. A redução da viscosidade sanguínea e a deformabilidade das hemácias também foi descrita, bem como o aumento na recaptação de serotonina em nível sináptico. Supõe-se que o GB também seja mais efetivo para zumbidos recentes (com até 2 anos de existência), sendo a dosagem ideal a de 120 mg, 2 vezes ao dia.[7] Efeitos colaterais observados incluem cefaleia e sangramentos. Deve-se, portanto, ter cautela com o uso em pacientes anticoagulados e candidatos a procedimentos cirúrgicos (recomenda-se suspensão 15 dias antes do procedimento).

Trata-se de uma das drogas mais estudadas para o tratamento do zumbido, e, embora alguns estudos tenham demonstrado benefícios, estes não foram replicados na maioria dos demais. Uma revisão sistemática Cochrane, incluindo 1.543 pacientes, de quatro ensaios clínicos (em três deles o zumbido era a queixa primária, e em um eram pacientes com demência leve a moderada, alguns deles com zumbido), concluiu que as evidências de benefício são limitadas.[8] Para os pacientes com demência, houve uma redução pequena, porém estatisticamente significante, do zumbido. Em nossa experiência, o GB EGb 761 pode ser útil em alguns casos de zumbido recente. No Brasil há indicação em bula para tratamento do zumbido.

Pentoxifilina

A pentoxifilina é uma droga com propriedades hemorreológicas, capaz de melhorar o fluxo sanguíneo coclear. Um artigo recente comparou a ação de pentoxifilina, na dose de 600 mg, duas vezes ao dia, com o EGb 761, na dosagem de 120 mg, duas vezes ao dia, obtendo resultados similares (alívio do zumbido, validado pelo questionário mini-TQ).[9] Entretanto, dada a ausência de grupo placebo, os resultados são, no mínimo, discutíveis.

A pentoxifilina pode ser utilizada nas dosagens de 400 mg, três vezes ao dia, ou 600 mg, duas vezes ao dia. Deve ser utilizada com cautela em diabéticos (potencializa o efeito dos hipoglicemiantes), nos distúrbios cardíacos e da coagulação (pode aumentar o risco de sangramento). No Brasil há indicação em bula para os distúrbios da orelha interna, mas não especificamente para o zumbido.

Vimpocetina

A vimpocetina age como vasodilatador cerebral, além de possuir efeito de neuroproteção. Atua no bloqueio de canais de sódio e cálcio, inibe a fosfodiesterase, e aumenta a produção de dopamina. Um único estudo sugere efeito benéfico em zumbido associado à trauma acústico (melhora em 50% dos casos).[10]

A dose inicial recomendada é de 5 mg, três vezes ao dia, junto às refeições. Após um mês, a dose deve ser reduzida para 5 mg, 1 vez ao dia. É em geral bem tolerada, os raros efeitos colaterais incluem hipotensão arterial, aumento do intervalo QT, sonolência e desconforto intestinal. Em nossa experiência, a vimpocetina pode ser útil em alguns casos, especialmente em zumbidos mais recentes (até 2 anos de evolução). No Brasil não há indicação em bula para tratamento do zumbido.

Betaistina

A betaistina é um antagonista dos receptores histamínicos H3, produz vasodilatação e está indicada para tratamento de disfunções vestibulares. Alguns estudos sugerem efeitos benéficos em zumbidos associados a disfunções vestibulares, especialmente na doença de Ménière.[11] Revisão sistemática Cochrane concluiu não haver evidências suficientes que suportem o uso da betaistina para o tratamento do zumbido, ressaltando a qualidade moderada a baixa dos estudos clínicos existentes.[12] Temos utilizado a droga com algum sucesso em casos sugestivos de "Ménière coclear", em que, mesmo na ausência de tontura, ocorre zumbido, plenitude e perda auditiva neurossensorial ou condutiva em frequências graves.

A posologia recomendada em bula é de 8 a 24 mg, duas vezes ao dia, preferencialmente junto às refeições. Entretanto existem inúmeros trabalhos que preconizam doses ainda maiores nas disfunções vestibulares. A droga é, em geral, muito bem tolerada. Os efeitos colaterais mais frequentes são náuseas e epigastralgia, que raramente ocorrem quando a droga é administrada junto às refeições. Está contraindicada em pacientes com asma severa, úlcera péptica ativa e feocromocitoma. No Brasil há indicação em bula para tratamento do zumbido.

DROGAS COM AÇÃO EM CANAIS IÔNICOS
Bloqueadores de Canais de Sódio

Embora os efeitos imediatos da aplicação endovenosa de lidocaína, em um número significativo de pacientes com zumbido, sejam conhecidos há décadas,[13] seu uso para o tratamento do mesmo não é viável, devido à efemeridade dos efeitos positivos e aos importantes efeitos colaterais cardiológicos da droga. Vários medicamentos com ação similar (bloqueio dos canais de sódio) foram testados considerando tal premissa.

Anticonvulsivantes foram adotados, especialmente em seguida ao teste da lidocaína positivo (melhora significativa ou abolição do zumbido após administração endovenosa). A carbamazepina e a lamotrigina foram avaliadas; entretanto, revisão Cochrane sobre anticonvulsivantes para o tratamento do zumbido não foi capaz de estabelecer resultados positivos.[14] Tem indicação clássica na síndrome tônica do tensor do tímpano (STTT). No Brasil não há indicação em bula para o tratamento do zumbido.

Moduladores de Canais de Potássio

O modulador de canais de potássio Kv7 flindokalner foi avaliado para o tratamento do zumbido em modelos animais, com bons resultados naqueles associados aos salicilatos.

Os canais de potássio Kv3 estão presentes nas vias auditivas do tronco encefálico, especialmente núcleos cocleares. Alterações no funcionamento desses canais têm sido implicadas na geração de zumbido associado à exposição a ruído e fenômenos neuroplásticos patológicos. O estudo de fase II QUIET-1, realizado na Inglaterra, em que moduladores desses canais foram testados para o tratamento do zumbido, não mostrou resultados positivos.[15] O estudo questiona ainda a reprodutibilidade de resultados obtidos em animais para os seres humanos, dada a ausência de feitos benéficos nesses.

Bloqueadores de Canais de Cálcio
Gabapentina

Não existe consenso quanto ao mecanismo de ação da gabapentina, mas, além da possível atividade GABAérgica, supõe-se que sua principal ação seja como bloqueadora de canais de cálcio. Sua principal indicação é para o tratamento da dor neuropática e como anticonvulsivante. Cinco estudos randomizados foram realizados com a droga,[16] e em um pode-se observar resultados positivos, em um subgrupo de pacientes com zumbido associado à exposição a ruído.[16] Revisão sistemática conclui que as evidências são escassas para recomendar a gabapentina para o tratamento do zumbido.[17]

A dose recomendada varia de 1.800 a 2.400 mg diários, em doses crescentes. Os efeitos colaterais usualmente são leves ou moderados, dentre eles desconforto gástrico, tontura e sonolência. Nossa experiência com a gabapentina é limitada, mas acreditamos que possa beneficiar alguns pacientes. No Brasil não há indicação em bula para o tratamento do zumbido. A pregabalina, agente anticonvulsivante análogo à gabapentina, tem sido proposta para o tratamento do zumbido.

Nimodipina

A nimodipina é um bloqueador de canais de cálcio que melhora o fluxo sanguíneo cerebral, e cuja principal indicação terapêutica é o tratamento de hemorragias subaracnóideas. Para o tratamento do zumbido as evidências são fracas, e decorrem de ensaios clínicos abertos não randomizados, cujos resultados são pobres.

Estudo sul-coreano recente demonstrou que o uso combinado de nimodipina (na dose de 10 mg dia, por via endovenosa) e corticoesteroides, para tratamento da surdez súbita idiopática, apresenta resultados superiores ao uso de corticoesteroide isolado.[18] No Brasil não há indicação em bula para tratamento do zumbido.

DROGAS COM AÇÃO EM NEUROTRANSMISSORES E OU SEUS RECEPTORES
Glutamato

O glutamato é o principal neurotransmissor excitatório nas vias aéreas auditivas, o que o torna um potencial alvo para o tratamento do zumbido. Foi demonstrado que a excitotoxicidade do glutamato está relacionada com o zumbido, especialmente nos estágios iniciais.[19] Existem duas classes de receptores glutamatérgicos:

1. Os ionotrópicos que incluem AMPA, NMDA e cainato;
2. Os metabotrópicos.

Os receptores NMDA são os mais estudados para o tratamento do zumbido.

Memantina

A memantina é um bloqueador NMDA, reduz a excitotoxicidade e o influxo de íons Ca^{++} através do receptor. Sua indicação principal é para o tratamento do mal de Alzheimer. Estudos experimentais demonstraram benefício da memantina no tratamento do zumbido em animais. Entretanto, ensaios clínicos em seres humanos não foram capazes de demonstrar benefício claro. Há evidências que seu uso prolongado (acima de 6 meses) pode ser útil.[20]

A dose usual é de 10 mg, 2 vezes ao dia, em doses crescentes, começando com 5 mg à noite, e aumentando 5 mg a cada semana, até o total de 20 mg ao dia, em duas tomadas. Efeitos colaterais são raros e leves, e incluem tontura e cefaleia. Em nossa experiência, a droga pode ser útil em pacientes com zumbido e alterações cognitivas associadas. No Brasil não há indicação em bula para tratamento do zumbido.

Acamprosato

O acamprosato é um análogo da taurina, age como bloqueador NMDA e GABAérgico (duplo mecanismo de ação). É indicado para o tratamento do alcoolismo. O primeiro estudo duplo-cego placebo foi realizado no Brasil e evidenciou redução acentuada nos escores da escala visual-análoga, após três meses de tratamento, na dose de 333 mg, três vezes ao dia.[21] Os efeitos colaterais costumam ser brandos, e podem incluir epigastralgia e flatulência. Posteriormente, dois estudos randomizados, realizados na Índia e no Irã, replicaram tais resultados. A droga não está mais disponível comercialmente no Brasil desde 2006. Um estudo experimental utilizando suplementação dietética da taurina também demonstrou efeitos benéficos.[22]

AM-101 (Esquetamina)

Esta droga, um bloqueador NMDA, tem sido administrada por via transtimpânica para tratar pacientes com zumbido agudo (até 3 meses de instalação). Infelizmente, os estudos de fase 3 foram suspensos pela ausência de resultados positivos.

Caroverina

A caroverina é um potente bloqueador competitivo do receptor glutamatérgico AMPA e, em altas doses, bloqueador não competitivo do receptor NMDA. É utilizada como antiespasmódico. Alguns estudos demonstraram efeito imediato, com alívio do zumbido após uma única dose endovenosa da droga, entretanto tais resultados não se sustentam após injeção inicial. A caroverina não está disponível comercialmente no Brasil.

Gaciclidina

A gaciclidina é um bloqueador NMDA com efeitos neuroprotetores. Ensaio clínico perfundiu a gaciclidina, de forma contínua, através da janela redonda de seis pacientes com surdez unilateral e zumbido. Observou-se alívio temporário do zumbido.

Neramexane

O neramexane age como antagonista de receptores NMDA e colinérgicos nicotínicos. Os resultados promissores dos estudos de fase II não foram confirmados em ensaio clínico fase III.[13]

Selurampanel

Trata-se de um antagonista dos receptores glutamatérgicos AMPA e cainato. Um estudo prova de conceito mostrou resultados promissores após duas semanas de tratamento em pacientes com zumbido moderado a catastrófico.[13] Entretanto o seu uso seria limitado pelos severos efeitos colaterais.

GABA

Uma revisão sistemática sobre o uso de benzodiazepínicos (atuam como GABAérgicos) para o tratamento do zumbido concluiu que não há evidências robustas ao seu uso; todavia, apontam o clonazepam como o mais efetivo dentre as drogas dessa classe de fármacos.

Clonazepam

O clonazepam é um benzodiazepínico com propriedades anticonvulsivantes. Trata-se de um agonista dos receptores GABA-A. Possui efeito inibitório nos tratos olivococleares, medial e lateral. Em estudo aberto, o clonazepam reduziu o incômodo gerado pelo zumbido em 32% dos pacientes.[23] Em estudo randomizado placebo, o clonazepam apresentou resultados significativos, embora a amostra tenha sido muito pequena (dez pacientes por braço do estudo). Em estudo randomizado *cross-over* com ginkgo biloba, em subdoses (40 mg/dia) deste último, observou-se efeitos superiores do clonazepam.[24]

O clonazepam é uma medicação barata, disponível no Sistema Único de Saúde. A dose usualmente empregada para o tratamento do zumbido é 0,5 mg à noite, preferencialmente na forma de gotas (0,1 mg por gota), o que torna o "desmame" mais fácil. Os efeitos colaterais mais comuns são sonolência, retenção urinária e, como em todos os benzodiazepínicos, risco de dependência química. Deve ser evitado em pacientes com glaucoma e hipertrofia prostática. No Brasil há indicação em bula para tratamento do zumbido. Em nossa experiência trata-se de droga extremamente útil para o tratamento do zumbido, a depender do caso, e quando utilizadas as precauções devidas.

Alprazolam

O alprazolam apresenta meia-vida plasmática mais curta do que o clonazepam. Um único ensaio clínico duplo-cego placebo realizado evidenciou resultados encorajadores.[25] Entretanto, limitações metodológicas, como tamanho reduzido da amostra, metodologia estatística empregada e falta de replicação dos dados, devem ser consideradas. No Brasil não há indicação em bula para o tratamento do zumbido.

Baclofen

O baclofen é um agonista dos receptores GABA-B, utilizado como relaxante muscular. Apesar dos resultados encorajadores em estudos experimentais em animais, um estudo duplo-cego placebo não mostrou resultados positivos.[26] Mais recentemente, novos estudos realizados em animais demonstraram eficácia em zumbido associados ao trauma acústico, o que reforça a necessidade de novos ensaios clínicos em humanos. No Brasil não há indicação em bula para tratamento do zumbido.

Vigabatrina

A vigabatrina é um anticonvulsivante, que inibe de forma irreversível a enzima GABA-transaminase, o que favorece a atividade GABAérgica. Estudo experimental em animais demonstrou efeito benéfico significativo em zumbido associado ao trauma acústico.[27] Não há, até o presente momento, ensaios clínicos em seres humanos, provavelmente pela alta incidência de efeitos adversos graves, incluindo cegueira. No Brasil não há indicação em bula para tratamento do zumbido.

Serotonina

Atualmente, os inibidores seletivos da recaptação da serotonina (ISRS) são largamente utilizados como antidepressivos, já que em grande parte subtituiram as versões mais antigas dessa classe de fármacos (inibidores da monoaminaoxidase e tricíclicos). O racional para o uso de antidepressivos para o tratamento do zumbido decorre da frequente associação entre zumbido e depressão/ansiedade (40 a 60% dos casos). Revisão sistemática sobre o tema concluiu não existir evidência sobre efeito direto dos antidepressivos sobre o zumbido; entretanto, esses podem atuar sobre o quadro depressivo associado.[28] Cabe lembrar que o zumbido está entre os efeitos adversos possíveis dos antidepressivos, talvez pela maior excitabilidade neuronal e ou pelo aumento dos níveis de serotonina central. Nos casos de suspeita de depressão ou ansiedade associadas ao zumbido, encaminhamos o paciente para avaliação psiquiátrica. No Brasil não há indicação em bula de antidepressivos para tratamento do zumbido.

Sertralina

A sertralina é um ISRS amplamente utilizado como antidepressivo. Ensaio clínico concluiu que a sertralina é superior ao placebo no tratamento do zumbido.[29] O tratamento foi realizado por 16 semanas, com dose inicial de 25 mg diários na primeira semana, passando a 50 mg diários nas semanas subsequentes. De acordo com os autores, após um alto índice de *drop-outs* nas primeiras 2 semanas (17% dos participantes), a droga foi bem tolerada. Os efeitos adversos mais frequentemente relatados foram náuseas, diarreia, tontura e sonolência.

Trazodona

A trazodona é um modulador serotoninérgico utilizado como antidepressivo. Ensaio clínico realizado com o fármaco para o tratamento do zumbido não foi capaz de demonstrar superioridade em relação ao placebo.

Ciclobenzaprina

A ciclobenzaprina é um relaxante muscular de ação central, utilizada para o tratamento de desordens musculares e fibromialgia. Seu mecanismo de ação é incerto e, provavelmente, múltiplo (bloqueio de receptores 5 HT 2, H1 e mACh, além do aumento dos níveis de noradrenalina).

Estudo experimental demonstrou supressão parcial a completa do zumbido, associado a trauma acústico em ratos. Dois ensaios clínicos abertos[30,31] concluíram que a ciclobenzaprina pode ser efetiva no alívio do zumbido na dose de 30 mg diários. Não foram feitas análises por subgrupos, não sendo possível determinar se a droga poderia ser mais efetiva em zumbidos somatossensoriais, e não há, até o presente momento, estudos controlados contra placebo. Os efeitos adversos mais frequentes são sonolência, que é dose-dependente e que muitas vezes limita o tratamento, e ressecamento da mucosa oral. Não pode ser utilizada em conjunto com inibidores da monoaminoxidase.

Temos utilizado a ciclobenzaprina com frequência, com resultados positivos em alguns pacientes. Iniciamos com 10 mg à noite, e tentamos gradualmente aumentar a dose até 30 mg diários, divididos em duas a três tomadas, a depender do grau de sonolência.

Dopamina

A dopamina participa da neurotransmissão das vias auditivas periféricas e centrais. Na orelha interna, a liberação de dopamina pelas terminações do sistema eferente lateral exerce efeito inibitório. Acredita-se que no sistema nervoso central haja atividade dopaminérgica excitatória em várias áreas associadas ao zumbido, como o córtex pré-frontal, o córtex temporal e temporoparietal, e o sistema límbico.

Piribedil

O piribedil é uma droga antiga que age como agonista dopaminérgico. Sua principal indicação é como coadjuvante no tratamento do mal de Parkinson, mas também pode ser utilizada no tratamento de tontura e zumbido. Em ensaio clínico randomizado duplo-cego *cross-over* placebo não foi possível observar efeito benéfico no tratamento do zumbido, exceto para o subgrupo de pacientes com duplo-pico no potencial de ação à eletrococleografia.[32]

No Brasil existia indicação para tratamento do zumbido em bula, entretanto a droga foi descontinuada há alguns anos. A dose recomendada é 50 mg no almoço, cuja intenção é minimizar os efeitos adversos mais comuns, epigastralgia e náuseas. Chegamos a usar esta droga com bons resultados em alguns pacientes.

Pramipexol

Trata-se de um agonista de receptores D2 e D3, utilizado no tratamento do mal de Parkinson e na síndrome das pernas inquietas. Ensaio clínico que analisou seus efeitos no tratamento do zumbido concluiu que a droga é efetiva naqueles associados à presbiacusia.[33] O esquema posológico utilizado foi o seguinte: 1ª semana 0,088 mg, 3 vezes ao dia; 2ª semana 0,18 mg, 3 vezes ao dia; 3ª semana 0,7 mg, 3 vezes ao dia; 4ª semana 0,18 mg por 3 dias e 0,088 mg, 3 vezes ao dia, pelo restante da semana. O estudo não traz informações sobre o período subsequente. Efeitos colaterais incluem alucinações e comportamento compulsivo. No Brasil não há indicação em bula para tratamento do zumbido.

Sulpirida

A sulpirida trata-se de antagonista do receptor D2 utilizada como antipsicótico. Três ensaios clínicos avaliaram seus efeitos no tratamento do zumbido, na dose de 50 mg três vezes ao dia. No primeiro ensaio clínico, o fármaco foi associado ao tratamento por meio da *Tinnitus Retraining Therapy* (TRT), no segundo, à hidroxizina (anti-histamínico), e, no terceiro, à melatonina (hormônio regulador do sono).[34] Os três estudos apresentaram resultados promissores; entretanto, faz-se necessário estudos controlados em que a droga seja administrada isoladamente.

Olanzapina

A olanzapina é um antipsicótico que atua como antagonista dos receptores D2 e 5 HT2 nas vias mesolímbica e pré-frontal. Ensaio clínico piloto aberto com 15 pacientes sugere resultados promissores, porém esses precisam ser confirmados por estudos controlados.[35]

Opioides

Naltrexona

A naltrexona é um antagonista de receptores opioides da classe μ, presente em diversas áreas cerebrais implicadas na fisiopatologia do zumbido (tálamo, giro cingulado, amígdala e *nucleus accumbens*). É utilizada no tratamento do alcoolismo de dependência de opioides. Ensaio clínico aberto demonstrou efeitos positivos no tratamento do zumbido na dose de 50 mg diários, quando comparado com pacientes de uma lista de espera que não receberam nenhum tratamento.

DROGAS COM OUTROS MECANISMOS DE AÇÃO

Corticosteroides

Os corticoides podem ser úteis no tratamento do zumbido agudo/recente (até 3 meses de instalação), já que reduzem a irritabilidade do plexo timpânico e a tensão no conduto auditivo interno. Alguns ensaios demonstraram efeitos positivos em pacientes após injeção intratimpânica de dexametasona, mas as evidências não são conclusivas.

Ocitocina

A ocitocina é um neuro-hormônio que eventualmente atua como neurotransmissor. Apesar de suas ações mais conhecidas serem no parto e na lactação, ela exerce papel bastante complexo na cognição e comportamento. Em ensaio piloto aberto, efeitos benéficos sobre o zumbido foram demonstrados após o tratamento com 16 UI diárias, fracionadas duas vezes ao dia, aplicadas por via intranasal, durante 10 semanas.[36] Não foram observados efeitos adversos. Atualmente, um novo estudo está sendo conduzido, utilizando 45 UI contra placebo (https://clinicaltrials.gov/ct2/show/NCT04210310).

Outras Drogas

Outras drogas foram testadas, para as quais não se demonstrou efeitos benéficos ou cujos resultados foram duvidosos, o que deve ser revisto em estudos mais controlados. Dentre estas podemos citar:

- *Furosemida (estudo em animais)*: diurético de alça;
- *Atorvastatina*: estatina, controle dos níveis séricos de colesterol;
- *Misoprostol*: análogo sintético da prostaglandina E1;
- *Vardenafil*: inibidor da fosfodiesterase tipo 5;
- *Vestipitant*: antagonista de receptores de neurocinina tipo 1.

SUGESTÕES PRÁTICAS PARA DISTINTOS SUBGRUPOS DE ZUMBIDO

Note-se que as sugestões abaixo estão de acordo com a experiência dos autores e não há estudos controlados que as suportem:

- Zumbido recente – Ginkgo Biloba EGb 761, trimetazidina, vimpocetina, memantina;
- Zumbido somatossensorial – Ciclobenzaprina;
- Zumbido associado a tontura – Betaistina;
- Zumbido e desordens cognitivas – Memantina;
- Zumbido associado à exposição ao ruído – Gabapentina;
- Zumbido em geral – Clonazepam.

O FUTURO

Avanços na compreensão da fisiopatologia, mecanismos moleculares da orelha interna, disfunções nas conexões neuronais centrais associadas ao zumbido devem abrir horizontes para novos fármacos. O tratamento farmacológico do zumbido certamente representará a pluralidade de aspectos relacionados a cada subgrupo de pacientes. É improvável uma "pílula mágica" que trate todos os casos, até porque vemos que os tratamentos que funcionam o fazem caso a caso, tendo em vista a heterogeneidade do sintoma. Abordagens potencialmente promissoras incluem o uso de probióticos (pela manipulação do eixo cérebro-intestino) e o uso de fármacos sobre receptores metabotrópicos (reprodução do efeito de inibição residual). O tratamento farmacológico do zumbido é uma questão de entregar a droga certa, no local exato e na quantidade adequada. Muitas das drogas potencialmente benéficas atuam em áreas do sistema nervoso central, com efeitos indesejados em redes neurais que não necessariamente são o foco da terapia. Sendo assim, terapias locais, modulação periférica, nanotecnologia e optogenética eventualmente poderão ser úteis.

CONCLUSÃO

Não há razões para se acreditar que o zumbido não possa ser farmacologicamente tratado.[1] O fato de não existir, até o presente momento, nenhuma droga aprovada pela FDA para o tratamento do zumbido não significa que uma parcela desses pacientes não possa se beneficiar do tratamento farmacológico.[2]

AGRADECIMENTOS

À Dra. Jeanne Oiticica e à Associação Brasileira de Otorrinolaringologia e Cirurgia Cérvico-Facial pela iniciativa deste livro e pelo convite para escrevermos este capítulo.

Ao Tinnitus Research Initiative pela luta incansável, provendo fundos para pesquisa experimental e clínica em zumbido e atualização científica desde 2005.

REFERÊNCIAS BIBLIOGRÁFICAS

1. Langguth B, Salvi R, Elgoyhen AB. Emerging pharmacotherapy of tinnitus. Expert Opin Emerg Drugs. 2009;14(4):687-702.
2. Sanchez TG, Valim CCA, Schlee W. Long-lasting total remission of tinnitus: A systematic collection of cases. Prog Brain Res. 2021;260:269-82.
3. Duckert LG, Rees TS. Placebo effect in tinnitus management. Otolaryngol Head Neck Surg. 1984;92(6):697-9.
4. Azevedo AA, Figueiredo, RR. Uso da Trimetazidina no tratamento do zumbido. Revista da Sociedade de ORL do Rio de Janeiro. 2005;5(1):14-7.
5. Coyas A. The efficacy of trimetazidine in cochleovestibular disorders of ischemic origin. A crossover control versus placebo trial. Ann Otolaryngol Chir Cervicofaciale. 1990;107(1):82-7.
6. EMA – European Medicines Agency (3rd September 2012). Questions and answers on the review of medicines containing trimetazidine [Internet]. 2012.
7. Sanchez TG, Kii MA, Lima AS, et al. Experiência clínica com EGb 761 no tratamento do zumbido. Arq OtorrInolarIngol. 2002;6(3):198-204.
8. Hilton MP, Zimmennann EF, Hunt WT. Ginkgo biloba for tinnitus. Cochrane Database Syst Rev. 2013;3:CD003852.
9. Procházková K, Šejna I, Skutil J, Hahn A. Ginkgo biloba extract EGb 761® versus pentoxifylline in chronic tinnitus: a randomized, double-blind clinical trial. Int J Clin Pharm. 2018;40(5):1335-41.
10. Pilgramm M, Schumann K. Need for rheologically active, vasoactive and metabolically active substances in the initial treatment of acute acoustic trauma. HNO. 1986;34(10):424-8.
11. Ganança MM, Caovilla HH, Gazzola JM, et al. Betahistine in the treatment of tinnitus in patients with vestibular disorders. Braz J Otolaryngol. 2011;77(4):499-503.
12. Wegner I, Hall DA, Smit AL, et al. Betahistine for tinnitus. Cochrane Database Syst Rev. 2018;12(12):CD013093.
13. Langguth B, Elgoyhen AB, Cederroth CR. Therapeutic approaches to the treatment of tinnitus. Annu Rev Pharmacol Toxicol. 2019;59:291-313.
14. Hoekstra CE, Rynja SP, van Zanten GA, Rovers MM. Anticonvulsants for tinnitus. Cochrane Database Syst. Rev. 2011;(7).
15. Hall DA, Ray J, Watson J, et al. A balanced randomized placebo controlled blinded phase IIa multi-center study to investigate the efficacy and safety of AUT00063 versus placebo in subjective tinnitus: The QUIET-1 trial. Hear Res. 2019;377:153-166.
16. Bauer CA, Brozosky TJ. Effect of Gabapentin on the sensation and impact of tinnitus. Laryngoscope. 2006;116(5):675-81.
17. Aazh H, El Refaie A, Humphriss R. Gabapentin for tinnitus: a systematic review. Am J Audiol. 2011;20(2):151-8.
18. Han JJ, Jung JY, Park KH, et al. Nimodipine and steroid combination therapy for idiopathic sudden sensorineural hearing loss. Otol Neurotol. 2020;41(7):e783-e789.

19. Pujol R, Puel JL. Excitotoxicity, synaptic repair, and functional recovery in the mammalian cochlea: a review of recent findings. Ann NY Acad Sci. 1999;884:249-54.
20. Figueiredo RR, Langguth B, Mello de Oliveira P, Azevedo AA. Tinnitus treatment with memantine. Otolaryngol Head Neck Surg. 2008;138(4):492-6.
21. Azevedo AA, Figueiredo RR. Tinnitus treatment with acamprosate: double-blind study. Braz J Otorhinolaryngol. 2005;71(5):618-23.
22. Brozoski TJ, Caspary DM, Bauer CA, Richardson BD. The effect of supplemental dietary taurine on tinnitus and auditory discrimination in an animal model. Hear Res. 2010;270(1-2):71-80.
23. Ganança MM, Caovilla HH, Ganança FF, et al. Clonazepam in the pharmacological treatment of vertigo and tinnitus. Int Tinnitus J. 2002;8(1):50-3.
24. Han SS, Nam EC, Won JY, et al. Clonazepam quiets tinnitus: a randomised crossover study with Ginkgo biloba. J Neurol Neurosurg Psychiatry. 2012;83(8):821-7.
25. Johnson RM, Brummett R, Schleuning A. Use of alprazolam for relief of tinnitus. A double-blind study. Arch Otolaryngol Head Neck Surg. 1993;119(8):842-5.
26. Westerberg BD, Roberson JB Jr, Stach BA. A double-blind placebo-controlled trial of baclofen in the treatment of tinnitus. Am J Otol. 1996;17(6):896-903.
27. Brozoski TJ, Spires TJ, Bauer CA. Vigabatrin, a GABA transaminase inhibitor, reversibly eliminates tinnitus in an animal model. J Assoc Res Otolaryngol. 2007;8(1):105-18.
28. Baldo P, Doree C, Molin P, et al. Antidepressants for patients with tinnitus. Cochrane Database Syst Rev. 2012;2012(9):CD003853.
29. Zöger S, Svedlund J, Holgers KM. The effects of sertraline on severe tinnitus suffering--a randomized, double-blind, placebo-controlled study. J Clin Psychopharmacol. 2006;26(1):32-9.
30. Coelho C, Figueiredo R, Frank E, et al. Reduction of tinnitus severity by the centrally acting muscle relaxant cyclobenzaprine: an open-label pilot study. Audiol Neurootol. 2012;17(3):179-88.
31. Vanneste S, Figueiredo R, De Ridder D. Treatment of tinnitus with cyclobenzaprine: an open-label study. Int J Clin Pharmacol Ther. 2012;50(5):338-44.
32. Azevedo AA, Langguth B, Oliveira PM, Figueiredo R. Tinnitus treatment with piribedil guided by electrocochleography and acoustic otoemissions. Otol Neurotol. 2009;30(5):676-80.
33. Sziklai I, Szilvássy J, Szilvássy Z. Tinnitus control by dopamine agonist pramipexole in presbycusis patients: a randomized, placebo-controlled, double-blind study. Laryngoscope. 2011;121(4):888-93.
34. Lopez-Gonzalez MA, Santiago AM, Esteban-Ortega F. Sulpiride and melatonin decrease tinnitus perception modulating the auditolimbic dopaminergic pathway. J Otolaryngol. 2007;36(4):213-9.
35. Figueiredo RR, Azevedo AA, Schlee W, Penido NO. An open pilot study to evaluate efficacy and safety of olanzapine to treat tinnitus [Presentation at the TRI Conference. Regensburg, Germany]. 2018:197.
36. Azevedo AA, Figueiredo RR, Elgoyhen AB, et al. Tinnitus treatment with oxytocin: A pilot study. Front Neurol. 2017;8:494.

TRATAMENTO CIRÚRGICO DO PORTADOR DE ZUMBIDO

CAPÍTULO 39

Ricardo Ferreira Bento
Rubens Vuono de Brito Neto
Robinson Koji Tsuji
Paula Tardim Lopes

INTRODUÇÃO

A pesquisa por doenças próprias da orelha faz parte da investigação do zumbido. Otites médias crônicas e mioclonia dos músculos da orelha média (músculo estapediano e tensor do tímpano) ou envolvendo musculaturas proximais (tensor e elevador do véu palatino, salpingofaríngeo e músculos constritores superiores que envolvem a tuba auditiva) são afecções de orelha média que podem gerar zumbido. Otosclerose e deiscência de canal semicircular são outras situações que também podem comprometer a função da orelha média ou interna e ter o zumbido como consequência. Já os tumores glômicos, malformações vasculares e fístulas arteriovenosas estão entre as causas mais comuns de zumbido pulsátil.

Neste capítulo, serão abordados os tratamentos exclusivamente cirúrgicos das doenças de orelha média que podem gerar zumbido, levando em consideração que a melhora da audição geralmente ocasiona alívio do zumbido. Em raros casos, existe uma cirurgia específica para tratamento de zumbido, quando esgotadas as possibilidades de tratamento clínico, como na mioclonia dos músculos da orelha média.

CIRURGIA DE ESTAPEDOTOMIA

Alguns pacientes com otosclerose referem um grau de incômodo maior com o zumbido do que com a perda auditiva. Entretanto, a indicação primária da cirurgia relaciona-se exclusivamente com o grau e tipo de perda auditiva. Gristwood et al.[1] relataram, com base em uma revisão de 1.014 casos de otosclerose clínica, que 65% dos pacientes com perda auditiva apresentavam zumbido.

De acordo com o estudo de Sanchez et al.[2,3] houve melhora do limiar tonal em todas as frequências analisadas (500, 1.000, 2.000 e 4.000 Hz). Além disso, a média do incômodo do zumbido avaliada pela escala análogo-visual no pós-operatório (1,57) foi significativamente menor do que no pré-operatório (8,15). Um total de 95,7% dos pacientes tiveram resultado satisfatório (melhora ou abolição) do zumbido após o terceiro mês da estapedotomia. Esses resultados estão de acordo com a revisão sistemática realizada por Cavalcante AM et al.[4]

TIMPANOPLASTIA E RECONSTRUÇÃO DE CADEIA OSSICULAR

A timpanoplastia tem como objetivos erradicar a doença da orelha média e restaurar os mecanismos de condução sonora. Contudo, alguns pacientes apresentam incômodo com o zumbido e muitas vezes questionam os resultados da cirurgia em relação à sua abolição. No estudo de Lima AS et al.,[5] 23 pacientes foram submetidos a um protocolo de investigação médica e audiológica do zumbido no pré-operatório e ao final de 180 dias após a timpanoplastia, e 82,6% dos pacientes apresentaram melhora ou abolição do zumbido neste período. A audiometria mostrou melhora do limiar tonal em todas as frequências, com exceção de 8 kHz, houve fechamento ou *gap* máximo de 10 dB NA em 61% dos casos e pega total do enxerto em 78% dos casos. O estudo concluiu que, mesmo com o fechamento parcial da membrana timpânica, a melhora auditiva influencia diretamente na redução do zumbido. Por outro lado, considerando o *gap* aéreo ósseo existente na otite média crônica (OMC), Kim HC et al.[6] mostraram que a possibilidade de melhora do zumbido após a timpanoplastia é muito baixa mesmo com perdas auditivas leves (*gap* aéreo-ósseo pré-operatório menor que 15 dB).

A reconstrução da condução sonora pode se dar somente pelo fechamento da membrana timpânica, nas cirurgias de timpanoplastia tipo I, ou ainda com o uso de próteses auditivas implantáveis de orelha média, enxerto de cortical óssea ou bigorna erodida e remodelada, ou ainda por meio de próteses de ancoramento ósseo. No estudo comparativo de Erder B. et al.[7] após a reconstrução de cadeia ossicular com a bigorna do próprio paciente e o uso de TORP (prótese de reconstrução óssea total), houve melhora significativa do *gap* aéreo-ósseo e do zumbido, enquanto aqueles pacientes submetidos à reconstrução com PORP (prótese de reconstrução óssea parcial) tiveram somente melhora significativa do *gap* aéreo-ósseo.

ABORDAGEM VASCULAR COM RADIOLOGIA INTERVENCIONISTA OU CIRURGIA TRANSMASTÓIDEA

O zumbido de origem vascular ocorre geralmente por turbulências no fluxo sanguíneo em decorrência das alterações do lúmen do vaso. As malformações, variações anatômicas vasculares e os tumores são causas bem conhecidas de zumbido pulsátil. Há relatos na literatura de alterações na tomografia computadorizada de ossos temporais como o alargamento do seio transverso ou sigmoide, formando imagem divertícular que se insinua na porção mastoídea do osso temporal ipsilateral ao zumbido. Nestas situações é possível a colocação de molas e de um *stent* para obliteração do divertículo, cessando o zumbido de forma minimamente agressiva (Fig. 39-1).[8]

Outra causa comum de zumbido vascular pulsátil é a deiscência de um seio sigmoide, mais proeminente para dentro da mastoide e orelha média ipsilateral. As cirurgias para reconstrução desta falha óssea via transmastoídea utilizam enxerto de fáscia, com patê ósseo ou fragmento ósseo cortical, mantendo-o comprimido. Os resultados são favoráveis quando esta é a causa exclusiva do zumbido.[9]

SECÇÃO DE MÚSCULOS DA ORELHA MÉDIA

O músculo tensor do tímpano, o tensor do véu palatino e os músculos da mastigação são inervados pelo ramo mandibular do nervo trigêmeo. O músculo estapédio é inervado pelo nervo do estribo, ramo do facial. A hipótese é que a mioclonia ocorre em decorrência

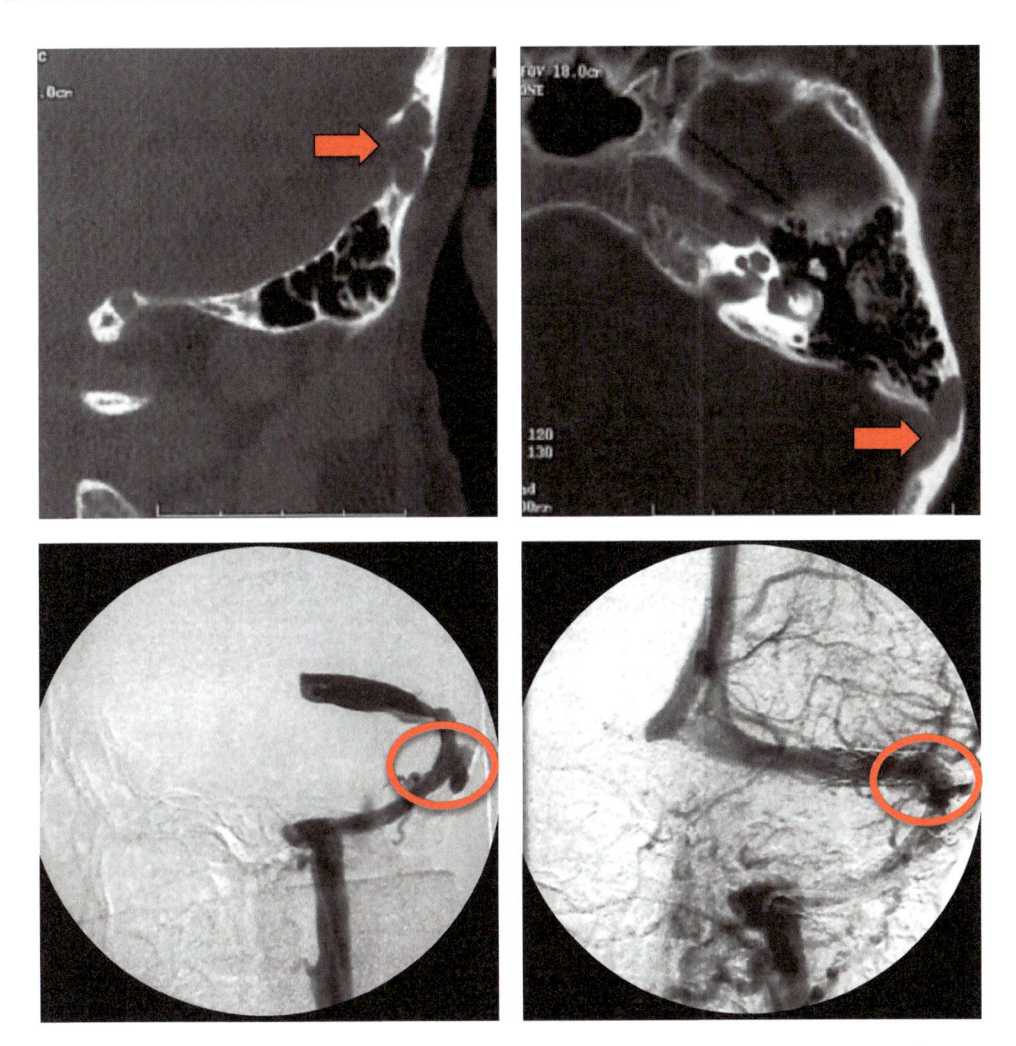

Fig. 39-1. Imagem tomográfica com sinalização pela seta vermelha de divertículo em seio sigmoide, circunscrito à direita e após radiointervenção com colocação de molas e *stent*; não se visualiza mais a presença do divertículo. (Arquivo pessoal dos autores.)

de alterações nesta inervação. É uma condição rara caracterizada por contrações musculares repetitivas anormais na cavidade timpânica, entretanto é difícil afirmar qual músculo da orelha média está comprometido.[10]

Bento *et al.* descrevem pela primeira vez um caso de zumbido objetivo de alta frequência causado por mioclonia dos músculos da orelha média. Durante o procedimento de timpanomastoidectomia exploradora, foi observada abolição completa do zumbido durante a administração do curare para anestesia. Procedeu-se então à secção do tendão do estapédio e do tensor do tímpano e o paciente evoluiu com abolição do zumbido, confirmando o diagnóstico de mioclonia.[11-13]

O tratamento cirúrgico das mioclonias envolve, portanto, a secção do tendão do suposto músculo acometido com resolução do zumbido entre 67-100% dos casos (Fig. 39-2).[14]

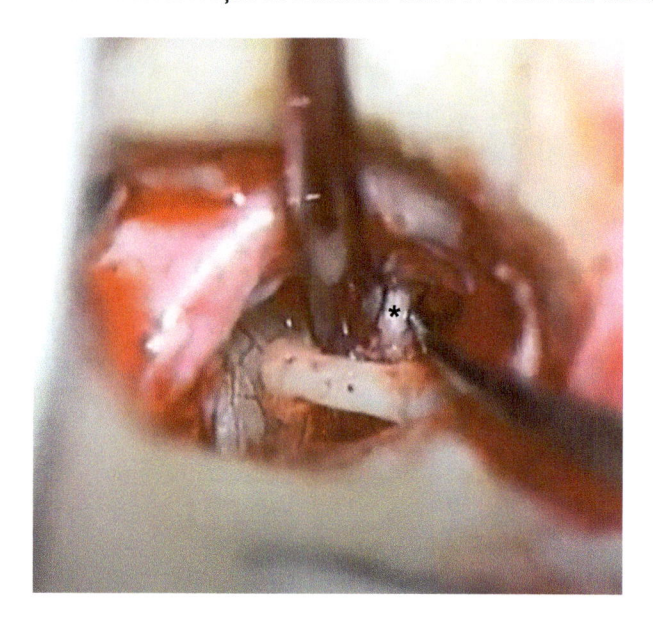

Fig. 39-2. Imagem intraoperatória de timpanotomia exploradora com sinalização com asterisco no músculo tensor do tímpano antes da sua remoção. (Arquivo pessoal dos autores.)

RESSECÇÃO DE GLÔMUS TIMPÂNICO

Os paragangliomas timpânicos são os tumores benignos mais comuns da orelha média. São embriologicamente derivados da crista neural e representam uma proliferação de células paraganglionares sendo ricamente vascularizados. Estes tumores são histologicamente benignos, mas podem crescer localmente e erodir estruturas nobres. Além disso, podem apresentar malignidade em aproximadamente 5% dos casos. Seu sintoma predominante é o zumbido pulsátil (81,4%), mas podem causar também perda auditiva (77,1%) e plenitude aural (70,2%). A cirurgia é a principal opção de tratamento, com possibilidade de cura do zumbido pulsátil.[15] Porém, a perda auditiva condutiva ou mesmo neurossensorial e o zumbido não pulsátil, que eventualmente possam existir, não devem resolver com a cirurgia.

DEISCÊNCIA DO CANAL SEMICIRCULAR SUPERIOR

A síndrome da deiscência do canal semicircular superior caracteriza-se por sintomas cocleares que incluem hiperacusia, zumbido, plenitude auricular, autofonia e sintomas vestibulares, como vertigem e oscilopsia. O nistagmo pode ser induzido por sons altos (fenômeno de Tullio) ou por manobras que alteram a pressão na orelha média, como a compressão do trágus (sinal de Hennebert). Existem várias técnicas cirúrgicas para reparar a deiscência do canal semicircular superior que incluem o tamponamento ou o

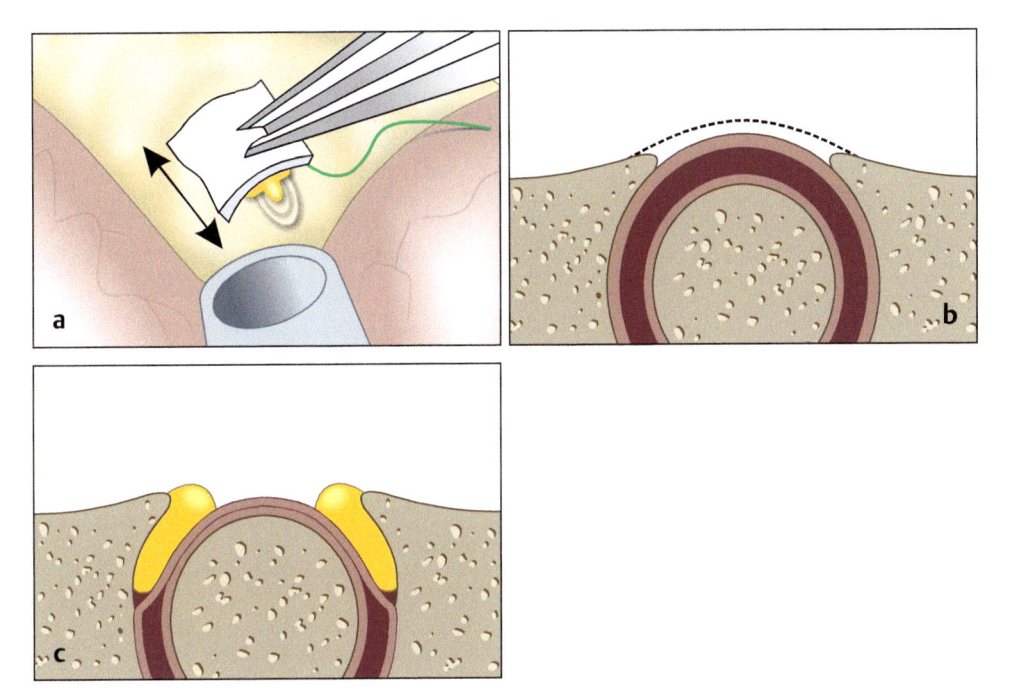

Fig. 39-3. (a,b) Fechamento da deiscência do canal semicircular utilizando material heterólogo ou patê de osso sobre a deiscência. (c) Fechamento do canal comprimindo o seu labirinto membranoso; a penetração do material heterogêneo no vestíbulo interfere na sua função.

recapeamento (Fig. 39-3). Para tamponar a deiscência, o canal é ocluído com tecido mole e/ou pó de osso. Para recapear a deiscência, pode-se usar cimento de hidroxiapatita, osso, fáscia ou cartilagem. A abordagem pode ser feita via transmastoide ou via fossa média. De acordo com a última revisão sistemática comparando as técnicas cirúrgicas para o tratamento do zumbido e autofonia causados pela deiscência de canal semicircular superior,[16] a maior taxa de melhora foi por fechamento superficial com recapeamento do canal através da via transmastoídea (90-100%).

CONCLUSÃO

Existem diversas afecções de orelha média que podem cursar com zumbido. A proposta cirúrgica deve ser analisada com cautela após falha na terapêutica clínica, demonstrando bons resultados quando preservada a audição do paciente.

REFERÊNCIAS BIBLIOGRÁFICAS

1. Gristwood RE, Venables WN. Otosclerosis and chronic tinnitus. Ann Otol Rhinol Laryngol. 2003;112:398-403.
2. Lima AS, Sanchez TG, Marcondes R, Bento RF. The effect of stapedotomy on tinnitus in patients with otospongiosis. Ear Nose Throat J. 2005;84:412-4.

3. Lima AS, Sanchez TG, Moraes MFB, et al. Efeito da timpanoplastia no zumbido de pacientes com hipoacusia condutiva: seguimento de seis meses. Revista Brasileira de Otorrinolaringologia. 2007;73(3):384-9.
4. Cavalcante AM, Silva IM, Neves BJ, et al. Degree of tinnitus improvement with stapes surgery – a review. Braz J Otorhinolaryngol. 2018;84:514.
5. Lima AS, Sanchez TG, Moraes MFB, et al. Efeito da timpanoplastia no zumbido de pacientes com hipoacusia condutiva: seguimento de seis meses. Revista Brasileira de Otorrinolaringologia. 2007;73(3):384-389.
6. Kim HC, Jang CH, Kim YY, et al. Role of preoperative air-bone gap in tinnitus outcome after tympanoplasty for chronic otitis media with tinnitus. Braz J Otorhinolaryngol. 2018;84(2):173-7.
7. Erden B, Doblan A. Evaluation of outcomes related to hearing and tinnitus after ossicular chain reconstruction. J Craniofac Surg. 2020;31(8):2250-5.
8. Sanchez TG, Murao MS, Miranda IRT, et al. Uma nova alternativa terapêutica para o tratamento do zumbido pulsátil objetivo de origem venosa. Arquivos da Fundação Otorrinolaringologia. 2001;5(3):181-6.
9. Lee SY, Kim MK, Bae YJ, etal. Longitudinal analysis of surgical outcome in subjects with pulsatile tinnitus originating from the sigmoid sinus. Sci Rep. 2020;10(1):18194.
10. Keidar E, De Jong R, Kwartowitz G. Tensor tympani syndrome. In: StatPearls [Internet]. Treasure Island (FL): StatPearls Publishing; 2021:30085597.
11. Bento RF, Sanchez TG, Miniti A, Tedesco-Marchesi AJ. Zumbido objetivo não vascular. A Folha Médica. 1996;112(1):81.
12. Bento RF, Sanchez TG, Miniti A., Tedesco-Marchesi AJ. Zumbido objetivo contínuo de alta frequência causado por mioclonia do ouvido médio. Revista Brasileira de Otorrinolaringologia. 1996;62(4):351-5
13. Bento RF, Sanchez, TG, Miniti, A, Marchesi AJT. Continuous, high-frequency objective tinnitus caused by middle ear myoclonus. ENT Journal. 1998;77(10):814-18.
14. Wong WK, Lee MF. Middle ear myoclonus: Systematic review of results and complications for various treatment approaches. Am J Otolaryngol. 2021;43(1):103228.
15. Sweeney AD, Carlson ML, Wanna GB, Bennett ML. Glomus tympanicum tumors. Otolaryngol Clin North Am. 2015;48(2):293-304.
16. Ziylan F, Kinaci A, Beynon AJ, Kunst HP. A comparison of surgical treatments for superior semicircular canal dehiscence: A systematic review. Otol Neurotol. 2017;38(1):1-10.

MANEJO DE ZUMBIDO INDUZIDO POR COMPRESSÃO VASCULAR

CAPÍTULO 40

Jacques Magnan
Sherif Elaini
Arnaud Deveze

INTRODUÇÃO

Considerada uma "doença controversa com tratamento controverso", a síndrome do zumbido induzido por compressão vascular passou de um conceito hipotético (Jannetta,1975)[1] (Møller)[2] para uma entidade real avaliada por ressonância magnética.[3] O tratamento cirúrgico, a descompressão microvascular, realizado por procedimento retrossigmoide minimamente invasivo com endoscópio,[4] melhora os resultados e reduz os efeitos colaterais.

No entanto, a síndrome de compressão vascular do nervo auditivo no ângulo pontocerebelar (APC) como causa de zumbido ainda não é universalmente aceita, ao contrário dos nervos trigêmeos e faciais que são aceitos como causa da neuralgia do trigêmeo e espasmo hemifacial, respectivamente. Há várias razões para isso:

- Várias etiologias podem ser responsáveis pelo zumbido, e a APC pode representar uma pequena porcentagem entre elas;
- A falta de especificidade desse tipo de zumbido;
- A frequência da alça vascular em contato com o feixe de nervos acústico-facial ocorre em cerca de 20% de pacientes assintomáticos;[5-7]
- Os resultados da descompressão do nervo auditivo são substancialmente inferiores àqueles obtidos com o nervo trigêmeo ou facial.[8]

O ponto-chave do zumbido induzido por compressão vascular não está na apresentação clínica, mas na avaliação por ressonância magnética (RM) que mostra uma alça vascular em contato com o nervo auditivo no APC ou no conduto auditivo interno (CAI). Ao contrário da maioria dos diagnósticos médicos em que os sintomas levam a testes complementares, a síndrome parte da avaliação da imagem em direção ao sintoma de zumbido. A questão que surge é provar que a estrutura vascular em contato com o nervo auditivo é responsável por uma neuropatia coclear.

Consequentemente, o diagnóstico parte das imagens da RM, deve ser obrigatoriamente confirmado por testes auditivos eletrofisiológicos e então relacionado com o sintoma de zumbido. Para tratar o paciente, a cirurgia deve ser racional, e o método compreende descompressão microvascular (MV) por abordagem retrossigmoide, retrolabiríntica ou combinada.

AVALIAÇÃO DE IMAGENS DE RM

A RM do APC em aquisição tridimensional de alta resolução é a pedra fundamental[9,10] do diagnóstico e tomada da decisão cirúrgica. As sequências ponderadas em T2 usando a

CISS 3D (interferência construtiva em curso estável) ou a FIESTA 3D (investigação rápida por imagens empregando aquisição em curso estável) oferecem alta resolução espacial de artérias, veias e nervos cranianos por contraste no líquido cefalorraquidiano superintenso e branco. A investigação por imagens do APC para avaliação de uma compressão vascular do nervo auditivo é individualizada em fatias finas em série de 0,4 mm de espessura. A RM permite eliminar outras causas, como: tumor, esclerose múltipla ou aneurismas e malformações arteriovenosas.

A presença de uma alça vascular, principalmente a artéria cerebelar anteroinferior (ACAI) em contato ou paralela ao curso do nervo, é comum e suficiente para evocar um transtorno de compressão vascular. Isso também é verdade para uma alça vascular no conduto auditivo interno.

Alguns critérios adicionais são exigidos:[11,12]

- Contato perpendicular entre a alça vascular e o nervo (Fig. 40-1);
- Deslocamento do nervo auditivo (Fig. 40-2) e/ou distância aumentada do nervo facial, com alargamento do espaço auditivo-facial;
- Impressão do nervo coclear com redução de seu diâmetro (Fig. 40-3).
- Distorção do tronco cerebral pela estrutura vascular na zona de entrada da raiz do nervo.

A zona de transição, conhecida como zona de Obersteiner-Redlich, é a junção entre o segmento do SNC e o sistema periférico dos nervos cranianos. No espasmo hemifacial, é a região mais susceptível à síndrome da compressão cruzada. Para o VIII par, essa junção varia desde o tronco cerebral até a profundidade do CAI. Esses achados sugerem que o conflito vascular ocorre em qualquer local ao longo do nervo auditivo. Consequentemente, na prática, a extensão da alça vascular[13] não apresenta impacto.

Em qualquer caso, a estrutura vascular será considerada como ofensiva e responsável pelo zumbido apenas se a resposta auditiva do tronco cerebral (BERA) confirmar a lesão retrococlear da via auditiva.

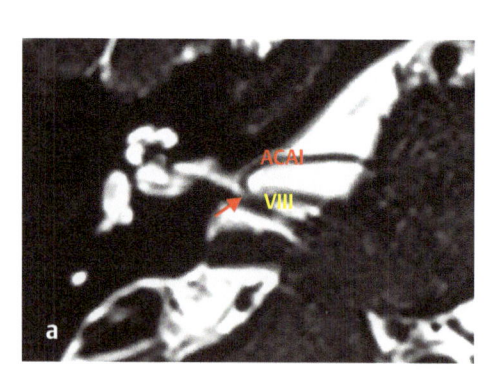

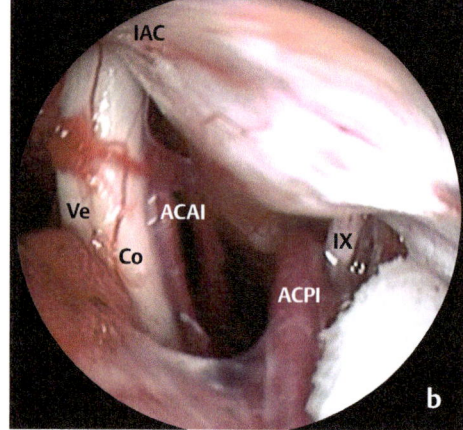

Fig. 40-1. (a) RM axial em sequência CISS ponderada em T2. A seta indica um conflito neurovascular típico com contato perpendicular entre ACAI e VIII. (b) Achado cirúrgico com ACAI abaixo do feixe de nervos acústico-facial distorcendo o componente coclear posteriormente. Co: coclear; Ve: vestibular.

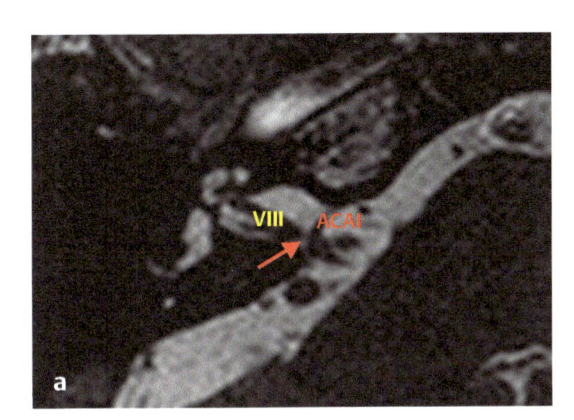

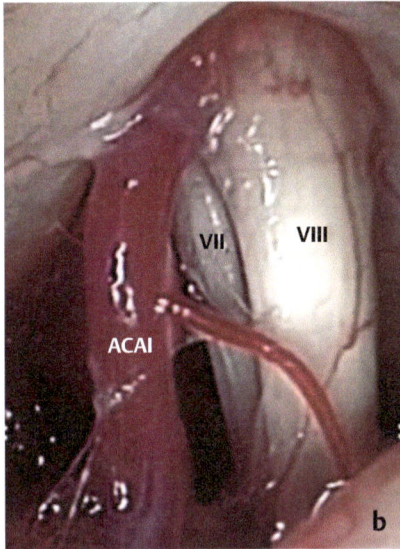

Fig. 40-2. (a) RM axial em sequência CISS ponderada em T2. A seta mostra a localização do contato ofensivo no porus acusticus, entre ACAI e VIII deslocado em direção à margem posterior do porus. (b) Achado cirúrgico: o curso de ACAI no *porus acusticus*, entre o nervos facial (VII) e vestibulococlear (VIII).

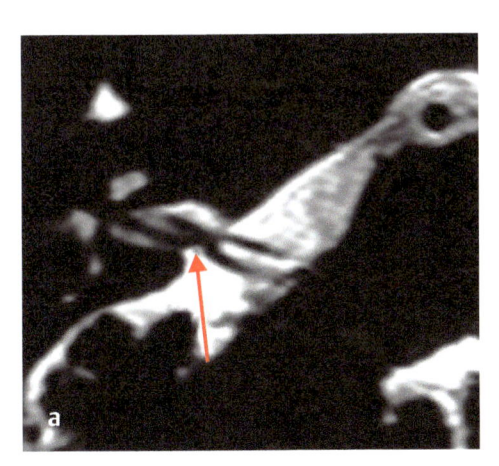

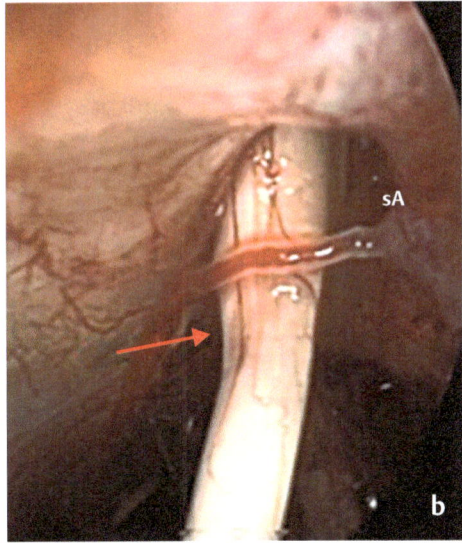

Fig. 40-3. (a) RM axial em sequência ponderada em T2 mostrando indentação posterior do nervo vestibulococlear (o vaso ofensivo é muito fino para ser visível). (b) Visualização operatória de uma artéria subarqueada (sA) "abraçando" o nervo; a zona da lesão vascular é claramente visível, com alteração de sua cor por desmielinização local do nervo (seta).

AVALIAÇÃO AUDITIVA
Audiometria de Tons Puros
A audiometria identifica a disacusia neurossensorial (DNS) no lado do zumbido em 77% dos casos.[14] A perda auditiva pode estar relacionada com a frequência do zumbido e tem significância estatística quando essa perda é comparada ao ouvido não afetado.[12]

Resposta Auditiva do Tronco Cerebral (BERA)
É o teste mais importante[15] na determinação da compressão vascular do oitavo nervo:

- Aumento da latência ipsilateral interpicos I-III de 0,2 ms ou mais, quando comparado ao lado não afetado;
- Aumento da latência interpicos I-III ipsilateral superior a 2,3 ms;
- E/ou aumento da latência interpicos III-V.

SINTOMAS CLÍNICOS
A característica principal e peculiar é ser um sintoma **unilateral** no lado da imagem de compressão cruzada e das anormalidades do BERA.

O zumbido é tônico, piora progressivamente e de *pitch* contínuo (não pulsátil) em 80% dos casos.[16] O zumbido pulsátil ou de máquina de escrever foi sugerido como originário da alça vascular intracanalicular,[17] embora não tenhamos encontramos correlação significativa. As hipóteses que relacionam a localização da compressão cruzada do nervo a um zumbido específico (*pitch* baixo, *pitch* alto, pulsátil) e/ou à perda auditiva de frequências específicas[17] demandam confirmação.

A patogênese de um quadro de zumbido induzido por compressão vascular não está satisfatoriamente estabelecida. As diferentes hipóteses sugerem que a compressão vascular pulsátil induz a desmielinização progressiva, disfunção axonal ectópica permanente do nervo auditivo e sintomas contínuos.

Sintomas Cocleovestibulares Associados no Lado do Zumbido
Além da presença de DNS em 80% dos casos,[12,14] a tontura está associada em 40% deles.[12] A chamada **Vertigem Posicional Incapacitante** ou **Paroxismia Vestibular** com crises breves, recorrentes e espontâneas de tontura, que duram de uma fração de segundo a alguns minutos, pode ocorrer com ou sem sintomas auditivos (zumbido, hipo ou hiperacusia), e a possibilidade de intolerância ao movimento **abrange um amplo espectro de vertigem típica ou atípica bem distante de um diagnóstico confiável**.[18] Testes vestibulares com hiporreflexia são relativamente insensíveis, mas podem confirmar o lado afetado.

Outras Síndromes Associadas
O espasmo hemifacial, cuja causa é a síndrome de compressão vascular in 99% dos casos, pode ser associado ao zumbido em uma pequena porcentagem deles. Essa situação facilita a indicação cirúrgica. A malformação de Arnold-Chiari, com redução do espaço na fossa posterior, facilita a indução da compressão neurovascular.

DECISÃO CIRÚRGICA
Os critérios para a seleção de pacientes, que são cada vez mais rigorosos com as boas imagens de RM de alta resolução[19] e a experiência cirúrgica, são:

- A percepção do zumbido deve afetar significativamente a qualidade de vida e ser considerado como uma deficiência para o paciente;
- Zumbido intratável após várias terapias: clínicas, de aconselhamento, sonoras, desencorajadas pela noção de que **os pacientes precisam aprender a viver com ele**. O efeito positivo da carbamazepina[20] ou de benzodiazepinas como evidência de compressão vascular poderia ser explicado por uma melhora geral espontânea em casos de tontura. Por outro lado, esse efeito positivo não foi confirmado[12,21] no quadro de zumbido induzido por compressão vascular. Nossos pacientes operados não responderam ao tratamento clínico e foram beneficiados pela cirurgia: situação coerente com a ineficiência da carbamazepina e da benzodiazepina no espasmo hemifacial;
- A compressão vascular visível na RM e BERA anormal no mesmo lado do zumbido incapacitante. A presença de uma lesão **identificável** é obrigatória em termos médico-legais.[22]

A classificação[23] de síndrome de compressão é possível, provável, definitiva e certamente não disponível para a tomada de decisão cirúrgica porque o diagnóstico é comprovado cirurgicamente. A questão é: fazer o diagnóstico antes da cirurgia. A doença de Ménière assim como sintomas bilaterais devem ser obrigatoriamente considerados como contraindicação para descompressão microvascular.

TRATAMENTO CIRÚRGICO

A MV do nervo auditivo é uma cirurgia funcional e tenta reduzir ao máximo a incisão da pele, a abertura do osso e a perigosa retração de estruturas neurais para reduzir morbidade e a permanência no hospital.

Critérios de Abordagem

A abordagem retrossigmoide foi descrita em 1974 por Bremond[4,24] e fornece o acesso direto e seguro ao APC por meio de um corredor cirúrgico protegido para atingir o feixe acústico-facial e as estruturas vasculares ao redor:

- O paciente é colocado na posição de decúbito dorsal com a cabeça não fixa, flexionada e voltada para o lado oposto;
- Mediante anestesia endotraqueal geral na abertura da dura, o paciente será ventilado em valor mais baixo de PCO2 (25 a 20%) de modo a diminuir a pressão intracraniana sem reduzir o fluxo sanguíneo cerebral e induzir a retração cerebelar espontânea. Esse passo é o ponto-chave da abordagem para permitir uma penetração fácil no APC sem o uso de retrator cerebelar. A anestesia profunda e a ventilação assistida tornam desnecessária a drenagem ou o uso de manitol;
- Os marcos (Fig. 40-4a) da abordagem são a borda posterior da mastoide e a linha occipital, ou linha de Frankfort, com o limite superior correspondendo ao seio venoso lateral;
- A incisão da pele é curvilínea, com 6 a 8 cm de comprimento, passando sobre a parte posterior da área de craniotomia, cerca de dois dedos de largura atrás do pavilhão da orelha (pina). O retalho cutâneo tem base anterior, enquanto o retalho musculoperiosteal subjacente tem base posterior. A veia emissária da mastoide é identificada e bloqueada com Surgicel® ou cera óssea. A broca para a craniotomia é centralizada na veia emissária (Fig. 40-4b). O osso é colhido para fazer uma pasta de osso que será usada para preencher e fechar o defeito ósseo. Uma aba circular livre de osso pode ser delineada usando uma pequena broca de corte em uma peça para ser substituída ao final do procedimento. A craniotomia tem 15 mm a 20 mm de diâmetro e é suficiente para permitir o manuseio

fácil de todas as estruturas que ocupam o APC. A borda posterior do seio sigmoide (de coloração azul) contrasta com o branco da dura da fossa posterior e representa o limite anterior da perfuração.
- A dura é aberta quando as pulsações do líquido cefalorraquidiano são claramente visualizadas. A abertura tem a forma de "U". Uma folha de dura-máter sintética é introduzida para proteger o cerebelo e a superfície posterior do osso petroso é acompanhada até atingir o invólucro de aracnoide da cisterna que é aberta. O líquido cefalorraquidiano escapa e o cerebelo cai sem qualquer pressão sobre ele;
- O feixe de nervos acústico-facial cruza a zona média do APC. Sua entrada no poro acústico fornece a identificação inquestionável. O VIII par formado pelos componentes vestibulococleares é posterior e visível na abordagem posterior. O nervo facial situado anteriormente fica escondido pelo nervo auditivo. O curso da artéria cerebelar anteroinferior (ACAI) é extremamente variável, mas sempre com alguma relação com o feixe de nervos acústico-facial. Superiormente, corresponde-se com a zona trigêmea e com a veia de Dandy, e, inferiormente, com a zona dos nervos cranianos inferiores, com a ACPI e com a artéria vertebral.

Descompressão do Nervo Vestibulococlear

Apesar da iluminação e da ampliação oferecidas pelo microscópio operatório, há limitações distintas: as estruturas só são visualizadas diretamente para frente, criando um ponto cego no APC. O uso complementar de um endoscópio rígido (Fig. 40-4c), com 4 mm de diâmetro e angulado em 30 graus fornece uma visualização panorâmica de todos os componentes do APC. Representa uma ferramenta crucial para determinar a(s) estrutura(s) ofensiva(s), seu curso, a localização precisa do contato (Fig. 40-4d) e verificar a descompressão apropriada sem retração adicional sobre as estruturas neurais.

O sítio do conflito vascular pode estar em qualquer lugar ao longo do curso cisternal do nervo ou no CAI. Uma vasta diversidade de contatos ofensivos pode ser observada, como:

- *Contato simples:* O conflito ocorre por uma alça ortogonal da ACAI em um ponto isolado acima, próximo ao tronco cerebral, abaixo, próximo ao *porus acusticus,* ou abaixo pela ACPI e artéria vertebral. Um achado especial e interessante é uma artéria subarqueada e longa estirando o oitavo nervo posteriormente, em sua entrada no CAI. Essa situação é favorável. A coagulação da artéria subarqueada resolve a situação com alto índice de sucesso.
- *Contato do tipo quebra-nozes:* O conflito inclui um ou mais vasos ofensivos (ACAI junto ou ao redor do nervo, ACAI e artéria subarqueada, ACAI e artéria cerebelar posteroinferior – ACPI) com o nervo enredado entre as estruturas vasculares;
- *Múltiplos contatos ofensivos:* Múltiplas alças de ACAI em contato íntimo com o nervo ao longo de seu curso cisternal, e em sua parte intracanalicular. Nessa situação, é comum encontrar o curso da artéria ofensiva entre o oitavo e sétimo nervos, representando uma limitação cirúrgica para uma descompressão eficiente;
- *Contato de veia:* Menos frequentemente, apenas em 4 a 10% dos casos.[12,19] A estrutura venosa trata-se de uma veia cerebelar inferior inconstante e aberrante, uma anomalia venosa de desenvolvimento com contato ao longo do nervo até o forame de Luschka. Assim, sua coagulação é questionável e não é uma opção na ausência da veia de Dandy.

A ACAI[12,19] é a estrutura vascular mais comumente envolvida (50 a 75%), mas também a mais delicada para manipular e deslocar do nervo, porque a artéria labiríntica, delgada,

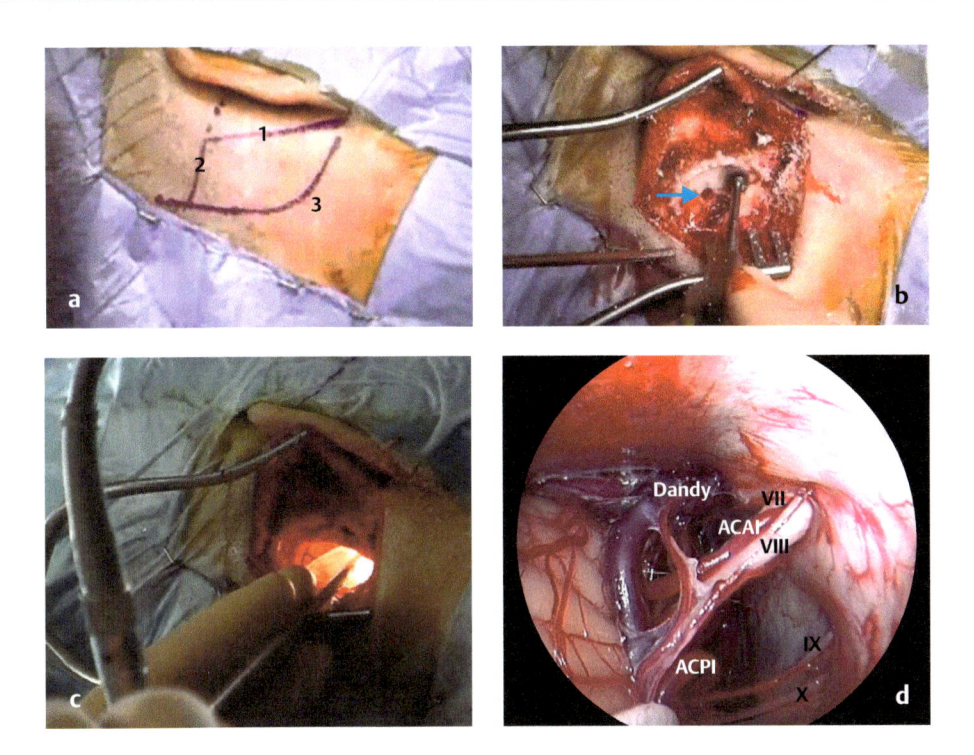

MANEJO DE ZUMBIDO INDUZIDO POR COMPRESSÃO VASCULAR

Fig. 40-4. (**a**) Marcos principais: 1. margem posterior do mastoide; 2. linha de Frankfort; 3. incisão da pele. (**b**) Campo operatório retrossigmóideo com retalho de pele e retalhos musculares mantidos anterior e posteriormente, respectivamente, por um autorretrator. A veia emissária (seta) centraliza a perfuração da craniotomia circular. (**c**) Abordagem microcirúrgica com ajuda de endoscópio por meio de craniotomia de 15 mm de tamanho. (**d**) Visualização endoscópica do feixe de nervos acústico-facial cruzando o ângulo cerebelopontino desde o tronco cerebral até o canal auditivo interno (CAI). Vários contatos vasculares ofensivos, ACAI lateralmente, ACPI medialmente.

surge de sua alça mais lateral, limitando sua mobilidade. Além disso, a ACAI pode correr dentro do feixe de nervos acústico-faciais e entre os nervos vestibulococlear e facial. Quando a alça da ACAI for intracanalicular, será necessária a perfuração do canal (Fig. 40-5), mas a descompressão ficará limitada, e o resultado não será satisfatório em nossa experiência, mas há relatos de casos bem-sucedidos.[25]

Além da descompressão, o procedimento cirúrgico deve realizar o isolamento completo do nervo de qualquer contato das estruturas vasculares ao redor. Peças de Teflon (Bard®) (Fig. 40-6), mesmo pequenas, são eventualmente muito espessas para ser interpostas com segurança entre a artéria e o nervo. Assim, o uso de peças pequenas (1 a 4 mm^2) de NeuroPatch (Braun®) (Fig. 40-7) torna-se mais apropriado fornecendo um "deslize mais fácil" pela compressão cruzada sem distorcer o nervo vestibulococlear ou o nervo facial. Manipulações suaves da artéria podem induzir um angioespasmo local leve, que é imediatamente revertido com aplicação de papaverina *in situ*.

A operação termina com o uso final do endoscópio para controlar o posicionamento apropriado das peças de Teflon ou de NeuroPatch, e a ausência de contato entre o nervo auditivo e as estruturas vasculares adjacentes.

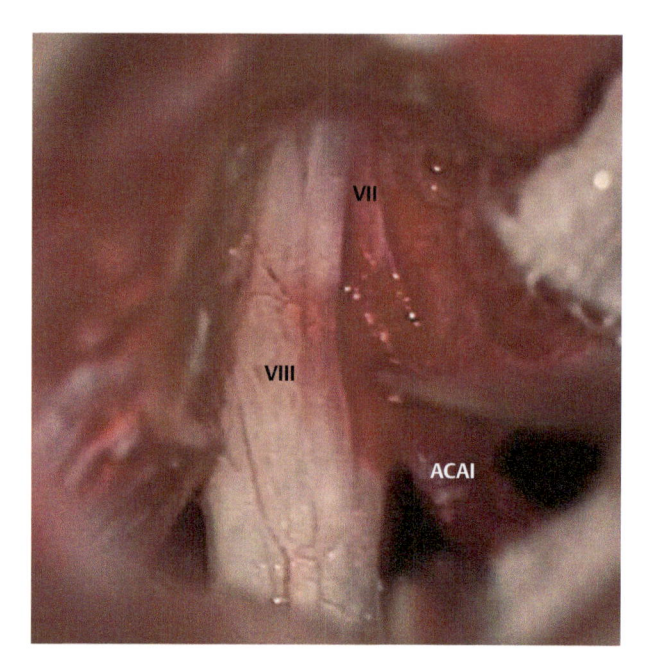

Fig. 40-5. Abertura do canal auditivo interno para expor a alça da ACAI intracanalicular cruzando os nervos a partir do fundo e ainda em contato (zumbido inalterado).

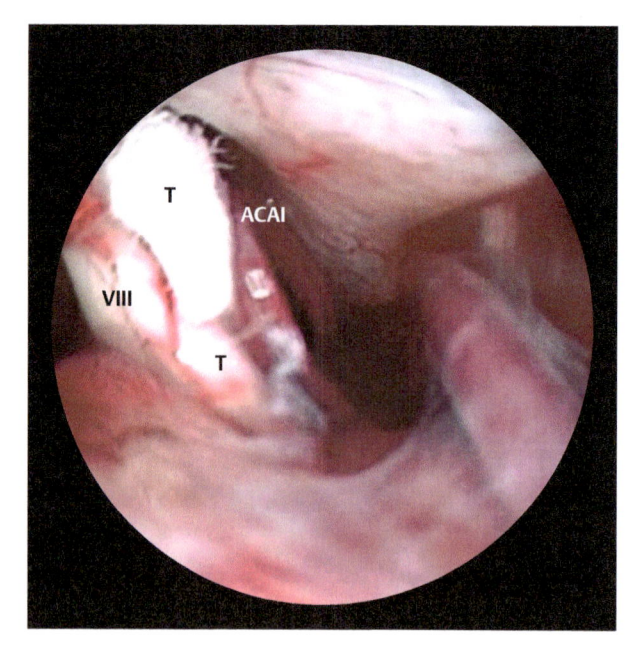

Fig. 40-6. Descompressão microvascular do paciente da Figura 40-1 com coxins de Teflon (T) entre ACAI e VIII (supressão do zumbido por seis meses, seguidos de recorrência).

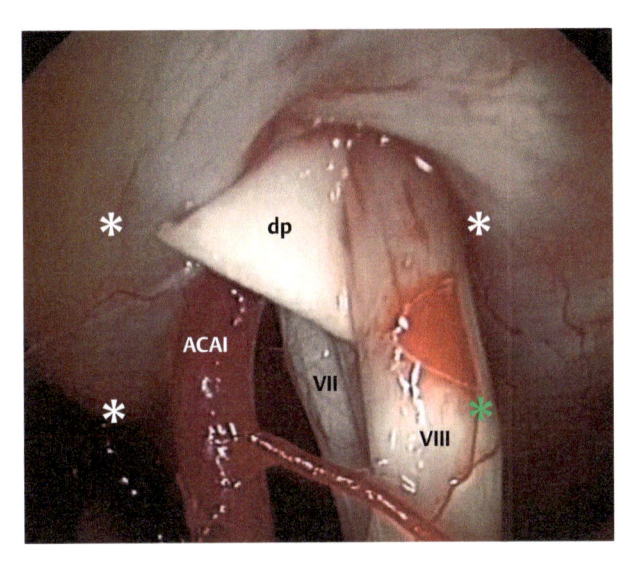

Fig. 40-7. Descompressão microvascular usando um pequeno patch de dura (dp) inserido entre ACAI e VIII sem distorcer os nervos (supressão do zumbido).

Monitoramento Coclear

A utilidade de um monitoramento coclear depende da existência de um sistema rápido, sensível e estável de *feedback* do nervo.

O BERA intraoperatório é geralmente usado, mas o tempo necessário para medir essa resposta é muito longo (cerca de 1 minuto) para a informação rápida sobre o *status* do nervo coclear. O monitoramento utilizando o potencial de ação do nervo coclear com um eletrodo oferece um bom monitoramento intraoperatório. No entanto, é difícil colocar um eletrodo fino de modo estável no nervo coclear, que tem 1 mm de largura, e o eletrodo com seu cordão de conexão é um grande obstáculo no campo cirúrgico.

O registro do potencial de ação do núcleo coclear dorsal resolve os problemas[26] que o BERA e o potencial de ação do nervo coclear apresentam. O eletrodo é colocado no forame de Luschka, na terminação medial do nervo coclear, próximo ao núcleo coclear dorsal. Essa medida permite obter 10 a 50 vezes de amplitude, comparada com o BERA, e o tempo de medição é reduzido em alguns segundos. Assim, o monitoramento do nervo coclear torna-se um alerta real de trauma direto pela redução em amplitude e ondas mais longas.

Fechamento

A dura-máter é suturada com fios de seda 5-0. Devido ao tamanho reduzido do retalho de dura, nem sempre é possível de atingir um fechamento à prova d'água. Assim, os espaços entre as suturas são cobertos por peças de gordura subcutânea e cola de fibrina. Antes de fechar a dura completamente, o APC é preenchido com solução de soro fisiológico à temperatura corporal para eliminar o ar e prevenir cefaleias pós-operatórias. A dura é coberta por uma membrana dural absorvível substituta (Ethisorb Durapatch, Godman®) ou por uma esponja hemostática (Tachosil, Takeda®). O reparo ósseo da craniotomia, o retalho musculoperiosteal e a seguir o retalho de pele são suturados em padrão de camada em "degraus de escada" para fortificar o fechamento e prevenir vazamento do liquor. A cirurgia leva entre 1h30 m e 2 horas. O paciente vai para a sala de recuperação por algumas horas e então para a enfermaria, no mesmo dia.

Complicações

O risco de vazamento do liquor pode ser reduzido quase a zero com o fechamento cuidadoso de células aéreas da mastoide, e fechamento apertado do retalho musculoperiosteal.

O nervo facial fica anterior ao nervo vestibulococlear e, portanto, fora do procedimento de descompressão vascular.

Por outro lado, o nervo vestibulococlear fica exposto no primeiro plano. Trata-se de uma estrutura muito vulnerável a qualquer tensão, contato por sucção ou efeito do aquecimento da ponta do endoscópio.

RESULTADOS
Achados Cirúrgicos[12,27]

A ACAI, isolada em 40% dos casos ou associada à ACPI em 10%, é o vaso ofensivo mais comum. A variabilidade e complexidade do fluxo dessa artéria impede uma descompressão completamente eficiente do vaso, especialmente quando a artéria cruza entre o sétimo e oitavo nervos cranianos. Nenhum paciente necessitou perfuração do CAI. Os outros vasos ofensivos são a ACPI, com ou sem a artéria vertebral em 28% dos casos, e a artéria subarqueada "abraçando" o nervo vestibulococlear em 20% e que são os casos mais favoráveis.

Consequências do Zumbido

Em 2017, uma revisão sistemática na literatura de consequências operatórias[28] em casos de MV do nervo vestibulococlear para zumbido informou um índice global de sucesso de 60%, entre a faixa de 32 a 77%. Entretanto, esse índice baixo de sucesso de 60%, mesmo quando superestimado, representa um resultado encorajador quando comparado com outras opções terapêuticas disponíveis para os sofredores de zumbido incapacitante.[28] A análise confirmou o valor preditivo da duração pré-operatória do zumbido para um bom resultado com data de corte de cinco anos e índice de sucesso mais alto para as mulheres.[2]

Nossa experiência[8,12,27] com 62 pacientes operados para MV é coerente com os dados da literatura. De 59 pacientes (3 pacientes com seguimento incompleto), 31 (52%) obtiveram mais de dois anos de benefício cirúrgico, com redução significativa de seu transtorno de zumbido unilateral incapacitante em 19 casos (32%) e resolução completa em 12 casos (20%). Na literatura, o índice de alívio total do zumbido é de 9, 18, 33 e 44% para séries de 22, 72, 9 e 18 pacientes, respectivamente.[2,14,16,21] Tais resultados devem ser analisados quanto à falta de certeza sobre o diagnóstico em alguns casos e as condições anatômicas encontradas durante a cirurgia, hoje previsíveis por meio de uma avaliação cuidadosa por RM e muito mais controle pela ajuda complementar do endoscópio. Os fatores mais decisivos condicionando a eficácia da MV estão relacionados com o curso de uma ACAI ofensiva ao longo do feixe de nervos acústico-faciais. A compressão cruzada pela artéria subarqueada, a ACPI e a artéria vertebral são condições favoráveis; por outro lado, a alça da ACAI intracanalicular representa uma situação mais desafiadora.

Curiosamente, e em coerência com a avaliação subjetiva da intensidade da escala do zumbido, os limiares auditivos mostraram-se levemente melhorados (média de 5 dB)[27,29] e o BERA voltou ao normal em pacientes com resultados bem-sucedidos.[12,16,27,30] Os resultados não mudaram significativamente com o tempo após 2 meses da operação, enquanto, em três casos, houve recorrência do zumbido após seis meses, no seguimento de 1 e 2.

Em pacientes com resultados insatisfatórios (28 casos), a audição ficou inalterada em 20 casos, uma perda de 5 a 10 dB estava presente em sete casos e houve um caso de perda auditiva. Um caso súbito e um progressivo de perda auditiva ocorreram no seguimento. Os transtornos vestibulares associados desapareceram sem recorrência em 56% dos casos.

CONCLUSÕES

Na literatura, há muitas observações e dados que levam à conclusão de que o zumbido induzido por compressão é um diagnóstico inquestionável. Em nossa experiência, o **erro de diagnóstico** e o **erro de procedimento** não são argumentos para ignorar o transtorno, mas sim para melhorar a seleção de pacientes e do *armamentarium* cirúrgico com abordagem minimamente invasiva, cirurgia com ajuda de endoscópio e monitoramento coclear.

REFERÊNCIAS BIBLIOGRÁFICAS

1. Jannetta J. Neurovascular compression in patients with hyperactive dysfunction symptoms of the eighth nerve. Surg Forum. 1975;26:467-8.
2. Møller M, Møller A, Jannetta P, Jho H. Vascular decompression surgery for severe tinnitus: selection criteria and results. The laryngoscope. 1993;103:421-7.
3. Furuya Y, Ryu H, Uemura K, et al. MRI of intracranial neurovascular compression J Comput Assist Tomogr. 1992;16:503-5.
4. Magnan J, Parikh B, Miyazaki H. Functional surgery of cerebellopontine angle by minimally invasive retrosigmoid approach. Jaypee Brothers. 2013.
5. Parnes L, Shimotakahara S, Pelz D, et al. Vascular relationships of the vestibulocochlear nerve on MRI. AJO. 1990;11:278-81.
6. Makins A, Nikolopoulos T, Ludman C, O'Donoghue G. Is there a correlation between vascular loops and unilateral auditory symptoms? The laryngoscope. 1998;1(8):1739-42.
7. Sirikci A, Bayazit Y, Ozer E, et al. MRI based classification of anatomic relationships between the cochleovestibular nerve and anterior inferior cerebellar artery in patients with nonspecific neurotologic symptoms. Surg Radiol Anat. 2005;21:551-5.
8. Magnan J. Endoscope-assisted in microsurgery of trigeminal, facial and auditory nerve. In: Zanoletti F, et al. Surgery of lateral skull base: 50-years endeavor. Acta Otolrhinolaryngol Ital. 2019;30(1):117-21.
9. Casselman J, Kuhweide R, Deimling M, et al. Constructive interference in Steady State-3DFT MRimaging of the inner ear and cerebellopontine angle. AJNR Am J Neuroradiol. 1993;14:47-57.
10. Raybaud C, Girard N, Poncet M, et al. Current imaging of vasculo-neural conflicts in the cerebellopontine angle. Rev Laryngol Otol Rhinol. 1995;116:99-103.
11. Elaini S, Miyazaki H, Rameh C, et al. Correlation between Magnetic Resonance Imaging and surgical findings in vasculo-neural compression syndrome. Int Adv Otol. 2009;5:1-23.
12. Magnan J, Lafont B, Rameh C. Long-term follow-up of microvascular decompression for tinnitus. In: Møller A, et al. Textbook of tinnitus. Springer. 2011:669-79.
13. Walljee H, Vaughan C, Munir N, et al. Microvascular compression of the vestibulocochlear nerve. Eur Arch Otorhinolaryngol. 2021;278:3625-31.
14. Vasama J, Møller M, Møller A. Microvascular decompression of the cochlear nerve in patients with severe tinnitus. Preoperative findings and operative outcome in 22 patients. Neurol Res. 1998;20:242-8.
15. Møller M. Results of microvascular decompression of the eighth nerve for disabling positional vertigo. Ann Otol Rhinol Laryngol. 1990;99:724-9.
16. Okamura T, Kurokawa Y, Ikeda N, et al. Microvascular decompression for cochlear symptoms. J Neurosurg. 2000;93:421-6.

17. Nowé V, De Ridder D, Van de Heyning P, et al. Does the location of a vascular loop in the cerebellopontine angle explain pulsatile and non-pulsatile tinnitus? Eur Radiol. 2004;14:2282-9.
18. Bergsneider M, Becker D. Vascular compression syndrome of the vestibular nerve: a critical analysis. Otolaryngology-Head and Neck surgery. 1995;112:118-24.
19. Donahue J, Ornan D, Mukherjee S. Imaging of vascular compression syndromes. Radiol Clin N Am. 2017;55:123-38.
20. Brandt T, Dieterich M. Vestibular paroxysma: vascular compression of the eighth cranial nerve. Lancet. 1994;343:798-9
21. Brookes G. Vascular decompression surgery for severe tinnitus. Am J Otol. 1996;17:569-76.
22. Ryu H, Yamamoto S, Sugiyama K, et al. Neurovascular decompression syndrome of the eighth cranial nerve. What are the most reliable diagnostic signs? Acta Neurochir. 1998;140:1279-86.
23. De Ridder D, Moller A. Microvascular compression of vestibulocochlear nerve. In: Moller AR, et al. Textbook of tinnitus. Springer. 2011:327-35.
24. Bremond G, Garcin M, Magnan J, et al. L'abord a mínima de l'espace pontocerebelleux. Cah ORL. 1974;19:443-60.
25. Muhammad S, Tanikawa R, Niemela M. Surgical treatment of pediatric unilateral tinnitus due to cochleovestibular nerve compression by intrameatal anterior inferior cerebellar artery loop. World Neurosurgery. 2019;124:67-70.
26. Miyazaki H. Nerve monitoring for cerebellopontine angle. In: Magnan J, et al. Functional surgery of cerebellopontine angle by minimally invasive retrosigmoid approach. Jaypee Brothers. 2012:19-28.
27. Guevara N, Deveze A, Buza V, et al. Microvascular decompression of cochlear nerve for tinnitus incapacity: pre-surgical data, surgical analysis and long term follow up of 15 patients. Eur Arch Otorhinolaryngol. 2008;265:397-401.
28. Nash B, Carison M, van Gompel J. Microvascular decompression for tinnitus syndrome. J Neurosurg. 2017;126:1148-57.
29. De Ridder D, Ryu H, Møller A, et al. Functional anatomy of the human cochlear nerve and its role in microvascular decompression for tinnitus. Neurosurgery. 2004;54:381-8.
30. Yap L, Pothula V, Lesser T. Microvascular decompression of cochleovestibular nerve. Eur Arch Otorhinolaryngol. 2008;265:861-9.

TRATAMENTO FISIOTERAPÊUTICO DO ZUMBIDO SOMATOSSENSORIAL

CAPÍTULO 41

Carina Bezerra Rocha
Juliana Anauate Alves de Aguiar
Jeanne Oiticica

INTRODUÇÃO

Após a publicação do Consenso Internacional para o Diagnóstico do Zumbido Somatossensorial[1] (ver Capítulo Zumbido Somatossensorial), o próximo passo será encontrar os tratamentos mais eficazes para estes pacientes. Como em todas as condições musculoesqueléticas, o tratamento mais apropriado é geralmente uma combinação de modalidades adaptadas às necessidades de cada paciente. Os fatores psicológicos, como estresse, ansiedade e depressão, influenciam tanto o zumbido como as dores cervicais e orofaciais. Desta forma, também pode ser interessante investigar o efeito de tratamento combinado, que inclua técnicas fisioterapêuticas e abordagens psicológicas, sobre o incômodo do zumbido somatossensorial em estudos futuros.

Em uma recente revisão sistemática sobre terapia manual para zumbido, as técnicas citadas nos estudos foram: mobilizações cervicais, manipulações osteopáticas, técnicas miofasciais e mobilização de tecido mole, além de abordagens como aconselhamento, exercícios terapêuticos domiciliares e estimulação elétrica neural transcutânea.[2]

Nos casos em que ocorre a remissão total do zumbido, a localização do zumbido (uni ou bilateral) e o tempo de duração do sintoma (subagudo ou crônico) não influenciam na remissão do mesmo. Por outro lado, a presença de audiometria normal e queixa de dor associada são condições que podem levar a melhores respostas ao tratamento.[3] É fundamental que as abordagens fisioterapêuticas no tratamento do zumbido somatossensorial foquem nas regiões da cabeça (principalmente a articulação temporomandibular), cervical e cintura escapular.

AGULHAMENTO À SECO

Em 2012, Rocha & Sanchez demonstraram que paciente com zumbido tem **chance quase 5 vezes maior de apresentar pontos-gatilho miofasciais (PGM)** e **3 vezes maior de apresentar queixa de dor**, quando comparado a um grupo de controle.[3] Os resultados do agulhamento à seco na percepção do zumbido são animadores, há casos clínicos com alívio do sintoma e outros de cura. Estudo placebo-controlado publicado por Campagna *et al.* em 2021, realizado na Universidade de São Paulo,[4] mostrou que pacientes portadores de zumbido somatossensorial, submetidos ao agulhamento à seco, tiveram redução estatisticamente significativa no questionário de incômodo do zumbido (Tinnitus Handicap Inventory, THI), e na escala visual analógica, quando comparados àqueles submetidos ao agulhamento à seco placebo. Estudo complementar a esse, de Anauate *et al.* em 2023,[5] *in*

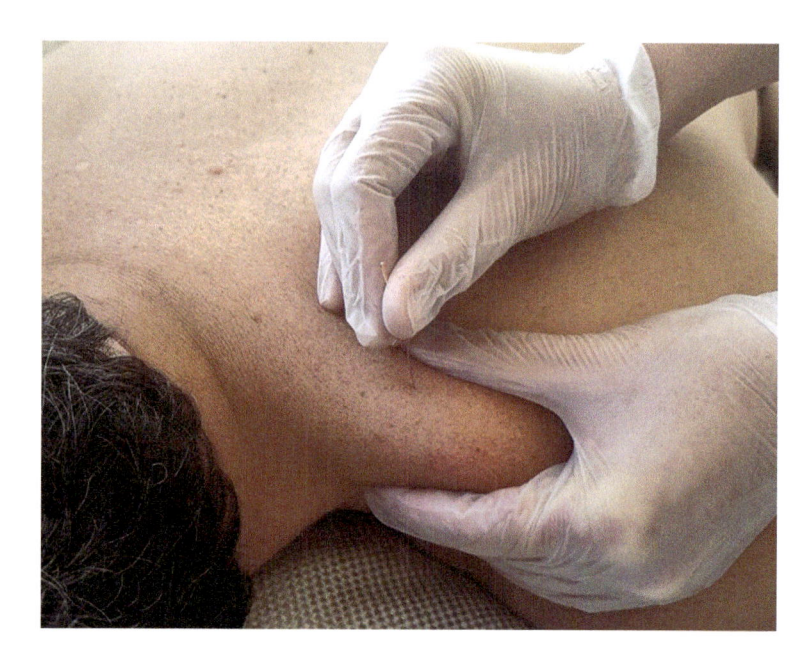

Fig. 41-1. Agulhamento à seco no trapézio (fibras superiores).

press, realizado na mesma instituição, demonstrou que os portadores de zumbido crônico somatossensorial, mais propensos a responderem ao agulhamento à seco, são aqueles cujo sintoma é **unilateral**, com maior **dor cervical**, maior **domínio emocional no THI**, zumbido cuja frequência (*pitch*) seja **mais aguda** e **menor grau de perda auditiva**. Estes, portanto, devem ser considerados candidatos em tais circunstâncias (Fig. 41-1). Recentemente, o pesquisador Robert Levine, em 2021, publicou relato de casos de uma síndrome conhecida como SBUTT (ver capítulo específico, Sudden Brief Unilateral Tapering Tinnitus), intimamente relacionada com a presença de PGM no músculo pterigoideo lateral e responsiva ao agulhamento à seco local.[6]

MIOFASCIATERAPIA (DIGITOPRESSÃO/TÉCNICA DE JONES)

Ensaio clínico randomizado, realizado por Rocha e Sanchez em 2012, utilizou a técnica de miofasciaterapia com o intuito de desativar PGM, e aliviar a dor em portadores de zumbido (Fig. 41-2).[7] A desativação dos PGM foi eficaz para o alívio do zumbido em pacientes com síndrome dolorosa miofascial, quando comparada a um tratamento placebo. A melhora manteve-se estável em 75,8% dos pacientes, após dois meses do término das sessões. É interessante observar que houve relação direta entre a melhora da dor e a melhora do zumbido. Dois pacientes relataram não apresentar mais o zumbido ao final do tratamento. É importante ressaltar que os pacientes que relataram redução na intensidade do zumbido, durante a palpação dos PGM, na avaliação inicial, foram aqueles com melhores resultados clínicos ao final do tratamento, se comparados aos que referiram aumento do sintoma.

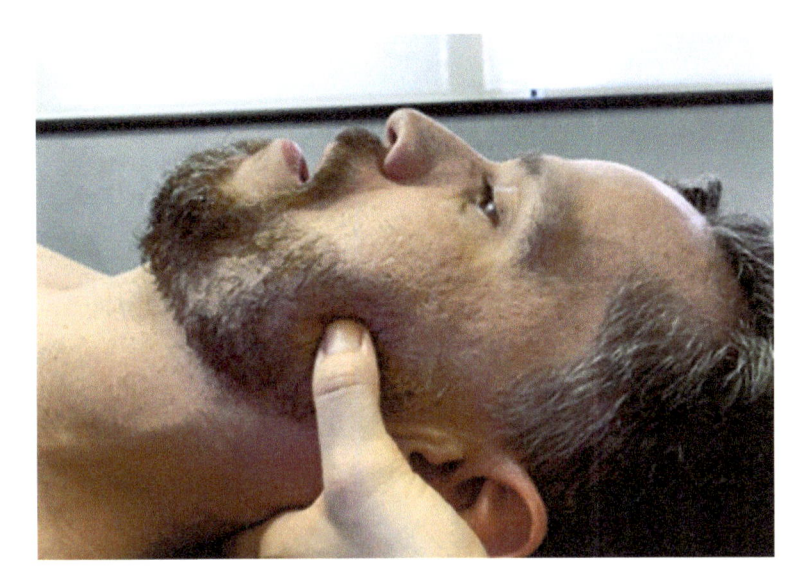

Fig. 41-2. Digitopressão no PG do músculo masseter.

OSTEOPATIA E QUIROPRAXIA

Uma pesquisa publicada por Sanchez *et al.* em 2021, com o intuito de identificar quais tratamentos foram capazes de produzir remissão total do zumbido em 80 pacientes, evidenciou que técnicas osteopáticas e de quiropraxia são a terceira forma de cura mais citada pelos entrevistados.[8] Alcantara *et al.*, em 2002, descreveram como o tratamento quiroprático pode reduzir o zumbido e a vertigem em um paciente com subluxação cervical e disfunção temporomandibular. Os sintomas finalmente cessaram após nove sessões.[9] Kessinger *et al.*, em 2000, documentaram alterações clínicas, após sessões de quiropraxia, em um paciente geriátrico com zumbido, vertigem, perda auditiva e alterações cervicais de C3 a C7. Ao longo das sessões, os sintomas do paciente foram aliviados e modificações estruturais foram evidenciadas por meio do exame radiográfico.[10] Outra técnica mencionada na literatura é a terapia do Atlas. Segundo Kaute (1998), a tensão dos músculos cervicais posteriores seria capaz de precipitar grande aferência de sinais biológicos à via auditiva. A redução de tal tensão, por meio da terapia do Atlas, parece diminuir as informações de propriocepção e nocicepção, levando à normalização do fluxo de entrada (*input*) da via somática na via auditiva, e consequentemente à melhora do zumbido.[11] Kaute cita ainda outros métodos que podem ser usados para relaxar os músculos do pescoço, com algum sucesso no tratamento do zumbido:

A) Método de Alexander;
B) Treinamento autógeno;
C) Método de Brügger;
D) Tratamento craniossacral;
E) Método de Feldenkrais.

Todos agem no mesmo ponto – músculo posterior do pescoço. No entanto, por mais que esse tópico tenha recebido atenção da literatura atual, ainda precisa de mais esclarecimentos.

TERAPIAS MANUAIS

Outras terapias manuais (Mulligan, Maitland, mobilização tecidual etc.) podem ser realizadas nos portadores de zumbido somatossensorial, com o intuito de promover a diminuição da tensão muscular, alívio da dor, melhora da amplitude de movimento, e realinhamento das disfunções musculoesqueléticas. Associados à terapia manual, exercícios de alongamento, automassagem, exercícios isométricos, compressas quentes e respiração diafragmática poderão ser orientados pelo fisioterapeuta.

TRATAMENTO DAS DISFUNÇÕES TEMPOROMANDIBULARES (DTM)

Em estudo de revisão de literatura de 16 estudos, publicados entre 1964 e 2016, sobre a evolução do zumbido após o tratamento de DTM, observou-se melhora média do zumbido ou resolução completa do sintoma em **69%** dos casos tratados (Fig. 41-3).[12] De acordo com Björne em 2003, **pacientes com DTM** geralmente apresentam **tensão muscular**, tanto na mandíbula quanto na cervical – assim como **zumbido**, **vertigem/tontura** e **plenitude auricular**. Por isso, o primeiro objetivo do tratamento do zumbido somatossensorial deve ser reduzir tal tensão muscular associada.[13] Muitos dos pacientes com tal disfunção também se beneficiam de:

A) Exercícios regulares de alongamento dos músculos suboccipitais;
B) Movimentos de rotação da articulação atlanto-occipital – especialmente para o lado restrito;
C) Exercícios relaxantes com predomínio de respiração diafragmática.

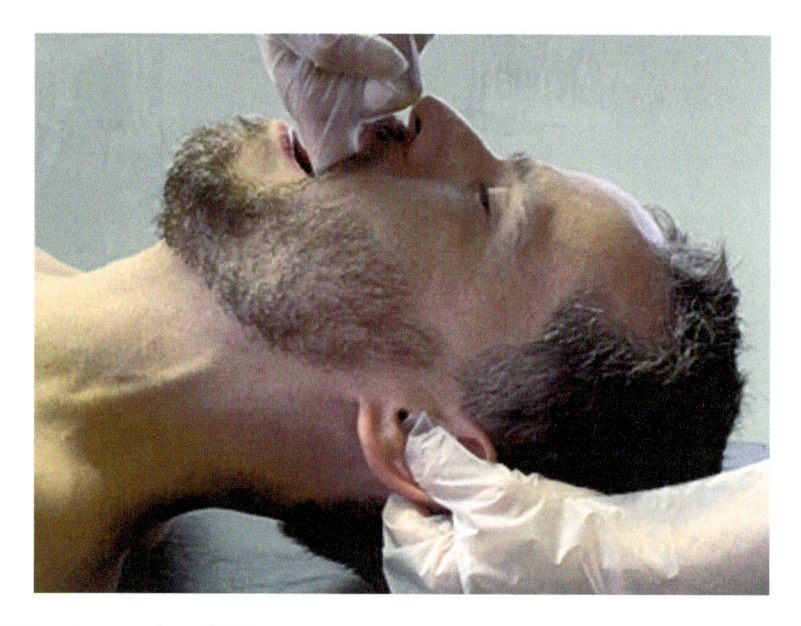

Fig. 41-3. Terapia manual para DTM.

Björne mostrou que a intensidade de todos sintomas acima listados foi significativamente reduzida, em um acompanhamento de três anos, para pacientes que utilizaram este tipo de tratamento. Wright e Bifano em 1997, por sua vez, relataram **82,5%** de melhora do zumbido em portadores de DTM e bruxismo, cujo tratamento se deu pela associação de terapia cognitiva comportamental, dispositivos interoclusais (placa de mordida), e exercícios para amplitude de movimento e alongamento.[14]

Ensaio clínico randomizado[15] investigou os efeitos da adição de **terapias manuais cervico-mandibulares** à um programa de exercícios e educação para portadores de zumbido associado a disfunções temporomandibulares (DTM). Tal associação mostrou-se mais eficaz do que o **programa de exercícios e educação** isolado. A diferença foi estatisticamente significante para dor de DTM, severidade do zumbido medida pelo THI, dor e incapacidade craniofacial, sintomas depressivos, limiares de dor à pressão e amplitude de movimento mandibular. Buergers *et al.*, em 2014,[16] demonstrou que a terapia estomatognática, incluindo dispositivo interoclusal, alongamento muscular passivo, massagem dos músculos mastigatórios, termoterapia com calor úmido, manipulação das articulações temporomandibulares e exercícios de coordenação, promoveu melhora do zumbido em 11 (44%) dos 25 participantes. De Felicio, em 2018, relata melhora significativa do zumbido, em portadores de DTM, por meio de **terapia orofacial miofuncional**. Tal modalidade consiste em terapia por meio de exercícios cujos objetivos incluem:

A) Promoção da propriocepção;
B) Tonicidade e mobilidade da musculatura facial e cervical;
C) Trabalho das funções estomatognáticas de respiração, mastigação, deglutição e fala.[17]

Em 2006, Tullberg[18] avaliou o efeito do tratamento da DTM em portadores de zumbido, em uma perspectiva de longo prazo, comparando-os com pacientes de um grupo de controle em um lista de espera. Mostrou que, após dois anos de tratamento da DTM com dispositivos interoclusais, 43% dos indivíduos do grupo de tratamento reportaram redução do zumbido, em comparação com 12% dos indivíduos do grupo de controle. Por fim, como a etiologia da DTM é multifatorial, diversos especialistas em saúde, com diferentes abordagens interdisciplinares, fazem-se necessários para aliviar o zumbido e demais sintomas otológicos associados à DTM.

MINDFULNESS, HIPNOSE E *QI GONG*

Mindfulness, hipnose e *qi gong* são técnicas que podem ser aplicadas por qualquer profissional da saúde devidamente treinado e habilitado. **Mindfulness** tem sido estudada, nos últimos anos, como técnica para o tratamento dos pacientes com zumbido. Traduzida para o português como **atenção plena**, é considerada um estilo de vida. Foi criada pelo médico americano Jon Kabat Zin, com o intuito de tratar pacientes com ansiedade, dor crônica e depressão, que não obtiveram resposta com tratamentos convencionais. A técnica divide-se em três etapas:

1. Meditação formal;
2. Meditação informal;
3. Liberador de hábitos.

As últimas pesquisas realizadas, em portadores de zumbido, mostram que o *mindfulness* é mais eficaz do que técnicas de relaxamento, pois se baseia em terapia cognitiva comportamental.[19]

A hipnose, por outro lado, tem sido estudada há mais tempo. Inúmeros estudos mostram que a técnica melhora a pontuação final dos questionários de severidade do zumbido. Algumas considerações importantes acerca das pesquisas publicadas:[20]

- Estudos mostram melhora significativa na forma de lidar com o zumbido;
- Indicada para casos crônicos, sem melhora com outros tratamentos;
- Ao ser associada à terapia cognitiva comportamental, apresenta melhores resultados;
- Pacientes com perda auditiva importante são menos beneficiados;
- Há relatos de **desaparecimento** do zumbido durante a sessão de hipnose.

Com relação ao *Qi Gong*, estudo realizado em portadores de zumbido somatossensorial mostrou que a prática foi eficaz na redução do incômodo provocado pelo sintoma. O *Qi Gong* tem origem na medicina tradicional chinesa, e inclui exercícios posturais e de respiração, que se assemelham em alguns aspectos com *Tai Chi Chuan*.[21]

ACUPUNTURA

A acupuntura para o zumbido tem sido estudada há algumas décadas. Porém, as últimas revisão sistemática e metanálise publicadas não sustentam o seu uso, nem o da eletroacupuntura no tratamento do zumbido. Os principais fatores limitantes parecem ser a baixa qualidade metodológica dos estudos realizados e o pequeno tamanho amostral.[22] Em contrapartida, alguns autores estimulam o emprego da acupuntura em pacientes com zumbido unilateral, flutuante e audiometria simétrica. Relatos descrevem a supressão do zumbido com agulhas posicionadas na região periauricular (ao redor da orelha). De qualquer forma, a acupuntura tem efeitos relevantes na ansiedade, depressão e insônia, sintomas corriqueiramente presentes em portadores de zumbido.

ESTIMULAÇÃO ELÉTRICA NEURAL TRANSCUTÂNEA (TENS)

Existe a hipótese de que a estimulação elétrica do nervo cervical superior (C2) aumenta a ativação do núcleo coclear dorsal através da via somatossensorial. Pesquisas anteriores já ilustraram que a estimulação elétrica aumenta o papel inibitório do núcleo coclear no sistema nervoso auditivo central (córtex auditivo). A TENS é um método não invasivo e seguro, comumente usado para reduzir a dor aguda e/ou crônica. No estudo de Herraiz *et al.*, em 2007, a TENS aplicada à ATM apresentou efeito inibitório em 46% dos pacientes com zumbido. Resultados semelhantes foram obtidos em grande estudo com 500 pacientes com zumbido. A TENS foi aplicada em 20 pontos arbitrariamente selecionados, no pavilhão auricular e no trágus da orelha, com melhora do zumbido em 53% dos casos.[23] No estudo de Vanneste *et al.*, em 2011, 240 pacientes com zumbido receberam a TENS, com os eletrodos posicionados em topografia de C2.[24] O eletrodo positivo foi posicionado ipsilateralmente ao zumbido. Para os pacientes com zumbido bilateral, o eletrodo positivo foi posicionado do lado direito. Houve melhora do sintoma em 42,92% dos pacientes; seis pacientes tiveram remissão completa do zumbido. Revisão sistemática, publicada em 2020, concluiu que a TENS representa opção válida entre as possíveis intervenções para o zumbido.[25] Abaixo alguns tópicos sobre estes estudos com o uso da TENS:

- Caso não se obtenha melhora após 3 sessões, não insistir;
- Melhora é observada principalmente no zumbido caracterizado por frequências mais baixas (zumbidos graves);

- Zumbido somatossensorial, sem perda auditiva, apresenta melhores resultados do que casos com perda auditiva (resultados melhores em perdas auditivas leves);
- Zumbido intermitente apresenta melhores respostas do que o contínuo;
- Pode ocorrer remissão completa do zumbido;
- Resultados independem do tipo de zumbido percebido (tom puro etc.), lado (unilateral ou bilateral), duração do sintoma e ou gênero do paciente;
- Mioclonias respondem muito bem;
- Alívio do sintoma pode durar horas ou meses.

Estudo realizado na Universidade de Michigan utilizou **estimulação bimodal auditivo-somatossensorial repetida**[26] capaz de induzir depressão de longo prazo ao núcleo coclear dorsal (NCD). A estratégia envolve dois mecanismos:

1. Equipamento gera um som que chega aos ouvidos, alternado com
2. Intervalos de estímulos elétricos suaves e precisamente cronometrados, que são aplicados na face ou na cervical.

Tal terapia desencadeia um processo de plasticidade dependente do tempo de estímulo, que leva a mudanças de longo prazo na taxa de disparos de neurônios. O intuito é recompor a atividade das células fusiformes, que normalmente ajudam o cérebro a receber e processar tanto sons quanto sensações, como um toque ou uma vibração, que os cientistas denominam **insumos somatossensoriais**. Foram tratados 20 portadores de zumbido com 28 dias de estimulação bimodal. Houve redução na intensidade (queda de cerca de 12 decibéis) e na intrusividade do zumbido, e, em dois casos, eliminação total do sintoma. A pesquisa de qualidade de vida demonstrou redução significativa no escore, embora o tamanho do efeito tenha variado individualmente. No geral, tais resultados se mantiveram ao menos quatro semanas após o término do ensaio clínico.

TRATAMENTOS SEM EVIDÊNCIAS

Até o momento, não há evidências que sustentem o tratamento do zumbido utilizando ultrassom, corrente galvânica, *laser* de baixa frequência, cone chinês (ou hindu) ou exercícios de treinamento com repetição de movimentos para modulação do zumbido.

CONCLUSÃO

O zumbido somatossensorial é uma realidade na prática clínica e as pesquisas mais recentes têm mostrado a influência da via somática na via auditiva. Este subgrupo de zumbido demonstra ser um subtipo promissor para a remissão total, como têm sugerido alguns estudos recentes. Os zumbidos que apresentam caráter unilateral, flutuante, frequência aguda, THI emocional, com audiometria normal e queixas de dores na região de cabeça e pescoço, respondem melhor ao tratamento. Portanto, uma abordagem multidisciplinar (otorrinolaringologista, fonoaudiólogo, fisioterapeuta, osteopata, dentista, bucomaxilofacial) é crucial no diagnóstico e no tratamento deste subtipo de zumbido.

REFERÊNCIAS BIBLIOGRÁFICAS

1. Michiels S, et al. Diagnostic criteria for somatosensory tinnitus: A Delphi Process and Face-to-Face Meeting to establish consensus.Trends Hear. 2018;22:1-10.
2. Kinne B, Bays L, Fahlen K, Owens J. Somatic tinnitus and manual therapy: A systematic review. Online Journal of Otolaryngology and Rhinology. 2019.

3. Rocha CB, Sanchez, TG. Efficacy of myofascial trigger point deactivation for tinnitus control. Braz J Otorhinolaryngol. 2012;78:21-6.
4. Campagna CA, Anauate J, Vasconœlos LGE, Oiticica J. Effectiveness of dry needling in bothersome chronic tinnitus in patients with myofascial trigger points. Int Arch Otorhinolaryngol. 2021;26(2):e233-e242.
5. Anauate JC, Vasconcelos LG, Oiticica J. What is the subtype of somatosensory tinnitus that most often responds to dry needling? Audiology Research Special Issue Insights on Somatosensory Tinnitus and Research Needs. In Press. 2023:2039-4349.
6. Levine RA, Lerner Y. Sudden Brief Unilateral Tapering Tinnitus (SBUTT) is closely related to the lateral pterygoid muscle. Otology & Neurotology. 2021;32(9):1409-14.
7. Rocha CB, Sanchez TG. Efficacy of myofascial trigger point deactivation for tinnitus control. Braz J Otorhinolaryngol. 2012;78:21-6.
8. Sanchez TG, Valim C, Schlee W. Long-lasting total remission of tinnitus: A systematic collection of cases. Prog Brain Res. 2021;260:269-82.
9. Alcantara J, et al. Chiropractic care of a patient with temporomandibular disorder and atlas subluxation. J Manipulative Physiol Ther. 2002;25: 63-70.
10. Kessinger RC, Boneva DV. Vertigo, tinnitus, and hearing loss in the geriatric patient. J Manipulative Physiol Ther. 2000;23:352-62.
11. Kaute BB. The influence of Atlas therapy on tinnitus. Int Tinnitus J. 1998;4:165-7.
12. Ralli M, et al. Somatosensory tinnitus: Current evidence and future perspectives. J Int Med Res. 2017;45:933- 47.
13. Bjorne A, Agerberg G. Symptom relief after treatment of temporomandibular and cervical spine disorders in patients with Meniere's disease: a three-year follow-up. Cranio. 2003;21:50-60.
14. Wright EF, Bifano SL. Tinnitus improvement through TMD therapy. J Am Dent Assoc. 1997;128:1424-32.
15. Delgado de la Serna P, et al. Effects of cervico-mandibular manual therapy in patients with temporomandibular pain disorders and associated somatic tinnitus: a randomized clinical trial. Pain Med. 2020;21:613-24.
16. Buergers R, et al. Is there a link between tinnitus and temporomandibular disorders? J Prosthet Dent. 2014;111:222-7.
17. De Felicio CM, et al. Otologic symptoms of temporomandibular disorder and effect of orofacial myofunctional therapy. Cranio. 2018;26:118-25.
18. Tullberg M, Ernberg M. Long-term effect on tinnitus by treatment of temporomandibular disorders: a two-year follow-up by questionnaire. Acta Odontol Scand. 2006;64:89-96.
19. Rademaker MM, et al. The effect of mindfulness-based interventions on tinnitus distress. A systematic review. Front Neurol. 2019;10:1135.
20. Yazici ZM, et al. Effectiveness of Ericksonian hypnosis in tinnitus therapy: preliminary results. B-ENT. 2012;8:7-12.
21. Biesinger E, et al. Qigong for the treatment of tinnitus: a prospective randomized controlled study. J Psychosom Res. 2010;69:299-304.
22. Liu F, et al. Acupuncture in the treatment of tinnitus: a systematic review and meta-analysis. Eur Arch Otorhinolaryngol. 2016;273:285-94.
23. Herraiz C, Toledano A, Diges I. Trans-electrical nerve stimulation (TENS) for somatic tinnitus. Prog Brain Res. 2007;166:389-94.
24. Vannest S, Langguth B, De ridder D. Do tDCS and TMS influence tinnitus transiently via a direct cortical and indirect somatosensory modulating effect? A combined TMS-tDCS and TENS study. Brain Stimul. 2011;4:242-52.
25. Byun YJ, et al. Transcutaneous electrical nerve stimulation for treatment of tinnitus: A systematic review and meta-analysis. Otol Neurotol. 2020;41 (7):767-75.
26. Marks KL, et al. Auditory-somatosensory bimodal stimulation desynchronizes brain circuitry to reduce tinnitus in guinea pigs and humans. Sci Transl Med. 2018;10:3175.

AGULHAMENTO A SECO NO TRATAMENTO DO ZUMBIDO

Juliana Anauate Alves de Aguiar
Jeanne Oiticica

INTRODUÇÃO

A segunda causa mais frequente de zumbido abrange as doenças dos músculos e tendões da parte superior do pescoço e mandíbula, que aparecem atrás somente das doenças do sistema auditivo periférico e central.[1] Além disso, ambas as causas podem estar envolvidas na geração do zumbido mesmo que, isoladamente, uma delas não seja a causa primária.

A principal característica deste subgrupo de pacientes é a capacidade de alterar as características psicoacústicas (intensidade, frequência e tipo) do zumbido durante a movimentação, os estímulos musculares (contrações ativas) e/ou articulares.[1-3] Essa capacidade de alterar a percepção do zumbido –por meio da realização de certas manobras ou movimentos da cabeça, do pescoço, da mandíbula, de membros ou dos olhos – é denominada modulação.[4]

Conexões neurais entre a coluna dorsal, o gânglio trigeminal e o núcleo coclear dorsal foram descritas por diversos autores.[5-7] O gânglio trigeminal e o da raiz dorsal transmitem informações somatossensoriais aferentes da boca, da face, dos troncos, dos membros, da cabeça e do pescoço para neurônios sensoriais secundários, localizados, respectivamente, no núcleo trigeminal espinhal e no núcleo da coluna dorsal (grácil e cuneiforme). Estes núcleos estão situados no tronco encefálico. Cada uma dessas estruturas manda projeções excitatórias para o núcleo coclear. Além das conexões descritas, os neurônios do sistema somatossensorial projetam-se para outras estruturas auditivas no mesencéfalo, entre elas o colículo inferior (Fig. 42-1).[8] Essas conexões anatômicas podem justificar o fato de que pacientes com disfunções no sistema musculoesquelético da cabeça, do pescoço ou da cintura escapular possam passar a apresentar zumbido ou relatar piora deste sintoma.

Um dos tipos de disfunção musculoesquelética é a presença de ponto-gatilho miofascial (PGM). A relação entre PGM e modulação do zumbido já foi anteriormente reforçada pela associação entre a orelha com o pior zumbido e o hemicorpo com o maior número de PGM.[9]

Os PGMs são áreas focais e hiperirritáveis localizadas em uma banda muscular tensa de um músculo esquelético, frequentemente acompanhadas de disfunção musculoesquelética crônica. Podem-se desenvolver em qualquer músculo do corpo em resposta às condições lesivas, como macrotraumas, microtraumas, lesão súbita nas bandas musculares tensas, isquemia, inflamação, sobrecarga muscular funcional, uso muscular inadequado, atrofia, vícios posturais, estresse emocional, disfunções endócrinas, deficiências nutricionais e infecções crônicas. Os PGMs podem ser divididos em ativos ou latentes, individuais ou múltiplos e diferenciam-se por suas características clínicas (Quadro 42-1).[10]

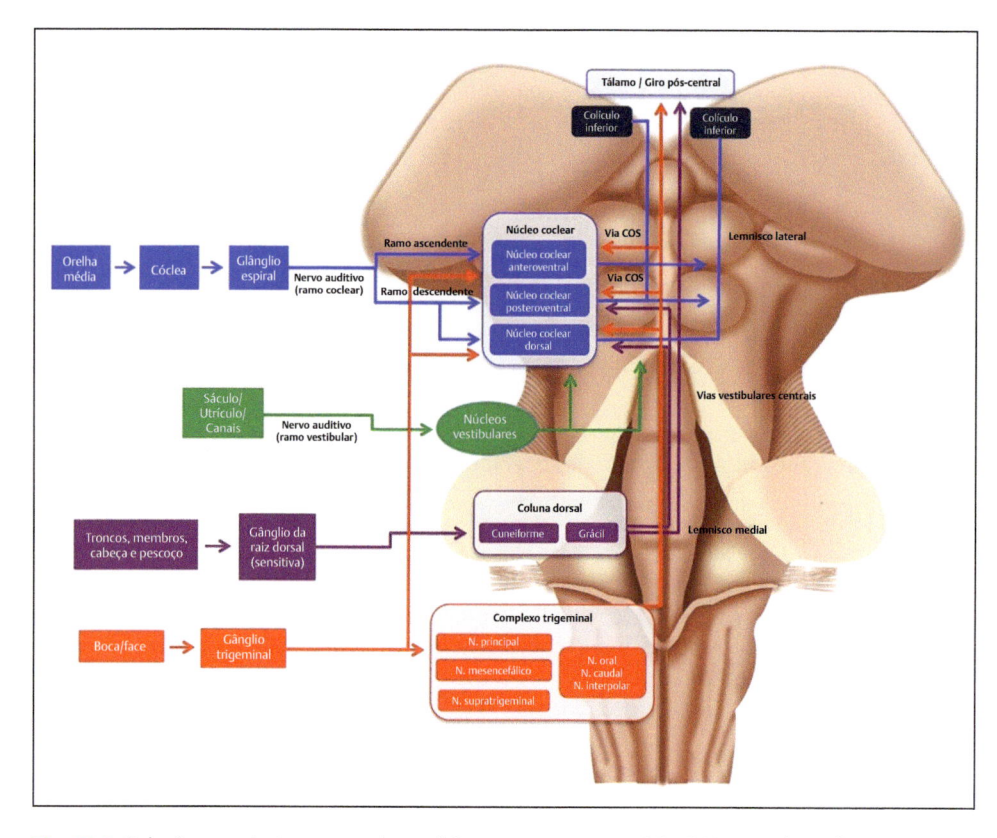

Fig. 42-1. Relações anatômicas entre vias auditivas e somatossensoriais. COS: complexo olivar superior; N: núcleo. (Autoria própria.)

Quadro 42-1. Diferenças entre PGM ativo e PGM latente

Ativo	Latente
Área hipersensível e dolorosa	Não há dor espontânea
Ligado a lesões agudas	Pode permanecer inativo por anos
Fonte contínua de dor	Desencadeia dor à digitopressão
Rigidez motora e ↓ ADM com dor contínua	Rigidez motora e ↓ ADM sem dor
Pode-se tornar PGM latente numa fase crônica	Pode-se tornar PGM ativo

ADM: amplitude de movimento; ↓: redução; PGM: ponto-gatilho miofascial.

O PGM ativo está ligado às lesões agudas, como acidentes automobilísticos (p. ex., quando ocorre lesão do tipo chicote ou *whiplash*) e sobrecarga muscular, por fraqueza ou posturas inadequadas. São locais hipersensíveis e dolorosos, mesmo sem estimulação, sendo muito sensíveis à palpação. A dor e a sensibilidade detectadas no PGM ativo normalmente são ipsilaterais ao lado afetado e produzem efeito de irradiação do músculo referido, mesmo sem o toque do terapeuta.[11]

O PGM latente causa fraqueza ou restrição muscular e o paciente não apresenta dor espontânea. As principais manifestações são dor persistente regional, que resulta em redução da amplitude de movimentos (ADM) dos músculos afetados. Dor de cabeça, DTM, zumbido, tontura e dor nas costas são possíveis sintomas associados.[12] Além disso, os PGMs latentes podem permanecer inativos por anos, sendo ativados por sobrecarga aguda, fadiga por excesso de trabalho, estresse emocional e até mesmo por exposição prolongada ao frio.[12-14]

O diagnóstico do PGM é exclusivamente clínico, com base nos detalhes da história do paciente e no exame físico, que envolve palpação muscular e pesquisa de amplitude de mobilidade articular. A presença de PGM pode resultar em excitação central e manifestar-se na forma de sensibilidade nos dentes, dor de cabeça ou na orelha, DTM, hiperalgesia secundária e/ou dor difusa no couro cabeludo, além de espasmo ou fraqueza muscular, formigamento, diminuição da coordenação motora e da tolerância ao trabalho. Efeitos autonômicos também podem ser vistos, incluindo sudorese, salivação excessiva, lacrimejamento persistente, corrimento nasal, eriçamento dos pelos e disfunção proprioceptiva, como desequilíbrio, vertigem e zumbido.[14]

Para detectar um PGM à palpação são usados três critérios como base: 1. presença de um ponto hipersensível; 2. localizado em uma banda muscular tensa; 3. que, ao ser ativado, reproduz a queixa do paciente.[10]

Após esse tipo de manobra, poderá aparecer, em alguns casos, o sinal do pulo (*jump sign*), que se caracteriza por expressão facial ou verbal, evidenciada por dor aguda e/ou movimento de fuga do paciente, vista pelo examinador no momento da palpação muscular.[12,14]

FISIOPATOLOGIA DO PGM

A hipótese mais usada para explicar a formação dos PGMs é a de que uma disfunção na placa motora seria a responsável pela origem do PGM.[15,16] Esses pesquisadores sugerem que a primeira fase da formação do PGM é o desenvolvimento de banda muscular tensa, resultado da presença de um potencial de ação anormal na placa motora, causado por liberação excessiva de acetilcolina (Ach) na junção neuromuscular. A acetilcolinesterase (AchE), enzima presente nesse espaço, seria insuficiente para neutralizar a alta quantidade de Ach, o que provoca despolarizações consecutivas e ativações repetidas de alguns elementos contráteis das fibras musculares relacionadas com os botões sinápticos disfuncionais. Isso poderia produzir algum grau de encurtamento entre os sarcômeros envolvidos.[10,17] A contratura sustentada dos sarcômeros pode levar à isquemia local e hipóxia, com queda do pH. Consequentemente, há liberação de substâncias vasoativas e algogênicas, como substância P (SP), bradicinina, peptídeo relacionado com o gene da calcitonina (CGRP), prostaglandina e histamina, que podem sensibilizar nociceptores periféricos (sensitização periférica). Em condição de dor crônica, com PGMs persistentes, os estímulos nociceptivos periféricos são mantidos e podem sensibilizar os neurônios da raiz dorsal da medula espinal e as estruturas supraespinais, levando à nocicepção exagerada (hiperalgesia) e à dor desencadeada por estímulos normalmente não dolorosos (alodinia), fenômeno denominado sensitização central (Fig. 42-2).[16-19]

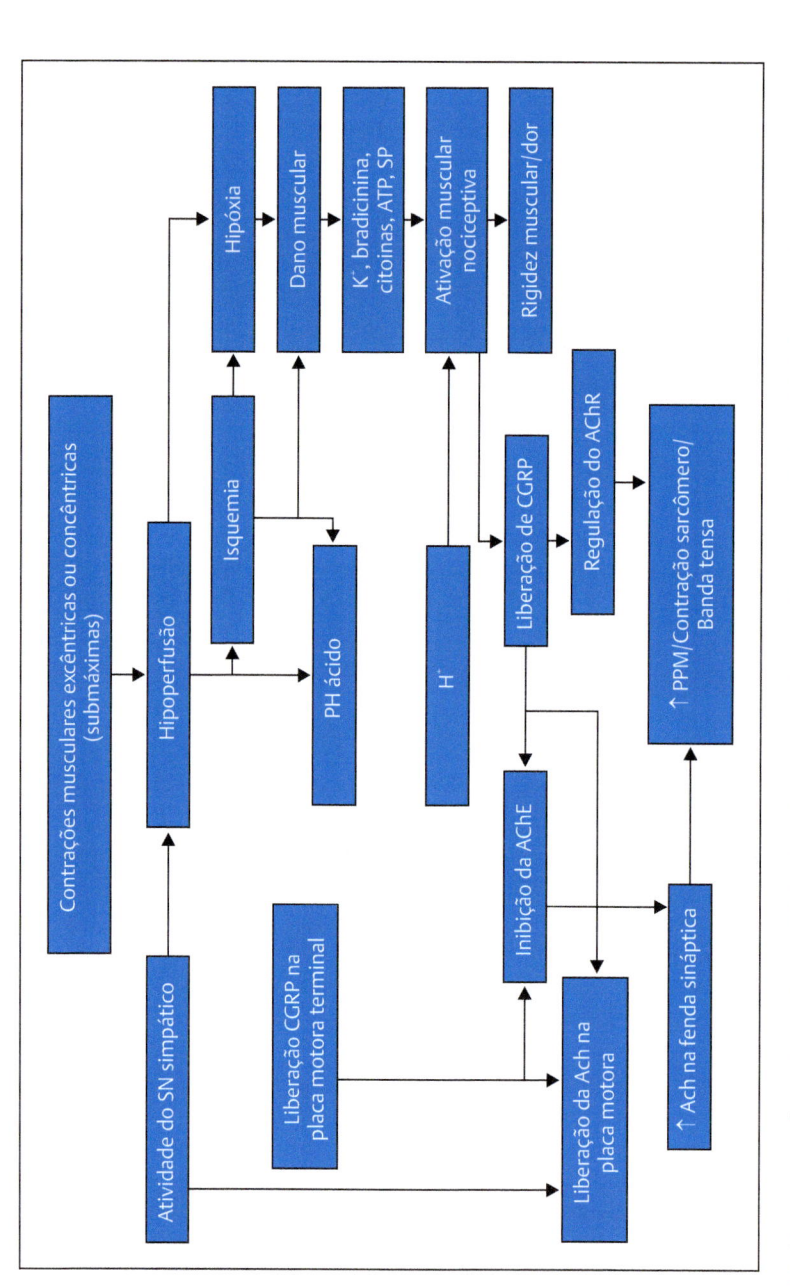

Fig. 42-2. Hipótese para explicar a formação dos PGMs. Um esboço esquemático da hipótese ampliada do PGM. O evento desencadeador é a atividade muscular excessiva, que leva à lesão muscular e à constrição capilar. A lesão muscular resulta na liberação de substâncias que ativam os nociceptores musculares e causam dor. A constrição capilar ocorre como resultado da contração muscular e da ativação do sistema nervoso simpático. A isquemia resulta da hipoperfusão, causada pela constrição capilar. O pH torna-se ácido, inibindo a atividade da AChE. O CGRP é liberado pela placa terminal motora e pelo músculo lesionado. O CGRP inibe a AChE, facilita a liberação de Ach e regula positivamente os AChRs. O resultado é o aumento da atividade da ACh, com maior frequência de MPEM, hipercontração dos sarcômeros e formação de bandas tensas. Ach, acetilcolina; AChE: acetilcolinesterase; AChR: receptores de acetilcolina; ATP: trifosfato de adenosina; CGRP: peptídeo relacionado com o gene da calcitonina; H+: prótons; K+: potássio; SP: substância P; PPM: potencial da placa motora em miniatura; SN: sistema nervoso.[16,17]

TRATAMENTO DO PGM

Os PGMs podem ser tratados farmacologicamente, com relaxantes musculares, antidepressivos, ansiolíticos, neurolépticos, anti-inflamatórios não hormonais, injeções com anestésico e esteroides.[20] Modalidades de tratamento não farmacológicas dos PGMs incluem acupuntura,[21] aplicação de ultrassom, diatermia, estimulação elétrica neural transcutânea (TENS),[22] *spray* frio (recurso da crioterapia usado na fisioterapia como anestésico local), técnicas de alongamento, terapia manual,[23] osteopatia[24] e agulhamento a seco (AS).[12] A eficácia clínica dessas terapias ainda não está clara, pois estudos que comparam grupos placebo e ativo, pré e pós-tratamento, são escassos.

Em um estudo clínico duplo-cego randomizado, Rocha e Sanchez[23] trataram PGM por meio de técnica de digitopressão, que consiste em pressão digital gradual e sustentada nos PGMs, até que o paciente não mais perceba qualquer anormalidade sensorial, dor referida ou desconforto no ponto onde a pressão é aplicada. Os autores relatam diminuição significante na intensidade do zumbido, na intensidade da dor, nos escores do questionário THI, além da redução no número de PGM. Referem ainda que pacientes normo-ouvintes foram os que apresentaram os melhores resultados terapêuticos. Outro achado muito interessante é que pacientes cujo zumbido diminui de intensidade, durante a palpação dos PGMs, tiveram melhores resultados quando comparados àqueles cuja intensidade do zumbido aumentou frente à digitopressão.

AGULHAMENTO A SECO (AS)

O AS é uma técnica para inserção de agulha filamentar sólida de metal, cujo diâmetro é capilar, através da pele, sem uso de medicação, para tratar várias disfunções, incluindo a dor miofascial, o recrutamento muscular, o controle da dor musculoesquelética, a regeneração e recuperação de tecidos lesados e até mesmo quadros álgicos articulares (definição do Conselho Federal de Fisioterapia e Terapia Ocupacional – COFFITO, por meio do Acórdão nº 481). É uma técnica intervencionista, minimamente invasiva, originalmente desenvolvida para a desativação dos PGMs (Fig. 42-3).

A técnica foi descrita pela primeira vez por Travell, na década de 1960, sendo utilizada em maior escala após a publicação dos estudos de Lewit, em 1979, e amplamente difundida na última década.[25,26] Apesar de ser confundida com a acupuntura tradicional chinesa, é uma técnica ocidental, baseada em princípios neurofisiológicos e metodologia distintos. Portanto, ao contrário do que muitos pensam, não se trata de acupuntura. As diferenças entre as duas estratégias de tratamento estão sinalizadas no Quadro 42-2.[27]

Há algumas pesquisas emergentes sobre AS, mas seu mecanismo de ação exato, na desativação dos PGMs, ainda não foi completamente elucidado.[28] A hipótese é que o AS provoca efeito conhecido como resposta de contração rápida (RCR), que se caracteriza por ser um reflexo espinal e resulta na contração súbita e involuntária das fibras musculares presentes na banda muscular tensa, que contém o PGM.[29] O AS é mais eficaz quando RCRs são desencadeadas.[16]

O AS pode aumentar o fluxo sanguíneo muscular e melhorar a oxigenação local.[30] O mecanismo mais aceitável é a liberação de substâncias vasoativas, como CGRP e SP, as quais, por meio da ativação de fibras A delta e fibras C via reflexo axonal, levam à vasodilatação em pequenos vasos e ao aumento do fluxo sanguíneo local.

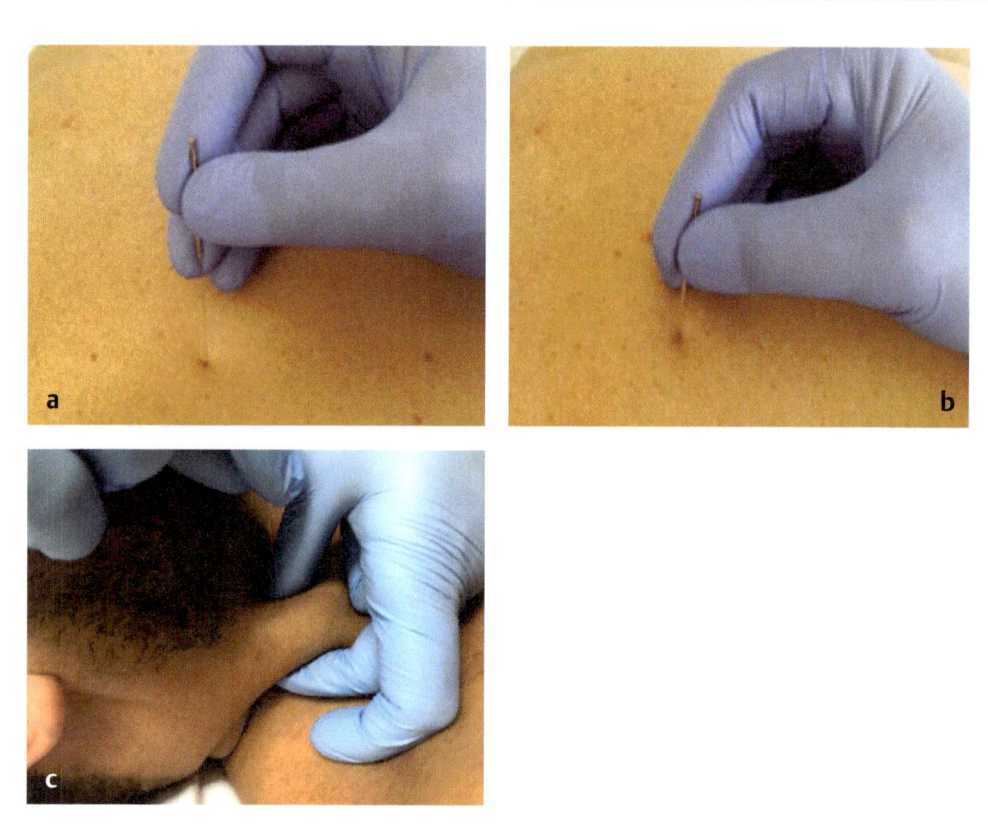

Fig. 42-3. Exemplos do procedimento do AS. (a,b) No músculo romboide. (c) Terapêutico no músculo esternocleidomastóideo.

As concentrações de SP e CGRP são maiores na vizinhança de PGMs ativos, quando comparados a PGMs latentes ou tecido muscular normal.[31] Depois que uma RCR é desencadeada, há um pico de liberação dessas substâncias vasoativas e, após alguns minutos, suas concentrações caem a níveis significativamente menores em comparação aos seus valores pré-RCR, o que acaba por diminuir a ação desses nociceptores e, consequentemente, a sensitização periférica. Após uma única sessão de AS, ocorre a diminuição dos níveis de SP.[32] Já, após 5 sessões diárias consecutivas de AS, o contrário é observado: os níveis de SP aumentam de imediato e assim persistem por 5 dias. Tal fenômeno é acompanhado de aumento nos níveis de TNF-α, óxido nítrico sintase induzível (iNOS), fator induzível pela hipóxia tipo 1(HIF-1), ciclo-oxigenase-2 (COX-2) e fator de crescimento endotelial vascular (VEGF), o que denota danos musculares, provavelmente, por excesso de manipulação intramuscular. É exatamente por isso que a sessão de AS não deve ser repetida antes de 5 dias, pelo risco de piora em vez de melhora dos sintomas, pelo efeito inverso e pela sobrecarga do sistema.

Os efeitos neurofisiológicos do AS e sua ação na sensitização central envolvem mecanismos mais complexos, por meio da hiperestimulação analgésica. A sensação de dor origina-se principalmente em dois tipos de nociceptores: (a) de baixo limiar, que estão

Quadro 42-2. Diferenças entre AS e Acupuntura[27]

Diferenças	Agulhamento a seco	Acupuntura
Mecanismo fisiopatológico	PGMs podem ser encontrados em qualquer lugar nos músculos	Pontos de acupuntura são encontrados em locais precisos (meridianos específicos)
Aplicações clínicas	Usado para tratar síndrome miofascial devida a PGM	Usado para tratamento de diversas condições patológicas
Resposta fisiológica	Redução da dor por meio do tratamento do PGM (foco nociceptivo) do músculo	Alívio da dor atingida pela liberação de endorfina
Seleção dos pontos	Definidos como uma banda muscular tensa, nódulos palpáveis, ADM diminuída, padrão de dor referida, resposta de contração rápida	Seleção de pontos é predeterminada pelo sistema de canal-meridiano
Técnica de agulhamento	Uma agulha inserida no PGM causando uma resposta de contração rápida	Geralmente, é necessária mais de uma agulha
Seguimento de tratamento	Exercícios de alongamento muscular são absolutamente necessários para restabelecer o comprimento apropriado do músculo	Nada semelhante é exigido
Requisitos clínicos	Requer conhecimento da anatomia da área, cinesiologia e biomecânica dos músculos e das articulações (aplicado por médicos e fisioterapeutas)	Requer conhecimento de todo o sistema de diagnóstico de acupuntura, incluindo os princípios de meridianos e yin-yang (aplicada por um acupunturista licenciado)

PGM: pontos-gatilho miofasciais; ADM: amplitude de movimento.

conectados a fibras aδ de condução rápida, e (b) de alto limiar, que conduzem impulsos através de fibras C, que são desmielinizadas e, portanto, mais lentas. Os terminais centrais dessas fibras adentram no SNC através do corno dorsal da medula espinal, onde eles se conectam com os neurônios espinais via transmissão sináptica.

O AS pode estimular tanto as fibras mielinizadas rápidas (fibras A delta e A beta), bem como fibras desmielinizadas de condução lenta (fibras C), indiretamente, por meio da liberação de mediadores inflamatórios. Após o desencadeamento da RCR, provocada pela inserção da agulha no PGM, há grande liberação de estímulo sensorial proprioceptivo aferente na medula espinal. Isso poderia ter um efeito de controle de portão pelo bloqueio da passagem de informação nociva, pela raiz dorsal, gerada nos nociceptores dos PGM,[33] que seria mais lenta que a estimulação gerada pelo AS.

O conhecimento dos efeitos centrais do AS na liberação de opioides endógenos é limitado. Estudos mais recentes apontam que o AS estimula a produção de opioides endógenos (p. ex., dinorfina, encefalinas e endorfinas) pelas células do sistema imunológico, como neutrófilos, eosinófilos, basófilos, linfócitos, monócitos e macrófagos, o que estimula os receptores opioides μ, δ e κ, expressos nos terminais de nervos periféricos, e gera analgesia. Perifericamente, o AS aumenta o número de opioides via sistema endocanabioide. O sistema endocanabinoide é consistuído pelos receptores canabinoides (CB1, mais abundante no cérebro, e CB2, presente nas células do sistema imunológico), endocabinoides (agonistas endógenos dos receptores canabinoides, como a anandamida e a 2-AG) e pelas enzimas que degradam os endocanabinoides. O AS parece atuar por meio dos receptores CB2, com aumento da sua expressão por meio da liberação do seu agonista, anandamida, e consequente amplificação na produção e liberação de opioides para bloqueio da dor. Além disso, alguns autores sugerem que a ativação dos receptores CB2 inibe a produção e a liberação de várias citocinas inflamatórias, como TNF-α, interleucinas e fator de crescimento neural (NGF). Assim, embora o exato mecanismo responsável pela ação antinociceptiva e anti-inflamatória do AS ainda não seja totalmente conhecido, a estimulação de receptores CB2 por anandamida endógena, provavelmente, resulta em uma combinação de liberação de opioides e inibição de citocinas inflamatórias com bloqueio da dor e inflamação, respectivamente.[34]

O AS ativa o sistema descendente modulatório da dor, que é mediado por uma relação sinérgica entre opioides e não opioides, dentre eles serotonina e norepinefrina. Esses neurotransmissores transitam pelo funículo lateral dorsal, para inibir a dor no corno posterior da medula espinal, e podem afetar direta ou indiretamente a comunicação entre neurônios de primeira e segunda ordem aí localizados. A transmissão de informações álgicas requer a liberação de glutamato, pelos neurônios aferentes sensoriais de primeira ordem, e a absorção subsequente de glutamato, pelos neurônios de segunda ordem do corno posterior. A ativação de receptores α2-adrenérgicos, por meio da norepinefrina, funciona para pré-sinapticamente diminuir a liberação de glutamato dos neurônios aferentes sensoriais primários. Ao mesmo tempo, a ativação dos receptores 5-HT (5-hidroxitriptamina ou serotonina) impede a fosforilação de subunidades NR-1. Isso diminui a capacidade de receptores NMDA em receber pós-sinapticamente o glutamato, o que ocasiona um bloqueio da transmissão da dor.[34]

Além de todos esses mecanismos neurofisiológicos descritos, há o efeito placebo do AS, já que a expectativa do paciente pode modular significativamente a percepção da dor (analgesia placebo).[35] Dados de neuroimagem demonstram que a analgesia placebo recruta regiões cerebrais subcorticais sensíveis a opioides, envolvidas na percepção da dor (incluindo substância cinzenta periaquedutal, córtex cingulado anterior rostral, tálamo, ínsula, amígdala e, em alguns estudos, o córtex pré-frontal). Muitas dessas áreas se sobrepõem àquelas moduladas pelo AS. Estudos de ressonância magnética funcional confirmaram que a expectativa pode influenciar a analgesia da acupuntura.[36]

O AS é normalmente seguido por exercícios de alongamento, logo depois de uma resposta de contração localizada. O alongamento relaxa as ligações actina-miosina nas bandas estreitas. As complicações do AS mais comuns reportadas incluem sonolência (56%),[37] sangramento/hematoma (1%), síncope vasovagal (0,19%) e convulsão ocasional (1/32.000 casos).[38]

Campagna *et al.* realizaram um estudo com o objetivo de avaliar a eficácia do AS no incômodo do zumbido somatossensorial crônico em pacientes com pontos-gatilho miofasciais. O desenho do estudo foi placebo ativo autoemparelhado, sendo que, na primeira fase, os pacientes foram submetidos a quatro sessões semanais de AS placebo nos músculos pré-determinados e, após um período de quinze dias, foram submetidos a mais quatro sessões semanais de AS terapêutico. Concluiu-se que o AS terapêutico foi eficaz na redução do desconforto do zumbido, medido pelo THI, quando comparado ao AS placebo.[39]

Dessa forma, podemos incluir o AS como uma alternativa válida no arsenal terapêutico para o tratamento do zumbido somatossensorial crônico.

REFERÊNCIAS BIBLIOGRÁFICAS

1. Levine RA, Oron Y. Tinnitus. Handb Clin Neurol. 2015;129:409-31.
2. Sanchez TG, Guerra GCY, Lorenzi MC, et al. The influence of voluntary muscle contractions upon the onset and modulation of tinnitus. Audiol Neuro-Otol. 2002;7(6):370-5.
3. Ralli M, Greco A, Turchetta R, et al. Somatosensory tinnitus: current evidence and future perspectives. J Int Med Res. 2017b;45(3):933-47.
4. Haider HF, Hoare DJ, Costa RFP, et al. Pathophysiology, diagnosis and treatment of somatosensory tinnitus: a scoping review. Front Neurosci. 2017;11:207.
5. Møller AR, Møller MB, Yokota M. Some forms of tinnitus may involve the extralemniscal auditory pathway. Laryngoscope. 1992;102(10):1165-71.
6. Wright DD, Ryugo DK. Mossy fiber projections from the cuneate nucleus to the cochlear nucleus in the rat. J Comp Neurol.1996;365(1):159.
7. Shore SE, Zhou J, Koehler S. Neural mechanisms underlying somatic tinnitus. Prog Brain Res. 2007;166:107-548.
8. Zhou J, Shore S. Convergence of spinal trigeminal and cochlear nucleus projections in the inferior colliculus of the guinea pig. J Comp Neurol. 2006;495:100-12.
9. Rocha CACB, Sanchez TG, Tesseroli de Siqueira JT. Myofascial trigger points: a possible way of modulating tinnitus. Audiol Neuro-Otol. 2008;13(3):153-60.
10. Simons D. Clinical and ethiological update of myofascial pain from trigger points. J Musculoskelet Pain.1996;4(1-2):93-122.
11. Travell JG, Simons DG, Simons LS. Myofascial pain and dysfunction: the trigger point manual, upper half of body. 2. ed. Baltimore: Williams & Wikings. 1999;1:12-563.
12. Alvarez DJ, Rockwell PG. Trigger points: diagnosis and management. Am Fam Physician. 2002;65(4):653-60.
13. Yeng LT, Kaziyama HHS, Teixeira MJ. Síndrome dolorosa miofascial. Rev Med. 2001;80(1):94-110.
14. Travell JG, Simons LS, Simons DG. Dor e disfunção miofascial. Manual dos pontos-gatilho. 2. ed. Porto Alegre: Artmed; 2005:29-90.
15. Simons DG, Travell J, Simons LE. Myofascial pain and dysfunction: the trigger point manual. 2nd ed. Baltimore: Williams and Wilkins; 1999.
16. Gerwin RD, Dommerholt J, Shah JP. An expansion of Simons' integrated hypothesis of trigger point formation. Curr Pain Headache Rep. 2004;8(6):468-75.
17. Simons DG. Do endplate noise and spikes arise from normal motor endplates? Am J Phys Med Rehabil. 2001;80(2):134-40.
18. Ge HY, Fernandez-De-Las-Penas C, Yue SW. Myofascial trigger points: spontaneous electrical activity and its consequences for pain induction and propagation. Chin Med. 2011;6:13.
19. Mense S. How do muscle lesions such as latent and active trigger points influence central nociceptive neurons? J Muscoskeletal Pain. 2010;18(4):348-53.
20. Imamura ST, Fischer AA, Imamura M, et al. Pain management using myofascial approach when other treatment failed. Phys Med Rehabil Clin North Am. 1997;8(1):179-96.
21. Li X, Wang R, Xing X, et al. Acupuncture for myofascial pain syndrome: a network meta-analysis of 33 randomized controlled trials. Pain Physician. 2017;20(6):E883-E902.
22. Dissanayaka TD, Pallegama RW, Suraweera HJ, et al. Comparison of the effectiveness of transcutaneous electrical nerve stimulation and interferential therapy on the upper trapezius in myofascial pain syndrome: a randomized controlled study. Am J Phys Med Rehabil. 2016;95(9):663-72.
23. Rocha CB, Sanchez TG. Efficacy of myofascial trigger point deactivation for tinnitus control. Braz J Otorhinolaryngol. 2012;78(6):21-6.

24. Kuchera ML, McPartland JM. Myofascial trigger points: an introduction. In: Ward R, editor. Foundations for osteopathic medicine. Baltimore: Williams & Wilkins; 1997.
25. Travell J. Temporomandibular joint pain referred from muscle of the head and neck. J Prosthet Dent. 1960;10(4):745-63.
26. Lewit K. The needle effect in the relief of myofascial pain. Pain. 1979;6(1):83-90.
27. Kostopoulos D, Rizopoulos K. The manual of trigger point and myofascial therapy. 1st ed. New York: Slack. 2001;2:8-9.
28. Cagnie B, Dewite V, Barbe T, et al. Physiologic effects of dry needling. Curr Pain Headache. 2013;17(8):341-8.
29. Chaitow L, Fritz S. A massage therapist's guide understanding, locating and treating myofascial trigger points. 1st ed. Churchill Livingstone: Elsevier. 2006;9:1-192.
30. Cagnie B, Barbe T, De Ridder E, et al. The influence of dry needling of the trapezius muscle on muscle blood flow and oxygenation. J Manipulative Physiol Ther. 2012;35(9):685-91.
31. Shah JP, Gilliams EA. Uncovering the biochemical milieu of myofascial trigger points using in vivo microdialysis: an application of muscle pain concepts to myofascial pain syndrome. J Bodyw Mov Ther. 2008;12(4):371-84.
32. Hsieh YL, Yang SA, Yang CC, et al. Dry needling at myofascial trigger spots of rabbit skeletal muscles modulates the biochemical associated with pain, inflammation, and hypoxia. Evid Based Complement Alternat Med. 2012;2012:342165.
33. Chu J, Schwartz I. The muscle twitch in myofascial pain relief: effects of acupuncture and other needling methods. Electromyogr Clin Neurophysiol. 2002;42(5):307-11.
34. Butts R, Dunning J, Perreault T, et al. Peripheral and spinal mechanisms of pain and dry needling mediated analgesia: a clinical resourse guide for health care professionals. Int J Phys Med Rehabil. 2016;4(2):2-18.
35. Lyby PS, Aslaksen PM, Flaten MA. Variability in placebo analgesia and the role of fear of pain– an ERP study. Pain. 2011;152(10):2405-12.
36. Langevin HM, Wayne PM, Macpherson H, et al. Paradoxes in acupuncture research: strategies for moving forward. Evid Based Complement Alternat Med. 2011;2011:180805.
37. Brattberg G. Acupuncture treatments: a traffic hazard? Am J Acupunct. 1986;14(3):265-7.
38. Chen FP, Hwang SJ, Lee HP, et al. Clinical study of syncope during acupuncture treatment. Acupunct Eletrother Res. 1990;15(2):107-19.
39. Campagna CA, Anauate J, Vasconcelos LGE, Oiticica J. Effectiveness of dry needling in bothersome chronic tinnitus in patients with myofascial trigger points. Int Arch Otorhinolaryngol. In press. 2021.

PSICOTERAPIA E TERAPIA COGNITIVA COMPORTAMENTAL

CAPÍTULO 43

Elaine Miwa Watanabe
Maurício Malavasi Ganança

INTRODUÇÃO

Hipócrates viveu até o ano de 370 a.C. e, a essa altura, já associava a coexistência entre zumbido e sintomas depressivos. Hipotetizava-se um possível efeito da atrabílis no cérebro.[1] Embora muitos estudos associem zumbido, depressão e ansiedade, outros transtornos psiquiátricos podem estar igualmente envolvidos, como o obsessivo-compulsivo, do humor, somatoforme, psicótico, cognitivo, abuso de substâncias, de linguagem, sexual, de personalidade e alimentar.[2] Essas comorbidades parecem afetar mais pacientes com zumbido nas formas moderadas a severas.[3]

Um estudo de Crocetti *et al*[4] observou uma correlação significante entre a pontuação do THI (*Tinnitus Handicap Inventory*) e a presença de ansiedade e depressão, e recomenda uma avaliação psicológica e ou psiquiátrica, sobretudo em pacientes com THI acima de 38. Ressalta-se que, no THI, o escore de 0 a 16 pontos considera que o impacto do zumbido na vida do paciente é **desprezível**; de 18 a 36, **leve**; de 38 a 56, **moderado**; 58 a 76, **severo** e de 78 a 100, **catastrófico**.[5] Em caso de ideação suicida, o paciente deve ser prontamente encaminhado ao psiquiatra.[3]

O profissional da saúde pode utilizar questionários que auxiliam na identificação dos riscos para comorbidades (ver Capítulo 8). Naturalmente, há de se pensar ser muito ingênuo em psicoterapia considerar que um mesmo tratamento seja aplicável a todos.[6] Existem variados tipos de abordagens para os pacientes que sofrem com o zumbido. Para tanto, leva-se em consideração suas características pessoais, bem como os sintomas associados. Entretanto, com exceção da terapia cognitiva comportamental,[7] ainda não há estudos suficientemente testados de forma robusta em ensaios clínicos, considerando os diferentes tipos de intervenção.[6] A colaboração, tanto do paciente como do terapeuta, é pré-requisito para um desfecho positivo do tratamento.[8]

A seguir, temos uma síntese dos principais tópicos da psicoterapia em zumbido descritos com maior frequência na literatura. Esse capítulo não pretende substituir a devida qualificação do terapeuta, que tanto pode nos ajudar com esse sintoma tão plural.

ACONSELHAMENTO E PSICOEDUCAÇÃO

O aconselhamento, também chamado de psicoeducação no contexto do zumbido, é essencial no tratamento do mesmo.[7] Inicialmente, o profissional da saúde acolhe o paciente e afirma entender que o zumbido é real, sabidamente não é fonte do seu imaginário e é perfeitamente compreensível sua reação ao incômodo percebido.[9] Deve ser enfatizado que se trata de um sintoma e não uma doença.[10] Ademais, são dadas todas as informações sobre possíveis causas e conselhos para o paciente conseguir lidar melhor com o zumbido e suas potenciais consequências, sejam elas na esfera emocional, ocupacional, do sono, da concentração, da audição e/ou da vida social.

Quando o paciente tem consciência do seu quadro e recebe as orientações adequadas sobre os possíveis tratamentos de forma realista, incentiva-se a desmitificação e a invalidação de falsas crenças (por exemplo, o zumbido não tem tratamento, é melhor se acostumar com ele, não há nada que possa ser feito, zumbido não tem cura), sendo possível promover o alívio. Embora o aconselhamento seja fundamental, não há estudos controlados para estimar o peso de sua interferência no grau de melhora dos pacientes.[7] Existem diferentes protocolos de aconselhamento informado e não há padronização única.

REESTRUTURAÇÃO COGNITIVA

Primeiramente são identificados os pensamentos disfuncionais, geralmente adquiridos em situações angustiantes da vida. A partir daí são explicadas ao paciente formas de mudar o pensamento, substituir os catastróficos e irreais por outros mais construtivos. A tentativa é ajudar o paciente a adotar uma postura menos hostil frente aos problemas.[6,7,10] O treinamento pretende simplesmente pedir para **pensar positivo**. Diversamente ao aconselhamento em que há uma certa passividade, o terapeuta desta vez assume a posição de testar, desafiar e treinar o paciente,[9] com o intuito de substituir os pensamentos ruins por outros mais construtivos, de forma que isso se torne automático.[11]

Teoriza-se que a causa do incômodo do zumbido não seja o som em si, mas sim a via que essa percepção e interpretação do som percorre, exatamente onde a reestruturação cognitiva atuaria.[9] Muitas vezes, o próprio paciente está convencido de que é o zumbido que o deixa depressivo ou ansioso, e, se além disso acreditar que não há nada que se possa fazer, cria-se um ciclo de emoções desastrosas e destrutivas. Mas, independentemente da forma como o paciente lida com esses pensamentos, é possível mudar essa postura com terapia específica.[9]

TÉCNICAS

Controle da Atenção

São estratégias para o paciente se conscientizar de que é capaz de controlar o zumbido, ao desfocar dele a sua atenção. A tática atua por meio de enriquecimento sonoro[6] ou de outras modalidades sensoriais, como sentir um cheiro agradável ou um sabor apetitoso que evoque boas emoções.[9]

Relaxamento

Objetivam a redução do nível de excitação autonômica. Incluem o relaxamento muscular progressivo, além de exercícios respiratórios. São alternados a tensão e o relaxamento de um grupo muscular com momentos de respiração diafragmática ou movimentos inspiratórios e expiratórios controlados.[6] Sua finalidade é a redução do estresse e o desvio de atenção ao zumbido.[12]

Imaginação

Utilizadas para eliminar associações negativas evocadas pelo zumbido. Durante o exercício da técnica de imaginação, o paciente é estimulado a contextualizar o zumbido dentro de um cenário agradável,[6] como, por exemplo, cachoeira, mar, passarinhos, abelhas ou cigarras. Não são utilizados sons reais nesse momento.

Habitualmente a prática não é utilizada de forma isolada como método terapêutico, mas associada a outras técnicas, como as de relaxamento e reestruturação cognitiva.[9]

Comportamentais

Os pacientes são encorajados ao **enfrentamento** de situações as quais normalmente evitariam por desencadear algum tipo de sofrimento. Desse modo, percebem que são capazes de lidar com o sofrimento quando expostos a tais situações-gatilho. O terapeuta prepara o paciente para essa nova habilidade, e repetidamente o expõe ao fator de incômodo.[9] Seu objetivo é promover o processo de habituação e, por conseguinte, diminuir o incômodo do zumbido.[9,13]

TERAPIA DA ACEITAÇÃO E COMPROMISSO E TERAPIA COGNITIVA BASEADA EM ATENÇÃO PLENA

São terapias baseadas na **aceitação**. O sofrimento é considerado parte normal da vida, e a filosofia sugere que resistir e lutar contra ele perpetua-o ou até exacerba-o. Então, aprender a aceitá-lo muda a relação do paciente com os pensamentos e sentimentos desagradáveis. Desta forma, os pacientes não mudam apenas o que pensam sobre o zumbido, mas passam a reconhecer as emoções e as sensações que ele é capaz de evocar, e incorporam-nas como parte do dia a dia, reformulando e ressignificando o pensamento.[13]

Tanto na Terapia da Aceitação e Compromisso (TAC) como na Terapia Cognitiva Baseada em Atenção Plena (TCBAP), especialmente nesta última, faz-se uso da meditação *Mindfulness*.[6] Durante essa prática, sentado em silêncio, é possível vivenciar o zumbido, presente de forma consciente, e, ao mesmo tempo, ao aumentar a consciência do zumbido, é possível treinar habilidades metacognitivas que reduzam o envolvimento e a intrusão de pensamentos negativos repetitivos, com base na atenção plena.[13]

Na TAC, incentiva-se o paciente a ressignificar o zumbido, em vez de tentar "não pensar" no mesmo para remover sua experiência aversiva.[13] Consiste em trabalhar a questão da aceitação do zumbido. Há estudos que sinalizam benefícios substanciais em relação à TRT (*Tinnitus Retraining Therapy*), especialmente quando levamos em consideração os pacientes com problemas de sono.[14]

TERAPIA COGNITIVA COMPORTAMENTAL

A terapia cognitiva comportamental (TCC) foi desenvolvida a partir de duas das principais escolas de pensamento na psicologia: o Cognitivismo e a Comportamental (Behaviorismo). Na primeira, Aaron Beck ampliou o entendimento do papel da cognição na interpretação de determinadas situações. Assim, a resposta individual para um determinado evento depende mais do modo como cada um pensa do que da situação em si.[15] Na segunda proposta, com base em teorias de aprendizagem de Pavlov e Skinner, são utilizadas técnicas para mudar o comportamento originado frente a determinadas situações, e assim modificar as respostas emocionais evocadas.[1,16]

A TCC foi originalmente desenvolvida para o tratamento de quadros depressivos nos anos 1950, mas atualmente é amplamente utilizada em ansiedade, insônia, dor crônica e zumbido.[8]

O primeiro ensaio clínico randomizado controlado que verificou a melhora significativa do sintoma, em portadores de zumbido, por meio de TCC é atribuído a Scott *et al* em 1985.[17] Desde então, outros estudos corroboram com tal resultado e demonstram eficácia também na redução do estresse e da ansiedade, além de melhora na qualidade de vida.[6,12,17] A TCC pode ser considerada a melhor estratégia psicoterapêutica já investigada.[7]

Consideram-se como primeira e segunda **onda** da TCC as décadas de 1980 e 1990, respectivamente. De início, o tratamento era essencialmente focado em métodos de relaxamento, com o intuito de reduzir o estresse. Além disso, enfatizava-se o treinamento cognitivo e comportamental, com técnicas de autocontrole e foco na atenção, assim como o enriquecimento sonoro para mascarar o zumbido. A tentativa era fazer o paciente ter controle do incômodo e obter alívio.[12] Ao longo de 30 anos, a TCC foi-se aprimorando, outras técnicas comportamentais foram introduzidas, e a **terceira onda** eclodiu com a TAC e a TCBAP.[12,13]

Um dos modelos propostos atribui a excitação autonômica simpática a conotações excessivamente negativas do zumbido. A atenção seletiva e o monitoramento do sintoma pioram a ansiedade e o desânimo, o que gera um círculo vicioso. O objetivo final da terapia é reduzir ou eliminar o sofrimento e não necessariamente a cura.[6]

A técnica é uma psicoterapia estruturada e tempo-limitada, geralmente com duração entre 8 a 24 sessões, uma vez por semana. Inclui tarefas cognitivas e comportamentais que pretendem modificar a resposta do paciente a determinados pensamentos e situações.[6] Pode ser realizada individualmente, em grupo ou virtualmente.[11] Após o aconselhamento, são trabalhadas crenças, geralmente adquiridas na infância, que propiciam um padrão de raciocínio. Assim, estados de humor, eventos do passado ou incidentes acabam por originar pensamentos repetitivos. O reforço dessas crenças provoca emoções, desperta sintomas cognitivos, influencia comportamentos e até reações somáticas.[9]

Após essa fase, busca-se entender a ligação entre o pensamento e os sentimentos que ele desperta. Uma vez identificada essa associação, inicia-se a discussão a respeito da dimensão desses pensamentos, com o objetivo de ressignificá-los, trabalhar o imaginário, o foco, a exposição ao estímulo temido pelo paciente e técnicas de relaxamento.[8]

Em uma metanálise de oito estudos randomizados e controlados, que envolveram 468 pacientes, foi demonstrada clara evidência de melhora nos escores de qualidade de vida dos portadores de zumbido, e também da depressão, quando presente, após TCC.[7,18] Tal estudo está em concordância com a eficácia do tratamento observada na revisão Cochrane de Martinez *et al.*[8] Seus benefícios podem durar 12 meses ou mais.[11] Entretanto, cabe ressaltar que, apesar da melhora na evolução dos pacientes, os estudos não demonstram mudanças em relação às características psicoacústicas do zumbido, isto é, na frequência (*pitch*) e intensidade (*loudness*).[8,13]

Embora a TCC apresente o risco potencial de desencadear uma crise de ansiedade, pelo próprio desconforto ao evocar uma situação desagradável, não há efeitos colaterais reportados em estudos.[11] Mediante o exposto, trabalhar a questão cognitiva e comportamental pode ser sim uma forma de beneficiar o paciente que sempre ouviu: "não há nada que se possa fazer".[13]

REFERÊNCIAS BIBLIOGRÁFICAS

1. Pavlov IP. Lectures on conditioned reflexes: twenty-five years of objective study of the higher nervous activity (behaviour) of animals. New York: Liverwright Publishing Corporation; 1928.
2. Salviati M, Bersani FS, Valeriani G, et al. A brain centered view of psychiatric comorbidity in tinnitus: from otology to hodology. Neural plasticity. 2014:817852.
3. Landgrebe M, Langguth B. Psychologic/psychiatric assesment. In: Møller AR, Langguth B, DeRidder D, Kleinjung T, editors. Textbook of tinnitus. New York: Springer; 2011a:408-11.

4. Crocetti A, Forti S, Ambrosetti U, Bo LD. Questionnaires to evaluate anxiety and depressive levels in tinnitus patients. Otolaryngol Head Neck Surg. 2009;140(3):403-5.
5. Newman CW, Jacobson GP, Spitzer JB. Development of the Tinnitus Handicap Inventory. Arch Otolaryngol Head Neck Surg. 1996;122(2):143-8.
6. Thompson DM, Hall DA, Walker DM, Hoare DJ. Psychological therapy for people with tinnitus: A scoping review of treatment components. Ear Hear. 2017;38(2):149-58.
7. Langguth B, Kreuzer PM, Kleinjung T, De Ridder D. Tinnitus: causes and clinical management. Lancet Neurol. 2013;12(9):920-30.
8. Martinez-Devesa P, Perera R, Theodoulou M, Waddell A. Cognitive behavioural therapy for tinnitus. Cochrane Database Syst Rev. 2010;8(9):CD005233.
9. Grelmel KV, Kröner-Herwig B. Cognitive behavioral treatment (CBT). In: Møller AR, Langguth B, DeRidder D, Kleinjung T, editors. Textbook of tinnitus. New York: Springer; 2011a:517-21.
10. Han BI, Lee HW, Ryu S, Kim JS. Tinnitus update. J Clin Neurol. 2021;17(1):1-10.
11. Tunkel DE, Bauer CA, Sun GH, et al. Clinical practice guideline: tinnitus. Otolaryngol Head Neck Surg. 2014;151(2):S1-S40.
12. Cima RF, Andersson G, Schmidt CJ, Henry JA. Cognitive-behavioral treatments for tinnitus: a review of the literature. J Am Acad Audiol. 2014;25(1):29-61.
13. McKenna L, Vogt F, Marks E. Current validated medical treatments for tinnitus: Cognitive behavioral therapy. Otolaryngol Clin North Am. 2020;53(4):605-15.
14. Westin VZ, Schulin M, Hesser H, et al. Acceptance and commitment therapy versus tinnitus retraining therapy in the treatment of tinnitus: a randomised controlled trial. Behav Res Ther. 2011;49(11):737-47.
15. Beck AT. Depression: causes and treatment. Philadelphia: University of Pennsylvania Press; 1967.
16. Skinner BF. Operant behavior. Am Psychol. 1963;18(8):503-15.
17. Scott B, Lindberg P, Lyttkens L, Melin L. Psychological treatment of tinnitus. An experimental group study. Scand Audiol. 1985;14(4):223-30.
18. Cima RF, Maes IH, Joore MA, et al. Specialised treatment based on cognitive behaviour therapy versus usual care for tinnitus: a randomised controlled trial. Lancet. 2012;26;379(9830):1951-9.

MODULAÇÃO E SUBSTITUIÇÃO SENSORIAL

Roseli Bittar
Cibele Brugnera

INTRODUÇÃO

A neuromodulação é uma modalidade terapêutica que atua na atividade neural do sistema nervoso central (SNC) por meio de um estímulo a ele direcionado. Seu mecanismo de ação no zumbido é atribuído à interferência e/ou interrupção dos sinais provenientes das vias auditivas centrais e seus circuitos associados que chegam ao córtex cerebral.[1] Tendo em vista o envolvimento de circuitos externos à via auditiva no paciente com zumbido crônico, a neuromodulação torna-se uma abordagem interessante como opção de tratamento (ver Capítulo Modelos Neurofisiológicos de Zumbido). Está demonstrado que a neuromodulação direcionada às atividades cerebrais pode reduzir o zumbido e suas queixas associadas. No entanto, a duração de seus efeitos ainda não está determinada e esses aspectos continuam em estudo.[2]

Neste capítulo, vamos discorrer a respeito da utilização da neuromodulação não invasiva no tratamento do zumbido. A neuromodulação invasiva, que tem a finalidade de estimular o córtex profundo, é realizada por meio de eletrodos implantados no SNC e encontra-se em fase experimental. Essas práticas são propostas futuras para um pequeno grupo de pacientes.

A utilização da neuromodulação teve início nos anos 1960. Atualmente, com o aprimoramento das técnicas de neuroimagem estrutural e funcional, é possível atingir com precisão as áreas do cérebro responsáveis pela percepção do zumbido ou o desconforto por ele causado.[3] As intervenções não invasivas podem ser divididas em diretas (estimulação magnética e estimulação elétrica) e neuroestimulação indireta (estimulação cutânea: estimulação transcraniana elétrica por corrente contínua – ETCC, *transcutaneous electrical nerve stimulation* – TENS; estimulação vibrotáctil: *translingual neurostimulation* – TLNS). Ao final, vamos abordar o conhecimento atual a respeito da neuromodulação por meio do implante coclear (IC). Neste capítulo, não vamos discorrer sobre a estimulação acústica pela terapia *notch*/dispositivos de musicoterapia, estimulação vagal e estimulação magnética transcraniana (EMT). Essas técnicas serão abordadas com detalhes em capítulos específicos.

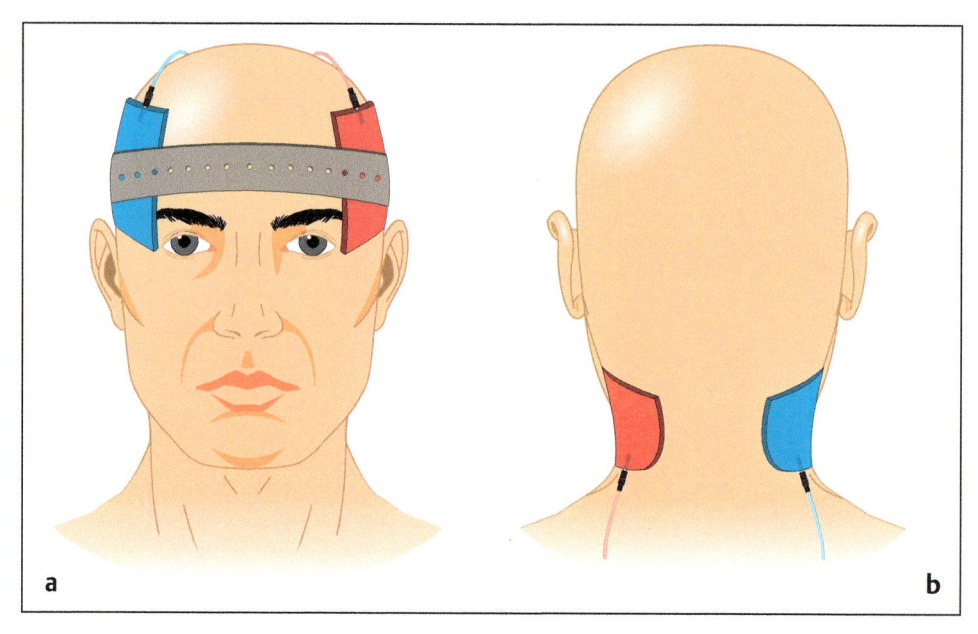

Fig. 44-1. Técnicas de modulação não invasiva. (**a**) Bifrontal – ETCC. (**b**) Região da raiz de C2 – TENS.

ESTIMULAÇÃO TRANSCRANIANA POR CORRENTE CONTÍNUA (ETCC)

É um método de neuroestimulação não invasivo que utiliza uma corrente elétrica contínua, pouco potente, direcionada à área cerebral de interesse. Essa corrente é fornecida por eletrodos colocados no crânio e atua no potencial de ação da via neural ativada (Fig. 44-1). A ETCC pode aumentar o desempenho de habilidades cognitivas da área cerebral estimulada.[1] A potência e o direcionamento da corrente fornecida têm a capacidade de aumentar ou diminuir a excitabilidade das regiões cerebrais atingidas. Sua aplicação é capaz de reduzir temporariamente o zumbido e a ansiedade associada por segundos ou horas.[4] É difícil, no entanto, precisar exatamente o local da atuação da ETCC no zumbido porque são estimulados muitos alvos em um mesmo momento.

ESTIMULAÇÃO ELÉTRICA NEURAL TRANSCUTÂNEA (TENS)

A utilização de TENS é útil no zumbido de origem somatossensorial. A interação entre os sistemas somatossensorial e auditivo tem sido cada vez mais reconhecida e estudada. Ambas as aferências convergem para o núcleo coclear dorsal, de onde alçam níveis mais altos no SNC. Evidências clínicas dessa interação podem ser observadas nas queixas de zumbido associadas à cervicalgia e disfunções da articulação temporomandibular, bem como na modulação do zumbido por movimentos cefálicos e cervicais.[2]

A palavra TENS corresponde à abreviação do termo inglês *transcutaneous electrical nerve stimulation*. É uma técnica que utiliza eletrodos que entregam impulsos elétricos na pele a partir de um gerador específico. Utilizado rotineiramente para analgesia, seu mecanismo fisiológico depende da modulação da corrente aplicada à região afetada.

A influência da TENS no zumbido foi documentada em raízes cervicais, na articulação temporomandibular e em regiões periauriculares. O estímulo elétrico modula e pode reduzir a percepção do zumbido em, aproximadamente, metade dos pacientes.[1] A estimulação da raiz cervical C2, tem sido utilizada para induzir depressão sináptica no núcleo coclear dorsal no sistema auditivo central (Fig. 44-1).[5] O núcleo coclear dorsal recebe as aferências do VIII par e do sistema somatossensorial ipsilateral (trato trigeminal), gânglios da coluna dorsal, fascículo *cuneatus* e fibras dos VII, IX e X pares. A estimulação de C2 produz padrão inibitório do núcleo coclear dorsal, considerado o provável mecanismo de supressão do zumbido. Embora alguns pacientes relatem completa supressão do sintoma, apenas uma pequena porcentagem deles apresenta resposta ao estímulo, de forma parcial e transiente.[6]

NEUROESTIMULAÇÃO TRANSLINGUAL (TLNS)

Trata-se de uma técnica não invasiva de estimulação eletrotáctil do dorso da língua, produz forte ativação cerebral e potencializa a recuperação dos circuitos neurais lesados utilizando-se da neuroplasticidade. Seus resultados são atingidos por meio de estimulação repetida da superfície lingual. São ativados os contatos axonais pré e pós-sinápticos presentes na via neural a partir dos receptores linguais até o tronco cerebral e cerebelo, via ramo lingual do V par e da corda do tímpano do VII par. Como resultado, há modulação da atividade neural do núcleo sensorial e espinal do trigêmeo e a região caudal do trato solitário, onde os nervos estimulados possuem projeções diretas (Fig. 44-2). Imagens de

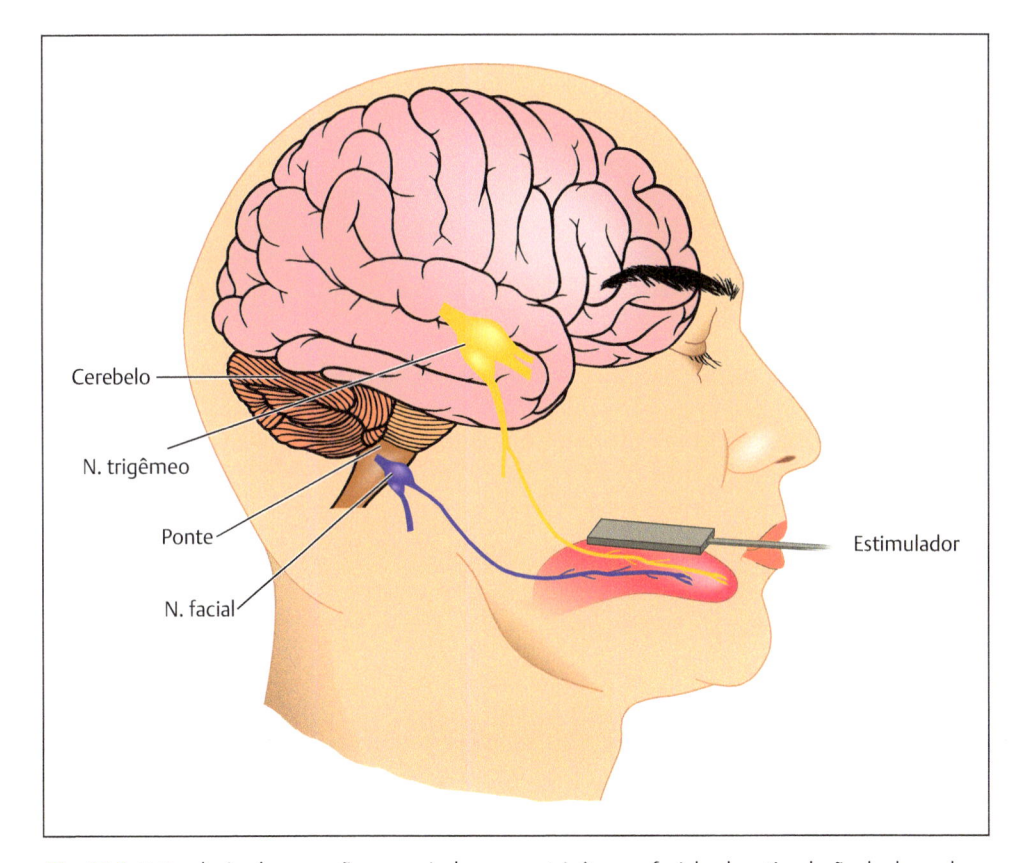

Fig. 44-2. Estimulação das conexões neurais dos nervos trigêmeo e facial pela estimulação do dorso da língua – técnica TLNS.

ressonância magnética funcional confirmam a mudança da atividade neural nessas áreas.[7] A ativação das terminações periféricas parece acionar uma cascata de eventos, modificando a atividade neural a partir dessas estruturas, sua vizinhança e as redes neurais a elas conectadas (formação reticular). A liberação de neurotransmissores provoca mudanças neuroquímicas e neurofisiológicas no núcleo trigeminal, núcleo do trato solitário, núcleo vestibular, núcleo coclear, núcleo facial e nervo hipoglosso, além do vérmis cerebelar.[7]

A língua possui grande número de receptores neurais diretamente ligados ao SNC e umidade natural, características que favorecem a estimulação por eletrodos. A TLSN utiliza padrões sequenciais de estimulação de maneira que, a cada momento específico, apenas um conjunto de eletrodos está ativo e cercado por eletrodos terra (inativos). Dessa maneira, áreas alternadas da superfície que contém os eletrodos em contato com a língua estimulam randomicamente diferentes locais. A sensação táctil resultante depende da intensidade do estímulo e é referida como vibração, formigamento ou pressão, percebidos como resultado da ativação alternada das fibras neurais. Não são referidas sensações gustativas, embora não seja possível determinar se as aferências gustativas são estimuladas, tendo em vista o padrão não fisiológico de ativação.[8] A TLNS estimula direta e simultaneamente múltiplas redes cerebrais por ativação natural gerada na periferia. Assim, esse tipo de estímulo funciona como uma **injeção** de atividade neural nas redes comprometidas. Está demonstrado, ainda, que a estimulação repetida induz à retenção da memória neural por meio de um processo descrito pela neurociência, a potencialização a longo prazo.[7]

A TLNS foi inicialmente utilizada para modular as vias centrais com a finalidade de neurorreabilitação e, em um segundo momento, mostrou-se útil como substituto sensorial para o controle postural após lesão labiríntica. Mais recentemente, tem sido utilizada com sucesso em quadros sensório-motores centrais crônicos, como esclerose múltipla, acidente vascular cerebral ou doença de Parkinson.[7] O surgimento de uma nova tecnologia de neuroestimulação, a CN-NINM (*cranial nerve - non invasive neuromodulation*) trouxe avanços no processo de estimulação do cérebro por meio da TLNS. A CN-NINM é um novo método de intervenção que combina a TLNS com um estimulador portátil (PoNS™) e permite o treinamento direcionado a um determinado protocolo de reabilitação. A tecnologia CN-NINM utiliza a neuromodulação para alcançar várias áreas cerebrais através dos nervos cranianos, no caso, aqueles encontrados na língua.[8] O PoNS™ (*Portable Neuromodulation Stimulator*) abriu novas perspectivas de atuação pelas características do equipamento: multidirecional, efetivo, não invasivo, permite a estimulação repetitiva e é de fácil regulação (Fig. 44-3).[9]

A utilização do PoNS™ nos pacientes com zumbido é ainda muito recente. Em um paciente-teste, Danilov *et al.* observaram episódios de total desaparecimento do zumbido utilizando o PoNS™ juntamente com estímulo auditivo bilateral com ruído de banda estreita. O autor acredita que a diminuição da intensidade do zumbido foi devida à apresentação do treinamento auditivo ao lado da neuromodulação do tronco cerebral. O zumbido, que tem origem nas vias neurais centrais, parece responder à estimulação das vias relacionadas com o sintoma. O mecanismo de atuação não está ainda esclarecido.[10]

A experiência do HC-FMUSP com a CN-NINM está em fase preliminar, na busca de protocolos que sejam efetivos no tratamento do zumbido de origem central. Finalizamos um estudo preliminar com 14 pacientes que foram submetidos à estimulação diária com relaxamento,[11] seguido de atividade cognitiva (pintura de mandalas) e estímulo auditivo bilateral (música suave). Os sujeitos foram divididos em dois grupos, um com

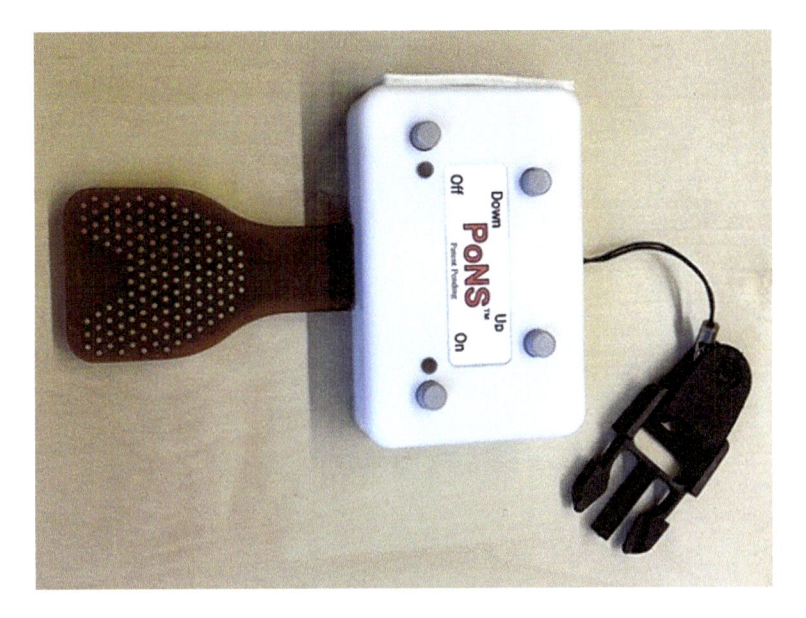

Fig. 44-3. Equipamento portátil de neuromodulação pela técnica TLNS – PoNS.™

estimulação ativa e outro com estimulação placebo (equipamento desligado). Após 30 dias de intervenção, observamos que há atuação da estimulação na percepção do zumbido. Houve diferença significativa na escala analógica visual (EAV) no grupo que utilizou o estimulador ativo, mas não no grupo que utilizou placebo (Fig. 44-4). A EAV é uma nota (de 0 a 10) que o paciente atribui ao grau de incômodo que o zumbido apresenta em suas atividades diárias; quanto maior a nota, maior o incômodo causado pelo sintoma. Assim como Danilov et al.,[10] observamos a boa resposta à aplicação da técnica. No entanto, não podemos explicar onde e de que forma a estimulação lingual atuou na fisiopatologia do sintoma.

Outros pesquisadores têm desenvolvido equipamentos semelhantes ao PoNS™, que utilizam a técnica da TLNS para o tratamento do zumbido.[12] São dados ainda muito preliminares, mas que apontam para um futuro promissor da estimulação lingual no tratamento do zumbido.

IMPLANTE COCLEAR

Por fim, algumas palavras a respeito do implante coclear (IC) e sua influência no zumbido.

O IC é uma prótese neural utilizada para restaurar a função auditiva nos pacientes portadores de surdez severa a profunda que não obtém benefício com o uso de próteses auditivas convencionais. Indicados para a utilização uni ou bilateral, o IC estimula diretamente o nervo auditivo por meio de pequenos eletrodos que são colocados na profundidade da cóclea. Estes estímulos são levados pelo nervo auditivo para o SNC. Embora tenha sido desenvolvido para o tratamento da perda auditiva severa, o IC tem a capacidade de modular o zumbido.

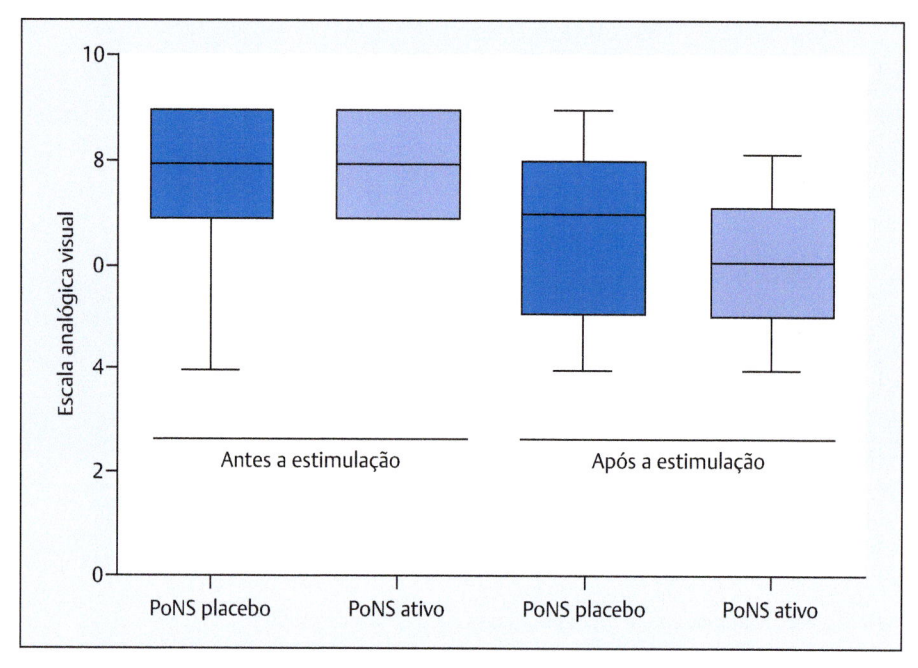

Fig. 44-4. Resultados da escala analógica visual de dois grupos de pacientes com zumbido de origem central, submetidos à tecnologia CN-NINM. São observadas as respostas em box plot antes e após 30 dias de estimulação (p < 0,0001).

Os estudos dos efeitos do IC sobre o zumbido relatam redução total ou parcial com porcentagens variáveis.[13] Após a ativação do IC, é descrita a remissão do sintoma em até 80% dos pacientes.[14] Os melhores índices de alívio do sintoma estão relacionados com o melhor nível residual de audição e aos melhores níveis do THI.[15] Em revisão sistemática sobre o assunto, é descrita a diminuição significante do THI total nos casos de IC, tanto uni como bilateral, que varia de 3 a 20 pontos.[16] O tempo médio estabelecido para que seja observada a melhora do zumbido está ao redor de três meses e mantém-se por longo tempo. Para alguns pacientes, a atenuação do zumbido foi considerada o melhor benefício do IC.[17]

O mecanismo capaz de suprimir o Z não é completamente esclarecido. A melhora do sintoma parece estar relacionada com os neurônios auditivos remanescentes.[14] O IC promove a reativação das vias auditivas centrais e da plasticidade neural e, portanto, reduz a percepção do Z. A inserção profunda do implante é um dos fatores relacionados com a melhora do Z.[16]

Por conta dos relatos discordantes em termos de porcentagens de melhora, modo de atuação e, principalmente, pela forma heterogênea de avaliação, o IC não pode ser ainda estabelecido como opção para o tratamento específico do Z. Os resultados são encorajadores, mas sem alto nível de evidência.[17]

Os relatos observados devem ser avaliados com cautela, visto que para alguns pacientes o zumbido tem início após a colocação do IC, fato considerado um efeito colateral da cirurgia.[15]

REFERÊNCIAS BIBLIOGRÁFICAS

1. Vanneste S, Ridder DD. Noninvasive and invasive neuromodulation for the treatment of tinnitus: an overview. Neuromodulation. 2012;15:350-60.
2. Kleinjung T; Langguth B. Avenue for future tinnitus treatments. Otolaryngol Clin N Am. 2020;53:667-83.
3. Black RD, Rogers LL. Sensory neuromodulation. Front Syst Neurosci. 2020;14:12.
4. Peter N, Kleinjung T. Neuromodulation for tinnitus treatment: an overview of invasive and non-invasive techniques. J Zhejiang Univ Sci B. 2019;20(2):116-30.
5. Young ED, Nelken I, Conley RA. Somatosensory effects on neurons in dorsal cochlear nucleus. J Neurophysiol. 1995;73:743-65.
6. Vanneste S, Plazier M, Heyning PV, Ridder DD. Transcutaneous electrical nerve stimulation (TENS) of upper cervical nerve (C2) for the treatment of somatic tinnitus. Exp Brain Res. 2020;204(2):283-7.
7. Danilov Y, Kaczmarek K, Skinner K, Tyler M. Cranial nerve noninvasive neuromodulation: New approach to neurorehabilitation, in brain neurotrauma: Molecular, neuropsychological and rehabilitation aspects. In: Kobeissy FH, Homan SW, editors. CRC Press. 2015.
8. Danilov Y, Paltin D. Translingual Neurostimulation (TLNS): A novel approach to neurorehabilitation. Phys Med Rehabil Int. 2017;4(2):1117.
9. Kaczmarek KA. The portable neuromodulation stimulator (PoNS) for neurorehabilitation. Scientia Iranica. 2017;24(6):3171-80.
10. Danilov Y, Syroezhkin F, Nikitin N. Tinnitus suppression using translingual neurostimulation (TLNS): case study. Conference IFOS, Paris (Internet). 2019.
11. Holzel BK, Lazar SW, Gard T, et al. How does mindfulness meditation work? Proposing mechanisms of action from a conceptual and neural perspective. Perspect Psychol Sci. 2011;6:537-59.
12. Conlon B, Langguth B, Hamilton C, et al. Bimodal neuromodulation combining sound and tongue stimulation reduces tinnitus symptoms in a large randomized clinical study. Sci Transl Med. 2020;12:eabb2830.
13. Wang Z, Huang Q, Chen B, et al. Effect of cochlear implantation on tinnitus and the prognosis mode analysis. J Clin Otorhinolaryngol Head Neck Surg. 2020;34(11):966-71.
14. Dixon PR, Crowson M, Shipp D, et al. Predicting reduced tinnitus burden after cochlear implantation in adults. Otol Neurotol. 2020;41(2):196-201.
15. Borges ALF, Duarte PLS, Almeida RBS, et al. Cochlear implant and tinnitus-a meta-analysis. Braz J Otorhinolaryngol. 2021;87(3).
16. Mertens G, De' Bodt M, Van Heyning P. Cochlear implantation as a long-term treatment for ipsilateral incapacitating tinnitus in subjects with unilateral hearing loss up to 10 years. 2016;331:1-6.
17. Cabral F, Pinna MH, Alves RD, et al. Cochlear implantation and single-sided deafness: a systematic review of the literature. Int Arch Otorhinolaryngol. 2016;20:69-75.

MINDFULNESS (ATENÇÃO PLENA) COMO TERAPIA PARA REDUÇÃO DO ZUMBIDO

CAPÍTULO 45

Jennifer J. Gans

AUMENTO DO ESTRESSE INTENSIFICA O INCÔMODO DECORRENTE DO ZUMBIDO

Caso você se sinta mais ansioso e estressado nos dias de hoje, não se preocupe, você é normal. Como seres humanos, somos "criaturas que constroem significação". Quando não entendemos algo, ficamos ansiosos. Talvez essa seja a razão pela qual os desafios de 2020-2021 tenham sido tão difíceis para nós como raça humana no mundo todo. Os mistérios da Covid-19, suas origens, transmissão, e cura têm sido difíceis de entender. Nesse contexto de insegurança política, ambiental, financeira e social (e outras), é como se o volume de nosso estresse tenha ido às alturas para muitos, e da mesma forma o zumbido.

SIGNIFICAÇÃO DO ZUMBIDO

Para muitos, o início súbito de um zumbido pode ser um choque. A maioria das pessoas jamais sequer ouviu falar de zumbido, quem dirá saber por que isso está acontecendo com elas. Muitas vezes, a mente reage com pensamentos de pânico: "Talvez eu tenha um tumor cerebral? Isso significa que eu vou perder a audição? Foi culpa minha por escutar tanta música quando mais jovem? Por que o médico me disse que não há nada a fazer?" E assim prossegue a lista de pensamentos produtores de medo ou estresse. Quanto mais tempo ficamos sem compreender o que é o zumbido, e o que não é, mais os pensamentos estressogênicos se tornarão uma narrativa automática capaz de manter o incômodo do zumbido.

SEU ZUMBIDO É INCÔMODO OU NÃO INCÔMODO?

Aproximadamente 20% dos portadores de zumbido da população dos EUA referem "incômodo" com tal percepção: o que significa que há impacto desse no sono, na concentração e ou na função cognitiva necessária para as atividades cotidianas. Para cerca de 2 milhões dessas pessoas, o zumbido pode ser incapacitante. Assim sendo, o que sabemos sobre os milhões de pessoas nos Estados Unidos que estão circulando com zumbido, mas não se incomodam com ele? Talvez, olhar para esse grupo nos dê pistas sobre como transformar um zumbido "incômodo" em "não incômodo", para mais alguns milhões.

ONDE ESTÁ A CURA?

Muitas pessoas me procuram perguntando: Por que não há cura para o zumbido? Por que não há uma pílula, cirurgia ou procedimento que faça essa sensação incrivelmente desagradável desaparecer? Minha resposta é que, sim, algum dia poderá haver uma cura.

Por enquanto, as pesquisas mostram que mudar o pensamento a respeito dessa sensação corporal desagradável, porém sabidamente benigna, pode transformar o zumbido de incômodo para não incômodo. Se você tem zumbido, mas não te incomoda, isso não é efetivamente uma cura? Talvez seja por isso que a Mindfulness (Atenção Plena), assim como outras estratégias, como a terapia cognitivo-comportamental (TCC), tenha mostrado resultados encorajadores na literatura. Assim como as demais sensações corporais benignas, o zumbido também pode ser seguramente colocado nesse contexto: habituar-se a ele. Para muitos, porém, esse processo natural de habituação é bloqueado, o que mantém o zumbido na categoria incômodo. Pergunto então: se você tem um zumbido, e não se incomoda, qual é o problema? Assim sendo, em vez de focar no desaparecimento do zumbido, talvez o foco deva estar na habituação bem-sucedida.

O primeiro passo para a habituação é tornar o zumbido "desinteressante" para o cérebro. Como regra prática, o cérebro gosta de mesmice, mas é atraído por novidades. O início do zumbido é muitas vezes um estímulo novo, que pode manter a mente travada e carregada, e pronta para luta ou fuga.

Como estive por milhares de horas, ao longo dos anos, com pessoas que apresentam zumbido "incômodo", percebi alguns aspectos específicos da personalidade desses pacientes, e que parecem dar pistas sobre qual das duas categorias o zumbido ("incômodo" e "não incômodo") pode estar. Qualquer pessoa pode ter zumbido, mas aqueles com zumbido "incômodo" compartilham entre si traços intrigantes. Essas características da personalidade podem ser enquadradas de forma positiva, já que a mesma coisa que cria e perpetua o incômodo do zumbido também torna esse grupo extremamente efetivo e bem-sucedido em suas vidas cotidianas. Pessoas que lutam contra um zumbido "incômodo" costumam ser aquelas que prestam extrema atenção aos detalhes. Elas detectam um problema em seu ambiente, agarram-se a ele, e não sossegam enquanto ele não for resolvido. Não como diagnóstico em si, mas costumam ter uma **personalidade obsessiva/compulsiva** em suas tarefas. Tendem a ser pessoas que cumprem seus compromissos com pontualidade, são intensas e concluem o que começam. Essas qualidades podem tornar tais pessoas muito bem-sucedidas em sua profissão: o que é muito valorizado em nossa cultura. No entanto, em tempos de desequilíbrio e estresse – como muitos estão experimentando atualmente em suas vidas profissional, pessoal e social – a energia mental que abastece tais traços de personalidade pode culminar com a avaliação equivocada de uma sensação corporal benigna (embora desagradável), como o zumbido.

FORTALECIMENTO DO CÓRTEX PRÉ-FRONTAL

Estudos convincentes dão suporte ao argumento de que a *Mindfulness* (Atenção Plena) seria capaz de resultar em mudanças adaptativas da resposta do paciente a estímulos antigos e novos. A pesquisa conduzida por Sara Lazar e colegas, em Harvard, sugere que a meditação (prática bem conhecida de *Mindfulness*) pode levar ao crescimento e espessamento do córtex cerebral, em áreas associadas à atenção focal, medo e regulação emocional.[1] O estudo revelou que praticantes experientes de meditação, *versus* não praticantes, foram mais efetivos em enviar informações a áreas (inconscientes) do cérebro responsáveis pela maior influência sobre a capacidade regulatória emocional, como, por exemplo, a reação de medo a um zumbido "**incômodo**". Tal estudo também determinou que o tamanho do córtex pré-frontal se correlaciona diretamente com o número de anos de experiência com meditação.

RESIGNIFICAÇÃO DO ZUMBIDO PELA MENTE

Em alguns indivíduos com zumbido, acredita-se que a amígdala – parte do sistema límbico cerebral responsável por funções diversas, entre elas processamento de memória, tomada de decisão e respostas emocionais (medo, ansiedade e agressividade) – avalia mal o "nível de ameaça" que a percepção do zumbido representa. Esta pode ser a razão pela qual algumas pessoas apresentam zumbido "incômodo", enquanto outras não. A maioria dos casos de zumbido inicia-se com certo grau de perda auditiva, porém nem todos os portadores de perda auditiva têm zumbido. É lógico que a diferença entre aqueles que apresentam zumbido "incômodo" e os que não o apresentam não é a perda auditiva; ao contrário, é o modo como a amígdala avalia tal percepção ("ameaça" ou "não ameaça") que determina o grau de desconforto do paciente. A hipótese é que as pessoas que apresentam zumbido "incômodo" permanecem em estado crônico de alerta, vigilância e monitoramento ao sintoma. Enquanto aqueles que decodificam o zumbido pelo que ele realmente é – uma percepção acústica benigna e inexpressiva – são capazes (automaticamente/subconscientemente) de remanejar o mesmo para o subconsciente.

ZUMBIDO COMO UM TIGRE DE PAPEL

O zumbido é como um "Tigre de Papel". "Tigre de papel" é a tradução, de uma expressão em chinês, que se refere a algo que, embora possa parecer ameaçador, na realidade, é inofensivo ou benigno. Como previamente mencionado, o zumbido pode ser percebido como extremamente desagradável para alguns, mas, em geral, nada mais é do que uma sensação corporal benigna, à qual o cérebro subentende que precisa prestar atenção, quando na realidade não é necessário. Entretanto, áreas do subconsciente cerebral, em joguete com o sistema límbico, interpretam equivocadamente tal sinal acústico como ameaçador – mantendo-o em foco e em uma posição central, de importância – quando na verdade se trata apenas de um "Tigre de Papel".

APLICAÇÃO DE *MINDFULNESS* NO MANEJO DO ZUMBIDO

Pesquisas recentes mostraram que abordagens baseadas em Mindfulness para lidar com o zumbido são efetivas em modificar sua percepção, com redução do incômodo e da batalha emocional a ele atrelada, além de intensificar a sensação de bem-estar.

A **Redução do Estresse do Zumbido Baseada em Mindfulness** (*Mindfulness-Based Tinnitus Stress Reduction* – **MBTSR**) trata-se de um programa de capacitação de habilidades, de oito semanas, desenvolvido e pesquisado na Universidade da Califórnia, São Francisco (UCSF), que ensina aos participantes como assumir formas mais saudáveis e positivas de lidar com uma percepção tão desagradável.

A **MBTSR** inclui ensino aprofundado sobre o tema, e treino de **atenção plena** (Mindfulness). Cada sessão semanal integra elementos de respiração profunda, ioga leve, relaxamento e meditação, cujo objetivo é guiar os portadores de zumbido para que desenvolvam maneiras novas e mais efetivas de lidar com tal percepção, e com o estresse a ela relacionado, em seu dia a dia.

Um estudo piloto publicado em 2013 sugere que a **MBTSR** é um tratamento viável para aqueles que sofrem de zumbido "incômodo".[2] No estudo, os participantes relataram redução do impacto do zumbido, da depressão e da ansiedade fóbica; ao mesmo tempo, houve melhora geral do social e da saúde mental. Além disso, resultados publicados após um ano de seguimento mostram declínio adicional do estresse associado ao zumbido.[3]

DOMANDO O TIGRE CONHECIDO COMO ZUMBIDO EM CASA

De 25 de março a 9 de junho de 2020, ofereceu-se um curso *on-line* gratuito de **MBTSR**, acessado pelo endereço (MindfulTinnitusRelief.com), em todo o mundo, para qualquer pessoa com zumbido "incômodo" e hiperacusia. Ele fez parte do ensaio clínico **Eficácia** do Curso *On-Line* de Oito Semanas de Redução do Estresse do Zumbido por meio de Atenção Plena, em 2020, durante a Pandemia de Covid-19.

QUEM SERIA O CANDIDATO IDEAL?

Uma dúvida que sempre surge para os prestadores de assistência à saúde auditiva, e para os indivíduos que buscam alívio do zumbido, é qual o tratamento mais efetivo, e para quem. Diferenças entre sujeitos, como: idade, gênero, duração do zumbido, invasividade do zumbido, estresse percebido, sofrimento emocional e distúrbios do sono, foram consideradas na investigação de quem mais provavelmente se beneficiaria do **MBTSR**.

As variáveis analisadas não pareceram diferenciar aqueles que escolheram participar do ensaio clínico. A hipótese é que portadores de zumbido, mesmo com contextos e características diversas, podem-se beneficiar igualmente do **MBTRS**, que parece ser uma opção a ser considerada, para qualquer um, dentre a infinidade de pacientes possíveis.

Esse ensaio clínico foi peculiar, pois os participantes constituíram uma amostra observada durante a pandemia de Covid-19. Além disso, foram autoencaminhados ao programa e não a uma amostra clínica (não foram coletadas informações sobre condições de saúde mental ou fatores audiológicos, além do autorrelato). Surge mais uma pergunta: a **MBT-SR** é mais efetiva para sujeitos com experiência prévia em meditação? Pesquisas futuras serão necessárias para esclarecer melhor tais aspectos.

CONCLUSÃO

A **MBTSR** reúne conteúdo escrito e atividades para alívio da ansiedade e do medo relacionados com o zumbido. A informação acurada sobre **o que o zumbido é** e **o que não é**, assim como os elementos de **redução do estresse** advindos da prática de atenção plena, provavelmente direciona para o processo de cura da percepção do zumbido.

Considera-se que a **MBTSR** muda a percepção de experiências negativas, modulando-as para serem emocionalmente menos destrutivas. Provavelmente os pacientes tornam-se menos preocupados e vigilantes com suas percepções físicas ou mentais após a **MBTSR**.[4,5] Uma vez estabelecido certo equilíbrio, por meio de uma prática de meditação, outros fatores associados atrelados ao zumbido podem ser identificados e tratados.

Essas descobertas promissoras justificam uma investigação mais aprofundada sobre a aceitabilidade, viabilidade e eficácia da **MBTSR**. Vale ressaltar que ensaios clínicos randomizados e controlados se fazem necessários antes que se possa afirmar efetividade da **MBTSR** em reduzir o incômodo do zumbido em portadores de tal sintoma.

REFERÊNCIAS BIBLIOGRÁFICAS

1. Lazar SW, Kerr CE, Wasserman RH, Treadway MT, Fischl B. Meditation experience is associated with increased cortical thickness. Neuroreport. 2005;16(17):1893-7.
2. Gans JJ, O'Sullivan P, Bircheff V. Mindfulness based tinnitus stress reduction pilot study. Mindfulness. 2013;5(3):322-33.
3. Gans JJ, Cole MA, Greenberg B. Sustained benefit of Mindfulness-Based Tinnitus Stress Reduction (MBTSR) in adults with chronic tinnitus: A pilot study. Mindfulness. 2015;6:1232-4.
4. Bishop SR, Lau M, Shapiro S, et al. Mindfulness: A proposed operational definition. Clinical Psychology Science and Practice. 2004;11:230-41.
5. McKenna L, Marks EM, Vogt F. Mindfulness-based cognitive therapy for chronic tinnitus: Evaluation of benefits in a large sample of patients attending a tinnitus clinic. Ear and Hearing. 2018;39:359-66.

ESTIMULAÇÃO MAGNÉTICA TRANSCRANIANA NO TRATAMENTO DO ZUMBIDO

CAPÍTULO 46

Patricia Ciminelli Linhares Pinto
Renata de Almeida Marcondes

INTRODUÇÃO

O tratamento do zumbido tem sido objeto de muitos estudos na literatura mundial, e continua sendo um grande desafio para a medicina. Publicações detalhando os mecanismos fisiopatológicos do zumbido abriram caminho para pesquisas com tratamentos fundamentados em neuromodulação.

Os estudos de neuroimagem funcional não deixam dúvida de que o zumbido é gerado no cérebro, fruto de alterações plásticas cerebrais com ativação anormal de áreas corticais auditivas e não auditivas. Essas alterações parecem estar diretamente relacionadas com a persistência do zumbido, apesar do seu tratamento clínico e controle dos fatores desencadeantes.[1]

A estimulação magnética transcraniana (EMT) vem sendo estudada como uma opção terapêutica para pacientes com zumbido crônico, já que é capaz de inibir ou estimular áreas corticais específicas e modula a atividade neural de áreas auditivas e não auditivas relacionadas com o zumbido.

ESTIMULAÇÃO MAGNÉTICA TRANSCRANIANA: PRINCÍPIOS E TÉCNICA

A EMT é uma forma não invasiva de modulação da atividade cortical, introduzida na área clínica por Baker em 1985. Baseia-se no princípio de Faraday da indução eletromagnética, segundo o qual uma corrente de forte intensidade, quando passa por um circuito elétrico, gera um campo magnético capaz de induzir um campo elétrico em outro circuito elétrico próximo ao da fonte geradora do campo magnético.

O estimulador gera uma corrente elétrica alternada de forte intensidade (5.000 Amperes), que atravessa um circuito elétrico até chegar à bobina da estimulação. A bobina, isolada eletricamente, gera um campo magnético de 1,5 a 2,2 Tesla. Esse campo magnético induz um novo campo elétrico num circuito próximo à bobina. A bobina é colocada sobre o couro cabeludo e o campo magnético gerado induz à formação de uma corrente elétrica nos neurônios corticais mais superficiais da área que está sendo estimulada, atingindo uma profundidade de 1,5 a 2,0 cm da calota craniana. O crânio e o couro cabeludo são materiais isolantes, portanto a corrente elétrica que os atravessa é mínima, causando pouco desconforto. As sessões de estimulação seguem protocolos de segurança do Conselho Federal de Medicina, atualizados em consensos periodicamente.[2]

A corrente gerada nos neurônios mais superficiais pode tanto inibir quanto excitar a atividade elétrica neuronal local, dependendo da frequência de estímulo utilizada. Quando a frequência dos estímulos é maior que um pulso por segundo (1 Hz), a estimulação é denominada rápida, ou de alta frequência, e provoca um aumento da atividade dos neurônios estimulados. Se a frequência dos estímulos for menor ou igual a um ciclo por segundo (1 Hz), é dita lenta, ou de baixa frequência, e o efeito será uma inibição da atividade cortical estimulada.

A estimulação magnética é utilizada na psiquiatria há mais de 20 anos para tratamento de transtornos, como depressão, ansiedade, bipolaridade e esquizofrenia. É uma opção segura, com pouco efeitos colaterais e pode ser utilizada como monoterapia ou associada a outros tratamentos.

Os primeiros estudos de EMT em pacientes com zumbido iniciaram-se em 2003. Em 2005, foi iniciado o primeiro ensaio clínico randomizado utilizando a EMT para tratamento de zumbido no Brasil. Marcondes *et al.*, 2010, observaram resultados positivos aplicando a estimulação repetitiva de baixa frequência (1 Hz) em córtex temporoparietal (CTP) esquerdo de pacientes com zumbido e audiometria normal.[3] Outro ensaio clínico randomizado brasileiro de Ciminelli *et al.*, 2020, estudou os efeitos da EMTr de alta frequência sobre o córtex pré-frontal dorsomedial (CPFDM), encontrando também evidência de melhora significativa do incômodo relacionado com o zumbido em pacientes submetidos à estimulação ativa.[4]

ALTERAÇÕES FUNCIONAIS CORTICAIS RELACIONADAS COM O ZUMBIDO

Os primeiros estudos de neuroimagem funcional em zumbido foram focados na atividade neuronal do sistema auditivo.[5,6] Estes estudos preliminares serviram como referência para se iniciar o uso da EMT no CTP.

Técnicas modernas de neurofisiologia e neuroimagem vêm nos ajudando a entender de forma mais detalhada o funcionamento anormal do sistema nervoso central, auditivo e não auditivo, em pacientes com zumbido crônico subjetivo.[7-9]

A descoberta de alterações funcionais corticais relacionadas com o zumbido permitiu que novos protocolos de EMTr fossem testados, na tentativa de otimização de resultados já existentes.

ESTIMULAÇÃO MAGNÉTICA TRANSCRANIANA EM PACIENTES COM ZUMBIDO

Vias Auditivas (Córtex Temporoparietal)

Os primeiros autores a avaliarem o efeito da EMT em pacientes com zumbido foram Plewnia *et al.* em 2003.[10] Os autores aplicaram EMT de alta frequência, 10 Hz, por 3 segundos, em 14 pacientes com zumbido, em 8 locais diferentes do escalpe e 4 posições placebo. Observaram melhora do zumbido em 57% dos participantes após estimulação do CTP esquerdo.

A partir deste estudo, diversos autores iniciaram protocolos diferentes de estimulação em CTP.

Liang Z *et al.*, em 2020, realizaram uma revisão sistemática de ensaios clínicos randomizados para avaliar a eficácia da EMT repetitiva em pacientes com zumbido. Dentre 524 trabalhos publicados entre 2004 e 2017, foram selecionados 29 ensaios clínicos randomizados. Ao todo foram avaliados 1.228 pacientes, que receberam entre 5 e 20 sessões de estimulação. Destes 29 estudos, 27 aplicaram a estimulação no CTP. Foram observados resultados significativos da estimulação em 19 dos 27 ensaios clínicos. Três estudos utilizaram a estimulação na frequência de 5 Hz e dois utilizaram frequência igual ou maior que 10 Hz. A melhora do zumbido começa a ocorrer a partir da primeira semana de estimulação e persiste por até 6 meses. A estimulação mostrou-se segura sem efeitos colaterais importantes.[11] Landgrebe *et al.*, 2017, sugerem que a estimulação repetitiva no córtex auditivo promove uma neuroplasticidade, inibição nas sinapses nessa região e um aumento da atividade hemodinâmica.[12]

Vias Não Auditivas

Os estudos que avaliaram os efeitos da EMT sobre o CTP mostraram otimismo em relação ao seu uso no tratamento de pacientes com zumbido e eficácia moderada. Com a evidência da eficácia moderada em relação ao uso da EMT repetitiva de baixa frequência no CTP, protocolos diferentes, estimulando outras áreas do cérebro relacionadas com o zumbido, isoladamente ou associado ao CTP, foram estudados e encorajados.

Kreuzer *et al.*, 2011, compararam EMT repetitiva combinada de baixa frequência no CTP esquerdo e córtex pré-frontal dorsolateral (CPFDL) direito com a estimulação isolada no CTP esquerdo. A estimulação adicional no CPFDL direito parece promissora, porém o tamanho do efeito foi pequeno, provavelmente relacionado com a ausência de um grupo placebo uma vez que o grupo controle também era ativo.[13] Da mesma forma, Formánek *et al.*, 2018, usando protocolo semelhante de CTP bilateral de baixa frequência e CPFDL esquerdo de alta frequência por 5 dias, não encontraram melhora significativa quando comparado ao placebo.[14] Publicação de De Ridder *et al.*, 2012, avaliando o efeito da estimulação de baixa frequência no CPFDL direito em pacientes, revelou que há benefícios na redução do zumbido com 10 sessões de EMTr de 1 Hz, e 7 de 11 pacientes obtiveram melhora da intensidade do zumbido.[15] Langguth *et al.*, 2014, avaliaram 192 pacientes portadores de zumbido que foram alocados de forma randomizada em 3 grupos diferentes para receber 10 sessões de: grupo 1 – estimulação placebo de 1 Hz, grupo 2 – estimulação ativa de 1 Hz no CTP esquerdo e grupo 3 – estimulação ativa 1 Hz no CTP esquerdo com estimulação 20 Hz no CPFDL esquerdo. Os autores não encontraram diferença entre os grupos na avaliação primária de desfecho apesar de os desfechos secundários terem se mostrado favoráveis aos grupos ativos, em particular ao grupo de estimulação combinada.[16] Lehner *et al.*, 2016, avaliaram 49 pacientes submetidos a 10 sessões de EMT repetitiva utilizando protocolo com um grupo de estimulação em três áreas diferentes, sem grupo placebo. Um grupo foi submetido à EMT repetitiva de 1 Hz no CTP bilateral associada a 20 Hz no CPFDL esquerdo, e o outro grupo submetido a estimulação de 1 Hz no CTP esquerdo. Houve redução significativa no incômodo gerado pelo zumbido pelo *Tinnitus Questionnaire* (TQ) em ambos os grupos, sem superioridade do grupo estimulado em três áreas diferentes.[17]

A descoberta do envolvimento de áreas mais profundas do sistema límbico na fisiopatologia do zumbido motivou a elaboração de diferentes protocolos de EMT repetitiva com foco nessas áreas. Vanneste *et al.*, 2011, avaliaram o uso de bobina em duplo cone para estimulação mais profunda no córtex frontal dorsal usando frequências diferentes de estimulação e observaram que estimulação bifrontal de baixa frequência foi eficaz na redução da intensidade e incômodo relacionados com o zumbido.[18] Kreuzer *et al.*, 2015, compararam estimulação mediofrontal com bobina em duplo-cone associada à estimulação de 1 Hz no CTP esquerdo com bobina em forma de 8 com grupo de estimulação em CPFDL esquerdo de 10 Hz associada a CTP esquerdo de 1 Hz por 10 sessões. Houve mudança significativa no TQ nos dois grupos, porém não houve diferença entre os grupos.[19] Ensaio clínico randomizado, placebo-controlado de Ciminelli *et al.*, 2020, mostrou evidência de redução significativa no incômodo relacionado com o zumbido após estimulação ativa de alta frequência do CPFDM, bilateralmente.[4]

Diretrizes sobre uso terapêutico da EMT repetitiva publicadas em 2014 por Lefaucheur *et al.* mostram nível de evidência C (eficácia possível) no uso de EMT repetitiva para tratamento do zumbido.[20]

Revisão sistemática de Peng *et al.*, 2012, sobre a eficácia da EMT repetitiva no tratamento do zumbido, incluindo cinco ensaios clínicos, randomizados e controlados, dos quais quatro estimularam o CTP esquerdo por, no máximo, 2 semanas, revelou que houve uma melhora significativa estatisticamente entre o grupo de pacientes com zumbido tratados com estimulação ativa em relação aos tratados com estimulação placebo. Porém, ainda são necessários estudos com *follow-up* maior, assim como avaliação mais eficaz dos parâmetros e número de dias de estimulação, na opinião do autor. Existe ainda necessidade de tentativas para otimizar os protocolos de tratamento.[21]

Londero *et al.*, 2017, publicaram revisão da literatura incluindo 25 artigos em uso de EMT repetitiva no tratamento do zumbido. Os estudos diferiram muito em metodologia. Local e protocolos de estimulação também variaram de forma importante, a maior parte dos locais de estimulação os CTP esquerdo e CPFDL, por 2 semanas ou menos, em sua maioria. Muitos problemas práticos e metodológicos ainda precisam ser resolvidos antes que a EMT repetitiva possa ser implementada na prática rotineira para tratamento do zumbido.[1]

É importante ressaltar que muitas são as variáveis envolvidas na avaliação de ensaios clínicos com uso de EMT repetitiva no tratamento de pacientes portadores de zumbido, como bem descrito por Folmer, 2017:[22]

- Tamanho da amostra;
- Idade dos participantes;
- Presença ou ausência de perda auditiva;
- Tempo de zumbido na população avaliada;
- Poucos estudos randomizados;
- Poucos estudos com grupo Sham (placebo);
- Lateralidade na aplicação da estimulação;
- Tipo de equipamento de EMTr utilizado e profundidade de penetração do campo magnético com a bobina utilizada;
- Intensidade da EMTr e determinação do limiar motor;
- Orientação e posicionamento da bobina;
- Medidas de desfecho (escalas, medidas do zumbido na cabine audiométrica)
- Curto tempo de seguimento pós-tratamento.

Todos esses fatores devem ser levados em consideração quando avaliamos estudos que usam EMT repetitiva para tratamento do zumbido.

Apesar do otimismo em torno do uso da EMT no tratamento dos pacientes portadores de zumbido crônico subjetivo, ainda são necessários mais estudos, com amostras maiores, protocolos e medidas de desfecho comparáveis entre os estudos para que possamos considerar o uso rotineiro da EMT repetitiva no tratamento de nossos pacientes.

REFERÊNCIAS BIBLIOGRÁFICAS

1. Londero A, Bonfils P, Lefaucheur JP. Transcranial magnetic stimulation and subjective tinnitus. A review of the literature, 2014-2016. European Annals of Otorhinolaryngology, Head and Neck Diseases. 2017;12(001).

2. Rossi S, et al. Safety and recommendations for TMS use in healthy subjects and patient populations, with updates on training, ethical and regulatory issues: Expert Guidelines. Clinical Neurophysiology. 2021;132:269-306.
3. Marcondes RA, et al. Repetitive transcranial magnetic stimulation improves tinnitus in normal hearing patients: A double-blind controlled, clinical and neuroimaging outcome study. European Journal of Neurology. 2010.
4. Ciminelli P, et al. Dorsomedial prefrontal cortex repetitive transcranial magnetic stimulation for tinnitus: Promising results of a Blinded, Randomized, Sham-Controlled Study. Ear and Hearing. 2020;42:12-19.
5. Lockwood AH, et al. The functional neuroanatomy of tinnitus: Evidence for limbic system links and neural plasticity. Neurology. 1998.
6. Melcher JR, Sigalovsky IS, Guinan JJ, Levine RA. Lateralized tinnitus studied with functional magnetic resonance imaging: Abnormal inferior colliculus activation. 2000.
7. Schlee W, Weisz N, Bertrand O, et al. Using auditory steady state responses to outline the functional connectivity in the tinnitus brain. PLoS ONE. 2008.
8. Lanting CP, de Kleine E, van Dijk P. Neural activity underlying tinnitus generation: Results from PET and fMRI. Hearing Research. 2009.
9. de Ridder D, Song JJ, Vanneste S. Frontal cortex TMS for tinnitus. Brain Stimulation. 2013;6:355-62.
10. Plewnia C, Bartels M, Gerloff C. Transiente supressão de zumbido por estimulação magnética transcraniana. Ann Neurol. 2003;53:263-6.
11. Liang Z, et al. Repetitive transcranial magnetic stimulation on chronic tinnitus: a systematic review and meta-analysis. BMC Psychiatry. 2020;20.
12. Landgrebe M, et al. 1-Hz rTMS in the treatment of tinnitus: A sham-controlled, randomized multicenter trial. Brain Stimulation. 2017.
13. Kreuzer PM, et al. Can temporal repetitive transcranial magnetic stimulation be enhanced by targeting affective components of tinnitus with frontal rTMS? A randomized controlled pilot trial. Frontiers in Systems Neuroscience. 2011.
14. Formánek M, et al. Combined transcranial magnetic stimulation in the treatment of chronic tinnitus. Annals of Clinical and Translational Neurology. 2018.
15. de Ridder D, et al. Dorsolateral prefrontal cortex transcranial magnetic stimulation and electrode implant for intractable tinnitus. World Neurosurgery. 2012.
16. Langguth B, et al. Efficacy of different protocols of transcranial magnetic stimulation for the treatment of tinnitus: Pooled analysis of two randomized controlled studies. World Journal of Biological Psychiatry. 2014.
17. Lehner A, Schecklmann M, Greenlee MW, et al. Triple-site rTMS for the treatment of chronic tinnitus: A randomized controlled trial. Scientific Reports. 2016.
18. Vanneste S, Plazier M, van de Heyning P, de Ridder D. Repetitive transcranial magnetic stimulation frequency dependent tinnitus improvement by double cone coil prefrontal stimulation. Journal of Neurology, Neurosurgery and Psychiatry. 2011,82:1160-4.
19. Kreuzer PM, et al. Combined rTMS treatment targeting the Anterior Cingulate and the Temporal Cortex for the Treatment of Chronic Tinnitus. Scientific Reports. 2015.
20. Lefaucheur JP, et al. Evidence-based guidelines on the therapeutic use of repetitive transcranial magnetic stimulation (rTMS). Clinical Neurophysiology. 2014.
21. Peng Z, Chen XQ, Gong SS. Effectiveness of repetitive transcranial magnetic stimulation for chronic tinnitus: A systematic review. Otolaryngology – Head and Neck Surgery (United States). 2012.
22. Folmer RL. Factors that contribute to the efficacy of repetitive transcranial magnetic stimulation (rTMS) for tinnitus treatment. Brain Stimulation. 2017.

ACUPUNTURA

CAPÍTULO 47

Ektor Tsuneo Onishi

INTRODUÇÃO

Se por um lado a Medicina Ocidental foi se especializando cada vez mais, a Medicina Tradicional Chinesa (MTC) é conhecida por considerar as doenças como resultados de processos contínuos, progressivos e multifatoriais. Essa visão integrativa da MTC tem sido valorizada desde que o paciente foi considerado como ser único e não apenas como portador de uma doença, de forma estanque e isolada.

Devemos levar em consideração que os termos e linguagem utilizados na MTC são os mesmos de séculos atrás quando o livro-texto clássico **Princípios de Medicina Interna do Imperador Amarelo** (*Huang Di Nei Jing*) foi escrito.[1] Como a MTC nasceu da observação dos fenômenos naturais, acabou por incorporar termos como Energia, Calor, Frio, Excesso, Deficiência, Estagnação, para descrever os processos fisiológicos e patológicos da saúde humana. Ainda assim, não constitui ciência antagônica à Medicina Ocidental, mas que apenas se utiliza de linguagem própria para descrever os mesmos fenômenos. A eficácia da acupuntura, demonstrada em diversas condições clínicas, reconhecida em periódicos científicos, comprova que as abordagens ocidental e oriental seguem caminhos correlatos.

No Brasil, a acupuntura é considerada especialidade médica reconhecida pelo Conselho Federal de Medicina desde 1995 (Resolução CFM 1455/1995). Constitui procedimento invasivo caracterizado pela inserção de agulhas, em pontos específicos distribuídos pelo corpo, ao longo de linhas denominadas meridianos, capaz de produzir efeitos locais e sistêmicos por liberação de substâncias mediadoras e respostas específicas do Sistema Nervoso Central.[2] O estudo microscópico dos pontos de acupuntura evidenciou características peculiares, com grande concentração de terminações nervosas livres e menor resistência elétrica. A inserção de agulhas estimula esses pontos por dois mecanismos:

1. Trauma mecânico da área da pele com maior inervação;
2. As características elétricas da agulha de acupuntura, que estão relacionadas com a sua forma.

Construída em metal (aço Inox® é o mais utilizado), seu formato pontiagudo permite gerar um campo elétrico que obedece a **Teoria das Pontas**, em que as cargas elétricas tendem a se concentrar nas pontas de materiais condutores. A distribuição gera uma diferença de potencial (ddp) e consequente carga elétrica de cerca de 1.800 µV, que pode aumentar até 140.000 µV, com a simples manipulação da agulha.[3,4]

MECANISMO DE AÇÃO DA ACUPUNTURA

Podemos dividir os mecanismos de ação da acupuntura, como neuromodulação, em três níveis: local, segmentar (espinhal) e suprassegmentar (supraespinhal).

- *Local*: a inserção da agulha no ponto de acupuntura libera mediadores inflamatórios (histamina, bradicinina, substância P) e ativa células do sistema imune com vasodilatação;[5]
- *Segmentar (Espinhal)*: a acupuntura é conhecida pelos bons resultados no tratamento das mais variadas dores.[6] Grande parte do conhecimento sobre os mecanismos de ação da acupuntura foi desenvolvido a partir da Teoria das Comportas ou Portão da Dor (*gate control*) de Melzack e Wall (1965).[7] Os autores postularam que os estímulos nociceptivos provenientes de fibras nervosas Aδ (grossas, mielinizadas e de rápida velocidade de condução do estímulo) e C (finas, não mielinizadas e de condução lenta) alcançam o corno posterior da medula e interagem na substância gelatinosa de Rolando (lâmina II de Rexed), onde os neurônios de primeira ordem do trato espinotalâmico fazem sinapse.[7] A acupuntura estimula as fibras Aδ e, ao nível da lâmina II de Rexed, promove a liberação de encefalinas que bloqueiam as Comportas ou Portão da Dor. Assim, o estímulo das fibras C não alcança níveis mais altos do sistema nervoso central. Dessa forma, o estímulo doloroso é bloqueado antes mesmo de ser percebido conscientemente;
- *Suprassegmentar (Supraespinhal)*: os estímulos provenientes do trato espinotalâmico ascendem até o tálamo com ativação da formação reticular, sistema hipotálamo-hipofisário e córtex cerebral.[5,8]

Há de se salientar que existem diferenças entre a acupuntura e o denominado agulhamento à seco (Apêndice 47-1). O agulhamento à seco é um procedimento que tem se tornado conhecido no tratamento de pontos-gatilho miofasciais, em portadores de zumbido somatossensorial que referem modulação do sintoma a partir de determinados movimentos e ou contratura da musculatura de cabeça e pescoço. Apesar da localização de alguns pontos-gatilho miofasciais eventualmente coincidir com pontos de acupuntura pré-estabelecidos e descritos, essa associação nem sempre está presente.[9]

PROCESSO DE ADOECIMENTO E ZUMBIDO NA VISÃO DA MTC – PRINCIPAIS FENÓTIPOS

A MTC considera como principais causas para aparecimento do zumbido os distúrbios de dois órgãos: Rim (*Shen*) e Fígado (*Gan*).[10]

O estereótipo do paciente com zumbido de causa no Rim (*Shen*) é o idoso, com presbiacusia, zumbido de baixa frequência (chiado ou ruído) e de baixo impacto, queixa de longa data, personalidade calma e até um pouco depressiva.

Em oposição, o paciente com zumbido secundário ao desequilíbrio do Fígado (*Gan*) costuma ser jovem, com zumbido de início recente e de alta frequência (em apito), "estressado", nervoso, ansioso, muito incomodado, com insônia.

A divisão em zumbido por distúrbio do rim (*Shen*) e fígado (*Gan*) não é estanque nem definitiva. A depender da mudança dos fatores que afetam a saúde, é possível que haja combinação de sintomas e origens, o que pode culminar com o desenvolvimento de formas mistas de desequilíbrio.

TRATAMENTO DO ZUMBIDO PELA ACUPUNTURA

As semelhanças entre a fisiopatologia de dores crônicas e zumbido crônico[11,12] motivaram os primeiros estudos que empregaram a acupuntura em portadores de tais sintomas.

Os efeitos secundários da acupuntura, como melhora da disposição, da qualidade do sono e do estado emocional (ansiedade e depressão) também se mostraram benéficos aos pacientes com zumbido, já que parte considerável deles apresentam tais queixas associadas. Estudo de Chami *et al.* (2001) identificou que pacientes com zumbido apresentaram aumento da amplitude das emissões otoacústicas após o tratamento com acupuntura, com redução da intensidade do zumbido e melhora da qualidade do sono em alguns indivíduos.[13] Como as emissões otoacústicas refletem a integridade das células ciliadas externas – especialmente a contração rápida que é controlada pelo sistema eferente olivococlear medial – sugerem que a resposta seja decorrente do efeito da acupuntura sobre a via inibitória. Os mesmos resultados foram observados em outro estudo, que utilizou o mesmo método de avaliação da audição, associado ao teste de supressão contralateral.[14] A maior efetividade do mecanismo de *feedback* negativo, sobre a contração das células ciliadas externas, poderia explicar a redução na atividade coclear responsável pela geração do zumbido.

Outros ensaios clínicos duplos-cegos e randomizados conseguiram demonstrar o efeito da craniopuntura na redução da intensidade do zumbido decorrente de várias etiologias.[15,16] A duração do efeito variou de horas a dias, quando foi realizada apenas uma aplicação, para verificar a eficácia da acupuntura nesses pacientes. Houve relatos de respostas secundárias, como melhora da qualidade do sono.

Os efeitos suprassegmentares da acupuntura foram demonstrados por meio de avaliações funcionais por imagem; observou-se modulação de áreas cerebrais corticais e subcorticais (sistema límbico), áreas relacionadas com a cognição e memória.[8,17] Considerando que o grau de incômodo do zumbido é determinado pelas associações entre essas áreas cerebrais, a possibilidade de interação por meio de um procedimento pouco invasivo e com baixos riscos de complicação ou efeitos colaterais, como a acupuntura, parece interessante e vantajoso.

Apesar do exposto, alguns autores não conseguiram obter os mesmos resultados positivos. A análise de ensaios clínicos, disponíveis em revisões sistemáticas e metanálises, ainda não permitiu concluir sobre a efetividade da acupuntura no tratamento do zumbido.[18,19] Grande parte do problema decorre da má qualidade dos estudos e da falta de uniformidade de critérios de inclusão, seleção de pontos e tipo de estímulo (manual ou eletroacupuntura), além da não separação por diagnóstico pela MTC.[20] Ainda assim, trata-se de alternativa terapêutica cada vez mais difundida, com respostas interessantes, em especial nas repercussões secundárias associadas ao zumbido (qualidade do sono, disposição, estresse), com baixos riscos de efeitos adversos.

REFERÊNCIAS BIBLIOGRÁFICAS

1. Di H. Princípios de Medicina Interna do Imperador Amarelo. 1st ed. São Paulo: Ícone; 2017:832.
2. Andersson S, Lundeberg T. Acupuncture - from empiricism to science: Functional background to acupuncture effects in pain and disease. Med Hypotheses. 1995;45:271-81.
3. Yamamura Y, Tabosa A, Mello L, et al. Bases neurofisiológicas da acupuntura. Rev Ass Med Bras. 1995;41:305-10.
4. Ahn AC, Colbert AP, Anderson BJ, et al. Electrical properties of acupuncture points and meridians: A systematic review. Bioelectromagnetics. 2008;29:245-56.
5. Quiroz-González S, Torres-Castillo S, López-Gómez RE, Jiménez Estrada I. Acupuncture points and their relationship with multireceptive fields of neurons. JAMS J Acupunct Meridian Stud. 2017;10:81-9.
6. Yuanhao D, Jun X, Wei H, et al. Medical conditions treated by acupuncture: A preliminary review of randomized controlled trials. Med Acupunct. 2009;21:207-13.

7. Melzack R, Wall PD. Pain mechanisms: A new theory. Science. 1965;150:971-8.
8. Cho ZH, Hwang SC, Wong EK, et al. Neural substrates, experimental evidences and functional hypothesis of acupuncture mechanisms. Acta Neurol Scand. 2006;113:370-7.
9. Melzack R, Stillwell DM, Fox EJ. Trigger points and acupuncture points for pain: Correlations and implications. Pain. 1977;3:3-23.
10. Yamamura Y, Yamamura ML. Propedêutica energética. Inspeção e interrogatório. 1st ed. São Paulo: Center AO; 2010:696.
11. Isaacson JE, Moyer MT, Schuler HG, Blackall GF. Clinical associations between tinnitus and chronic pain. Otolaryngol - Head Neck Surg. 2003;128:706-10.
12. Folmer RL, Griest SE, Martin WH. Chronic tinnitus as phantom auditory pain. Otolaryngol - Head Neck Surg. 2001;124:394-400.
13. Chami F, Onishi ET, Fukuda Y, Yamamura Y. Changes in distortion product otoacoustic emissions in tinnitus patients treated by acupuncture. Preliminary report. Arq da Fundação Otorrinolaringol. 2001;5:78-85.
14. de Azevedo RF, Chiari BM, Okada DM, Onishi ET. Impact of acupuncture on otoacoustic emissions in patients with tinnitus. Braz J Otorhinolaryngol. 2007;73:599-607.
15. Okada DM, Onishi ET, Chami FI, et al. Acupuncture for tinnitus immediate relief. 2006;72:182-6.
16. Doi MY, Tano SS, Schultz AR, et al. Efetividade da terapia por acupuntura como tratamento para o zumbido: ensaio clínico aleatorizado. Braz J Otorhinolaryngol. 2016;82:458-65.
17. Laureano MR, Onishi ET, Bressan RA, et al. The effectiveness of acupuncture as a treatment for tinnitus: a randomized controlled trial using 99mTc-ECD SPECT. Eur Radiol. 2016;26:3234-42.
18. Tunkel DE, Bauer CA, Sun GH, et al. Clinical Practice Guideline: Tinnitus. Otolaryngol Head Neck Surg. 2014;151:S1-40.
19. Kim JI, Choi JY, Lee DH, et al. Acupuncture for the treatment of tinnitus: a systematic review of randomized clinical trials. BMC Complement Altern Med. 2012;12:97.
20. Onishi ET. How to define level of evidence for tinnitus treatment by acupuncture? Longhua Chinese Med. 2021;4:10-10.

APÊNDICE 47-1. DIFERENÇAS ENTRE ACUPUNTURA E AGULHAMENTO À SECO

Tópicos	Acupuntura	Agulhamento à seco
Mecanismo fisiopatológico	Os pontos de acupuntura encontram-se em locais específicos, fixos e predeterminados distribuídos pelo corpo ao longo de linhas conhecidas como "meridianos específicos" (exceto extra meridianos e pontos *ashi*).	Os pontos gatilhos podem ser encontrados em qualquer lugar do músculo e se originam nas adjacências de uma placa motora disfuncional.
Aplicação clínica	Usada no diagnóstico e tratamento das mais diversas condições clínicas (disfunções sistêmicas e viscerais).	Usado na avaliação e tratamento da síndrome dolorosa miofascial, decorrente de pontos gatilho miofasciais.
Resposta fisiológica	Alívio da dor através da liberação de endorfinas, o que resulta no equilíbrio dos níveis energéticos corporais.	Reduz a dor através da inativação de pontos gatilho miofasciais, o que elimina os focos nociceptivos no músculo.
Seleção do ponto	A seleção dos pontos é determinada a partir do diagnóstico da síndrome energética que causa os sintomas.	Critérios essenciais e confirmatórios especificamente definidos: (1) palpação de banda tensa, (2) nodularidade, (3) amplitude de movimento limitada, (4) padrão de dor referida, (5) resposta de contração local.
Técnica de agulhamento	Em geral mais de uma agulha faz-se necessária.	Em geral uma única agulha é inserida no ponto gatilho miofascial com consequente resposta de contração local (*twitch*).
Seguimento terapêutico	Não se faz necessário nenhum cuidado específico pós-procedimento.	A aplicação de exercícios de alongamento miofascial é absolutamente necessária para restaurar o comprimento apropriado das fibras musculares, e corrigir os mecanismos musculares e articulares.
Requisitos clínicos	Requer conhecimento e domínio completo do sistema diagnóstico de acupuntura (meridianos, princípios yin-yang), aplicada por acupunturistas licenciados.	Requer conhecimento e domínio completo da anatomia da região, dos biomecanismos e cinesiologia muscular e articular, diagnóstico de pontos gatilho miofasciais, técnicas de aplicação da agulha, aplicado por médicos e fisioterapeutas licenciados.

INSÔNIA E ZUMBIDO

CAPÍTULO 48

Amadeu Luís Alcântara Ribeiro
Ítalo Roberto Torres de Medeiros

NOÇÕES DE FISIOLOGIA DO SONO E DA FISIOPATOLOGIA DA INSÔNIA

O sono pode ser definido como um estado marcado pela diminuição da consciência, redução dos movimentos musculoesqueléticos e lentificação do metabolismo, cuja função de restauração é consolidação da memória e cognição. A alternância sono-vigília decorre de diversos mecanismos biológicos que envolvem estruturas anatômicas, químicas e moleculares. Centros cerebrais promotores do sono (sistema reticular ativador ascendente e hipotálamo anterior, posterior e lateral) são ativados por neurotransmissores (ácido gama-aminobutírico [GABA], melatonina, serotonina e acetilcolina).[1] O sono é necessário para a sobrevivência, sustenta a homeostase, e garante maior longevidade e qualidade de vida. Ressalta-se a necessidade de que o sono seja de qualidade, perpassando todas as fases (N1, N2, N3 e *Rapid Eye Movement* - REM), e em quantidade adequada, que, em geral, é em torno de quatro ciclos por noite.[1]

A privação do sono contribui para o mau funcionamento do sistema nervoso. Pode manifestar-se com sonolência, dificuldade de concentração, falhas de memória, diminuição do desempenho físico, discalculia e dificuldade para dirigir. Caso a privação de sono perpetue-se, o paciente pode desenvolver alucinações, oscilações do humor, fadiga, irritabilidade, mal-estar, e perda de motivação e humor deprimido. Sintomas somáticos, como cefaleia e distúrbios gastrointestinais, também podem ser relatados. Pacientes insones sofrem ativação do sistema nervoso simpático, com níveis elevados de catecolaminas, aumento da temperatura corporal, alta taxa metabólica basal, e, disparo da frequência cardíaca durante o sono, quando comparados aos indivíduos normais. Em conjunto, todos esses sintomas determinam um prejuízo funcional do indivíduo em várias dimensões – familiar, ocupacional e acadêmica e são fator de risco para erros e acidentes de trabalho.[2]

Outra função imprescindível do sono se trata de sua contribuição para o bom funcionamento do metabolismo corporal. O hormônio do crescimento, por exemplo, é liberado pelo cérebro de crianças e adultos jovens, durante a fase N3 do sono, por meio da estimulação da hipófise pelo hipotálamo. Muitas células do corpo também apresentam aumento da produção de proteínas e redução do seu catabolismo durante o sono profundo. As atividades do sistema límbico e do córtex frontal estão drasticamente reduzidas durante o estágio N[3] do sono, o que sugere que este pode ajudar o indivíduo a manter o funcionamento emocional e o social ótimos.[2]

Diferentes estímulos cerebrais podem influenciar a qualidade do sono e o estado de vigília, por meio de disfunções na fisiologia dos neurotransmissores, e levar o paciente à insônia. Alguns alimentos e medicamentos têm a capacidade de alterar o equilíbrio desses mecanismos, e modificar o nível de alerta, sonolência e a qualidade do sono. Como exemplo, temos algumas bebidas cafeinadas, drogas lícitas e ilícitas, medicamentos anorexígenos e descongestionantes nasais.[2]

De acordo com a Classificação Internacional dos Transtornos de Sono (*International Classification of Sleep Disorders* – ICSD), em sua 3ª edição, a insônia pode ser definida como a dificuldade persistente para o início, duração, consolidação ou qualidade do sono, que ocorre apesar da presença de circunstâncias oportunas para dormir, como, quarto escuro e silencioso, e ambiente limpo e organizado. Acrescenta-se a este conceito a ocorrência de algum prejuízo diurno pela privação do sono, como fadiga, oscilações de humor, dificuldade de concentração e memória, e sonolência excessiva. Nem sempre a insônia está relacionada com outros transtornos do sono (narcolepsia, transtorno respiratório do sono, transtorno do ritmo circadiano e parassonia). Ela também não é atribuída a efeitos psicológicos advindos do uso de uma substância (abuso de drogas e medicamentos), e não é explicada por transtorno mental ou condição médica associada.[2]

Quanto ao tempo de curso, a insônia pode ser classificada como episódica (quando ocorre como um sintoma eventual) ou transtorno crônico (quando sua duração for superior a três episódios por semana, por mais de três meses). O que diferencia as duas formas clínicas é a dimensão do impacto no quadro clínico do paciente. Um transtorno pode progredir para o outro, de maneira alternante.[2]

A insônia pode ser classificada ainda em primária ou psicofisiológica, quando não há outra causa aparente, ou secundária ou comórbida, quando faz parte de alguns quadros clínicos (transtornos de humor, de personalidade e de ansiedade). Mesmo na vigência dessas moléstias, a insônia assume um curso clínico próprio, e permanece mesmo após a resolução do quadro psiquiátrico, além de servir de fator de risco para a recidiva da condição mental.[2]

Uma classificação muito utilizada na prática clínica, em pacientes insones, baseia-se no momento do sono no qual a insônia ocorre. Nesse caso, pode ser classificada como insônia inicial, na qual há dificuldade para pegar no sono (mais comum em jovens); insônia de manutenção, cuja queixa é não conseguir manter o sono e apresentar despertar durante a noite (mais comum em adultos e idosos) e insônia terminal, na qual a pessoa desperta precocemente, em um horário muito anterior ao desejado (observado, sobretudo, em quadros depressivos).[4] Tal classificação é crucial quando se considera a possibilidade de tratamento farmacológico.

A prevalência mundial de insônia é de aproximadamente 30-35%; já o transtorno de insônia pode variar de 3,9 a 22,1% (média aproximada de 10%), a depender dos critérios diagnósticos utilizados e da população estudada. A incidência anual gira entre 7 e 15%. Um grande estudo realizado na cidade de São Paulo buscou comparar a prevalência de insônia obtida por meio de um método clínico (de acordo com os critérios do DSM-IV – Diagnostic and Statistical Manual of Mental Disorders, em sua 4ª edição) com aquela obtida por um método objetivo (definido por dados de polissonografia e/ou actigrafia). Verificou-se, pelos critérios clínicos, uma prevalência de 15%, enquanto, pelos exames, a prevalência foi de 32%.[2]

Em geral, a insônia inicia-se a partir de um evento estressor, e perpetua-se por mau condicionamento (má higiene do sono) e pensamentos intrusivos (preocupação excessiva com o sono, ideias ruminantes) associados a um estado de hipervigilância e hiperalerta.[2]

Fatores como idade, sexo e condição socioeconômica são determinantes no desenho da população insone. A prevalência é maior entre mulheres. Razão mulher/homem é de 1,4 para insônia como sintoma e de 2,0 como transtorno. Discute-se uma possível influência hormonal nesse padrão, uma vez que os índices de insônia aumentam em mulheres, em relação aos homens, a partir da puberdade. Pode haver piora da insônia na menopausa, pois as mudanças físicas, hormonais e psicológicas impactam os aspectos familiares e afetivos, e aumentam a prevalência de insônia neste grupo. É mais comum em idosos, o que pode ser potencializado pelo fato desse grupo etário ter sono mais fragmentado e portar mais comorbidades capazes de interferir no ciclo circadiano. Igualmente, podem ser precipitantes para insônia: mudanças no padrão ou rotina de vida, casamento, separações, nascimento de filhos, perda de familiares ou de entes queridos, mudanças profissionais ou econômicas, doenças (próprias ou de familiares), dor, incontinência urinária e conflitos pessoais.[2]

RELACIONANDO INSÔNIA E ZUMBIDO

Os dados epidemiológicos sobre a associação entre distúrbios do sono, dentre eles a insônia, e zumbido demonstram que é imprescindível explorar os mecanismos subjacentes a essa correlação. Aproximadamente 70% dos pacientes que procuram ajuda para o zumbido apresentam insônia, fato que pode ser explicado pelos mecanismos fisiopatológicos comuns a ambos os distúrbios, em que um retroalimenta o outro.[3]

Ainda, pacientes com zumbido de início recente são mais propensos a ter insônia do que após três anos ou mais, o que sugere que a tolerância dos pacientes ao zumbido aumenta com o tempo. Por outro lado, ao usar a Escala Visual Analógica (EVA), pacientes com episódios frequentes de insônia avaliam o zumbido com um índice significativamente mais alto.[4] Uma explicação plausível é que a gravidade da insônia decorre do desgaste emocional causado pelo zumbido e da incidência de queixas somáticas, como otalgia, cefaleia e tensão muscular no rosto e pescoço.[3]

Outra associação já bem estabelecida é entre depressão e zumbido. Foi demonstrada alta correlação entre sintomas depressivos e a gravidade do zumbido.[5] A mesma correlação aplica-se à insônia e ansiedade. Depressão e ansiedade podem determinar relações bidirecionais de causa e consequência com a insônia, influenciar seu curso e prognóstico. Destarte, a perda de sono altera a plasticidade estrutural neuronal, e afeta o funcionamento produtivo cerebral em termos de atenção, cognição e humor, uma fisiopatologia muito similar à do zumbido.[2]

Estudos demonstraram que metade dos pacientes com zumbido crônico tem sono de qualidade insatisfatória. Além disso, o nível de intensidade máxima do zumbido foi associado a sérios problemas de sono, apesar do uso de benzodiazepínicos e antidepressivos. Sendo assim, alguns autores consideram que a redução da intensidade do zumbido é essencial para a melhoria da qualidade do sono e de vida nesses pacientes.[6]

Sob outra perspectiva, há pesquisas que afirmam não haver efeito direto da intensidade do zumbido na insônia. Em vez disso, inferem que a maior intensidade do zumbido está associada ao aumento da depressão e ao incômodo com ele. Pacientes com zumbido têm quatro a seis vezes mais chances de ter sintomas de ansiedade ou depressão. Por sua vez, estes levam à insônia. Pode haver pelo menos três relações potenciais entre depressão e zumbido:

1. Depressão que afeta o zumbido;
2. Zumbido que predispõe à depressão;
3. Zumbido que aparece como comorbidade em pacientes com depressão.[3,7]

Uma das explicações advém do fato do zumbido ser capaz de ativar inadequadamente os centros límbico e simpático (sistema nervoso autônomo) no sistema nervoso central, e produzir estado hiperativo que contribui para os sintomas de ansiedade, depressão, pânico e distúrbios do sono. Em média, 1/4 a 3/4 dos pacientes com zumbido têm pelo menos um diagnóstico psiquiátrico, a depender da população estudada[7].

É preciso ressaltar que indivíduos do sexo masculino, com zumbido e insônia, têm escores de depressão mais altos, e sintomas depressivos clinicamente mais relevantes, do que mulheres. Essas sofrem mais com os sintomas psicossomáticos e piora do zumbido relacionados com o estresse. Assim, é necessário direcionar a terapia aos sintomas depressivos em pacientes do sexo masculino e aos sintomas psicossomáticos em pacientes do sexo feminino.[8]

Sobre a relação entre estresse, dor e zumbido, há associação entre a insônia e a diminuição da capacidade de lidar com o estresse devido a estímulos dolorosos. Por conseguinte, quem sofre de dor crônica tem diminuição da tolerância a outras condições crônicas, como zumbido e insônia. Embora seja difícil discernir se o sono piora o zumbido ou o contrário, sabe-se que trabalham sinergicamente[5]. Há evidências de que a privação de sono, a interrupção seletiva do sono e o despertar em diferentes estágios do sono influenciam a dor induzida experimentalmente.[9]

Há também um risco moderadamente alto de zumbido entre pacientes com a Síndrome da Apneia Obstrutiva do Sono (SAOS), já que o mesmo, ao cronificar, pode induzir à hiperatividade simpática. Portanto, é plausível que o aumento da atividade simpática na cóclea e/ou hipóxia cerebral relacionados à SAOS desempenhem um papel na patogênese do zumbido.[10] Neste sentido, o *Continuous Positive Airway Pressure* (CPAP) tem demonstrado um efeito benéfico no zumbido em portadores de SAOS.[11]

Nessa toada, tanto o modelo cognitivo-comportamental quanto o modelo de evitação do medo consideram que os processos cognitivos desempenham papel crucial na percepção do zumbido, assim como no seu tratamento clínico. É fundamental que os altos níveis de excitação e estresse desencadeados por pensamentos negativos, que induzem a disparos autonômicos e doenças emocionais, sejam contornados.[2]

Dentre as dificuldades relatadas pelos pacientes com zumbido, a queixa mais frequente é a dificuldade em iniciar o sono; em contrapartida, dormir melhor é condição que atenua o mesmo. A dificuldade para dormir está relacionada com a maior severidade do zumbido. Isto posto, faz-se necessário identificar adequadamente os distúrbios do sono presentes, para a adequada correção e o sucesso no tratamento de pacientes com zumbido e insônia. Nesse contexto, é um desafio identificar corretamente os pacientes cuja disfunção do sono influencia a percepção do zumbido para tratamento precoce e satisfatório.[5]

Assim sendo, o questionário de impacto do zumbido na qualidade de vida (Tinnitus Handicap Inventory - THI) e o índice de severidade da insônia (Insomnia Severity Index - ISI) (Quadro 48-1) podem ser úteis, quando utilizados conjuntamente, para reconhecer o subgrupo de pacientes com zumbido que têm insônia, com sensibilidade de 96,9% e especificidade de 55,3%. O THI encontra-se detalhadamente explicado em capítulo específico. O ISI corresponde a uma série de sete perguntas sobre padrões de sono, comportamento e percepção do mesmo. Cada questão é pontuada em uma escala de 0 (nenhum) a 4 (grave). As pontuações totais são: 0-7 = não possui insônia clinicamente significativa; 8-14 = insônia subliminar; 15-21 = insônia clínica moderada; 22-28 = insônia clínica severa.[5]

Quadro 48-1. Índice de severidade da insônia

1. Avalie a gravidade atual da sua insônia (por exemplo, nas últimas 2 semanas) em relação a:

A) Dificuldade de pegar no sono

Nenhuma	Leve	Moderada	Severa	Muito severa
0	1	2	3	4

B) Dificuldade de manter o sono

Nenhuma	Leve	Moderada	Severa	Muito severa
0	1	2	3	4

C) Problema de despertar muito cedo

Nenhuma	Leve	Moderada	Severa	Muito severa
0	1	2	3	4

2. O quanto você está satisfeito ou insatisfeito com o padrão atual do sono?

Muito satisfeito	Satisfeito	Indiferente	Insatisfeito	Muito insatisfeito
0	1	2	3	4

3. Em que medida você considera que seu problema de sono intefere nas suas atividades diurnas (por exemplo, fadiga diária, habilidade para trabalhar/executar atividades diárias, concentração, memória, humor etc.)

Não interfere	Interfere pouco	Interfere de algum modo	Interfere muito	Interfere extremamente
0	1	2	3	4

4. O quanto você acha que os outros percebem que o seu problema do sono atrapalha sua qualidade de vida?

Não percebem	Percebem pouco	Percebem de algum modo	Percebem muito	Percebem extremamente
0	1	2	3	4

5. O quanto você está preocupado/estressado com seu problema de sono?

Não estou preocupado	Pouco preocupado	Preocupado de algum modo	muito preocupado	Extremamente preocupado
0	1	2	3	4

A polissonografia (PSG) também é uma ferramenta útil na investigação de pacientes com zumbido crônico e distúrbios do sono. Sabe-se que pacientes com zumbido permanecem mais tempo no sono superficial (N1 e N2), e menos tempo no sono profundo (N3) e REM, o que contribui para um sono não reparador.[10]

TRATAMENTO DO CONJUNTO ZUMBIDO-INSÔNIA

O tratamento do zumbido consiste em abordagens farmacológicas e não farmacológicas. Algo que se nota na prática clínica é que os distúrbios do sono, em pacientes com zumbido, melhoraram com o tratamento deste último. A TCC (Terapia Cognitiva Comportamental) é considerada de primeira linha no tratamento da insônia crônica, além de também estar validada para o zumbido. Inclui técnicas comportamentais (aspectos psicoeducacionais), práticas de relaxamento e técnicas cognitivas. Auxilia o paciente a:

A) Modificar comportamentos disfuncionais aprendidos ou condicionados que alimentam o transtorno do sono;
B) Regular o ritmo vigília-sono (ciclo circadiano);
C) Reestruturar as crenças associadas ao sono;
D) Reduzir a alta excitabilidade emocional, cognitiva e fisiológica (o que favorece a habilidades mais funcionais e adaptativas).[2]

Em súmula, a TCC proporciona melhora de ambos os quadros.[12]
Em relação à higiene do sono, recomenda-se:

A) Manter um ritmo sono-vigília regular;
B) Criar um ambiente de dormir escuro antes de deitar-se, sem barulhos e com uma temperatura confortável;
C) Desenvolver atividades relaxantes antes de dormir;
D) Evitar o uso de substâncias estimulantes (p. ex.: cafeína, nicotina) preferencialmente após às 14 h, e especialmente próximo ao horário de dormir;
E) Evitar a ingestão de bebidas alcoólicas;
F) Dispensar o uso de equipamentos eletrônicos que emitam luz (p. ex.: celular, televisão, computadores) e/ou ambientes muito iluminados pelo menos uma hora antes de dormir;
G) Manter a prática regular de atividade física, mas não as realizar nas três horas que antecedem o sono;
H) Evitar refeições copiosas antes de dormir;
I) Resolver problemas antes de ir para a cama;
J) Evitar cochilar durante o dia.

É essencial orientar o paciente a ir para a cama apenas quando estiver sonolento, além de mitigar associações inadequadas entre a cama e as atividades não promotoras do sono.[2]

As abordagens farmacológicas para o zumbido nos pacientes insones ou vice-versa são mais discutíveis. A FDA (Food and Drug Administration) não reconhece nenhuma droga com indicação formal para o zumbido propriamente dito. Isso acontece pela insuficiência de bons estudos com qualidade metodológica. Por outro lado, comorbidades, como depressão e ansiedade, constituem uma indicação para terapia farmacológica independente do zumbido, o que pode ser capaz de melhorar a própria insônia não primária.[13] A melatonina melhora 46,7% dos indivíduos que sofrem dificuldade para dormir devida ao zumbido, e apresenta melhor eficácia em pacientes com zumbido bilateral.[14]

Outras drogas, como clonazepam, mirtazapina e nortriptilina, foram usadas para o zumbido (associado ou não a depressão) com alguns resultados.[15-18] Possuem sabidamente um potencial sedativo, e já foram descritas também como alternativas para distúrbios do sono. Por outro lado, entedemos que muitas delas hoje são proscritas para esse fim. É o caso dos benzodiazepínicos, que causam dependência e induzem a distúrbios cognitivos e do equilíbrio.

CONCLUSÃO

Insônia e zumbido compartilham semelhanças fisiopatológicas relevantes que impactam a qualidade de vida do indivíduo, e essas podem se reforçar mutuamente, seja diretamente ou indiretamente, por intermédio da ansiedade, depressão, tensão e estresse, que são comuns a ambos. Na terapia do zumbido é fundamental a correção da insônia (seja com TCC, medicamentos ou controle das comorbidades). O restabelecimento da fisiologia do sono implica diretamente na percepção do zumbido e no sucesso do tratamento do mesmo.

REFERÊNCIAS BIBLIOGRÁFICAS

1. Magalhães F, Mataruna J. Sono. In: Jansen, JM, et al., orgs. Medicina da noite: da cronobiologia à prática clínica [online]. Rio de Janeiro: Editora Fiocruz; 2007:103-20.
2. Bacelar A, Ribeiro LPJ, et al. Insônia: do diagnóstico ao tratamento. Associação Brasileira do Livro; 2019.
3. Aazh H, Moore BCJ. Tinnitus loudness and the severity of insomnia: a mediation analysis. International Journal of Audiology. 2019.
4. Folmer RL, Griest SE. Tinnitus and insomnia. Am J Otolaryngol. 2000;21(5):287-93.
5. Miguel GS, Yaremchuk K, Roth T, Peterson E. The effect of insomnia on tinnitus. Annals of Otology, Rhinology & Laryngology. 2014;123(10):696-700.
6. Koning HM. Sleep disturbances associated with tinnitus: Reduce the maximal intensity of tinnitus. International Tinnitus Journal. 2019;23(1):64-8.
7. Bhatt JM, Bhattacharyya N, Lin HW. Relationships between tinnitus and the prevalence of anxiety and depression. The Laryngoscope. 2016.
8. Richter K, Zimni M, Tomova I, et al. Insomnia associated with tinnitus and gender differences. Int J Environ Res Public Health. 2021;18:3209.
9. Schecklmann M, Pregler M, Kreuzer P, et al. Psychophysiological associations between chronic tinnitus and sleep: A cross validation of tinnitus and insomnia questionnaires. Hindawi Publishing Corporation BioMed Research International 2015 Volume. 2015:ID 461090.
10. Teixeira LS, Oliveira CAC, Granjeiro RC, et al. Polysomnographic findings in patients with chronic tinnitus. Annals of Otology, Rhinology & Laryngology. 2018:1-9.
11. Cronlein T, Langguth B, Geisler P, Hajak G. Tinnitus and insomnia progress in brain research. Elsevier. 2007;166:0079-6123.
12. Marks E, Hallsworth C, McKenna L. Cognitive behavioural therapy for insomnia (CBTi) as a treatment for tinnitus-related insomnia: protocol for a randomised controlled trial Marks et al. Trials. 2019;20:667.
13. Tunkel DE, Bauer CA, Sun GH, et al. Clinical practice guideline: tinnitus. Otolaryngol Head Neck Surg. 2014;151(2):S1-S40.
14. Miroddi M, Bruno R, Galletti F, et al. Clinical pharmacology of melatonin in the treatment of tinnitus: a review. Eur J Clin Pharmacol. 2015.
15. Jufas NE, Wood R. The use of benzodiazepines for tinnitus: systematic review. J Laryngol Otol. 2015;129(3):S14-22.
16. Han SS, Nam EC, Won JY, et al. Clonazepam quiets tinnitus: a randomised crossover study with Ginkgo biloba. J Neurol Neurosurg Psychiatry. 2012;83(8):821-7.
17. Tinnitus treatment with mirtazapine. J Neuropsychiatry Clin Neurosci; Spring. 2012;24(2):E36.
18. Sullivan MD, Dobie RA, Sakai CS, Katon WJ. Treatment of depressed tinnitus patients with nortriptyline. Ann Otol Rhinol Laryngol. 1989;98(11):867-72.

INTOLERÂNCIA À HISTAMINA

CAPÍTULO 49

Gabriel Felipe Garippo Peixoto
Jeanne Oiticica

INTRODUÇÃO

De acordo com a revisão proposta pela Organização Mundial de Alergia em 2003, a reação adversa alimentar que não possui base imunológica deve receber a denominação de **hipersensibilidade alimentar não alérgica**, para que seja diferenciada de alergias alimentares provocadas por mecanismos imunes específicos.[1] A hipersensibilidade alimentar não alérgica é conhecida como intolerância alimentar, uma resposta desencadeada por um alimento ou algum dos seus substratos em uma dose normalmente tolerada por um indivíduo sadio.[2] Enquanto a prevalência de alergia alimentar é estimada em 1-2% em adultos, até 20% da população do ocidente sofre de algum tipo de intolerância alimentar.[2,3]

A intolerância à histamina resulta do desequilíbrio entre o acúmulo da substância e a capacidade em degradá-la. A principal enzima envolvida no metabolismo da histamina ingerida é a diamina oxidase (DAO).[4,5] O resultado do excesso de histamina pode-se apresentar por meio de vários sintomas, simulando uma reação alérgica. A ingestão de alimentos ricos em histamina, álcool, drogas que liberam a histamina ou interferem no metabolismo da DAO pode provocar diarreia, crises migranosas, congestão nasal, sibilância, hipotensão, arritmia, urticária, rubor facial e outras condições nesses pacientes.[5-10]

Condições, como síndromes disabsortivas e migrânea, são descritas como relacionadas com o zumbido.[11,12] Contudo, ressaltando a escassez de literatura que discuta a convergência deste diretamente com a intolerância a histamina, vale a pena pontuar tal possibilidade e ponderar se a confluência dessas condições pode estar presente em alguns casos com os quais nos deparamos na rotina do dia a dia. Por isso resolvemos escrever esse capítulo, como mais uma possibilidade a ser considerada caso a caso.

HISTAMINA

A histamina (2-[3H-imidazol-4-il]-etanamina) é uma amina bioativa, sintetizada por descarboxilação do seu aminoácido precursor, histidina, em uma reação enzimática envolvendo a L-histidina descarboxilase.[13] Os efeitos fisiológicos e patofisiológicos da histamina no organismo foram descritos, em 1910, por Dale e Laidlaw.[14] Após a sua síntese, as moléculas de histamina são armazenadas em grânulos, principalmente presentes em basófilos e mastócitos. Funcionalmente, é responsável por vários mecanismos imunes e fisiológicos, estimulando a secreção ácida, inflamação, contração da musculatura lisa, vasodilatação e produção de citocinas, além de outros processos. Esses efeitos ocorrem pela interação dos quatro tipos de receptores (H1, H2, H3 e H4) com a molécula de histamina, e são descritos no Quadro 49-1.[15]

Quadro 49-1. Sintomas típicos da intolerância à histamina

Sistema	Sintomas
Nervoso	Crises migranosas Tontura
Respiratório	Rinorreia Congestão nasal Esternutos Dispneia
Gastrointestinal	Diarreia Dor abdominal Constipação Náusea Plenitude pós-prandial Meteorismo
Circulatório	Taquicardia Hipotonia Síncope
Pele	Prurido Rubor Eczema Edema

Há duas vias metabólicas possíveis para a degradação da histamina:

1. Pela diamina oxidase (DAO);
2. Por metilação pela histamina-N-metiltransferase (HNMT), a depender da localização da molécula.

Enquanto a DAO é uma proteína liberada na circulação em resposta ao estímulo, a HNMT é uma proteína citosólica.[16]

A intolerância à histamina manifesta-se quando há uma elevação da histamina disponível, como no aumento da ingesta de alimentos ricos em histamina ou de substâncias que favorecem a sua liberação plasmática, ou na redução da sua degradação, por comorbidades ou drogas que bloqueiam a ação enzimática catalítica da DAO ou HNMT.[17,18]

MIGRÂNEA E HISTAMINA

A migrânea apresenta-se de diversas maneiras e em vários sistemas. Em linhas gerais, classifica-se como uma cefaleia primária. Populações não migranosas, quando expostas à histamina em doses elevadas, podem desenvolver cefaleia; contudo, a exposição à histamina em doses semelhantes em indivíduos migranosos desencadeia o aumento da frequência e gravidade das suas crises.[19,20]

Os sintomas do espectro migranoso, tanto a cefaleia como os seus sintomas associados, têm um componente de dose-dependência associado à sua severidade. A histamina tem a capacidade de induzir a formação de Óxido Nítrico (NO), ao se ligar ao receptor H1 em artérias do sistema nervoso central, ativando a via causadora de migrânea em pacientes suscetíveis.[21,22]

MIGRÂNEA E ZUMBIDO

Zumbido e cefaleia são condições subjetivas, multifatoriais e altamente prevalentes na população geral, possuindo uma ligação estabelecida entre si. Indivíduos que apresentam zumbido têm mais cefaleia do que a população geral, assim como pacientes com cefaleia são mais propensos a relatar zumbido.[23] De acordo com a Classificação Internacional de Cefaleias (ICHD-3), pode-se dividir a cefaleia em dois grupos: primária (que não tem causa definida) e secundária (possui etiologia específica).[24] A migrânea é um tipo de cefaleia primária e, de acordo com estudos longitudinais, é um fator de risco para distúrbios cocleares, em especial o zumbido.[25] Populações com cefaleia migranosa apresentam maior prevalência de zumbido, se comparadas com indivíduos com cefaleia não migranosa.[26] O substrato fisiopatológico desta convergência é proposto por alguns autores como alterações vasculares no sistema vertebrobasilar, que afetam o suprimento sanguíneo cocleovestibular, além de estimulação trigeminal de fibras nervosas cocleares, culminando em extravasamento de plasma.[27]

HISTAMINA E ALIMENTOS

A histamina está presente, assim como outras aminas, em altas concentrações em alimentos e bebidas que sofreram maturação e/ou fermentação biológica, como queijos, vinhos, conservas e carnes processadas.[28-30]

Distintivamente à alergia alimentar mediada por IgE, na qual as mesmas quantidades mínimas do alérgeno desencadeiam sintomas, na intolerância à histamina a quantidade de histamina é determinante. De forma geral, a população sensível à intolerância histaminérgica apresenta sintomas após ingestão de quantidades a partir de 75 mg de histamina, enquanto a intoxicação em um indivíduo sadio pode ocorrer em quantidades superiores à 500 mg.[31-35]

Além de alimentos ricos em histamina (Quadro 49-2), as bebidas alcoólicas também agem bloqueando a ação da DAO, e outros alimentos promovem a liberação da histamina (Quadro 49-3) armazenada nos grânulos mastocitários.[32,33]

HISTAMINA E FÁRMACOS

O efeito inibitório de alguns fármacos sobre a DAO, induzindo a intolerância à histamina, foi demonstrado em estudos com placenta humana e em experimentos com animais.[36,37] A relevância clínica dos sintomas de intolerância à histamina deve ser considerada ao se analisar o uso de medicações que possuem a capacidade de liberação histaminérgica ou inibição da DAO (Quadro 49-4).[38,39]

DIAGNÓSTICO E TRATAMENTO

Por se tratar de uma condição que cursa com um cortejo de sintomas variados em múltiplos órgãos, o seu diagnóstico acaba sendo dificultado pelos fatores confundidores. O seu critério diagnóstico considera a manifestação de dois ou mais sintomas típicos da intolerância à histamina (Quadro 49-1), somada à melhora clínica após instituição de dieta livre de histamina ou do uso de anti-histamínicos, seguida da exclusão diagnóstica de alergia alimentar por exames complementares (*prick test* ou determinação de IgE específico). Nestes indivíduos, procede-se a dosagem sérica ou tissular da DAO para presumir a intolerância à histamina, segundo os valores: altamente provável < 3 U/mL; provável < 10 U/mL e improvável ≥ 10 U/mL.[40-42]

Quadro 49-2. Alimentos ricos em histamina[33-35]

Categoria alimentar	Histamina (mg/kg ou mg/mL)	Limite superior recomendado para histamina (mg/kg ou mg/mL)
Peixes (congelados/defumados/enlatados)		200
Cavalinha	ND-210	
Arenque	1-479	
Sardinha	3-2.000	
Atum	1-402	
Queijo		Não há recomendação
Gouda	10-900	
Camembert	ND-1.000	
Cheddar	ND-2.100	
Emmental	5-2.500	
Suíço	5-2.500	
Parmesão	10-581	
Carne		Não há recomendação
Salame	1-654	
Presunto maturado	38-271	
Vegetais		10
Chucrute	ND-229	
Espinafre	30-60	
Berinjela	26	
Ketchup de tomate	22	
Vinagre de vinho tinto	4	
Alcoólicos:		
Vinho branco	ND-10	2
Vinho tinto	ND-30	2
Cerveja	ND-14	
Espumante	670	

ND: não detectado

    Todavia, em alguns indivíduos com o quadro típico de intolerância à histamina, foi observada a atividade normal da DAO. Foi necessário, nestes casos, determinação da concentração de histamina. Esta pode ser dosada na urina ou no plasma.[43]

    O tratamento é com base na condução de uma dieta livre de histamina. Álcool e alimentos fermentados ou maturados (Quadro 49-2), assim como alimentos capazes de liberar a histamina (Quadro 49-3), devem ser evitados. A dieta pode ser complementada com a administração de antihistamínicos H1 e H2.[44] Em pacientes com distúrbios envolvendo a DAO, há a possibilidade do uso de cápsulas contendo DAO, isolada de rins suínos.[45]

Quadro 49-3. Alimentos com capacidade de liberação histaminérgica[34]

Derivados de plantas	Derivados de animais	Outros
- Frutas cítricas	- Peixes	- Aditivos
- Mamão	- Crustáceos	- Liquores
- Morango	- Carne suína	- Condimentos
- Abacaxi	- Clara do ovo	
- Nozes		
- Amendoim		
- Tomates		
- Espinafre		
- Chocolate		

Quadro 49-4. Drogas que liberam histamina ou inibem a DAO[40]

Classe farmacológica	Agente específico
Contraste	
Relaxantes musculares	Pancurônio, D-tubocurarina
Narcóticos	Tiopental
Analgésicos	Morfina, Anti-inflamatórios não esteroidais, Metamizol
Anestésicos locais	Prilocaína
Anti-hipotônicos	Dobutamina
Anti-hipertensivos	Verapamil, Hidralazina
Antiarrítmicos	Propafenona
Diuréticos	Amilorida
Drogas que influenciam a motilidade intestinal	Metoclopramida
Antibióticos	Cefuroxime, Isoniazida, Pentamidina, Ácido Clavulânico, Cloroquina
Mucolíticos	Acetilcisteína, Ambroxol
Broncolíticos	Aminofilina
Agonistas de receptor-H2	Cimetidina
Citostáticos	Ciclofosfamida
Antidepressivos	Amitriptilina

CONCLUSÃO

A intolerância à histamina é um processo não imunológico, desencadeado pelo excesso de histamina ou pela redução da sua degradação, que resultam em sintomas típicos, e afetam diversos sistemas, como: gastrointestinal, respiratório, circulatório, nervoso e pele. A sua ligação com condições associadas ao zumbido, como migrânea e síndromes disabsortivas é descrita na literatura. O seu diagnóstico é realizado de acordo com critérios clínicos, com a condução de dieta livre de histamina e exames complementares para descartar a possibilidade diagnóstica de alergias. O tratamento é fundamentado em evitar alimentos ricos em histamina, que tenham a capacidade de liberação histaminérgica ou que dificultem a ação da DAO, associado a anti-histamínicos ou administração de DAO exógena.

REFERÊNCIAS BIBLIOGRÁFICAS

1. Johansson SGO, Bieber T, Dahl R, et al. Revised nomenclature for allergy for global use: Report of the Nomenclature Review Committee of the World Allergy Organization, October 2003. J Allergy Clin Immunol. 2004;113:832-6.
2. Tuck CJ, Biesiekierski JR, Schmid-Grendelmeier P, Pohl D. Food intolerances. Nutrients. 2019;11:1684.
3. Comas-Basté O, Sánchez-Pérez S, Veciana-Nogués MT, et al. Histamine intolerance: The Current State of the Art. Biomolecules. 2020;10(8):1181.
4. Silla Santos MH. Biogenic amines: their importance in foods. Int J Food Microbiol. 1996;29:213-31.
5. Bieganski T, Kusche J, Feussner KD, et al. Human intestinal diamine oxidase: substrate specificity and comparative inhibitor study. Agents Actions. 1980;10:108-10.
6. Jarisch R, Wantke F. Wine and headache. Int Arch Allergy Immunol. 1996;110:7-12.
7. Wohrl S, Hemmer W, Focke M, et al. Histamine intolerance-like symptoms in healthy volunteers after oral provocation with liquid histamine. Allergy Asthma Proc. 2004;25:305-11.
8. Pollock I, Murdoch RD, Lessof MH. Plasma histamine and clinical tolerance to infused histamine in normal, atopic and urticarial subjects. Agents Actions. 1991;32:359-65.
9. Schmidt WU, Sattler J, Hesterberg R, et al. Human intestinal diamine oxidase (DAO) activity in Crohn's disease: a new marker for disease assessment? Agents Actions. 1990;30:267-70.
10. Steinbrecher I, Jarisch R. Histamin und Kopfschmerz. (Histamine and headache). Allergologie. 2005;28:84-91.
11. Dash AK, Panda N, Khandelwal G, et al. Migraine and audiovestibular dysfunction: is there a correlation? Am J Otolaryngol. 2008;29(5):295-9.
12. Harriott AM, Schwedt TJ. Migraine is associated with altered processing of sensory stimuli. Curr Pain Headache Rep. 2014;18(11):458.
13. Windaus A, Vogt W. Synthese des Imidazolyl-äthylamins. Berichte der Dtsch. Chem Gesellschaft. 1907;40:3691-5.
14. Dale HD, Laidlaw PD. The physiological action of iminazolylethylamine. J Physiol (Lond). 1910;41:318-44.
15. Kalchmair B, Klocker J, Perkmann R, et al. Alterations in plasma amine oxidase activities in a compartment syndrome model. Inflamm Res. 2003;52(1):S67-8.
16. Klocker J, Matzler SA, Huetz GN, et al. Expression of histamine degrading enzymes in porcine tissues. Inflamm Res. 2005;54:S54-7
17. Sattler J, Hesterberg R, Lorenz W, et al. Inhibition of human and canine diamine oxidase by drugs used in an intensive care unit: relevance for clinical side effects? Agents Actions. 1985;16:91-4.
18. Sattler J, Lorenz W, Kubo K, et al. Food induced histaminosis under diamine oxidase (DAO) blockade in pigs: further evidence of the key role of elevated plasma histamine levels as demonstrated by successful prophylaxis with antihistamines. Agents Actions. 1989;27:212-4.
19. Ind PW, Brown MJ, Lhoste FJ, et al. Concentration effect relationships of infused histamine in normal volunteers. Agents Actions. 1982;12:12-6.

20. Lessof MH, Gant V, Hinuma K, et al. Recurrent urticaria and reduced diamine oxidase activity. Clin Exp Allergy. 1990;20:373-6.
21. Lassen LH, Heinig JH, Oestergaard S, Olesen J. Histamine inhalation is a specific but insensitive laboratory test for migraine. Cephalalgia. 1996;16:550-3.
22. Thomsen LL, Olesen J. Nitric oxide in primary headaches. Curr Opin Neurol. 2001;14:315-21.
23. Akdal G, Ozge A, Ergör G. The prevalence of vestibular symptoms in migraine or tension-type headache. J Vestib Res. 2013;23:101-6.
24. Headache Classification Committee of the International Headache Society (IHS). The International Classification of Headache Disorders. 3rd edition. Cephalalgia. 2018;38:1-211.
25. Hwang JH, Tsai SJ, Liu TC, et al. Association of tinnitus and other cochlear disorders with a history of migraines. JAMA Otolaryngol Head Neck Surg. 2018;144:712-17.
26. Chen YC, Tsai SJ, Chen JC, Hwang JH. Risks of tinnitus, sensorineural hearing impairment, and sudden deafness in patients with non-migraine headache. PLoS ONE. 2019;14:e0222041.
27. Brookler KH. Can a disorder of the vestibular system underlie an etiology for migraine? Ear Nose Throat J. 2008;87:258-61.
28. Bodmer S, Imark C, Kneubuhl M. Biogenic amines in foods: histamine and food processing. Inflamm Res. 1999;48:296-300.
29. Sarkadi L. Histamine in food. In: Falus A, Grosman N, Darvas Z, editors. Histamine: biology and medical aspects. Budapest, Hungary: SpringMed Publishing; 2004:176-85.
30. Bover-Cid S, Holzapfel W. Biogenic amine production by bacteria. In: Morgan D, White A, Sanchez-Jiménez F, Bardocz S, editors. Biogenically active amines in food. Luxembourg City, Luxembourg: EC Publication; 2000:20-9.
31. Wohrl S, Hemmer W, Focke M, et al. Histamine intolerance-like symptoms in healthy volunteers after oral provocation with liquid histamine. Allergy Asthma Proc. 2004;25:305-11.
32. Izquierdo-Pulido M. Biogenic amines in European beers. J Agric Food Chem. 1996;44:33159-63.
33. Jarisch R, Pirker C, Möslinger T, Götz M. The role of histamine in wine intolerance. J Allergy Clin Immunol (abstr). 1992;91:197.
34. Steinhoff M, Griffiths C, Church M, Lugar TA. Histamine. In: Burns T, Breathnach S, Cox N, Griffiths C, editors. Rook's textbook of dermatology. Oxford, United Kingdom: Blackwell Science. 2004;9:50-2.
35. European Food Safety Authority (EFSA). Assessment of the incidents of histamine intoxication in some EU countries. Technical report. EFSA Support Publ. 2017;14:1-37.
36. Morel F, Surla A, Vignais PV. Purification of human placenta diamine oxidase. Biochem Biophys Res Commun. 1992;187:178-86.
37. Sattler J, Lorenz W. Intestinal diamine oxidases and enteral-induced histaminosis: studies on three prognostic variables in an epidemiological model. J Neural Transm Suppl. 1990;32:291-314.
38. Wantke F, Proud D, Siekierski E, Kagey-Sobotka A. Daily variations of serum diamine oxidase and the influence of H1 and H2 blockers: a critical approach to routine diamine oxidase assessment. Inflamm Res. 1998;47:396-400.
39. Novotny WF, Chassande O, Baker M, et al. Diamine oxidase is the amiloride-binding protein and is inhibited by amiloride analogues. J Biol Chem. 1994;269:9921-5.
40. Maintz L, Novak N. Histamine and histamine intolerance. Am J Clin Nutr. 2007;85(5):1185-96.
41. Jarisch R. Histamine intolerance. Aerztemagazin. 2004;8:1-4.
42. Mayer I, Missbichler A, Wantke F, et al. Optimized radio extraction assay for the quantitative measurement of the activity of diamine oxidase (DAO) in human serum and plasma. Allergologie. 2005;28:1-8.
43. Kaliner M, Shelhamer JH, Ottesen EA. Effects of infused histamine: correlation of plasma histamine levels and symptoms. J Allergy Clin Immunol. 1982;69:283-9.
44. Wantke F, Gotz M, Jarisch R. Histamine-free diet: treatment of choice for histamine-induced food intolerance and supporting treatment for chronic headaches. Clin Exp Allergy. 1993;23:982-5.
45. Schwelberger HG, Bodner E. Purification and characterization of diamine oxidase from porcine kidney and intestine. Biochim Biophys Acta. 1997;1340:152-64.

ÍNDICE REMISSIVO

Entradas acompanhadas por um *f* ou *q* itálico indicam figuras e quadros, respectivamente.

A

AAF (Audiometria de Altas Frequências), 99-101
  indicações clínicas, 99
  realização da, 100
    modo de, 100
  tonal, 100*q*
    classificação da, 100*q*
      por faixa etária, 100*q*
    valores da, 100
      normais, 100
AAO-HNS (Academia Americana de Otorrinolaringologia), 14
AASI (Aparelho de Amplificação Sonora Individual), 279
Abordagem
  vascular, 340
    no portador de zumbido, 340
      com cirurgia transmastóidea, 340
      com radiologia intervencionista, 340
ACAI (Artéria Cerebelar Anteroinferior), 29, 209
Acamprosato
  no tratamento do zumbido, 331
Aconselhamento, 375
ACPI (Artéria Cerebelar Posteroinferior), 209
Acupuntura, 399-401
  AS e, 371*q*, 403
    diferenças entre, 371*q*, 403
  mecanismo de ação, 400
  no ZS, 362
  tratamento pela, 400
    do zumbido, 400
  visão da MTC, 400
    principais fenótipos, 400
      processo de adoecimento, 400
      zumbido, 400
AET (Análise Espectro-Temporal), 199
Agregação
  familiar, 39, 69*q*
    e gêmeos, 69*q*
      estudos com, 69*q*
    estudos de, 39
AICA (*Anterior Inferior Cerebellar Artery*), ver ACAI
Alça(s) Vascular(es)
  e zumbido, 209-221
    anatomia, 209
      do APC, 209
      do CAI, 209
    contato neurovascular, 214
      características na RM do CAI, 214
    da ACAI, 216*f*
      e comprimento do CAI, 216*f*, 217*f*
      no APC, 216*f*
    diagnóstico, 213, 219
      avaliação, 213
        audiológica, 213
        eletrofisiológica, 213
        por neuroimagem de RM, 214
      diferencial, 219
    extensão da, 215*q*
      da REZ ao fundo da CAI, 217*q*
      pela classificação de Chavda, 215*q*
    fisiopatologia, 212
    tratamento, 220
      cirúrgico, 220
      medicamentoso, 220
Alimento(s)
  histamina e, 415
    com capacidade de liberação, 417*q*
      histaminérgica, 417*q*
    ricos em, 416*q*
Alodinia
  hiperacusia e, 245
Alprazolam
  no tratamento do zumbido, 333
Alteração(ões)
  funcionais, 394
    corticais, 394
      relacionadas com o zumbido, 394
  neurológicas, 29
    zumbidos e, 29
AM-101
  no tratamento do zumbido, 332

ÍNDICE REMISSIVO

A-MISO-S (*Amsterdam Misophonia Scale*), 81
Amplificação Sonora, 279-286
   pontos relacionados com o uso de, 280
      como amplificar, 284
      para quem amplificar, 281
         hiperacusia, 283
         perda unilateral, 282
         perdas, 282, 283
            em rampa, 282
            mínimas, 283
         zumbido, 282
      por que amplificar, 280
Amplificar
   como, 284
   para quem, 281
      hiperacusia, 283
      perda unilateral, 282
      perdas, 282, 283
         em rampa, 282
         mínimas, 283
      zumbido, 282
   por que, 280
Aneurisma
   da artéria cerebral média, 245
      hiperacusia e, 245
APC (Ângulo Pontocerebelar), 199, 345
   anatomia do, 209
Aplicativo(s)
   sonoros, 323
      no mascaramento do zumbido, 323
Artéria
   cerebral média, 245
      aneurisma da, 245
      hiperacusia, 245
AS (Agulhamento a Seco), 369
   de PGM cervicais, 201
      ZNP e, 201
   no tratamento do zumbido, 365-373
      diferenças entre, 366*q*
         PGM ativo, 366*q*
         e PGM latente, 366*q*
      e acupuntura, 371*q*
         diferenças entre, 371
      exemplos, 370*f*
      PGM, 367
         fisiopatologia do, 367
         formação, 368*f*
         tratamento do, 369
         relações anatômicas, 366*f*
            entre vias auditivas, 366*f*
            e somatossensoriais, 366*f*
   no ZS, 357
   no trapézio, 358*f*

Aspecto(s)
   emocionais, 30
   zumbidos e, 30
AT (Audiometria Tonal), 99
   de altas frequências, 100*q*
      classificação da, 100*q*
         por faixa etária, 100*q*
Atenção Auditiva
   tronco cerebral e, 9
   papel do, 9
Atenção
   controle da, 376
   plena, *ver mindfulness*
   rede de, 147
      zumbido e, 147
ATM (Articulação Temporomandibular), 191
   hiperacusia e, 244
Audição
   nas TAT, 298
Autista
   transtorno do espectro, 245
      hiperacusia e, 245
AV (Audiometria Vocal), 99
Avaliação
   auditiva, 348
      audiometria, 348
         de tons puros, 348
      BERA, 348
   clínica, 33-35
      passo a passo da, 33-35
         guia de, 33
            HDA, 33
   cognitiva, 155-170
      em portadores de zumbido, 155-170
      resumo, 168*q*-170*q*
   na MPZ, 103
      audiológica, 103
      exame físico, 103

B

Baclofen
   no tratamento do zumbido, 333
BAHA (*Bone Anchored Hearing Aids*), 282
BDNF (*Brain-Derived Neurotrophic Factor*), 30, 42
BERA (Resposta Auditiva do Tronco Cerebral), 346
Betaistina
   ação na orelha interna da, 329
      no suprimento, 329
         metabólico, 329
         vascular, 329

ÍNDICE REMISSIVO

Bloqueador(es)
  no tratamento do zumbido, 330
    de canais, 330
      de cálcio, 330
      de sódio, 330

C

Cadeia
  ossicular, 340
    reconstrução de, 340
      no portador de zumbido, 340
CAGE (*Cut down, Annoyed by criticism, Guilty and Eye-opener*), 79
CAI (Conduto Auditivo Interno), 345
  anatomia do, 209
  contato neurovascular na RM do, 214
    calibre do vaso, 218
    classificação, 214, 217
      de Chavda, 214
      por Di Stadio, 217
    comprimento do, 219
      categorias de Gukltekin, 219
    número, 219
    tipo de contato, 218
Cálcio
  canais de, 330
    bloqueadores de, 300
      no tratamento do zumbido, 330
Canal(is)
  bloqueadores de, 330
    no tratamento do zumbido, 330
      de cálcio, 330
      de sódio, 330
  moduladores de, 330
    no tratamento do zumbido, 330
      de potássio, 330
  semicircular superior, 342
    deiscência do, 342
      fechamento, 343*f*
      no portador de zumbido, 342
Canal(is) Iônico(s)
  drogas com ação em, 330
    bloqueadores, 330
      de canais, 330
        de cálcio, 330
        de sódio, 330
    moduladores, 330
      de canais de potássio, 330
Carbamazepina
  zumbido responsivo à, 259-264
    máquina de escrever, 259-564
    TT, 259-264

Caroverina
  no tratamento do zumbido, 332
CCE (Células Ciliadas Externas), 4
CCI (Células Ciliadas Internas), 4
CDR (*Clinical Dementia Rating Scale*), 80
Cefaleia
  hiperacusia e, 244
CHC (Taxonomia das Habilidades Cognitivas de Cattel-Horn-Carrol), 155
CHC-M (Taxonomia das Habilidades Cognitivas de Cattel-Horn-Carrol e Miyake)
  domínios cognitivos da, 157*q*-163*q*
    descrição dos, 157*q*-163*q*
  representação hierárquica, 156*f*
Choque Acústico
  em usuários intensivos, 235
    de fones de ouvido e telefones, 235
      possíveis relações entre STTT e, 235
Ciclobenzaprina
  no tratamento do zumbido, 334
Cirurgia
  no portador de zumbido, 339, 340
    de estapedotomia, 339
    transmastóidea, 340
      abordagem vascular com, 340
Classificação, 11-16
  tipos de, 11
    divisão por subgrupos, 14
      muscular, 15
      neurossensorial, 14
      por tuba auditiva, 16
        patente, 16
        patulosa, 16
      somatossensorial, 16
      vascular, 15
        arterial, 15
        fístulas, 16
        malformações, 16
        tumores, 16
        venosa, 15
    quanto à, 11
      duração da queixa, 11
      etiologia, 14
      percepção do som, 11
      topografia da geração, 13
Clique(s)
  potenciais evocados por, 113
    auditivos, 113
      ondas, 114*f*
Clonazepam
  no tratamento do zumbido, 332
CNA (Compressão do Nervo Auditivo), 199, 204*f*,

ZNP por, 203, 205
   mecanismo do, 205
   unilateral, 203
      e ZNP unilateral por ZPSS, 203
         relação, 203
ZP, 273, 276
CNC (Compressão do Nervo Coclear)
   ZNP e, 199-206
   mecanismo do, 205
   zumbido patognomônico de, 259-264
      máquina de escrever, 259-264
      como causa, 262, 263
         inespecífico constante, 262
         TT, 263
         ZP, 264
CNV (Conflito Neurovascular)
   do VIII NC, 212
      síndrome do, 212
   e zumbido, 209-221
      anatomia, 209
         do APC, 209
         do CAI, 209
      contato neurovascular, 214
         características na RM do CAI, 214
      diagnóstico, 213, 219
         avaliação, 213
            audiológica, 213
            eletrofisiológica, 213
            por neuroimagem de RM, 214
         diferencial, 219
      fisiopatologia, 212
      síndromes compressivas, 212
         do VII NC, 212
         do VIII NC, 212
      tratamento, 220
         cirúrgico, 220
         medicamentoso, 220
   RM de, 346*f*
      achado cirúrgico, 346*f*
   zumbidos e, 29
Comorbidade(s)
   no zumbido, 150
      efeitos das, 150
Compressão
   neurovascular, 212
      síndrome da, 212
      do VII NC, 212
Compressão Vascular
   manejo de zumbido por, 345-355
      avaliação auditiva, 348
         audiometria de sons puros, 348
         BERA, 348
      decisão cirúrgica, 348

      imagens de RM, 345
      resultados, 354
         achados cirúrgicos, 354
         consequência do zumbido, 354
      sintomas clínicos, 348
         cocleovestibulares, 348
         síndromes associadas, 348
      tratamento cirúrgico, 349
         complicações, 354
         critérios de abordagem, 349
         descompressão do nervo
            vestibulococlear, 350
         fechamento, 353
         monitoramento coclear, 353
Comunicação
   nas TAT, 298
Concentração
   nas TAT, 298
Contato
   ofensivo, 347*f*
      no *porus acusticus*, 347*f*
         RM de, 347*f*
Córtex
   pré-frontal, 390
      fortalecimento do, 390
         na redução do zumbido, 390
Corticosteroide(s)
   no tratamento do zumbido, 335
CPFDL (Córtex Pré-Frontal Dorsolateral), 395
CPFDM (Córtex Pré-Frontal Dorsomedial), 394
CROS (Roteamento Cruzado de Sinais/*Cross Routing of Signals*), 282, 283*f*
CTP (Córtex Temporoparietal)
   EMT via, 394
cVEMP (Potencial Evocado Vestibular Miogênico Cervical), 135
   e oVEMP, 138*f*
      comparação das amplitudes, 138*f*
   normal, 137*f*
   posicionamento de paciente, 136*f*

D

D-10 (Escala de Rastreio de Sintomas Depressivos em Idosos), 80
DAO (Diamina Oxidase), 413
   drogas que inibem a, 417*q*
DC/TMD (*Diagnostic Criteria/TemporoMandibular Disorder*), 193
Decúbito
   ZNP e, 202
Deiscência
   de canal semicircular, 138
      superior, 138, 342

fechamento da, 343f
no portador de zumbido, 342
VEMP na, 138
Depressão
hiperacusia e, 245
Descompressão
do nervo, 350
vestibulococlear, 350
Desincronização
neural central, 317
auditiva, 317
tons para, 317
Detecção
do zumbido, 5
Diagnóstico, 33-35
guia de, 33
HDA, 33
Dieta
zumbido e, 177
Digitopressão
no ZS, 358
no PGM do músculo masseter, 359f
Disfunção Miofacial
da cabeça e pescoço, 199-206
ZNP e, 199-206
tratamentos dirigidos, 200
Dislipidemia(s)
zumbido e, 173
Distúrbio(s)
audiovestibulares, 26
zumbidos e, 26
Doença(s)
autoimunes, 28
zumbidos e, 28
de Ménière, 138
VEMP na, 138
Dopamina
no tratamento do zumbido, 334
Droga(s)
com ação, 328, 330, 331
em canais iônicos, 330
em neurotransmissores, 331
e receptores, 331
no suprimento da orelha interna, 328
metabólico, 328
vascular, 328
mecanismo de ação, 328, 335
outros, 335
corticosteroides, 335
ocitocina, 336
outras drogas, 336
que inibem a DAO, 417q
que liberam histamina, 417q

zumbidos, 26
medicações que podem causar, 27q
DTI (RM de Tensor de Difusão/*Diffusion Tensor Imaging*), 145
DTM (Disfunção Temporomandibular)
STTT e, 234
possíveis relações, 234
terapia manual para, 360f
tratamento da, 194, 360
direcionado para o ZS, 194-197
origem, 194, 196, 197
articular, 194, 197
muscular, 196
no ZS, 360
zumbido e, 184, 191-197
avaliação odontológica, 193

E
ECM (Músculo Esternocleidomastóideo), 135
ECoG (Eletrococleografia), 129-133
indicações da, 130q
normal, 131f
para avaliação, 143
de neuroimagem cerebral, 143
Ectasia
jugular, 241
e zumbido objetivo, 241
EEA (Estimulação Elétrica Auricular)
nas disfunções miofasciais, 201
de cabeça e pescoço, 201
ZNP e, 201
EEG (Eletroencefalografia)
para avaliação, 143
de neuroimagem cerebral, 143
EEP (Escala de Estresse Percebido), 79, 93-94
Efeito
Mozart, 317
Eletrodo(s)
para oVEMP, 137f
montagem dos, 137f
timpânico, 130f
transtimpânico, 130f
Emoção(ões)
nas TAT, 297
processamento da, 147
rede de, 147
zumbido e, 147
EMT (Estimulação Magnética Transcraniana), 381, 393
tratamento do zumbido, 393-396
alterações funcionais relacionadas com o, 394
corticais, 394

em pacientes com, 394
  CTP, 394
  vias, 394, 395
    auditivas, 394
    não auditivas, 395
  princípios, 393
  técnica, 393
EOA (Emissões Otoacústicas), 99, 121-127
  espontâneas, *ver EOAE*
  indicações das, 122
  em indivíduos com zumbido, 122
  na hiperacusia, 249
  princípios do exame, 121
  tipos de emissões, 121
    EOAE, 121
    EOAPD, 122
    EOAT, 122
EOAE (Emissões Otoacústicas Espontâneas)
  evocadas, 121
  técnica de realização, 122
EOAPD (Emissões Otoacústicas Produtos de Distorção), 122, 123*f*-125*f*, 127*f*
EOAT (Emissões Otoacústicas Transientes), 122, 123*f*
Escala
  A-MISO-S, 81
  CDR, 80
  D-10, 80
  EEP, 79, 93-94
  HAD, 80, 97-98
Esquetamina
  no tratamento do zumbido, 332
Estapedotomia
  cirurgia de, 339
  no portador de zumbido, 339
Estímulo(s)
  seleção de, 6
    capacidade de, 6
      condicionamento clássico, 8
      habituação, 7
      sensibilização, 8
Estratégia(s)
  sobre fatores genéticos do zumbido, 38
    agregação familiar, 39
      estudos de, 39
      estudos genéticos, 41
    gêmeos, 40
      análise de concordância em, 40
    população analisada, 38
      seleção adequada da, 38
Estresse
  aumento do, 389

intensifica o incômodo, 389
  decorrente do zumbido, 389
zumbido e, 176
Estudo(s)
  de agregação familiar, 39
  genéticos, 41, 46*q*-68*q*
    genes associados, 42, 46*q*-68*q*
      à reciclagem dos íons potássio, 42
      à subunidade do receptor de glutamato, 43
      ao sistema cardiovascular, 43
    sobre zumbidos, 46*q*-68*q*
    genes candidatos, 41
      a maior suscetibilidade ao zumbido, 41
    fatores neurotróficos, 42
  principais achados, 69*q*
    com agregação familiar, 69*q*
    com gêmeos, 69*q*
ETCC (Estimulação Transcraniana Elétrica por Corrente Contínua), 381, 382
Etiologia, 25-30
  alterações, 29
    neurológicas, 29
  aspectos emocionais, 30
  conflito, 29
    neurovascular, 29
  distúrbios, 26
    audiovestibulares, 26
  do zumbido, 14
    classificação quanto à, 14

  doenças, 28
    autoimunes, 28
  drogas, 26
    medicações que podem causar zumbido, 27*q*
  genética, 30
  infecções, 28
  metabolismo, 30
  neurotransmissores, 29
  transtornos, 30
    psiquiátricos, 30
  zumbido subjetivo, 30
    somatossorial, 30
EVA (Escala Visual Analógica)
  CAGE, 79
  EEP, 79, 93-94
  HHIA, 78, 88-89, 281*q*
    e uso de AASI, 281*q*
  NDI, 78, 89-92
  TFI, 78, 85-87
  THI, 77, 83-84, 281*q*
    e uso de AASI, 281*q*

Evidência(s)
  sobre fatores genéticos do zumbido, 38
    agregação familiar, 39
      estudos de, 39
    estudos genéticos, 41
    gêmeos, 40
      análise de concordância em, 40
    população analisada, 38
      seleção adequada da, 38
Evolução
  do zumbido, 21
Exame(s)
  complementares, 33-35

F

Fármaco(s)
  histamina e, 415
Fator(es)
  cognitivo, 164q-166q
    e respectivo teste, 164q-166q
  genéticos, 38
    do zumbido, 38
      estratégias sobre, 38
      evidências sobre, 38
Fístula(s)
  zumbidos e, 16
Fluxograma
  de diagnóstico, 12f
  do zumbido, 12f
Fonofobia
  misofonia e, 253-257
    aspectos clínicos, 254
    etiologia, 255
    fisiopatologia, 255
      atenção seletiva, 256
    intolerância a sons, 253
    prevalência, 255
    tratamento, 256
Frequência
  pesquisa de, 105
    nas MPZ, 105

G

GABA (Ácido Gama-Aminobutírico), 405
  no tratamento do zumbido, 332
GABA-B (Ácido g-Aminobutírico Tipo B)
  receptor de, 43
    subunidade do, 43
      genes associados à, 43
Gabapentina
  no tratamento do zumbido, 330
Gaciclidina
  no tratamento do zumbido, 332

GAD-7 (*Generalized Anxiety Disorder-7*), 79, 95
GB (Ginkgo Biloba)
  ação na orelha interna do, 328
    no suprimento, 328
      metabólico, 328
      vascular, 328
GDNF (*Glial Cell-Derived Neurotrophic Factor*),
  30, 42
Gêmeo(s)
  agregação familiar e, 69q
    estudos com, 69q
  concordância em, 40
    análises de, 40
Gene(s)
  associados, 42, 46q-68q
    a outras vias, 44
      ou preditos, 44
    à reciclagem, 42
      dos íons potássio, 42
    à subunidade do receptor, 43
      de glutamato, 43
      do GABA-B, 43
    ao receptor/transportador, 44
      de serotonina, 44
    ao sistema cardiovascular, 43
    estudos genéticos e, 46q-68q
      sobre zumbidos, 46q-68q
  candidatos, 41
    a maior suscetibilidade ao zumbido, 41
      identificação de, 41
      pesquisa de, 41
Genética
  zumbidos e, 30
Geração
  do zumbido, 4, 13
    topografia, 13
    classificação quanto à, 13
Gerador(es)
  de som, 322, 323
    no mascaramento do zumbido, 322, 323
      individuais, 323
      externos, 322
Glicose
  metabolismo da, 173
    zumbido e, 173
Glômus
  timpânico, 342
    ressecção de, 342
      no portador de zumbido, 342
Glutamato
  no tratamento do zumbido, 331
  receptor de, 43
    subunidade do, 43

427

genes associados à, 43
GM (Substância Cinza)
  máscara da, 145f
GQHS (*German Questionnaire Hypersensitivity to Sound*), 247
GWAS (*Genome-Wide Association Study*), 38

H

HAART (*Highly Active Antirretroviral Therapy*), 28
Hábito(s)
  zumbido e, 177
HAD (*Hospital Anxiety and Depression Scale*/ Escala Hospitalar de Ansiedade e Depressão), 80, 97-98
Heidelberg
  modelo, 315
    neuromusicoterapia, 315
Hemangioma(s)
  e zumbido objetivo, 240
HHIA (*Hearing Handicap Inventory for Adults*), 78, 88-89, 281
  resultados para, 281q
    com uso de AASI, 281q
Hiperacusia, 243-250
  amplificação sonora na, 283
  avaliação da, 109
  avaliação e diagnóstico, 247
    exame, 247, 278
      de imagem, 250
      físico, 247
    história, 247
    questionários, 247, 248q
  causas, 244, 244
    centrais, 244
      alodinia, 245
      aneurisma, 245
        da artéria cerebral média, 245
      cefaleia, 244
      depressão, 245
      medicamentos, 245
      medula espinhal, 245
      outros, 245
      síndrome de William, 245
      transtorno do espectro autista, 245
    hormonais, 246
    infecciosas, 246
  classificação da, 109
  classificação quantitativa, 250
  diagnóstico, 247
    EOA, 249
    LDA, 249
    reflexo acústico, 247

etiologia, 243
fisiopatologia, 246
  evitação do medo, 247
  hipótese coclear, 246
    versus central, 246
  peptídeos opioides, 246
  plasticidade, 246
    da via auditiva ascendente, 246
  serotonina, 246
recrutamento, 250
sistema auditivo periférico, 244
  causas em que está implicado, 244
    hiperacusia condutiva, 244
    outros, 244
    paralisia facial periférica, 244
    perda auditiva induzida por ruído, 244
    SM, 244
tratamento, 250
Hipnose
  no ZS, 361
Hipótese
  coclear, 246
    versus central, 246
    na hiperacusia, 246
Histamina
  intolerância à, 413-418
    diagnóstico, 415
    drogas, 417q
      que inibem a DAO, 417q
      que liberam histamina, 417q
    e alimentos, 415
      com liberação histaminérgica, 417q
      ricos em, 416q
    e fármacos, 415
    migrânea e, 414
    sintomas típicos da, 414q
    tratamento, 415
    zumbido, 415
      migrânea e, 415
HIV (Vírus da Imunodeficiência Humana), 28
Hormônio(s)
  zumbido e, 173, 174
    ovarianos, 174
    tireoidianos, 173
HQ (*Hyperacusis Questionnaire*), 247, 248q
Hum Venoso
  e zumbido objetivo, 240

I

IC (Implante Coclear), 381, 385
IHS (*Inventory of Hyperacusis Symtoms*), 247
Imaginação
  na TCC, 376

Incidência
  do zumbido, 19
Incômodo
  do sintoma, 21
    crianças, 22
    prevalência do, 22f
Indentação
  posterior, 347f
    do nervo vestibulococlear, 347f
      RM de, 347f
Infecção(ões)
  zumbidos e, 28
Insônia
  e zumbido, 405-411
    fisiologia do sono, 405
      noções da, 405
    fisiopatologia, 405
      noções da, 405
    relacionando, 407
    severidade da, 409q
      índice de, 409q
    tratamento do conjunto, 410
Intensidade
  pesquisa de, 105
    nas MPZ, 105
Intervenção(ões)
  efetividade das, 149
    avaliação da, 149
IR (Inibição Residual)
  pesquisa de, 106
    nas MPZ, 106

J
Jastreboff
  modelo de, 4, 5f, 7f
    neurofisiológico, 4, 5f, 7f
      após TRT, 7f
      detecção, 5
      geração, 4
      percepção, 5
Jones
  técnica de, 358
    no ZS, 358

L
LDA (Limiar de Desconforto Auditivo), 109-111
  avaliação do, 110
    procedimentos para, 110
  hiperacusia, 109, 243
    avaliação da, 109
    classificação da, 109
    na hiperacusia, 249
LDL (*Loudness Discomfortable Level*), 109

hiperacusia e, 243
Liberação
  histaminérgica, 417q
    alimentos com capacidade de, 417q
LMM (Limiar Mínimo de Mascaramento)
  pesquisa do, 106
    nas MPZ, 106
Loudness
  nas MPZ, 105
LRA (Limiar dos Reflexos Acústicos), 110

M
MAE (Meato Acústico Externo), 284
Malformação(ões)
  zumbidos e, 16
Manejo
  do zumbido, 391
    aplicação de *mindfulness* no, 391
Mascaramento
  do zumbido, 321-325
    avaliação para, 323
    terapia de, 322
      aplicativos sonoros, 323
      eficácia, 324
      geradores de som, 322, 323
        externos, 322
        individuais, 323
      próteses auditivas, 323
        combinadas, 323
MASH (*Multiple-Activity Scale for Hyperacusis*), 247
MAV (Malformação Arteriovenosa)
  e zumbido objetivo, 239
MBTSR (Redução do Estresse do Zumbido Baseada em Mindfulness/*Mindfulness-Based Tinnitus Stress Reduction*), 391
MC (Microfonismo Coclear), 129
Medicação(ões)
  que podem causar zumbido, 27q
Medicamento(s)
  hiperacusia e, 245
Medo
  evitação do, 247
    na hiperacusia, 247
Medula
  espinhal, 245
    hiperacusia e, 245
MEEM (Miniexame do Estado Mental), 80
MEG (Magnetoencefalografia)
  para avaliação, 143
    de neuroimagem cerebral, 143
Melatonina
  zumbido e, 175

Memantina
  no tratamento do zumbido, 331
Memória
  tipos de, 167q
Ménière
  doença de, 138
    VEMP na, 138
  síndrome de, ver SM
Metabolismo
  zumbidos e, 30
Método
  Tomatis, 317
Migrânea
  e histamina, 414

Mindfulness

  como terapia, 389-392
    para redução do zumbido, 389-392
      aplicação no manejo do zumbido, 391
      candidato ideal, 392
      como um tigre de papel, 391
      domando o tigre, 391
        conhecido como zumbido em casa, 391
      é incômodo, 389
      fortalecimento do córtex pré-frontal, 390
      incômodo decorrente do zumbido, 389
        aumento do estresse intensifica o, 389
      não incômodo, 389
      onde está a cura, 389
      resignificação pela mente, 390
      significação do zumbido, 389
  no ZS, 361
Mini-Plus (*Mini International Neuropsychiatric Interview*)
  seção C, 79
Miofascioterapia
  no ZS, 358
Misofonia
  e fonofobia, 253-257
    aspectos clínicos, 254
    etiologia, 255
    fisiopatologia, 255
      atenção seletiva, 256
    intolerância a sons, 253
    prevalência, 255
    tratamento, 256
Modelo(s) Neurofisiológico(s)
  do zumbido, 3-10
    de Jastreboff, 4, 5f, 7f
      após TRT, 7f
      detecção, 5

geração, 4
percepção, 5
neuroplasticidade, 5
seleção de estímulos, 6
capacidade de, 6
tronco cerebral, 8
papel do, 8
Modelo(s)
  de zumbido, 148
    contribuições para, 148
Modulação, 381-386
  ETCC, 382
  IC, 385
  não invasiva, 382f
  técnicas de, 382f
  TENS, 382
  TLNS, 383
Modulador(es)
  no tratamento do zumbido, 330
  de canais de potássio, 330
Monitoramento
  coclear, 353
MPL (Músculo Pterigóideo Lateral), 267
  na origem do SBUTT, 268
  hipótese do, 268
MPZ (Medidas Psicoacústicas do Zumbido), 103-107
  avaliação, 103
    audiológica, 103
    exame físico, 103
  modo de realização das, 105
    loudness, 105
    pesquisa, 105
      de frequência, 105
      de intensidade, 105
      de IR, 106
      do LMM, 106
    pitch, 105
  obtidas, 104
    por três motivos principais, 104
MTC (Medicina Tradicional Chinesa), 399
  visão da, 400
    principais fenótipos, 400
      processo de adoecimento, 400
    zumbido, 400
Músculo(s)
  da orelha média, 340
    secção de, 340
    no portador de zumbido, 340
Música
  zumbido e, 314
Musicoterapia
  para zumbido, 313-318

efeito Mozart, 317
história da, 314
método Tomatis, 317
neuromusicoterapia, 315
   modelo Heidelberg, 315
sons customizados, 315
   para a frequência *pitch*, 315
TMNMT, 317
tons, 316, 317
   fractais, 316
   para desincronização neural central, 317
     auditiva, 317
Tons-S, 316
   com amplitude modulável, 316
   com frequência modulável, 316
zumbido e música, 314

N

NA (Nível de Audição), 100
Naltrexona
   no tratamento do zumbido, 335
NC (Nervo Craniano)
   síndromes compressivas do, 212
     neurovasculares, 212
       VII, 212
       VIII, 212
   VIII, 211*f*
     representação do, 211*f*
NCD (Núcleo Coclear Dorsal), 280
NCV (Núcleo Coclear Ventral), 280
NDI (*Neck Disability Index*/Índice de Incapacidade relacionada ao Pescoço), 78, 89-92
Neramexane
   no tratamento do zumbido, 332
Nervo
   vestibulococlear, 347*f*, 350
     descompressão do, 350
     indentação do, 347*f*
       posterior, 347*f*
Neurite
   vestibular, 139
     VEMP na, 139
Neuroimagem Cerebral
   em portadores de zumbido, 143-151
     contribuições para modelos de, 148
     efeitos das comorbidades, 151
     efetividade das intervenções, 149
       avaliação da, 149
     ferramentas para avaliação de, 143
       ECoG, 143
       EEG, 143
       MEG, 143

PET, 143
RM, 144
RMf, 144
perspectivas futuras, 151
redes neurais, 146
   auditiva, 146
   de atenção, 147
   de processamento da emoção, 147
   de repouso, 148
   de saliência, 147
Neuromusicoterapia
   modelo Heidelberg, 315
Neuroplasticidade, 5
   seleção de estímulos, 6
     capacidade de, 6
       condicionamento clássico, 8
       habituação, 7
       sensibilização, 8
Neurossom
   ZP, 273-277
     avaliação da queixa, 274
     lateralizado, 276
       diagnóstico, 276
       exame físico, 276
     não lateralizado, 274
Neurotransmissor(es)
   drogas com ação em, 331
     e receptores, 331
       acamprosato, 331
       alprazolam, 333
       AM-101, 332
       baclofen, 333
       caroverina, 332
       ciclobenzaprina, 334
       clonazepam, 332
       dopamina, 334
       esquetamina, 332
       GABA, 332
       gaciclidina, 332
       glutamato, 331
       memantina, 331
       neramexane, 332
       olanzapina, 335
       opioides, 335
         naltrexona, 335
       piribedil, 334
       pramipexol, 335
       selurampanel, 332
       serotonina, 333
       sertralina, 334
       sulpirida, 335
       trazodona, 334
       vigabatrina, 333

zumbidos e, 29
NGS (*Next Generation Sequencing*), 38
Nimodipina
  no tratamento do zumbido, 331
NPS (Nível de Pressão Sonora), 100

O

Ocitocina
  no tratamento do zumbido, 336
Olanzapina
  no tratamento do zumbido, 335
Opioide(s)
  no tratamento do zumbido, 335
    naltrexona, 335
Orelha Média
  secção de músculos da, 340
    no portador de zumbido, 340
Origem Genética
  zumbido de, 37-70
    estudos genéticos, 46q-68q
      e genes associados, 46q-68q
    fatores genéticos, 38
      estratégias sobre, 38
      evidências sobre, 38
    principais achados, 69q
      com agregação familiar, 69q
      com gêmeos, 69q
Osteopatia
  e ZS, 223
  em portadores de zumbido, 223
    evolução dos conceitos, 223
    justificativas neurofisiológicas, 223
    resultados, 223
  no ZS, 359
oVEMP (Potencial Evocado Vestibular Miogênico Ocular), 135, 136
  cVEMP e, 138f
    comparação das amplitudes, 138f
    montagem para, 137f
    dos eletrodos, 137f

P

PA (Potencial de Ação Global)
  do nervo coclear, 129
Paralisia Facial
  periférica, 244
    hiperacusia e, 244
PEATE (Potencial Evocado Auditivo em Tronco Encefálico), 26, 99, 113-119
  pesquisa de zumbido, 116
  por cliques, 113
    ondas, 114f
  respostas auditivas, 113

  de tronco encefálico, 113
Pensamento
  nas TAT, 297
Pentoxifilina
  ação na orelha interna da, 329
    no suprimento, 329
      metabólico, 329
      vascular, 329
Peptídeo(s)
  opioides, 246
    hiperacusia e, 246
Percepção
  do zumbido, 5
  dos sons, 243-250
    transtornos da, 243-250
      avaliação, 247
      causas, 244, 246
        centrais, 244
        hormonais, 246
        infecciosas, 246
      classificação, 250
      diagnóstico, 247
      etiologia, 243
      fisiopatologia, 246
      recrutamento, 250
      sistema auditivo periférico, 244
        causas em que está implicado, 244
      tratamento, 250
Perda
  amplificação sonora na, 282
    em rampa, 282
    mínimas, 283
    unilateral, 282
Perda Auditiva
  induzida por ruído, 244
    hiperacusia e, 244
  zumbido sem, 141
    VEMP no, 141
Pesquisa
  de zumbido, 116
    com potenciais evocados, 116
      auditivos, 116
  nas MPZ, 105
    de frequência, 105
    de intensidade, 105
    de IR, 106
    do LMM, 106
PET (Tomografia por Emissão de Pósitrons), 281
  para avaliação, 143
  de neuroimagem cerebral, 143
PGM (Ponto(s)-Gatilho Miofascial(is))
  ativo, 366q
  e PGM latente, 366q

diferenças entre, 366q
cervicais, 201
    ZNP e, 201
        AS de, 201
        injeções de toxina botulínica em, 201
do músculo masseter, 359f
    digitopressão no, 359f
        no ZS, 359f
fisiopatologia do, 367
formação dos, 368f
    hipótese para explicar a, 368f
tratamento do, 369
PHQ-9 (*Patient Health Questionnaire-9*), 80, 96
PICA (*Posterior Inferior Cerebellar Artery*), *ver* ACPI
Piribedil
    no tratamento do zumbido, 334
Pitch
    nas MPZ, 105
Plasticidade
    da via auditiva ascendente, 246
        hiperacusia e, 246
Portador(es) de Zumbido
    neuroimagem cerebral em, 143-151
        contribuições para modelos de, 148
        efeitos das comorbidades, 151
        efetividade das intervenções, 149
            avaliação da, 149
        ferramentas para avaliação de, 143
            ECoG, 143
            EEG, 143
            MEG, 143
            PET, 143
            RM, 144
            RMf, 144
    perspectivas futuras, 151
    redes neurais, 146

Porus Acusticus

    contato ofensivo no, 347f
        RM de, 347f
Potássio
    canais de, 330
        moduladores de, 330
            no tratamento do zumbido, 330
    íons de, 42
        reciclagem dos, 42
            genes associados à, 42
Potencial(is) Evocado(s)
    auditivos, 113
        pesquisa de zumbido com, 116
        por cliques, 113
            ondas dos, 114f

Pramipexol
    no tratamento do zumbido, 335
Predito(s)
    genes associados a, 44
Prevalência
    do zumbido, 19, 21f
        incômodo, 22f
Prótese(s) Auditiva(s)
    no mascaramento do zumbido, 323
        combinadas, 323
PS (Potencial de Somação)
    do nervo coclear, 129
Psicoeducação, 375
Psicoterapia, 375-378
    aconselhamento, 375
    psicoeducação, 375

Q

Qi Gong

    no ZS, 361
Queixa
    duração da, 11
        classificação quanto à, 11
        do zumbido, 11
Questionário(s)
    na avaliação, 247, 249q
        da hiperacusia, 247, 249q
    TAT, 296q
Quiropraxia
    no ZS, 359

R

Radiologia
    intervencionista, 340
        no portador de zumbido, 340
            abordagem vascular com, 340
RCL (Resposta de Contração Local), 270
    comparação com a, 271q
        do SBUTT, 271q
Receptor
    de serotonina, 44
        genes associados ao, 44
    subunidade do, 43
        genes associados à, 43
            de glutamato, 43
            do GABA-B, 43
Reciclagem
    dos íons potássio, 42
        genes associados à, 42
        zumbido e, 42
Reconstrução
    de cadeia ossicular, 340

no portador de zumbido, 340
Recrutamento
  hiperacusia e, 250
Rede(s) Neural(is)
  do zumbido, 146
    auditiva, 146
    de atenção, 147
    de processamento da emoção, 147
    de repouso, 148
    de saliência, 147
Reestruturação
  cognitiva, 376
Reflexo
  acústico, 247
    na hiperacusia, 247
Relaxamento
  na TCC, 376
Repouso
  rede de, 148
  zumbido e, 148
Resposta(s)
  auditivas, 113
    de tronco encefálico, 113
Ressecção
  de glômus timpânico, 342
  no portador de zumbido, 342
Ressignificação
  do zumbido, 390
  pela mente, 390
REZ (*Root Entry/Exit Zone*/Raiz de Entrada/Saída), 210
  extensão da alça, 217*q*
  até o fundo do CAI, 217*q*
RM (Ressonância Magnética)
  avaliação de imagens de, 345
    CNV, 346*f*
    contato ofensivo, 347*f*
      no *porus acusticus*, 347*f*
    indentação posterior, 347*f*
      do nervo vestibulococlear, 347*f*
    para avaliação, 144
      de neuroimagem cerebral, 144
RMf (Ressonância Magnética Funcional)
  para avaliação, 144
    de neuroimagem cerebral, 144
RVE (Reflexo Vestibuloespinal), 135
RVO (Reflexo Vestíbulo-Ocular), 135

S

Saliência
  rede de, 147
  zumbido e, 147

SBUTT (Zumbido Unilateral Breve Súbito com Intensidade Decrescente), 267-271
  comparação do, 271*q*
    com a RCL, 271*q*
  MPL na origem do, 268
  hipótese do, 268
Schwannoma
  vestibular, 141
    VEMP no, 141
Secção
  de músculos, 340
    da orelha média, 340
      no portador de zumbido, 340
Selurampanel
  no tratamento do zumbido, 332
Serotonina
  hiperacusia e, 246
  no tratamento do zumbido, 333
  receptor/transportador de, 44
    genes associados ao, 44
Sertralina
  no tratamento do zumbido, 334
Síndrome(s)
  compressivas neurovasculares, 212
    do VII NC, 212
      da compressão neurovascular, 212
    do VIII NC, 212
    do CNV, 212
  de William, 245
    hiperacusia e, 245
Sintoma(s)
  cocleovestibulares, 348
    associados, 348
      no lado do zumbido, 348
  psicóticos, 79
    triagem para, 79
      A-MISO-S, 81
      D-10, 80
      escala CDR, 80
      GAD-7, 79, 95
      HAD, 80, 97-98
      MEEM, 80
      MINI-PLUS, 79
      PHQ-9, 80, 96
Sistema
  cardiovascular, 43
    genes associados ao, 42
    zumbido e, 42
Sistema Auditivo
  periférico, 244
    implicado na hiperacusia, 244
      hiperacusia condutiva, 244
      outros, 244

paralisia facial periférica, 244
perda auditiva induzida por ruído, 244
SM, 244
SM (Síndrome de Ménière)
  hiperacusia e, 244
  STTT e, 235
    possíveis relações, 235
SNC (Sistema Nervoso Central), 4, 279
SNP (*Single Nucleotide Polymoprhisms*), 41
SNV (*Single Nucleotide Variants*), 41
Sódio
  canais de, 330
    bloqueadores de, 300
      no tratamento do zumbido, 330
Som(ns)
  customizados, 315
    para a frequência *pitch*, 315
    do zumbido, 315
  intolerância a, 253
  percepção do, 11, 243-250
    classificação quanto à, 11
    do zumbido, 11
    transtornos da, 243-250
      avaliação, 247
      causas, 244, 246
        centrais, 244
        hormonais, 246
        infecciosas, 246
      classificação, 250
      diagnóstico, 247
      etiologia, 243
      fisiopatologia, 246
      recrutamento, 250
      sistema auditivo periférico, 244
        causas em que está implicado, 244
      tratamento, 250
Somatossom
  ZP, 273-277
    avaliação da queixa, 274
      lateralizado, 275
        diagnóstico, 275
        exame físico, 275
      não lateralizado, 274
Sono
  fisiologia do, 405
    noções da, 405
  nas TAT, 297
STTT (Síndrome Tônica do Tensor do Tímpano), 233-235
  anatomia, 233
  descrição, 233
  diagnóstico, 234
    possíveis relações entre, 234, 235

  e choque acústico, 235
  e DTM, 234
  e SM, 235
  fisiologia, 233
  fisiopatologia, 233
  hiperacusia e, 244
  tratamento, 235
Substituição Sensorial, 381-386
  ETCC, 382
  IC, 385
  TENS, 382
  TLNS, 383
Subunidade
  do receptor, 43
    genes associados à, 43
      de glutamato, 43
      do GABA-B, 43
Sulpirida
  no tratamento do zumbido, 335
Surdez
  súbita, 141
    VEMP na, 141

T

TAC (Terapia de Aceitação e Compromisso), 377
TAG (Transtorno de Ansiedade Generalizada), 79
TAT (Atividades de Tratamento do Zumbido/*Tinnitus Activities Treatment*), 295-298
  aconselhamento, 295
    audição, 298
    comunicação, 298
    concentração, 298
    emoções, 297
    pensamento, 297
    sono, 297
  questionário, 296q
TCBAP (Terapia Cognitiva Baseada em Atenção Plena), 377
TCC (Terapia Cognitiva Comportamental), 375-378
  reestruturação cognitiva, 376
  TAC, 377
  TCBAP, 377
  técnicas, 376
    comportamentais, 377
    controle da atenção, 376
    imaginação, 376
    relaxamento, 376
TENS (Estimulação Elétrica Neural Transcutânea/*Transcutaneous Electrical Nerve Stimulation*), 381, 382
  no ZS, 362

Terapia(s)
  de mascaramento do zumbido, 322
    aplicativos sonoros, 323
    eficácia da, 324
    geradores de som, 322, 323
      externos, 322
      individuais, 323
      próteses auditivas, 323
        combinadas, 323
  manuais, 360
    no ZS, 360
    para DTM, 360*f*
  notch, 307-310
    como opção para zumbido total, 307-310
      associada à amplificação, 309
      entalhe espectral, 307
      na prática clínica, 310
  sonoras, 301
    e música, 302
    com tons fractais, 304*q*
      THI na, 304*q*
TFI (*Tinnitus Functional Index*), 78, 85-87
THI (*Tinnitus Handicap Inventory*), 77, 83-84, 281, 375
  na terapia sonora, 304*q*
    com tons fractais, 304*q*
  resultados para, 281*q*
    com uso de AASI, 281*q*
Tigre de Papel
  conhecido como zumbido em casa, 391
    domando o, 391
  zumbido como um, 391
Timpanoplastia
  no portador de zumbido, 340
TLNS (Neuroestimulação Translingual/ *Translingual Neurostimulation*), 381, 383
  equipamento portátil, 385*f*
TMNMT (Treinamento com Música Entalhada sob Medida/*Tailor-Made Notched Music Training*), 317
Tom(ns) Fractal(is), 316
  e zumbido, 301-305
    terapias sonoras, 301
      e música, 302
        THI com uso de, 304*q*
Tom(ns)
  para dessincronização neural, 317
    central, 317
    auditiva, 317
Tons-S
  com amplitude modulável, 316
  com frequência modulável, 316

TPFQ (*Tinnitus Primary Function Questionnaire*), 296*q*
Transportador
  de serotonina, 44
  genes associados ao, 44
Transtorno(s)
  da percepção dos sons, 243-250
    avaliação, 247
    causas, 244, 246
      centrais, 244
      hormonais, 246
      infecciosas, 246
    classificação, 250
    diagnóstico, 247
    etiologia, 243
    fisiopatologia, 246
    recrutamento, 250
    sistema auditivo periférico, 244
      causas em que está implicado, 244
    tratamento, 250
  do espectro autista, 245
    hiperacusia e, 245
  psiquiátricos, 30
    zumbidos e, 30
Tratamento Cirúrgico
  do portador de zumbido, 339-343
    abordagem vascular, 340
      com cirurgia transmastóidea, 340
      com radiologia intervencionista, 340
    de estapedotomia, 339
    deiscência do canal semicircular superior, 342
    reconstrução de cadeia ossicular, 340
    ressecção de glômus timpânico, 342
    secção de músculos da orelha média, 340
    timpanoplastia, 340
Tratamento Farmacológico
  do zumbido, 327-337
    drogas, 328
      com ação em canais iônicos, 330
      com ação em neurotransmissores, 331
      com ação em receptores, 331
      com ação na orelha interna, 328
      mecanismo de ação, 328, 335
    o futuro, 336
    sugestões práticas, 336
      para distintos grupos de zumbido, 336
Tratamento Fisioterapêutico
  do ZS, 357-363
    acupuntura, 362
    AS, 357, 358*f*
      no trapézio, 358*f*
    das DTM, 360

digitopressão, 358
  no PGM do músculo masseter, 359f
hipnose, 361
mindfulness, 361
miofascioterapia, 358
osteopatia, 359
qi gong, 361
quiropraxia, 359
sem evidências, 363
técnica de Jones, 358
TENS, 362
terapias manuais, 360
  para DTM, 360f
Tratamento Osteopático
  em portadores de zumbido, 223-229
    quais são as evidências, 223-229
      osteopatia, 223
        e ZS, 225
      evolução dos conceitos, 223
      justificativas neurofisiológicas, 223
      resultados, 223
Trazodona
  no tratamento do zumbido, 334
TRI (*Tinnitus Research Initiative*), 103
Triagem
  para sintomas psicóticos, 79
    A-MISO-S, 81
    D-10, 80
    escala CDR, 80
    GAD-7, 79
    HAD, 80
    MEEM, 80
    MINI-PLUS, 79
    PHQ-9, 80
Trimetazidina
  ação na orelha interna da, 328
    no suprimento, 328
      metabólico, 328
      vascular, 328
Tronco Cerebral
  papel do, 8
    atenção auditiva, 9
TRT (Terapia de Retreinamento do Zumbido/
Tinnitus Retraining Therapy), 4, 289-294
  críticas à, 293
  modelo de Jastreboff após, 7f
    clássico, 7f
  zumbido, 289, 290f
    classificação do, 292q
    modelo neurofisiológico do, 289, 290f
      críticas ao, 293
TS (Teste Somático)
  como modula o ZNP, 201q

como o ZNP é afetado, 200
  quando é constante, 200
  quando é intermitente, 200
TT (Músculo Tensor do Tímpano), 233f
TT (*Typewriter Tinnitus*)
  casos, 259-262
    comentário, 260, 262
  patognomônico de CNC, 259-264
    como causa de zumbido, 262, 263
      inespecífico constante, 262
    ZP, 264
  responsivo à carbamazepina, 259-264
Tuba
  auditiva, 16
    zumbido por, 16
      patente, 16
      patulosa, 16
  patente, 239
    e zumbido objetivo, 239
Tumor(es)
  glômico, 238
    e zumbido objetivo, 238
  zumbidos e, 16

U

UCL (*Uncomfortable Level*), 109
ULL (*Uncomfortable Loudness Level*), 109
  hiperacusia e, 243

V

VBM (Morfometria Baseada em Voxels), 144
VEMP (*Vestibular Evoked Miogenic Potencial/
Potencial Evocado Vestibular Miogênico*),
135-142
  cervical, *ver* cVEMP
  indicações clínicas, 138
    deiscência de canal, 138
      semicircular superior, 138
    doença de Ménière, 138
    neurite vestibular, 139
    schwannoma vestibular, 141
    surdez súbita, 141
    zumbido, 141
      sem perda auditiva, 141
  ocular, *ver* oVEMP
Via(s)
  genes associados a, 44
    outras, 44
  não auditivas, 395
    EMT por, 395
      em pacientes com zumbido, 395
  somatossensorial, 182f
    e auditiva, 182f

conexões da, 182f
Via(s) Auditiva(s)
  ascendente, 246
    plasticidade da, 246
      hiperacusia, 246
  e somatossensoriais, 366f
    relações anatômicas entre, 366f
  EMT por, 394
    em pacientes com zumbido, 394
Vigabatrina
  no tratamento do zumbido, 333
Vimpocetina
  ação na orelha interna da, 329
    no suprimento, 329
      metabólico, 329
      vascular, 329
Vitamina
  zumbido e, 174, 175
    B12, 174
    D, 175

W

WES (*Whole Exome Sequencing*), 38
WGAS (*Whole Genome Association Study*), 38
William
  síndrome de, 245
    hiperacusia e, 245
WM (Substância Branca)
  tratos da, 146f
    máscara dos, 146f

Z

Zinco
  zumbido e, 176
ZMC (Zona de Mielina Central), 210
ZMP (Zona de Mielina Periférica), 210
ZNP (Zumbido Neuropulsátil), 199-206
  CNA, 199-206
  como é afetado, 200
    pelo TS, 200
      quando é constante, 200
      quando é intermitente, 200
    por tratamentos da disfunção miofacial, 200
      AS de PGM cervicais, 201
      EEA, 201
      injeções de toxina botulínica em PGM cervicais, 201
  como se associa ao decúbito, 202
    paciente examinada, 202
  mecanismo do, 205
    CNA, 205
    ZPSS, 205
    por disfunção miofacial, 205
  unilateral por CNA, 203
    e por ZPSS, 203
    relação entre, 203
  ZPSS, 199
    por disfunção miofacial, 199
      da cabeça e pescoço, 199
  ZS, 199-206
    por disfunção miofacial, 199-206
      da cabeça e pescoço, 199-206
ZP (Zumbido Pulsátil), 264
  avaliação da queixa, 274
    CNA, 276
    por um neurossom, 274
      lateralizado, 276
        diagnóstico, 276
        exame físico, 276
      não lateralizado, 274
    por um somatossom, 274
      lateralizado, 275
        diagnóstico, 275
        exame físico, 275
      não lateralizado, 274
  causas de, 273q
  diagnóstico do, 12f
    fluxograma de, 12f
  um somatossom, 273-277
  ou um neurossom, 273-277
ZPSS (Síndrome do Zumbido Pulsátil Somatossensorial)
  mecanismo, 205
    não lateralizado, 205
    unilateral, 205
  por disfunção miofacial, 199
    da cabeça, 199
    e pescoço, 199
  ZNP unilateral por, 203
    ZNP por CNA e, 203
    relação entre, 203
ZS (Zumbido Somatossensorial), 16, 181-189
  avaliação odontológica, 193
  diagnóstico do, 185
  e DTM, 184, 192
  fisiopatologia do, 181
  influência do sistema, 185q
    quanto à modulação, 185q
    quanto aos sintomas, 186q
    quanto às características, 185q
  modulação do, 183
    fenômeno da, 183
  osteopatia e, 225
  tratamento direcionado para, 194
    da DTM, 194-197

ÍNDICE REMISSIVO

    origem, 194, 196, 197
        articular, 194, 197
        muscular, 196
    tratamento fisioterapêutico do, 357-363
        acupuntura, 362
        AS, 357, 358*f*
            no trapézio, 358*f*
            das DTM, 360
        digitopressão, 358
            no PGM do músculo masseter, 359*f*
        hipnose, 361
        mindfulness, 361
        miofasciaterapia, 358
        osteopatia, 359
        qi gong, 361
        quiropraxia, 359
        sem evidências, 363
        técnica de Jones, 358
        TENS, 362
        terapias manuais, 360
            para DTM, 360*f*
ZT (Zona de Transição), 210
Zumbido(s)
    amplificação sonora no, 282
    AS no, 365-373
        diferenças entre, 366*q*
            PGM ativo, 366*q*
            e PGM latente, 366*q*
        e acupuntura, 371*q*
            diferenças, 371
        exemplos, 370*f*
        PGM, 367
            fisiopatologia, 367
            formação, 368*f*
            tratamento, 369
        relações anatômicas, 366*f*
            entre vias auditivas, 366*f*
            e somatossensoriais, 366*f*
    atividades de tratamento do, *ver TAT*
    avaliação de pacientes com, 77-98
        questionários utilizados na, 77-98
            anexos, 83-98
            EVA, 77
            para sintomas psicóticos, 79
    classificação dos, 11-16, 292*q*
        tipos de, 11
            divisão por subgrupos, 14
            quanto à, 11
                duração da queixa, 11
                etiologia, 14
                percepção do som, 11
                topografia da geração, 13
    consequência do, 354

    de origem genética, 37-70
        estudos genéticos, 46*q*-68*q*
        e genes associados, 46*q*-68*q*
        fatores genéticos, 38
            estratégias sobre, 38
            evidências sobre, 38
        principais achados, 69*q*
            com agregação familiar, 69*q*
            com gêmeos, 69*q*
    diagnóstico do, 12*f*
        fluxograma de, 12*f*
        rítmico, 12*f*
        ZP, 12*f*
    e DTM, 191-197
        avaliação odontológica, 193
        tratamento direcionado, 194
    EMT no tratamento do, 393-396
        alterações funcionais relacionadas com, 394
        corticais, 394
        em pacientes com, 394
            vias, 394, 395
                auditivas, 394
                não auditivas, 395
        CTP, 394
        princípios, 393
        técnica, 393
    epidemiologia do, 19-23
        chance de associação, 20*f*
        dos diagnósticos, 20*f*
        evolução, 21
        incidência, 19
        incômodo do sintoma, 21
            crianças, 22
            prevalência do, 22*f*
        prevalência, 19, 21*f*
    indivíduos com, 122
        otoemissões em, 122
            indicações das, 122
    insônia e, 405-411
        fisiologia do sono, 405
            noções da, 405
        fisiopatologia da, 405
            noções da, 405
        relacionando, 407
        severidade da, 409*q*
            índice de, 409*q*
        tratamento do conjunto, 410
    mascaramento do, 321-325
        avaliação para, 323
        terapia de, 322
            aplicativos sonoros, 323
            eficácia da, 324

geradores de som, 322, 323
  externos, 322
  individuais, 323
  próteses auditivas, 323
    combinadas, 323
medidas psicoacústicas do, *ver* MPZ
metabólico, 173-179
  diagnóstico, 177
  dieta, 177
  dislipidemias, 173
  estresse, 176
  glicose, 173
    metabolismo da, 173
  hábitos, 177
  hormônios, 173, 174
    ovarianos, 174
    tireoidianos, 173
  melatonina, 175
  vitamina, 174, 175
    B12, 174
    D, 175
  zinco, 176
migrânea e, 415
modelos neurofisiológicos do, 3-10, 289, *290f*
  críticas ao, 293
  de Jastreboff, 4, *5f*, *7f*
    após TRT, *7f*
    detecção, 5
    geração, 4
    percepção, 5
  neuroplasticidade, 5
    seleção de estímulos, 6
      capacidade de, 6
  tronco cerebral, 8
    papel do, 8
muscular, 15
musicoterapia para, 313-318
  efeito Mozart, 317
  história da, 314
  método Tomatis, 317
  neuromusicoterapia, 315
    modelo Heidelberg, 315
  sons customizados, 315
    para a frequência *pitch*, 315
  TMNMT, 317
  tons, 316, 317
    fractais, 316
    para desincronização neural central, 317
    auditiva, 317
  Tons-S, 316
    com amplitude modulável, 316
    com frequência modulável, 316
  zumbido e música, 314

neuropulsátil, *ver* ZNP
neurossensorial, 13*q*, 14
objetivo, 237-241
  causas menos frequentes de, 240
    ectasia jugular, 241
    hemangiomas, 240
    tuba patente, 241
  diagnósticos principais, 238
    hum venoso, 240
    MAV, 239
    tumor glômico, 238
patognomônico de CNC, 259-264
  casos, 259-262
    comentário, 260, 262
  como causa, 262, 263
    inespecífico constante, 262
  ZP, 264
periótico, 13*q*
por compressão vascular, 345-355
  manejo de, 345-355
    avaliação auditiva, 348
      audiometria de sons puros, 348
      BERA, 348
    decisão cirúrgica, 348
    imagens de RM, 345
    resultados, 354
      achados cirúrgicos, 354
      consequência do zumbido, 354
    sintomas clínicos, 348
      cocleovestibulares, 348
      síndromes associadas, 348
    tratamento cirúrgico, 349
      complicações, 354
      critérios de abordagem, 349
      descompressão do nervo vestibulococlear, 350
      fechamento, 353
      monitoramento coclear, 353
por tuba auditiva, 16
  patente, 16
  patulosa, 16
portadores de, 143-151, 155-170, 223-229, 339-343
  avaliação cognitiva em, 155-170
    CHC-M, 156*f*-161*q*
      domínios cognitivos da, 157*q*-163*q*
      representação hierárquica, 156*f*
    fator cognitivo, 164*q*-166*q*
    resumo, 168*q*-170*q*
    tipos de memória, 167*q*
  neuroimagem cerebral em, 143-151
    contribuições para modelos de, 148
    efeitos das comorbidades no, 150

efetividade das intervenções, 149
  avaliação da, 149
 ferramentas para avaliação de, 143
  ECoG, 143
  EEG, 143
  MEG, 143
  PET, 143
  RM, 144
  RMf, 144
 perspectivas futuras, 151
 redes neurais, 146
 tratamento cirúrgico, 339-343
  abordagem vascular, 340
   com cirurgia transmastóidea, 340
   com radiologia intervencionista, 340
  de estapedotomia, 339
  deiscência do canal semicircular superior, 342
  reconstrução de cadeia ossicular, 340
  ressecção de glômus timpânico, 342
  secção de músculos da orelha média, 340
  timpanoplastia, 340
 tratamento osteopático, 223-229
  evolução dos conceitos, 223
  justificativas neurofisiológicas, 223
  osteopatia, 223
  e ZS, 225
  quais são as evidências, 223-229
  resultados, 223
primário, 14q
responsivo à carbamazepina, 259-264
 casos, 259-262
  comentário, 260, 262
secundário, 14q
seguimento de pacientes com, 77-98
 questionários utilizados, 77-98
  anexos, 83-98
  EVA, 77
  para sintomas psicóticos, 79
sem perda auditiva, 141
 VEMP no, 141
subjetivo, 30
 somatossensorial, 30
terapia para redução do, 389-392
 mindfulness como, 389-392

aplicação no manejo, 391
candidato ideal, 392
como um tigre de papel, 391
domando o tigre, 391
 conhecido como zumbido em casa, 391
é incômodo, 389
fortalecimento do córtex pré-frontal, 390
incomodo decorrente, 389
 aumento do estresse intensifica o, 389
não incômodo, 389
onde está a cura, 389
resignificação pela mente, 390
significação, 389
tons fractais e, 301-305
 terapias sonoras, 301
 e música, 302
 THI com uso de, 304q
total, 307-310
 terapia *notch* como opção, 307-310
  associada à amplificação, 309
  entalhe espectral, 307
  na prática clínica, 310
tratamento do, 327-337, 400
 farmacológico, 327-337
  drogas, 328
   com ação em canais iônicos, 330
   com ação em neurotransmissores, 331
   com ação em receptores, 331
   com ação na orelha interna, 328
   mecanismo de ação, 328, 335
  o futuro, 336
  sugestões práticas, 336
   para distintos grupos de zumbido, 336
 pela acupuntura, 400
unilateral breve súbito com intensidade decrescente, *ver SBUTT*
vascular, 15
 arterial, 15
 fístulas, 16
 malformações, 16
 tumores, 16
 venoso, 15